供医学、中医学、药学、中药学类专业使用

药理学（模块版）

第二版

主编　淤泽溥　林　青
主审　蒋家雄

科学出版社
北京

内 容 简 介

本书是全国首部以模块化形式编写的药理学教材。内容分为三个知识模块：基本知识模块，为教材主体，介绍药理学的基本理论和基础知识，供课堂教学用；总结记忆模块，包括知识要点、概念比较和复习记忆，供课后复习用；拓展提高模块，包括研究史话、知识拓展及问题与思考，拓宽学生视野，激发学习兴趣，训练科学思维。本书编写形式独特，内容精练新颖，基础前沿结合，融入人文知识，便于复习记忆。

本书可供医药院校的医学、药学及中医药类专业使用。

图书在版编目（CIP）数据

药理学：模块版/淤泽溥，林青主编. —2版. —北京：科学出版社，2021.6

ISBN 978-7-03-068789-0

Ⅰ. ①药… Ⅱ. ①淤… ②林… Ⅲ. ①药理学-高等学校-教材 Ⅳ. ①R96

中国版本图书馆CIP数据核字（2021）第090740号

责任编辑：刘 畅 / 责任校对：严 娜
责任印制：吴兆东 / 封面设计：迷底书装

科学出版社 出版
北京东黄城根北街16号
邮政编码：100717
http://www.sciencep.com
北京厚诚则铭印刷科技有限公司印刷
科学出版社发行 各地新华书店经销
*
2016年2月第 一 版 开本：787 × 1092 1/16
2021年6月第 二 版 印张：27 1/4
2025年3月第五次印刷 字数：697 000

定价：89.00元

（如有印装质量问题，我社负责调换）

《药理学》(模块版)(第二版)编辑委员会

主　　编: 淤泽溥　林　青

副 主 编: 何晓山　周宁娜　曹　东
解宇环　代　蓉　李秀芳

其他编委(以姓氏笔画为序):
王　维　田　园　吕小满　孙晓菲
李松梅　杨　阳　何芳雁　赵玉雪
段小花　夏　杰　郭沛鑫　雷　娜

第二版前言

《药理学》（模块版）作为云南省普通高等学校“十二五”规划教材和科学出版社普通高等教育规划教材，自2016年发行以来，受到广大师生和读者的欢迎与支持，至2021年2月已重印10余次。本书是全国首部以模块化形式编写的药理学教材，具有形式独特、实用新颖、便于复习和启发思考的特点，受到使用学校师生的欢迎和好评。

近年来，生命科学、药理学及新药又有新的进展，为了更好地适应药理学学术快速发展的新形势，使本书更能适应教学需要，科学出版社组织了《药理学》（模块版）的修订工作。本次修订仍保留了原版本的编写风格和特色，在充分总结第一版教材编写经验的基础上，从教学实际出发，结合药理学科研进展和临床用药实际，努力运用辩证唯物主义观点，重点阐述药理学的基本理论、基本知识和基本技能，补充增加了近5年已确证的新理论、新药物和新知识，力求进一步提高教材的思想性、科学性、先进性、启发性和实用性。

第二版调整了部分章节的逻辑结构，如将“药物作用的离子通道机制”编入第二章；将第十六章第三节“阿片受体部分激动剂”拓展为“阿片受体部分激动剂和混合型激动-拮抗药”；将第十九章“组胺与抗组胺药”拓展为“影响自体活性物质的药物”，增加了“膜磷脂代谢产物类药物及拮抗药”和“5-羟色胺类药物及拮抗药”；将第二十三章“治疗心力衰竭的药物”改为“抗慢性心功能不全药”；将第三十五章“β-内酰胺类抗生素”改为“β-内酰胺类抗生素和β-内酰胺酶抑制剂”，使标题与内容更加吻合。第二版教材内容涵盖了执业医师、执业药师、研究生入学考试和继续教育考试的知识点，对多数章节的基本知识模块、拓展提高模块内容都进行了更新，改正了第一版教材中的错漏，使教材结构更合理，内容更新颖。教材编写过程中参考了多种国内外较新的药理学教材、《中华人民共和国药典》（2020年版）、《新编药物学》（第17版）、《中国高血压防治指南》（2018年修订版）等。在此向原作者表示感谢！

本书修订历时一年，在修订过程中，虽然编委积极工作、认真负责，但是限于我们的水平和能力，本书的不足之处仍在所难免。敬请药理学前辈、同行和读者给予批评、指正。

编　者

2021年5月

第一版　序

教材作为教师教学及学生学习活动的主要媒介，在保证和提高教学质量方面有着极为重要的作用。因此，教材建设始终是高校专业内涵建设的一项重要内容，也是大学教师的一项重要工作。云南中医学院药理学理论及实验教学团队在长期的药理学教学实践中发现，目前国内药理学教材存在不足，遂根据自身一线教学经验，结合本学科的最新发展动态，借鉴国内外教材的优点，本着强化“三基”（基本理论、基础知识、基本技能）、“五性”（思想性、科学性、先进性、启发性、实用性）的原则编写该教材。与以往的药理学教材相比，该教材形式新颖，增加了研究史话、知识拓展等内容，让学生通过了解科学发现促进学科理论更新的事实及科学家的研究思路与趣事，激发学生的学习兴趣、培养学生独立思考及创新意识，同时也将人文教育融入药理学的教学中，有利于丰富和提高医药类学生的文化素养。

药理学是医学院校的重要课程，随着科学技术的飞速发展，药理学知识的更新周期也大大缩短，因此除了有必要对药理学教材内容进行及时更新之外，更加重要的是以学生的学习兴趣为导向，培养学生主动获取新知识和应用新知识的能力，只有这样方能适应本学科的发展。该教材中抗感染药物的编写参照了国家卫生和计划生育委员会、国家中医药管理局、中国人民解放军总后勤部卫生部印发的《抗菌药物临床应用指导原则》（2015年版），增强了临床用药的指导性，解决了以前学生普遍反映的“学过的药物用不上，临床使用的药物又没学习过”的问题，而在抗高血压药一章中的知识拓展部分，通过回顾荟萃分析与“一线抗高血压药物的动态变化”的过程，让学生了解药物应用原则变化的依据及临床药物学研究的重要性。

当今全球的教育模式都在向“教师为主导，学生为主体”的方面发展，一本让教师好教，学生易学的好教材还应具备“更新、更深、更精”的特点，该教材在镇痛药一章中结合疼痛的生理及吗啡研究的进展做了较大的改动，符合大学教育对知识深度掌握的要求。同时该教材具有图文并茂的特点，能有效地帮助学生自主学习，还有助于知识点的掌握。

该教材是云南中医学院药理学理论及实验教学团队的教师几十年来潜心开展教学研究的成果，可谓十年磨一剑。主编淤泽溥、林青两位药理学资深教授曾多次参加全国同类教材的编写，团队的主要成员均是我校药理学一线教师。在编写过程中，编写团队成员多次研讨，邀请同行专家论证，还听取了学生的意见，对教材每一个章节的内容反复推敲、精雕细琢，体现了团队严谨求实、精益求精的职业精神，这在当下的教材编写中难能可贵，故欣然作序。

云南中医学院院长
博士研究生导师
药理学教授

2015年10月

第一版前言

本教材是首部以模块化形式编写的药理学教材。

药理学是医学和药学、基础医学和临床医学的桥梁学科。药理学知识是临床医师、药剂师和药理学研究者必备的专业知识，是中医药院校各专业学生重要的基础课程。据统计，目前在临床使用的药物已经超过 2000 种，通常在药理学的课堂教学中需要学习的药物达 100 种左右，而这些药物的作用机制各不相同，难学、难记、难掌握、枯燥乏味成为药理学教学中的主要问题。而中医药院校还普遍存在药理学教学学时少、内容多的矛盾。针对以上问题，云南中医学院药理学理论及实验教学团队结合多年的教学体会进行了深入研讨，并提出了编写一本教师易教、学生易学易记、启发思考、生动有趣的教材的设想，且付诸实施。本教材在编写中力求达到思想性、科学性、先进性、启发性、实用性要求的同时，打破了传统药理学教材的编写形式，具有以下特点。

（1）形式独特　本教材采用模块化形式编写，将教材内容分成三个知识模块，即基本知识模块、总结记忆模块和拓展提高模块，分别供课堂教学、课后复习和知识拓展使用。

（2）实用新颖　基本知识模块在保证教材内容的科学性、系统性和完整性的基础上，结合目前临床用药的实际，以《国家基本药物目录》和国家执业医师和执业药师考试大纲为依据，精选具有代表性的药物进行编写，在药物名称、来源方面，力求与《中国药典》和《国家基本药物目录》保持一致，以保证教材在指导临床用药及执业医师、执业药师考试方面的实用性，并在药物的右上角标注“(典)”“(基)”字样，提示该药在临床的使用情况。抗病原微生物药物相关章节参照国家卫生和计划生育委员会等部门印发的《抗菌药物临床应用指导原则》(2015 年版）进行编写，增强了本书的实用性。

（3）便于复习　在总结记忆模块提炼出知识要点，将药物进行列表比较，通过编写复习指南、歌诀，作关系图等指导和帮助学生记忆。

（4）启发思考　拓展提高模块介绍药理学研究中的经典史话和学科研究进展，让学生了解科学研究的思路和学科的新理论、新知识；提出药理学中目前尚不完全清楚或有争议的问题，以培养学生的独立思考能力和探索精神。

为保证本教材质量，特邀请昆明医科大学蒋家雄教授作为主审。本书定稿会邀请了昆明医科大学吴兰鸥教授、李玲教授，成都军区昆明总医院徐贵丽主任药师，云南中医学院李玛琳教授参加，感谢他们提出了许多很好的建议。本教材编写过程中参考了许多国内外相关著作和教材，部分图表绘制主要参考了日本石井邦雄主编的《图解药理学》(2013）等教材。在此一并表示感谢！

虽然编者力求将本教材编写成为一本易学、好记、实用、有趣，并能启发思考的教材，但深知要达到这一目标是十分艰难的。由于编者学识水平和能力有限，加之编写时间仓促，本教材中难免有疏漏和不足之处，期望读者批评指正，以便总结经验，再版时修订完善。

编　者

2015年10月

目　　录

第一章 绪　论

基本知识模块

一、药理学的基本概念及研究内容

药理学（pharmacology）是研究药物与机体相互作用及作用规律的一门学科，包括以下研究内容。

1. 药物效应动力学（pharmacodynamics）　简称药效学，研究药物对机体的作用，包括药物的作用（action）、作用机制（mechanism）、临床应用等。

2. 药物代谢动力学（pharmacokinetics）　简称药动学，研究机体对药物的作用，即药物的吸收（absorption）、分布（distribution）、代谢（metabolize）及排泄（excretion）的体内动态变化规律。

药物（drug）是用于预防、治疗、诊断疾病的化学物质，必须具备安全性、有效性及质量可控制性。

二、药理学的性质与学科地位

1. 药理学是药学和医学的桥梁　药理学将药用植物学、生药学、药物化学、药剂学等众多的药学学科与医学联系起来，为药物研究与开发提供理论与实验依据。

2. 药理学是基础医学与临床医学的桥梁　药理学将生理学、生物化学、病理学、微生物学、免疫学等基础医学学科和各临床医学学科联系起来，为防治疾病、合理用药提供基本理论、基础知识和科学思维方法。

三、药理学的学科任务

1. 阐明理论，指导用药　阐明药物与机体相互作用的基本规律和原理，指导临床合理用药，以求发挥药物的最佳疗效，减少不良反应。

2. 研发新药，评价新药　药理学研究是新药研发和新药评价中的重要组成部分。新药的临床前研究包括主要药效学研究、一般药理学研究，还包括毒理学和药代动力学的研究。

3. 提供方法，揭示规律　药理学理论和方法的研究进展，为阐明生物机体的生物化学及生物物理现象提供研究思路和方法。例如，通过对吗啡镇痛机制的研究，发现人体存在“抗痛系统”；对受体的研究结果为其他生命科学提供了科学依据和研究方法，促进了其他生命科学的发展（图 1-1）。

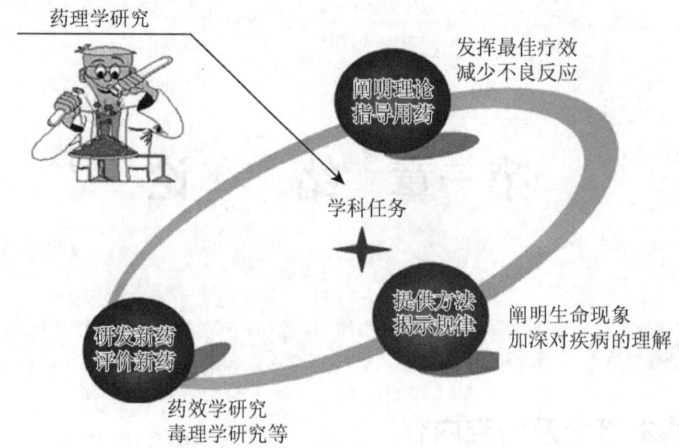

图 1-1　药理学的学科任务

四、药理学的研究方法

药理学根据其研究对象可分为基础药理学和临床药理学。二者均可采取在体（*in vivo*）或离体（*in vitro*）实验的研究方法。基础药理学以动物及培养的细胞为研究对象，包括实验药理学和实验治疗学，前者以健康动物（包括清醒动物和麻醉动物）及其器官、组织、细胞、亚细胞、受体分子和离子通道等为研究对象；后者以疾病动物模型为研究对象，观察药物的治疗作用。临床药理学则以人体（健康志愿者或患者）为研究对象，评价药物的有效性和安全性，确保合理用药。

药理学研究遵循科学研究的一般规律，进行科学的实验设计（随机、对照、重复、均衡的原则）和严格的实验操作，运用生命科学学科的最新进展及技术，与生理学、生物学、解剖学、生物化学、免疫学、化学、临床医学等学科相互渗透，从整体、器官、组织、细胞、亚细胞和分子水平进行研究。

五、药理学的学习方法

药理学与生理学、生物化学、微生物学、病理学、免疫学等基础医学学科有着极其密切的联系，学习每一类药物都应密切联系前期学过的基础医学知识，便于对药理作用与作用机制等内容的理解和掌握。例如，学习抗心律失常药前，应及时复习心肌电生理的相关知识；学习利尿药前，应及时复习生理学中尿液生成的相关知识；学习抗菌药物前，应及时复习微生物学中相关的细菌学知识。

药理学教材中涉及的药物众多，通常在一个章节中要介绍数种甚至十多种药物，但每个章节中都有 1 或 2 个“代表药物”或“重点药物”，学习中应注意掌握每个章节中的“代表药物”或“重点药物”。在全面掌握“代表药物”或“重点药物”的基础上，分析比较其他药物和“代表药物”或“重点药物”的异同，熟悉和了解其他药物的特点。

学习药理学要记忆的内容较多，但许多内容不必死记硬背，关键在于是否认识和掌握了该章节的学习规律。例如，学习了激动 M 胆碱受体的拟胆碱药毛果芸香碱对眼的作用是缩瞳、降低眼压和调节痉挛后，就可推知阻断受体的抗胆碱药阿托品具有相反的作用，即扩瞳、升高眼压和调节麻痹。为了有助于记忆众多的药理学知识，本书专设了“总结记忆模块”，通过归纳知识要点、比较易混淆的概念和药物、编写助记歌诀、提供复习指南等方式帮助学习者复习记忆。

药理学既是理论科学，又是实践科学。在药理学的学习过程中，应注意联系临床用药实际，利用到医院见习和实习的机会，观察临床医生的用药情况，也可观察家人或身边的同学生病后医生的用药情况，了解患者用药后的反应，结合所学的药理学知识，分析判断其用药的合理性。在临床用药中学到的药理学知识，通常印象更深、效果更好。

如今疾病谱在不断变化，新药也不断涌现，部分上市药物可能会因不良反应而被撤回，临床上可供选择的药物，以及机体或病原体与药物之间的相互作用规律始终处于动态变化之中。人类对疾病的认识是一个逐渐深入的过程，对药物的认识也是如此。从这个意义上来说，通过药理学这门课程的学习，掌握药理学的基本理论，学会运用科学的思维方法将知识融会贯通，方能适应临床用药的不断变化。

总结记忆模块

1. 知识要点　药理学是研究药物与机体相互作用及作用规律的一门学科；研究药物对机体的作用称为药物效应动力学，简称药效学；研究机体对药物的作用称为药物代谢动力学，简称药动学。

2. 概念比较

1）基础药理学和临床药理学的研究对象不同，但研究方法相似。基础药理学以动物及培养的细胞为研究对象，临床药理学以人体（健康志愿者或患者）为研究对象。

2）实验药理学和实验治疗学，二者均以动物在体（*in vivo*）或离体（*in vitro*）器官、细胞、亚细胞等作为研究对象，但前者以健康动物为研究对象，后者以疾病动物模型为研究对象。

3. 复习记忆

（1）复习指南　抓住药理学的定义：药物与机体相互作用，结合图 1-2，可轻松记住药理学、药效学及药动学的概念。

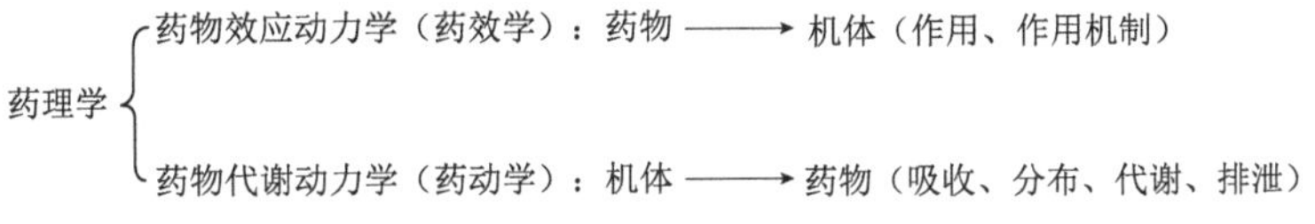

图 1-2　药理学、药效学及药动学的关系

（2）助记方法　歌诀法。

课前复习，温故知新　　抓住重点，举一反三
分析比较，掌握特点　　认识规律，逻辑推理
巧编歌诀，帮助记忆　　联系实际，勤于练习

拓展提高模块

1. 研究史话

药理学发展简史

药理学（pharmacology）一词在词源学上最早由希腊文“pharmakon”和“logos”综合演变而成，由词源学可知，药理学是在药物学基础上发展起来的。

（1）本草学阶段　人类在生存的过程中通过偶然的发现及有意观察，认识与掌握了可以用来治疗疾病的天然药物，因为这些药物是以使用草本植物为主，所以此时的药物学也称为本草学。此阶段形成的药理学知识是根据经验归纳提升的，缺乏严格意义上的“实验”研究结果，因此也称为经验阶段。中国、古希腊及古埃及等最早的文献记载中，记录了许多迄今仍然有效的天然药物，为近代药理学提供了大量有用的知识和需要进一步研究的课题。中国的《神农本草经》及《本草纲目》为此时代的重要代表著作。

（2）近代药理学阶段　18 世纪，化学和生理学的发展为药理学的发展奠定了科学基础。1806 年，德国化学家泽尔蒂纳（F. W. Serturner）从罂粟中首次分离出具有镇痛作用的单体化合物吗啡（morphine），并在狗身上证明了其镇痛作用，开创了从天然产物中寻找活性成分的先河，标志着药理学的发展进入了一个新的阶段。此时期的 Buchheim 在德国建立了第一个药理学实验室，写出了第一本药理学教科书，他被认为是世界上第一位药理学教授，这标志着药理学真正成为一门现代科学。其学生 Schmiedeberg 继续发展了实验药理学，开始研究药物的作用部位，称为器官药理学。此阶段的特点是药物的化学成分开始清楚。

（3）现代药理学阶段　Langley 于 19 世纪末和 20 世纪初根据阿托品与毛果芸香碱对猫唾液分泌存在拮抗作用的现象，以及尼古丁与箭毒对骨骼肌的兴奋和抑制作用，首先提出了受体的概念，并进一步证实了受体的存在。这标志着药物作用的靶点开始清楚，药理学的发展又进入了一个新的时代。Sutherland 于 1957 年发现 cDNA，于 1965 年提出第二信使学说，这是人们认识受体介导和细胞信号转导的一个里程碑，使受体的研究更加深入。

随着分子生物学的发展，生物大分子不断被发现，包括受体、离子通道、酶及核酸。许多药物作用的靶点相继被找到并确认，使药理学从整体、器官、细胞和亚细胞水平进入分子水平，从深度上产生了生化药理学、分子药理学等。随着自然科学的相互渗透，一系列药理学与其他学科之间的边缘学科出现了，如临床药理学、精神药理学、遗传药理学、免疫药理学、时辰药理学、数学药理学、中药药理学等。药理学几乎渗透到了生命科学的所有领域。

2. 知识拓展

药理学的发展与展望

近年来，基因工程技术的进步使基因工程药物的研究迅猛发展。重组 DNA 技术使那些用常规方法不能制备、难以纯化、不能获得足量供应且价格昂贵的生物活性物质的大量生产成为现实。自 1982 年第一个基因工程药物重组人胰岛素问世以来，迄今全世界已有数十种基因工程药物上市，包括细胞因子、激素、酶、基因工程抗体和基因工程疫苗等。

常用的基因工程药物有干扰素、白细胞介素、集落刺激因子、促红细胞生成素、表皮生长因子、生长激素、组织纤溶酶原激活剂、链激酶、葡激酶、重组乙肝表面抗原疫苗等。基因工程已在临床上成功应用，大量基因药物可望从实验室走向市场。同时，人类基因组计划的测序工作的完成，为基因与疾病关系的阐明及基因治疗奠定了基础，人类约 4 万个基因的编码蛋白质中，许多是潜在的药物作用靶点。基因组药理学已形成一门新的药理学分支学科。

随着分子生物学方法的深入运用，不仅可以从药理作用解析目标分子，还可以从目标分子导出新的药物，前者称为正向药理学，后者则称为逆向药理学，这种双向研究的方法越来越受到重视。

3. 问题与思考

药物和毒物有何区别？

药物是指能影响机体的生理功能及细胞代谢过程，用于预防、治疗、诊断疾病及计划生育的化学物质。毒物是指较小剂量即对机体产生毒性作用，损害人体健康的物质。药物和毒物没有明显的界限，任何药物剂量过大都可产生毒性作用。

（淤泽溥　林　青）

第二章　药物对机体的作用——药效学

基本知识模块

药物效应动力学（pharmacodynamics），简称药效学，是一门研究药物对机体的作用和作用机制的学科，为临床合理应用药物和新药研究提供依据。

第一节　药物作用的基本规律

一、药物作用与药物效应

在药学的研究中，药物作用（drug action）是指药物与机体组织细胞间的初始作用，其引起机体生理生化机能或形态的变化称为药理效应（pharmacological effect）。药物作用是动因，药理效应是结果，药物初始作用与药理效应之间存在的因果关系则为作用机制（mechanism of action）。例如，毛果芸香碱对眼的作用是激动虹膜环状肌上的M受体，其效应是环状肌收缩及瞳孔缩小。在药理学中通常把药物作用、作用机制与药物效应统称为药理作用，本书沿用此概念。

二、药物的基本作用

1. 调节功能　很多疾病是机体某些功能过度增强或减弱所致，药物通过调整机体的病理状态使其恢复正常，可达到治病目的。能使机体原有功能水平提高的作用称为兴奋，能使机体原有机能活动减弱的作用称为抑制。兴奋和抑制是药物对机体最基本的作用，也是药物作用的基本表现形式。

2. 抗病原体及抗肿瘤　通过杀灭或抑制病原体及肿瘤细胞发挥治疗作用，如化学治疗药中，青霉素通过杀灭侵入机体的细菌治疗细菌性感染。

3. 补充不足　机体某些物质（如激素、维生素、微量元素、蛋白质等）不足，可引起多种疾病。及时补充相应的物质（药物），能达到防治疾病的目的，如食盐中加碘可治疗单纯性甲状腺肿。

三、药物作用的选择性

1. 选择性的概念　有些药物在一定的剂量范围内，对少数器官或组织产生明显作用，而对其他器官或组织的作用较小或不产生作用，此现象称为药物作用的选择性（selectivity）。例如，碘主要作用于甲状腺，对其他器官或组织的影响很小。

2. 选择性的特点和意义　选择性高的药物大多药理活性较高，针对性强；选择性低的药物，应用时针对性不强，作用范围广，副作用比较多。选择性是相对的，并与剂量密切相关，一般药物在较小剂量或常用量时选择性较高，随着剂量增大，选择性下降，中毒量时可产生更广泛的作用（包括严重的中毒反应），如苯巴比妥随着剂量增加，可依次产生镇静、催眠、抗惊厥、抗癫痫、麻醉作用，最后麻痹中枢。药物作用的选择性是药物分类的基础，也是临床选择用药的依据。

3. 选择性产生的原因　可能与药物的化学结构、机体的组织结构和生化功能、药物在体内的分布是否均匀、药物与受体结合及组织器官对药物的敏感性存在差异等有关。

四、药物作用的两重性

药物对机体能产生治疗作用，同时也会引起不良反应，这称为药物作用的两重性（dualism of drug action）。凡符合用药目的、解除病痛的作用称为治疗作用（therapeutic action）。凡不符合用药目的或产生对患者不利影响的称为不良反应（untoward reation）。

1. 治疗作用

（1）按用药目的可分为对因治疗和对症治疗

1）**对因治疗**（etiological treatment）：用药目的在于消除原发致病因素，也称治本。例如，青霉素用于脑膜炎，目的在于消灭脑膜炎球菌。为了补充体内正常物质的不足时，称为补充治疗（supplement therapy），也可纠正病因。

2）**对症治疗**（symptomatic treatment）：用药目的在于消除疾病症状，也称治标。例如，吗啡用于严重创伤性剧痛，阿司匹林用于发热，这种治疗不能消除病因，仅能解除患者痛苦，在某些情况下也是必不可少的。

中国医学提倡“急则治标，缓则治本，标本同治”，这是临床实践应遵循的原则。

（2）按药物的作用部位可分为局部作用和吸收作用

1）**局部作用**（local action）：是药物被吸收入血以前在用药部位直接产生的作用，如口服硫酸镁，肠道不易吸收而产生导泻作用。

2）**吸收作用**（absorptive action）：也称全身作用（general action）或系统作用（systemic action），是指药物被吸收入血后分布到机体各部位而产生的作用，如硝苯地平被口服吸收后产生降压作用。

（3）按作用产生的先后可分为原发作用和继发作用

1）**原发作用**（primary action）：又称直接作用（direct action），是指药物被吸收后对机体先产生的作用，如地高辛被口服吸收后，首先作用于心脏，使心肌收缩力加强。

2）**继发作用**（secondary action）：又称间接作用（indirect action），是指由药物的原发作用引起的进一步的作用，如地高辛加强心肌收缩力的作用，进而引起尿量增加。

2. 不良反应　根据不良反应发生的机制，可将不良反应分成以下类型。

（1）副作用（side effect）　指药物在治疗剂量时产生与治疗目的无关的作用，又称为副反应（side reaction），是药物固有的作用，在治疗过程中给患者带来不适或痛苦，但一般较轻微，是停药后可以自行恢复的功能性变化。产生副作用的原因是药物作用的选择性低，将药物的某一作用作为治疗作用时，其他作用则成为副作用。故副作用可随着治疗目的而改变，在用药前可以预知。

（2）毒性反应（toxic reaction） 指药物剂量过大或用药时间过长，药物蓄积引起的机体损害性反应。其中因剂量过大而立即发生者，称为急性毒性（acute toxicity）；因用药时间过长，药物逐渐蓄积而发生者，称为慢性毒性（chronic toxicity）。故临床用药时应严格掌握用药剂量及疗程，并定时做相关检测。此外，某些药物有致癌（carcinogenesis）、致畸胎（teratogenesis）和致突变（mutagenesis）的特殊毒性，应予以警惕。

（3）变态反应（allergy） 也称超敏反应（hypersensitive reaction），是指少数人对某些药物或其代谢物产生的病理性免疫反应，分为速发型（Ⅰ型）、溶细胞型（Ⅱ型）、免疫复合物型（Ⅲ型）和迟发型（Ⅳ型），其中Ⅰ型又称为过敏反应，最为严重。变态反应只发生在少数过敏体质的患者中，且反应的性质与药物固有的药理作用无关，药理拮抗药救治无效；反应的严重程度差异很大，与用药剂量及疗程无关。

（4）后遗效应（after effect） 指停药后原血药浓度已降至阈浓度以下时而残存的药物效应。例如，服用巴比妥类催眠药后，次晨仍有困倦、头昏、乏力等后遗作用。

（5）继发反应（secondary reaction） 指药物发挥治疗作用所引起的不良后果，又称治疗矛盾。例如，长期服用广谱抗生素后，肠内一些敏感的细菌被抑制或杀灭，使肠道菌群的共生平衡状态遭到破坏，而一些不敏感的细菌，如耐药葡萄球菌、白念珠菌等大量繁殖，导致葡萄球菌性肠炎或白念珠菌病等。

（6）依赖性（dependence） 指患者连续使用某些药物以后，产生一种不可停用的渴求现象。根据使人体产生的依赖和危害程度可分为两类，即生理依赖性（physiological dependence）和精神依赖性（psychical dependence）。前者指机体对药物产生的适应性改变，一旦停药则产生难以忍受的不适感[戒断症状（abstinence syndrome）]；后者是药物对中枢神经系统作用所产生的一种精神活动，迫使患者继续需求药物的一种病态心理。

（7）停药反应（withdrawal reaction） 指突然停药后原有疾病加剧，又称回跃反应（rebound reaction）或反跳（rebound），如长期服用降压药，停药次日血压可急剧回升。

（8）特异质反应（idiosyncrasy） 指少数特异体质患者对某些药物产生的作用性质可能与常人不同的损害性反应。反应与药物的固有药理作用基本一致，严重程度与剂量成正比。药理拮抗药救治可能有效，如先天性葡萄糖-6-磷酸脱氢酶（G-6-PD）缺乏者服用磺胺类药物可产生急性溶血。

五、药物的量效关系

在一定范围内，药理效应随着剂量的增加（变化）而加强（变化）的关系称为量效关系（dose-effect relationship）。量效关系从量的角度阐明药物作用的规律性，指导临床用药剂量的设计。

（一）剂量

剂量即用药的分量，通常指药物一天的使用量，是决定机体血药浓度和药物效应的主要因素，根据情况可分次使用。按所引起的效应分为以下几种剂量。

1. 无效量（no-effective dose）　是指由于用量过小，不出现药理效应的剂量。

2. 最小有效量（minimal effective dose，MED）　是指刚能引起药理效应时的剂量，又称为阈剂量（threshold dose），相应的药物浓度为最小有效浓度（minimal effective concentration，MEC）。

3. 最大有效量（maximal effective dose）　是指能产生最大的治疗效应而又不出现毒性反应的剂量，又称极量（maximal dose），其有一次量、一日量、总疗程极量及单位时间内用药量之分。对于剧毒药物，《中华人民共和国药典》（2020 年版）[《中国药典》（2020 年版）]对其极量有明确规定，用药时一般不得大于极量。

4. 常用量（commonly used dose）　是指大于阈剂量而又小于极量的药物用量范围，又称治疗量（therapeutic dose），临床使用时对大多数患者有效且安全。

5. 半数有效量（median effective dose，ED_{50}）　在量反应中，是指刚好能引起 50%的最大效应时的药物剂量；在质反应中，则是指刚好能引起 50%的样本个体产生阳性结果时的药物剂量。在 S 形量效曲线上，效应 50%处对应的剂量即 ED_{50}。

6. 最小中毒量（minimal toxic dose）　是指刚好能引起中毒的剂量。相应的药物浓度为最小中毒浓度（minimal toxic concentration，MTC）。

7. 致死量（lethal dose）　是指能够引起个体死亡的剂量。

（二）效应（反应）

1. 量反应（graded response）　是指药物效应强弱随剂量增减呈连续变化，可以用连续型变量的数值或最大反应的百分率表示的反应，如血压、心率、血脂浓度、平滑肌收缩力等，其研究对象为单一的生物单位。

2. 质反应（quantal response）　是指药物效应不随剂量增减呈现连续性量变，而表现为反应性质的改变，只能用离散型变量表示的反应。质反应就药物作用对象的个体而言，效应表现为个体某种性质，如死亡、惊厥、麻醉、治愈等发生或未发生（阳性或阴性），不会随剂量出现连续的量变，因此效应的强弱变化以一个群体为研究对象，用阳性或阴性反应率表示。

（三）量效曲线

量效曲线（dose-effect curve）是以药物效应为纵坐标，剂量（或血药浓度）为横坐标作图得到的曲线，分为量反应的量效曲线和质反应的量效曲线，为一先陡后平的长尾 S 形曲线。

1. 量反应的量效曲线　形状为一先陡后平的长尾 S 形曲线（图 2-1A）。若横坐标改用对数剂量，则曲线先陡后平呈近对称 S 形（图 2-1B）。每种药物都有其独特的量效曲线，有效能、效价强度、量效变化速度和差异 4 个特征变量。

（1）效能（efficacy）　指药物所能产生的最大效应（maximal effect，E_{max}），是曲线上最高点对应的纵坐标，反映药物的内在活性。药物剂量达到效能值后，若再增加剂量，效应也不再增加。

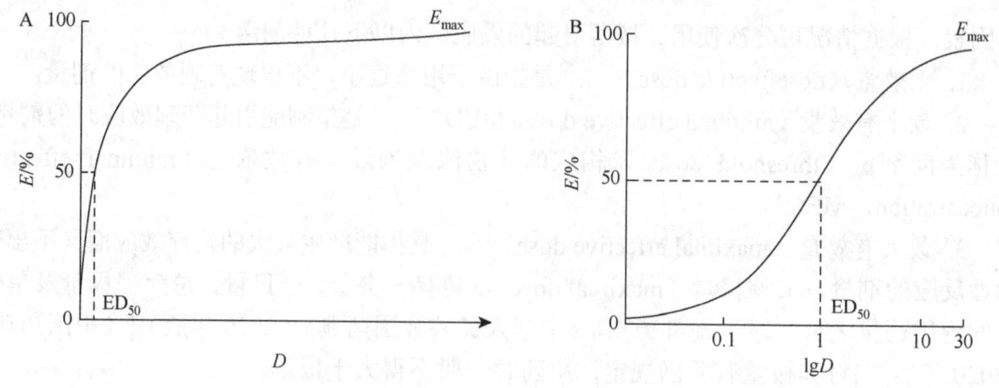

图 2-1　药物的量效曲线

D 表示药物剂量；*E* 表示药物效应

（2）效价强度（potency）　指药物产生一定效应所需的剂量，也称为强度或效价。其数值越小强度越大，反映药物的亲和力。

（3）量效变化速度　用量效曲线斜率（slope）表示，斜率越大，曲线越陡，效应随剂量变化越快。斜率大的药物药性剧烈，剂量稍增即可能越过治疗量变为中毒量，宜进行血药浓度监测。

（4）差异（variation）　指药物在不同个体上产生效应的个体差别，常用标准差表示。在量效曲线上，从纵向观察，可发现给予同一剂量在不同个体上产生不同效应；从横向观察，产生同一效应在不同个体上需给予不同剂量。

效能和效价强度的概念存在明显差异，效价强度高的药物并不一定效能也高。例如，环戊氯噻嗪和氢氯噻嗪的利尿效价强度优于呋塞米，但效能却比呋塞米低（图 2-2）。

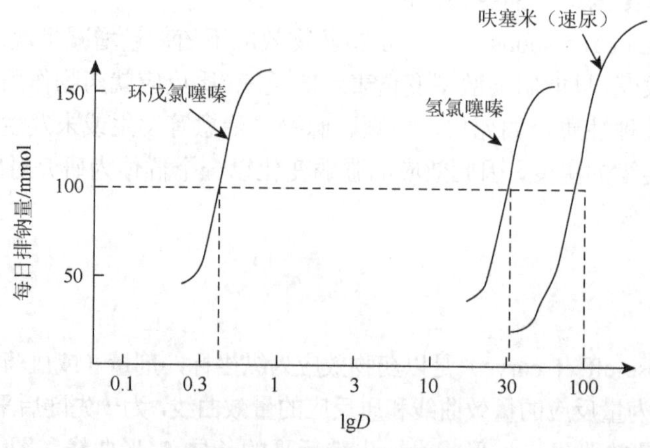

图 2-2　三种利尿药的效价比较

2. 质反应的量效曲线　以剂量为横坐标，对应的质反应在样本群体中出现的频数（反应率）为纵坐标作图，则可得到药物的常态分布曲线（图 2-3 中 a 曲线）；当纵坐标改用累加频数（反应率）时，则曲线为长尾 S 形量效曲线（图 2-3 中 b 曲线）。

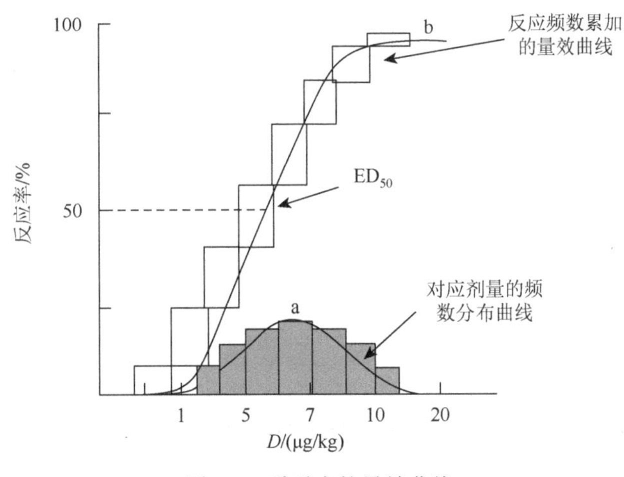

图 2-3　质反应的量效曲线

（四）由量效关系了解和评价药物特点的指标

常用于评价药物安全性的指标有以下几种。

1. 半数致死量（median lethal dose，LD_{50}）　是指能引起 50%的实验动物死亡的药物剂量，通常 LD_{50} 值越大药物越安全。

2. 治疗指数（therapeutic index，TI）　是指 LD_{50} 与 ED_{50} 的比值（LD_{50}/ED_{50}），有时也用 TD_{50}/ED_{50} 表示（TD_{50} 为 50%中毒量），化疗药的 TI 也称化疗指数。TI 只适用于治疗效应和致死效应的量效曲线相互平行的药物，此时通常值越大越安全，一般 TI≥3 时，药物才有临床应用价值。对于两种效应的量效曲线不平行（斜率不同）的药物，还应参考安全指数（safety index，SI）或安全范围（margin of safety）。

3. 安全指数（safety index，SI）　是指 LD_1 与 ED_{99} 或 LD_5 与 ED_{95} 的比值；此外，尚有安全范围，指 ED_{99} 与 LD_1 或 ED_{95} 与 LD_5 间的剂量距离，距离越大越安全。

六、药物的构效关系

构效关系（structure-activity relationship）是药物的化学结构与药物作用之间的关系。药物的基本结构、侧链、立体构型等化学结构特点可决定药物的理化性质，影响其体内过程、与机体大分子的化学反应特点，从而产生特定的药理效应。化学结构相似的药物常可通过相同机制产生相似或相反的作用。作用相似的，如吗啡和海洛因；作用相反的，如吗啡和纳洛酮。旋光异构体化学结构相同，旋光性不同，作用可能存在较大的差异，甚至完全不同。例如，四氢帕马丁的左旋体（罗通定）有镇痛作用，而右旋体无活性。

第二节　药物的作用机制

药物的作用机制（mechanism of action），或称作用原理（principle of action），是研究药物在何处起作用及如何起作用。主要涉及药物分子与机体组织细胞的构成成分，包括受体、离子通道、酶、载体、核酸、免疫系统、基因等的相互作用，从而引起机体功能、形态、生化等中间环节的改变，有些药物则通过其理化作用或补充机体所缺乏的物质而发挥作用。研究药物的作用机制，对提高疗效、防止不良反应及开发新药等都有重要意义。

本章将重点介绍药物作用的受体机制和离子通道机制，其他作用机制将在后续章节详细介绍。

一、药物作用的受体机制

（一）受体的概念

1. 受体（receptor） 是存在于细胞膜或细胞内，能选择性地与相应配体特异性结合，并通过中介的信息放大系统触发后续的生理反应或药理效应的大分子物质。受体的化学本质主要是蛋白质（糖蛋白或脂蛋白），有的也可能是核酸或酶的组成部分。受体上能够识别与结合相应配体的结构特异性部位称为结合位点（binding site）或受点（receptor site）。

2. 配体（ligand） 是指能与受体特异性结合的物质，也称第一信使。包括某些内源性物质，如递质、激素、自体活性物质、细胞因子等和外源性的药物。受体均有相应的内源性配体。

（二）受体的分布

受体广泛地存在于中枢神经系统和外周组织，既分布于突触后膜，也分布于突触前膜。目前已确定的受体有30余种，根据其在细胞的存在位置可分为三类。

1. 细胞膜受体 位于靶细胞膜上，如胆碱受体、肾上腺素受体、多巴胺受体、阿片受体、组胺受体及胰岛素受体等，镶嵌或贯穿于细胞膜双层脂质结构中。大部分受体属于此类。

2. 细胞质受体 位于靶细胞的细胞质内，如肾上腺皮质激素受体、性激素受体等。

3. 细胞核受体 位于靶细胞的细胞核内，如甲状腺素受体。

有些受体还有亚型，有些细胞存在多种受体，各种受体具有特定的分布部位和特殊的功能。

（三）受体的特性

1. 特异性（specificity） 是指特定的受体只能与具有特定化学结构的配体结合。

2. 敏感性（sensitivity） 受体只需与很低浓度的配体结合就能产生显著的效应。

3. 饱和性（saturability） 因受体的数量有限，且在体内有特定的分布点，当配体达一定浓度时，再增加配体浓度，受体的效应不再增加。作用于同一受体的配体之间可产生竞争现象。

4. 可逆性（reversibility） 配体与受体结合是可逆的，从配体-受体复合物解离下来的配体仍是原型，而非代谢物，此时受体也恢复原有状态。

5. 多样性（multiple-variation） 表现为同一受体可分布于不同组织器官，产生不同的效应，成为受体分亚型的基础。

（四）受体与药物结合的方式

药物必须与受体结合后才能产生效应，多数药物与受体上的受点结合是通过分子间的吸引力[范德瓦耳斯力（van der Walls force）]、离子键、氢键，形成药物受体复合物，由于这些键引力小、易解离，为可逆性结合，因此以这种方式结合的药物作用时间短暂；也有少数药物是通过共价键与受体结合，因共价键结合牢固、不易解离，以这种方式结合的药物作用持久。

（五）作用于受体的药物分类

药物与受体结合的能力称为亲和力（affinity），这是药物引起生理效应的前提条件。作用性质相同的药物，亲和力强者效价强度高，亲和力是药物效价强度高低的决定因素。药物激动受体产生效应的能力称为效应力（efficacy），也称内在活性（intrinsic activity），是药物本身内在固有的特性，决定药物效能的高低。根据内在活性的不同，可将作用于受体的药物分为三种类型。

1. 激动药（agonist）　或称兴奋药，指既有亲和力，也有内在活性的药物，与受体结合能产生该受体的兴奋的效应，分为完全激动药（full agonist）及部分激动药（partial agonist）。

（1）完全激动药（full agonist）　指药物与受体有较强的亲和力及较强的内在活性，可产生最大药理效应。例如，吗啡为阿片受体的完全激动药，与阿片受体结合可产生较强的镇痛、镇静等作用。

（2）部分激动药（partial agonist）　指药物与受体有较强的亲和力，仅有较弱的内在活性，部分激动药在单独使用或与受体拮抗药合用时产生较弱的激动作用，若与激动药合用，二者浓度均很低时，部分激动药发挥激动效应，并随其浓度增大而增强，达一定浓度后，则表现出与竞争性拮抗药相似的拮抗激动药的作用，使激动药的量效曲线改变而不平行右移（图 2-4）。激动药存在时，再使用部分激动药，使部分激动药的量效曲线形状改变（图 2-5）。

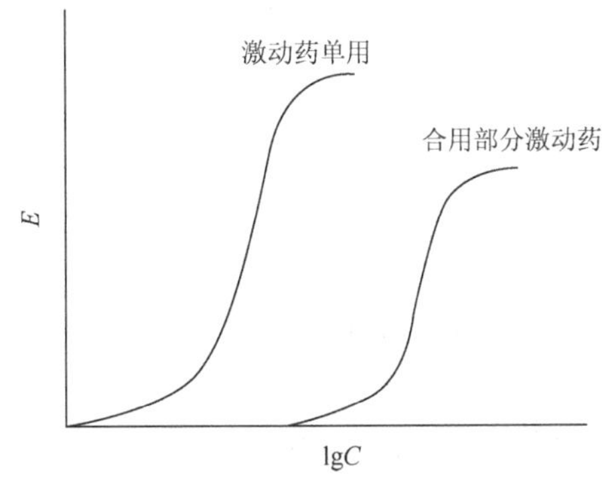

图 2-4　合用部分激动药的量效曲线不平行右移

E 表示药物效应；*C* 表示药物浓度

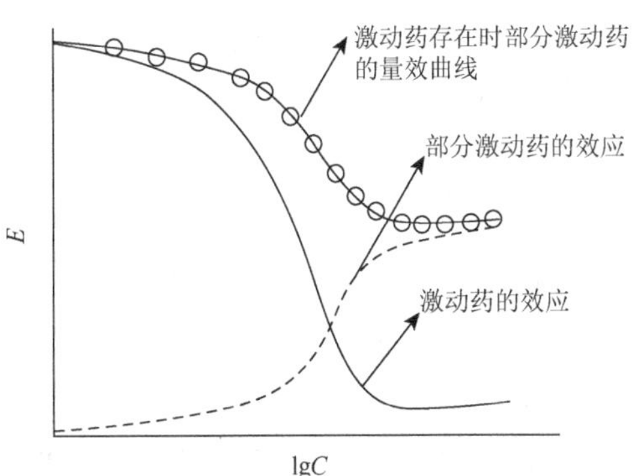

图 2-5　激动药存在时部分激动药的量效曲线形状改变

2. 拮抗药（antagonist） 或称阻断药（blocker），指药物与受体有亲和力，但无内在活性的药物，此类药物与受体结合后不能产生使该受体兴奋的效应，却因占据了受体，表现出拮抗激动药的效应。例如，阿托品与 M 受体结合后，产生拮抗乙酰胆碱及毛果芸香碱的作用，表现出胃肠平滑肌松弛等。拮抗药按其与受体的结合是否可逆，分为竞争性和非竞争性两类。

（1）竞争性拮抗药 能与激动药竞争相同的受体，其结合是可逆的。与激动药合用时，使激动药与受体的亲和力下降，但不影响激动药的内在活性。增加激动药的剂量，就能与拮抗药竞争结合部位，达到与其单用时相同的最大效应，量效曲线表现为平行右移（图 2-6A）。

（2）非竞争性拮抗药 不可逆地作用于某些部位而妨碍激动药与受体结合，既降低激动药与受体的亲和力，又降低激动药的内在活性。激动药的量效曲线表现为右移和下移，效价强度减弱，效能降低（图 2-6B）。

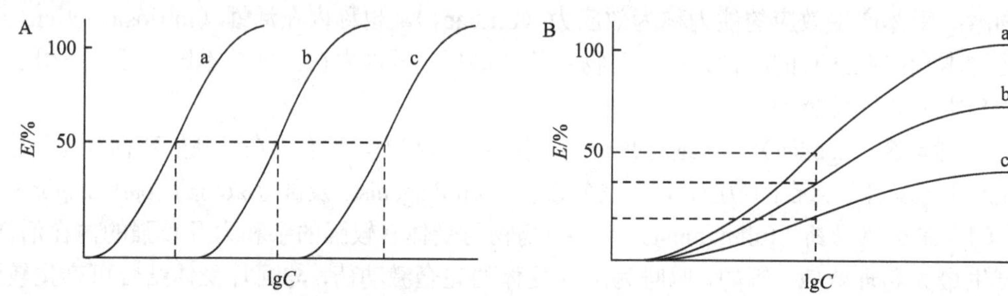

图 2-6 竞争性拮抗药与非竞争性拮抗药

a. 未合用拮抗药时激动药的量效曲线；b. 合用一定量拮抗药时激动药的量效曲线；c. 合用拮抗药剂量加倍时激动药的量效曲线

3. 混合型激动-拮抗药（mixed agonist-antagonist） 有两种机制：①有的受体有多种亚型，有些药物对某种亚型的受体起激动作用，而对另一种亚型的受体起拮抗作用，被称为该种受体的混合型激动-拮抗药（见第十六章第三节）。②有的受体对应多条信号通路，有些药物与受体结合后可选择性激活某条通路发挥激动药作用，同时阻断另一条通路发挥拮抗药作用。现已发现，有的 β 受体阻断药可在阻断有害作用的同时保留有利作用。

（六）受体调节

受体为基因表达的产物，受到生理、病理和药物等因素的影响，其数量、亲和力及反应性经常处于动态变化之中。受体的调节是维持机体内环境稳定的一个重要因素，其调节方式主要有增敏和脱敏两种类型。

1. 受体脱敏（receptor desensitization） 指长期使用某种激动药后，机体组织细胞对激动药的敏感性和反应性降低的现象。机体组织细胞的反应性只对某种受体的激动药降低，对其他类型受体的激动药不变者，称为激动药特异性脱敏（agonist-specific desensitization）；若对其他类型受体的激动药反应性同时降低者，称为激动药非特异性脱敏（agonist-nonspecific desensitization）。前者可能仅涉及特定受体及其效应机制本身的变化，后者可能对几种受体共有的效应机制产生了影响。受体脱敏只涉及受体密度下降者，称为受体的衰减性调节（down-regulation）。

2. 受体增敏（receptor hypersensitization）　指长期使用拮抗药，或受体周围的生物活性物质浓度低，组织或细胞对激动药的敏感性和反应性升高的现象。例如，长期使用β受体阻断药普萘洛尔，β受体的敏感性增高，突然停药可出现反跳现象，可诱发高血压、心动过速等。如果增敏只涉及受体密度的增高，称为受体的上增性调节（up-regulation）

此外，尚有受体的同种调节和异种调节。配体作用于特异性受体，使其自身的受体发生变化，称为同种调节，如长期应用异丙肾上腺素导致β肾上腺素受体结合容量下降；若配体作用于特异性受体，对另一种配体的受体产生调节，称为异种调节。例如，β肾上腺素受体可被甲状腺素、糖皮质激素和性激素所调节；M受体可被血管活性肽所调节。同种调节和异种调节的最终结果仍然是受体产生脱敏或增敏。

（七）跨膜信号转导与信使物质

跨膜信号转导是指生物膜外信使物质与相应受体结合后，将膜外环境变化的信息以新的信号形式传递到膜内，从而触发靶细胞功能改变的过程。第一信使（first messenger）是指细胞外的信使物质，主要有胰岛素等多肽类激素、神经递质及细胞因子，它们多不能进入细胞内，而是通过激活靶细胞膜表面的特异性受体，引起细胞某些生物学特性改变，从而调节细胞功能；第二信使（second messenger）是指第一信使作用于靶细胞后在细胞质内产生的信息物质，其将获得的信息增强、分化、整合后传递给效应器，从而发挥特定的生理功能或药理效应。目前已知的第二信使主要有环腺苷酸（cAMP）、环鸟苷酸（cGMP）、磷脂酰肌醇（phosphatidyl inositol）水解产物肌醇三磷酸（IP_3）和二酰甘油（DAG）、钙离子（calcium ion）；第三信使（third messenger）又称DNA结合蛋白，是一类能与靶基因特异序列结合，负责细胞核内外信息传递的物质，包括生长因子、转化因子等，参与基因调控、细胞增殖与分化、肿瘤形成等过程。

二、药物作用的离子通道机制

（一）离子通道概念

离子通道（ion channel）是细胞膜上由特殊蛋白质的肽链经多次跨膜往返形成的亚基组成的亲水性微孔道，主要有Na^+、Ca^{2+}、K^+、Cl^-通道，是神经、肌肉等细胞电活动的物质基础。

离子通道由特殊蛋白质构成，它们聚集起来并镶嵌在细胞膜上，中间形成含水分子的孔隙，是水溶性物质快速进出细胞的通道。离子通道的活性，就是细胞通过离子通道的开放和关闭调节相应物质进出细胞速度的能力，对实现细胞各种功能具有重要意义。

离子通道是一切生命活动的基础。无论动物或植物、单细胞生物或多细胞生物的细胞膜上，都有离子通道的存在。离子通道的存在让一切对生命来说至关重要的水溶性物质，特别是无机离子出入细胞变成可能，因而离子通道被称为“生命物质出入细胞的走廊和门户”。

由于生物体内细胞种类繁多、结构和功能各异，并且细胞对于各种物质的需求和排出各不相同，为保障细胞的正常运转、细胞内外环境的相对稳定，细胞膜上众多的离子通道有着高度选择性和门控性特征，即一种离子通道在一定的条件下，只能准许特定的物质通过，而大多数离子通道都有相应的“闸门”控制其开启与关闭。正常情况下通道处于关闭状态，只有在特定的外界因素刺激下，通道“闸门”才能开启，同时与此匹配的离子开始顺着离子通道跨膜转运，出入细胞膜。

（二）离子通道的功能

离子通道是细胞完成其功能活动的重要成分，主要通过调节跨膜离子流动完成信号的跨膜传递，从而产生各种生理功能。

1）提高细胞内钙浓度，从而触发肌肉收缩、细胞兴奋、腺体分泌、钙依赖性离子通道开放和关闭、蛋白激酶的激活和基因表达的调节等一系列生理效应。

2）在神经、肌肉等兴奋性细胞上，Na^+和 Ca^{2+}通道主要调控去极化，K^+通道主要调控复极化和维持静息电位，从而决定细胞的兴奋性、不应性和传导性。

3）调节血管平滑肌舒缩活动，其中有 K^+、Ca^{2+}、Cl^-通道和某些非选择性阳离子通道参与。

4）参与突触传递。例如，在神经-肌肉接头的信号转导中，神经末梢释放乙酰胆碱需电压门控 Ca^{2+}通道的参与；在中枢神经系统的突触传递过程中，通常对 Na^+和 K^+均可通过的 *N*-甲基-D-天冬氨酸（*N*-methyl-D-aspartate，NMDA）和非 NMDA 受体离子通道开放引起突触后膜去极化，形成兴奋性突触后电位，对 Cl^-通透的 γ-氨基丁酸 A 型受体（gamma-aminobutyric acid type A receptor，$GABA_A$-R）通道开放引起突触后膜超极化，形成抑制性突触后电位，从而产生突触后兴奋或抑制，出现中枢的兴奋或抑制过程。

5）维持细胞正常体积。在高渗环境中，离子通道和转运系统激活使 Na^+、Cl^-和水分进入细胞内而调节细胞体积增大；在低渗环境中，Na^+、Cl^-和水分流出细胞而调节细胞体积减小。

（三）离子通道的特性

1. 选择性　　指在一定条件下，某一种离子只能通过与其相应的通道跨膜扩散。例如，Na^+通道开放时，Na^+可通过，而 K^+不能通过。

2. 开关性　　即门控性，离子通道具有相应闸门控制通道的通透性，通道闸门开启和关闭的过程称为门控。离子通道存在激活、关闭和失活三种状态。激活是指允许相应离子顺浓度差和电位差通过通道的状态，此时通道开放；关闭或称静息状态，是指通道闸门虽然处于关闭状态，但是此时如果遇到适当刺激，通道闸门即可进入激活状态而开启；失活是指通道即使有外来刺激也不能开放的关闭状态。正常情况下，细胞离子通道大多处于关闭状态，有特定刺激时，通道闸门开启，引起离子的跨膜转运。

（四）离子通道的分类

离子通道根据门控机制的差异分为三类。

1. 电压门控性通道　又称电压依赖性或电压敏感性离子通道。因膜电位变化而开启和关闭，以最容易通过的离子命名，如 K^+、Na^+、Ca^{2+}、Cl^-通道四种主要类型，各型又分若干亚型。

2. 配体门控性通道　又称化学门控性离子通道。由递质等配体与通道蛋白上的受体受点结合而开启，以递质受体命名，如乙酰胆碱受体通道、谷氨酸受体通道、天冬氨酸受体通道等非选择性阳离子通道，由配体作用于相应受体而开放，同时允许 Na^+、Ca^{2+}或 K^+通过。

3. 机械门控性通道　又称机械敏感性离子通道，是一类感受细胞膜表面应力变化，实现胞外机械信号向胞内转导的通道，根据通透性分为离子选择性和非离子选择性通道，根据功能作用分为张力激活型和张力失活型离子通道。

（五）离子通道的调控

离子通道主要受到以下几种因素的调节。

1. 离子通道蛋白关联受体　例如，激活 β_1 肾上腺素受体，可使 *hERG* 基因编码的人类心肌细胞快激活延迟整流 K^+通道受到抑制，跨膜快激活延迟整流钾电流减少；激活 α 肾上腺素受体，可引起 Ca^{2+}通道开放；激活 N 胆碱受体，可引起 Na^+通道开放；激活 GABA 受体，可引起 Cl^-通道开放。

2. 内分泌及体液因素　例如，细胞因子白细胞介素-1β 可通过激活环氧合酶-2（COX-2）增加前列腺素 E_2（PGE_2）合成，使三叉神经节中表达的电压门控 Na^+通道 1.7（$Na_v1.7$）上调，从而促进炎症性疼痛。

3. 表观遗传　在 DNA 序列没有发生改变的情况下，基因表达（生物表型）发生的可遗传变化称为表观遗传。非编码 RNA 可参与表观遗传调控，其中微 RNA（microRNA，miRNA）对离子通道的表达可发挥精细调节作用。在阿尔茨海默病（Alzheimer disease，AD）发病进程中具有调控作用的 miRNA 分子为 miR-137，其可调控神经细胞中的 L 型 Ca^{2+}通道（$Ca_v1.2$）α_{1C} 亚型表达，参与 AD 的发生和发展；miR-328 通过抑制心肌细胞上 L 型 Ca^{2+}通道蛋白的翻译，使 L 型钙电流减少，缩短动作电位时程而促进房颤发生；美托洛尔则可直接抑制 miR-1 表达，减少心律失常发生。

（六）作用于离子通道的药物分类

细胞膜上有 Na^+、Ca^{2+}、K^+、Cl^-等离子通道，对维持细胞内外环境的稳定起着十分重要的作用，药物作用于这些通道，可调节细胞功能，发挥多种药理效应。

1. 作用于 Na^+通道的药物　该类药物主要是阻断 Na^+通道，如局麻药阻断 Na^+通道而阻断神经冲动的产生与传导；Ⅰ类抗心律失常药主要阻断 Na^+通道，影响心肌细胞的电生理特性发挥作用。

2. 作用于 K^+通道的药物　包括 K^+通道阻断药和 K^+通道开放药，合称为 K^+通道调控剂（potassium channel modulator），可阻断或促进细胞内 K^+外流而发挥药理作用。K^+通道阻断药（potassium channel blocker，PCB）可抑制 K^+通过膜通道外流，如Ⅲ类抗心律失常药可阻断 K^+通道，减少 K^+外流而延长心肌细胞动作电位时程，发挥抗心律失常作用；

K^+通道开放药（potassium channel opener，PCO）选择性作用于 K^+通道，增加细胞膜对 K^+的通透性，促进 K^+外流，如米诺地尔可开放血管平滑肌细胞 K^+通道，细胞膜超极化，血管舒张而引起血压下降，可用于高血压的治疗。

3. 作用于 Ca^{2+}通道的药物　主要是阻断 Ca^{2+}通道，该类药物可选择性阻断 Ca^{2+}通道，抑制细胞外 Ca^{2+}内流，降低细胞内 Ca^{2+}浓度。目前在临床上应用的 Ca^{2+}通道阻断药主要是选择性阻断 L 亚型电压依赖性 Ca^{2+}通道，根据药物的化学结构分为二氢吡啶类（dihydropyridines），如硝苯地平（nifedipine）；苯并噻氮䓬类（benzothiazepines），如地尔硫䓬（diltiazem）；苯烷胺类（phenylalkylamines），如维拉帕米（verapamil）。此外尚有选择性阻断 T 亚型电压依赖性 Ca^{2+}通道的药物，如苯妥英钠（phenytoin）。非选择性阻断 Ca^{2+}通道的药物，如普尼拉明（prenylamine）、氟桂利嗪（flunarizine）和卡罗维林（caroverine）等。

三、药物作用的其他机制

药物还可通过作用于受体及离子通道以外的机体组织细胞成分，从而引发药理效应。药物作用的其他机制主要包括以下几种。

1. 影响酶活性　例如，青霉素 G 可抑制转肽酶活性，阻止细菌细胞壁合成而杀菌；奥美拉唑不可逆性地抑制胃黏膜 H^+-K^+-ATP 酶，使胃酸分泌减少；碘解磷定复活胆碱酯酶活性而促进有机磷酸酯类化合物水解；尿激酶激活纤溶酶原产生抗血栓作用；苯巴比妥诱导肝微粒体酶，使其自身及其他药物的代谢加快。

2. 影响物质转运　例如，麻黄碱促进去甲肾上腺素能神经元释放去甲肾上腺素（递质），产生拟肾上腺素的作用；大剂量碘抑制甲状腺素的释放，产生抗甲状腺作用；利尿药抑制肾小管 Na^+-K^+、Na^+-H^+交换，发挥排钠利尿作用；丙磺舒促进尿酸排泄，产生抗痛风作用。

3. 影响代谢　例如，磺胺类抗菌药通过抑制细菌体内的叶酸代谢而干扰核酸合成；5-氟尿嘧啶结构与尿嘧啶相似，取代尿嘧啶掺入癌细胞 mRNA 中干扰蛋白质合成，发挥抗癌作用。

4. 影响免疫　例如，胸腺素、丙种球蛋白增强机体免疫，用于免疫缺陷病的治疗；环孢素、他克莫司抑制免疫，用于治疗移植反应。

5. 影响基因　例如，用有正常功能的基因置换或增补患者体内有缺陷的基因并表达，从而治疗疾病。

6. 影响机体的理化环境　有些药物以其自身理化性质来改变细胞的理化环境而产生效应。例如，甘露醇静脉注射可提高血浆渗透压，产生组织脱水和利尿作用；醇、醛等消毒防腐药可使病原体蛋白质变性而产生抗菌抗病毒作用；氢氧化铝等抗酸药中和胃酸而抗溃疡；二巯基丙醇可与砷、汞等重金属离子发生络合反应而解毒。

总结记忆模块

1. 知识要点

1）药效学研究药物对机体的作用及作用机制，作用有药物作用和药理效应、局部作用和吸收作用、原发作用和继发作用之分；而从作用机制上又可概括为调节功能、抗病原体及抗肿瘤、补充不足三个方面。药物作用的选择性与药物的剂量相关，决定一个药物副作用的多少。

2）药物作用的两重性指治疗作用和不良反应。治疗作用中用药目的在于消除原发致病因子的治疗属于对因治疗，而旨在缓解疾病症状的治疗则为对症治疗，可“急则治标（对症），缓则治本（对因）”；不良反应根据发生的机制，分为副作用、毒性反应、变态反应、后遗效应、继发反应、依赖性、停药反应和特异质反应等，药物在发挥治疗作用的同时，也可能出现不良反应，应引起重视。

3）药物的量效关系从量的角度阐明药物作用的规律性，半数有效量、半数致死量、治疗指数及安全范围对于临床用药剂量的设计有重要指导作用。每种药物都有其独特的量效曲线，有效能、效价强度、量效变化速度和差异 4 个特征变量。效能是指药物所能产生的最大效应，是曲线上最高点对应的纵坐标，反映药物的内在活性。药物剂量达到效能值后，若再增加剂量，效应不再增加。效价强度是指药物产生一定效应所需的剂量，有时也称为强度或效价，反映药物的亲和力。

4）药物作用机制分为受体机制、离子通道机制和其他机制，其中重点是受体机制和离子通道机制。根据药物与受体的亲和力及内在活性可分为激动药和拮抗药。长期使用某种激动药后，受体对激动药的敏感性和反应性降低的现象为受体脱敏；长期使用拮抗药，或受体周围的生物活性物质浓度低，受体对激动药的敏感性和反应性升高的现象为受体增敏。离子通道的开关可调节跨膜离子流动完成信号的跨膜传递，从而产生各种生理功能，成为药物作用的重要靶点。药物作用的其他机制，主要通过影响酶、基因、物质转运、代谢及影响机体的理化环境等环节产生作用。

2. 概念比较　　相关概念比较见表 2-1 和表 2-2。

表 2-1　副作用、毒性反应和变态反应的特点

概念	剂量	预知性	反应程度
副作用	治疗量	可	轻，功能性变化
毒性反应	＞治疗量	可	重，器质性损害
变态反应	与剂量无关	不可	可轻可重

表 2-2　效能和强度

概念	含义	量效曲线	区别
效能	指药物产生的最大效应	曲线的最高点	效应大小的差异
强度	指一定效应所需的药物剂量	曲线在横轴上的位置	同等效应时剂量的差异

3. 复习记忆

（1）复习指南　　从药物效应动力学（药效学）的定义“研究药物对机体的作用、作用规律和作用机制的学科”可知本章的主要内容；从药物作用的概念入手，掌握药物作用的主要类型、药物作用的选择性、药物作用的两重性、药物作用的量效关系和构效关系，进而掌握药物作用的受体机制和离子通道机制，了解药物作用的其他机制。

（2）助记方法

1）歌诀法：

不良反应的类型

是药均有三分毒，不良反应要记熟；
副毒过敏与后遗，治疗矛盾特异质。

2）归纳法：药物副作用是药物最常见的不良反应，可归纳为以下“三性”。

可知性：副作用是药物固有的作用，是可预先知道的。

可变性：副作用随用药的目的不同而变化。

可复性：副作用停药后是可以恢复的。

拓展提高模块

1. 研究史话

受体研究简史

受体理论作为药理学的核心理论，其萌芽、形成、发展和日趋成熟历时百年，对深入研究和认识药物起着越来越重要的指导作用。

1850年以前，科学界已经知道吗啡、洋地黄和奎宁等药物对机体可发挥强大而特异的药理效应，但对这些药物如何起作用的机制几乎一无所知，只是模糊地理解为这些药物只对某些器官和组织有超强的亲和力。1878年，英国剑桥大学的研究生 John Newport Langley 在用阿托品拮抗毛果芸香碱的试验论文讨论中提出“阿托品和毛果芸香碱都能够与某种接受物质形成复合”。但令人遗憾的是论文发表后 Langley 的研究兴趣转向腺体分泌机制，1890年以后，其研究兴趣才又转回到药物作用方面。1905年，Langley 在研究尼古丁对肌肉收缩的影响时发现，马钱子碱可完全拮抗尼古丁的作用，结合其27年前阿托品拮抗毛果芸香碱的试验结果，Langley 提出药物通过结合到“接受物质”上而发挥作用。1907年，德国科学家 Paul Ehrlich 提出了受体的“锁-钥”学说，并于1909年指出寄生虫体内含有特殊的“接受侧链”，药物能与之结合发挥作用。正是以上工作促成了“受体”概念的出现。

此后，不断有学者提出学说解释药物与受体间的相互作用，如“占领学说”（occupation theory）、“速率学说”（rate theory）、“二态模型学说”（two model theory），这些学说中最著名和被广泛认可的当数“占领学说”。1933年，剑桥大学的研究生 Alfred J. Clark 首次完成了用数学公式描述药物与受体相互作用的工作，认为“激动药通过占领受体而引起生物学反应”，这就是著名的药物与受体相互作用的“占领学说”的雏形。Ariens 于1954年引入“内在活性”的概念来定量弱激动药的最大反应；Stephenson 于1956年引入“效能”的概念，使受体占领理论得以进一步完善。

Sutherland 于1957年发现 cDNA，于1965年提出第二信使学说，是人们认识受体介导和细胞信号转导的一个里程碑，使受体的研究更加深入。近年来，基于 G 蛋白偶联受体的研究提出的“侧枝效能”（collateral efficacy）概念和发现的受体“功能选择性”（functional selectivity）现象有助于高选择性药物的开发，因此受到越来越多的重视。

总之，近 20 年来随着受体分离纯化与克隆技术的发展，大量受体结构被阐明，受体研究已成为药理学和分子生物学中最有成就的领域之一，这对药物作用机制研究、新药研制乃至生命科学的发展探索产生了促进作用。

2. 知识拓展

受体的类型

受体识别并特异地结合生物活性物质，从而启动系列生物化学反应，产生特定生物效应，受体是其中信息转导的重要环节。根据受体化学结构、信号转导过程、效应性质和分布位置等特点，受体可分为 6 类。

（1）G 蛋白偶联受体（G-protein coupled receptor） 是一类与膜内侧 G 蛋白偶联，由 G 蛋白介导其信号到效应器产生作用的膜受体。该受体为单链多肽，N 端在胞外，C 端在胞内并有 G 蛋白结合区。G 蛋白偶联受体是目前发现最多的受体，肾上腺素、多巴胺、5-羟色胺、乙酰胆碱、阿片类、嘌呤类、前列腺素及一些多肽激素的受体均为此类受体。G 蛋白偶联受体的下游效应蛋白有腺苷酸环化酶、磷脂酶 C、某些离子通道（如 Ca^{2+}、K^{+}通道）等。

（2）配体门控离子通道受体（ligand-gated ion channel receptor） 是一类自身为离子通道，由结合配体控制其开放的受体，简称离子通道受体（ion channel receptor）。该类受体主要存在于神经、肌肉等可兴奋的细胞膜上，由配体结合部位和离子通道两部分组成。受体激动时离子通道开放，化学信号转变为电信号而影响细胞的兴奋性：细胞膜去极化引起兴奋或超极化引起抑制效应。N 胆碱受体、γ-氨基丁酸受体、甘氨酸受体、天冬氨酸受体等均为配体门控离子通道受体。

（3）酪氨酸激酶受体（tyrosine kinase receptor） 是一类自身具有酪氨酸蛋白激酶活性的跨膜糖蛋白受体。受体的细胞外部分为含有配体结合位点的结构域，膜内侧部分为含有酪氨酸蛋白激酶活性的结构域。胰岛素受体、表皮生长因子（epidermal growth factor，EGF）受体、血小板源生长因子（platelet-derived growth factor，PDGF）受体、某些淋巴因子（lymphokine）受体等均为此类型受体，主要作用是增加 DNA 复制、转录和翻译而合成蛋白质，产生细胞生长、分化等效应。

（4）细胞内受体（intracellular receptor） 是一类主要位于细胞质溶胶和细胞核基质中的受体，其配体主要为 NO、维甲酸、维生素 A、维生素 D 等某些亲脂性药物和糖皮质激素、盐皮质激素、甲状腺激素、性激素等甾体激素，与受体形成复合物，最终通过调节基因复制、转录和翻译表达活性蛋白而发挥作用。由于新蛋白质的合成一般需要较长时间，通过作用于细胞内受体触发的效应通常较慢。细胞核激素受体（cell nuclear hormone receptor）本质上属于转录因子（transcription factor），激素与其结合后发挥对转录的调控作用，影响基因的翻译表达过程。

（5）细胞因子受体（cytokine receptor，CK-R） 细胞因子（cytokine）是由单核细胞、T 淋巴细胞等免疫细胞和内皮细胞、表皮细胞、成纤维细胞等某些非免疫细胞因受免疫原、丝裂原等刺激而产生的一类具有调控免疫应答、调节细胞生长分化等广泛生物学活性的小分子蛋白质。细胞因子通过作用于相应受体参与特异性基因调节过程而发挥作用。白细胞介素受体（interleukins receptor）、红细胞生成素受体（erythropoietin receptor）、粒细胞-巨噬细胞集落刺激因子受体（granulocyte-macrophage colony stimulating factor receptor）等均属于细胞因子受体。

（6）其他酶类受体　除酪氨酸激酶受体外，鸟苷酸环化酶（guanylate cyclase，GC）也被认为是一类具有酶活性的受体，有的结合于细胞膜，有的存在于细胞质中。心房钠尿肽（atrial natriuretic peptide），也称心钠素，可激活 GC 催化鸟苷三磷酸（GTP）转化为 cGMP，因此可认为是 GC 的相应配体。

3. 问题与思考

药物不良反应与用药剂量和用药时间有何关系？

药物不良反应有副作用、毒性反应、变态反应、继发反应、后遗效应、特异质反应、停药反应、依赖性等类型。它们有的是在治疗剂量时产生的，如副作用、继发反应和依赖性；有的是因剂量过大而产生的，如急性毒性反应；有的在低于治疗剂量时也会产生，如变态反应和特异质反应。有的是在用药过程中出现的，如副作用、毒性反应、变态反应、继发反应和特异质反应；有的则是停药以后才产生的，如后遗效应、停药反应和依赖性。

药物作用的特异性和药物作用的选择性有何不同？

药物作用的特异性是指药物作用的化学专一性，药物作用的选择性是指药物效应的组织器官专一性。例如，吗啡能激动阿片受体，而对其他受体无明显影响，这说明吗啡作用的特异性强，但因阿片受体在体内分布非常广泛，故吗啡可对许多组织器官均产生影响，这说明吗啡作用的选择性并不高。

（何晓山　淤泽溥）

第三章　药物的体内变化——药动学

基本知识模块

药物代谢动力学（pharmacokinetics）简称药动学，是研究药物在生物体内吸收、分布、代谢和排泄（体内过程）变化规律的学科。其中吸收、分布和排泄合称为转运，是药物在体内空间位置的变化；而代谢是药物化学结构发生了变化，代谢与排泄合称为消除。药动学运用数学原理和方法，建立数学模型和公式，用半衰期等药动学参数，定量研究药物在体内量的变化规律，为临床合理用药、设计和优化给药方案提供科学依据。

第一节　药物的跨膜转运

一、药物的跨膜转运方式

药物在体内吸收、分布、代谢及排泄的过程中，需要通过各种单层或多层生物膜。此过程称为跨膜转运（transmembrane transport），是药物分子通过细胞膜的现象。了解生物膜及药物跨膜转运的类型和影响因素，对于理解药物吸收、分布、代谢及排泄的规律和影响因素是十分重要的。生物膜包括细胞膜和细胞器膜（如线粒体膜、核膜、溶酶体膜等），是以液态脂质双分子层为骨架，其间镶嵌多种功能蛋白的流动镶嵌膜结构。生物膜是药物在体内转运的基本屏障。药物的跨膜转运方式可分为载体转运和非载体转运两种类型。

（一）载体转运

载体转运（carrier transport）是指药物与生物膜上的载体结合，通过生物膜转运到膜另一侧的方式。其中的载体（carrier），主要是一些被称为转运体（transporter）的特殊跨膜蛋白，可在膜一侧结合药物，经自身构型改变而使药物从膜另一侧释放出来。

载体转运具有以下特点：①对转运物质有选择性（specificity）；②转运能力有限，具有饱和性（saturation）；③结构相似的药物或内源性物质可竞争同一载体而有竞争性（competition），并产生竞争性抑制（competitive inhibition）现象。载体转运主要发生在肾小管、胆道、血脑屏障和胃肠道，包括主动转运和易化扩散两种方式。

1. 主动转运（active transport）　通常指药物借助膜泵，消耗代谢产生的能量逆浓度差进行的跨膜转运，又称为逆流转运或上山转运。例如，碘在甲状腺经主动转运摄取及青霉素在肾小管经主动转运排泄。主动转运可使药物在某一器官或组织中蓄积，其跨膜驱动力也可间接来源于 Na^{+}、Ca^{2+}等的电化学势和浓度差。

2. 易化扩散（facilitated diffusion） 是指药物在载体或离子通道蛋白的介导下顺浓度差转运，不消耗能量。例如，葡萄糖进入红细胞、维生素 B_{12} 在肠道的吸收、甲氨蝶呤进入白细胞是在载体蛋白协助下的易化扩散；细胞膜上存在的 Na^+、K^+、Ca^{2+}等离子通道可协助 Na^+、K^+、Ca^{2+}易化扩散通过细胞膜；葡萄糖从肠腔经 Na^+-葡萄糖同向转运体主动转运进入肠上皮细胞内，再经易化扩散离开细胞进入组织液，随后入血；血中的葡萄糖经葡萄糖转运体（glucose transporter，GLUT）介导易化扩散到肌肉、脂肪等组织细胞中。

（二）非载体转运

非载体转运（non-carrier transport）是指药物跨膜不需载体帮助的转运方式，不受饱和限速，无竞争性抑制现象。包括脂溶扩散、滤过和膜动转运三种方式。

1. 脂溶扩散（lipid diffusion） 又称简单扩散（simple diffusion），脂溶性药物溶于膜脂质中顺浓度差通过生物膜，是绝大多数药物的跨膜转运方式。

2. 滤过（filtration） 又称水溶扩散（aqueous diffusion），是指乙醇、乳酸等分子直径小于膜孔的水溶性药物受流体静压或渗透压的影响，随体液经膜孔通过生物膜的被动转运方式。

3. 膜动转运（cytosis transport） 是指极少数大分子药物经生物膜的运动被转运进出生物膜的方式，主要有胞饮（pinocytosis）和胞吐（exocytosis）。

（1）胞饮 是指大分子药物通过生物膜内陷形成小泡，然后被吞噬进入细胞内的膜动转运方式，又称胞吞、吞饮或入胞，如垂体后叶激素粉剂，可在鼻黏膜经胞饮吸收。

（2）胞吐 是指某大分子物质以分泌囊泡从细胞内被释放到细胞外的膜动转运方式，又称胞裂外排或出胞。腺体分泌或递质释放均属于胞吐。

二、影响药物跨膜转运的因素

影响药物跨膜转运的因素主要有生物膜本身的特性、膜两侧药物的浓度差、血流量和药物的特性等相关因素。

1. 生物膜本身的特性 生物膜的特性，如膜面积、膜厚度、膜通透性、膜上特殊蛋白质的表达等可影响药物跨膜转运。药物经肺、小肠等膜表面积大的器官脂溶扩散通过细胞膜脂层的速度远比胃等膜表面积小的器官快；乳腺癌细胞膜上乳腺癌耐药蛋白的表达，使乳腺癌细胞可将某些进入胞内的化疗药物经这一特殊载体蛋白转运到细胞外，表现出耐药性。

2. 膜两侧药物的浓度差 药物在膜一侧浓度越高，扩散到对侧的速度越快。

3. 血流量 血流量的改变可影响膜两侧药物浓度差，如果膜一侧血流量大，血流速度快，血液可迅速带走药物而维持与膜另一侧较高的浓度差，促进药物从对侧的跨膜转运。

4. 药物的特性

（1）药物的解离度 指药物在所处体液中解离达到平衡时，已解离分子数和原有分子数之比，药物分子在体液中有非解离型和解离型两种存在形式，非解离型脂溶性大，易脂溶扩散；解离型脂溶性小，不易脂溶扩散并被限制在膜一侧，称为离子障（ion trapping）现象。

体液的酸碱度和药物的解离常数是影响药物解离程度的重要因素，多数药物呈弱酸或弱碱性，为非极性分子，非解离型分子的多少由药物的 pK_a 及药物所处体液的 pH 决定。pK_a 和 pH 之间的关系可用 Handerson-Hasselbalch 公式表示：

对于弱酸性药物，$10^{pH-pK_a}=\frac{[解离型分子]}{[非解离型分子]}\Rightarrow[非解离型分子]=\frac{[解离型分子]}{10^{pH-pK_a}}$

对于弱碱性药物，$10^{pH-pK_a}=\frac{[非解离型分子]}{[解离型分子]}$

$$\Rightarrow[非解离型分子]=10^{pH-pK_a}\times[解离型分子]$$

式中，K_a 为解离常数；pK_a 为解离指数，是解离常数的负对数，指药物 50%解离时所处体液的 pH，各种药物有其固定的 pK_a。

以上公式提示：①体液 pH 微小的代数加减变化，即可引起非解离型药物浓度以 10 为底的指数增减变化，从而明显影响药物的脂溶扩散。②弱酸性药物在 pH 低（偏酸）的体液，非解离型药物浓度高，易脂溶扩散；在 pH 高（偏碱）的体液，非解离型药物浓度低，不易脂溶扩散。弱碱性药物在 pH 低（偏酸）的体液，非解离型药物浓度低，不易脂溶扩散；在 pH 高（偏碱）的体液，非解离型药物浓度高，易脂溶扩散。

（2）药物的脂溶性　是药物固有的特性，用药物的油/水分配系数表示，一般分配系数越大，药物越易溶入膜脂质中，扩散就越快。

第二节　药物吸收及影响因素

吸收（absorption）是指药物自用药部位进入血液循环的过程，静脉给药因为药物直接进入血液循环，所以不存在吸收。影响药物吸收的因素包括药物的因素和机体的因素。前者有给药途径、药物的理化性质（解离度、脂溶性和分子大小等）、药物的剂型和制备工艺等；后者有可供吸收的面积、局部循环血量等。在诸多因素中给药途径不同，药物的吸收过程具有不同的特点，吸收速度和程度会产生明显差异。其他常用的给药途径中，药物吸收的快慢顺序通常为吸入＞舌下＞肌内注射＞皮下注射＞口服＞直肠＞皮肤。

1. 口服给药（oral administration）　用药方便，大多数药物吸收较慢，但吸收充分，是最常用的给药途径，药物主要在小肠以脂溶扩散方式吸收。影响胃肠道对药物吸收的因素包括服药时的饮水量、胃肠道状况（是否空腹、胃酸分泌量、蠕动功能、肠道菌群等）、药物的剂型和理化性质等。胃肠道血流量的减少可使药物的吸收速度和程度均下降。通常液体剂型的药物吸收较固体剂型快；水剂较混悬剂、油剂快；散剂较片剂、丸剂、胶囊剂快；缓释、控释等剂型则让药物的吸收过程较为平稳，更能满足临床的不同需要。

2. 舌下给药（sublingual administration）　药物经颊黏膜直接吸收进入血液循环，吸收较快且无明显首过消除，较适合硝酸甘油等首过消除明显的药物。

3. 直肠给药（rectum administration）　直肠上段毛细血管血液经上痔静脉汇入门静脉；直肠中、下段血液则经中痔静脉和下痔静脉直接汇入下腔静脉，不经门静脉进入肝；上痔静脉和中痔静脉间有丰富的侧支循环。经直肠吸收的药物一半以上经上痔静脉、门静脉进入肝，所以不能很好地避免首过消除（见本章第八节）。直肠因吸收表面积小、肠腔液体少，直肠给药药物吸收较缓慢，但可防止药物对上消化道的刺激性。

4. 吸入给药（inhalat administration）　是指将某些气体或挥发性药物经过呼吸道送入肺泡，由肺泡表面吸收的给药方式。由于肺泡表面积大、血流丰富，药物吸收迅速。

5. 注射给药（injection administration）　药物皮下注射（subcutaneous injection）和肌内注射（intramuscular injection）给予后通常经毛细血管和毛细淋巴管，主要以脂溶扩散或水溶扩散方式吸收，无首过消除，吸收迅速、完全，多用于不宜口服给药者。因为肌肉组织血流量通常比皮下组织丰富，所以药物一般肌内注射比皮下注射吸收要快。地西泮、苯妥英、地高辛等少数药物可在注射部位发生理化性质变化，吸收反而比口服差。

6. 经皮给药（transdermal administration）　多数药物经完整皮肤不易吸收。但以下情况药物也可经皮吸收发挥作用：①药物脂溶性极强；②加入适宜的二甲基亚砜、月桂酸等促皮吸收剂制成的药物剂型，如硝苯地平、雌二醇、芬太尼等贴皮剂；③发生破损和炎症的皮肤。此外，耳后、胸前区等较单薄的皮肤，含水量较高的儿童皮肤，都有助于药物的经皮吸收。

7. 经黏膜给药（transmucosal administration）　是指使用合适的载体使药物通过机体黏膜部位进入局部或全身血液循环而起药效的给药方式，较为常用的部位包括鼻黏膜、口腔黏膜、眼黏膜、直肠黏膜、子宫和阴道黏膜等。近年来，黏膜给药由于具有生物利用度高、吸收起效迅速、使用方便等优点，逐渐成为研究的热点。

第三节　药物分布及影响因素

分布（distribution）是指药物从血液向器官和组织转运的过程，多数药物在体内的分布是不均匀的。药物吸收后，其作用产生的快慢和强弱，主要取决于药物向靶器官分布的速度和浓度，受到多种因素的影响。

1. 组织器官血流量　人体脏器组织的血流量以肝最多，肾、脑、心脏次之，肌肉、皮肤、脂肪和大多数内脏血流量较少。药物吸收后通常首先向血流量大的组织器官分布，然后再向血流量少的组织器官转移，这种现象称为药物的再分布（redistribution）。例如，硫喷妥钠首先向大脑分布，而后又向脂肪组织转移，因此硫喷妥钠的麻醉作用表现为起效迅速而维持时间短。

2. 血浆蛋白结合率　即与血浆蛋白结合的药物占血浆中总药量的百分率。药物在血液中可与血浆蛋白（清蛋白、糖蛋白和脂蛋白等）不同程度地结合，形成结合型药物。这种结合具有以下特点：①非特异性，指不同药物均可与血浆蛋白结合。②差异性，指不同药物与血浆蛋白的结合率存在差别。③可逆性，药物与血浆蛋白的结合是可逆的，当血液中游离型药物减少时，结合型药物又可转化为游离型。④结合型药物暂时失活，药物与血浆蛋白结合后，不能透出血管分布到靶器官发挥作用。⑤饱和性，血浆蛋白的总量和结合能力有限，当其结合的药物达到饱和后，再继续增加给药剂量，游离型药物可迅速增加，可引起毒性反应。⑥竞争性，由于药物与血浆蛋白的结合具有非特异性和饱和性，多种与同一血浆蛋白结合的药物同时使用时，可产生竞争性置换，游离型药物明显增加，使作用明显增强或引起毒性反应。例如，合用血浆蛋白结合率为99%的抗凝药双香豆素和结合率为98%的解热镇痛药保泰松后，患者较单用同剂量双香豆素时易发生自发性出血。

3. 组织亲和力 药物在体内的分布有组织选择性，与某些组织器官有特殊的亲和力，因而在这些组织中，药物的分布较其他组织中明显要多，表现出不均匀分布，如碘可集中分布于甲状腺组织。

4. 体内屏障 体内的生理性屏障可明显影响药物由血液向组织器官分布。①血脑屏障（blood-brain barrier，BBB）：是血液与脑组织间的隔膜，组成隔膜的毛细血管与一般毛细血管比较，其内皮细胞连接紧密，之间无间隙；血管基底膜外由脑组织中的星状胶质细胞包围。药物主要以脂溶扩散的方式通过血脑屏障，因此水溶性、解离型和分子量大的药物难以进入脑组织。脑膜炎可增加血脑屏障的通透性，新生儿血脑屏障发育不全，通透性较高，这些情况下中枢神经易受到某些药物的影响。②胎盘屏障（placental barrier）：是将母体血液与胎儿血液隔开的胎盘形成的屏障，由子宫血窦和胎盘绒毛间的组织构成。胎盘屏障的通透性和一般毛细血管没有明显区别，母体血液中的药物几乎都能穿过胎盘屏障进入胎儿血液循环。③血-眼屏障（blood-eye barrier）：指血液与视网膜、房水、玻璃体之间的屏障。它使房水、晶状体和玻璃体中的药物浓度远低于血液，因此大部分眼病用药常采用局部给药。④血-关节囊液屏障（blood-joint barrier）：使药物在关节囊中难以达到有效浓度，常需直接注射给药。

5. 药物的解离度和体液 pH 机体细胞外液 pH 约为 7.4，内液约为 7.0，通常弱碱性药物在细胞外液中解离少，易脂溶扩散分布到内液；弱酸性药物则易从细胞内液分布到外液。所以弱酸性药物苯巴比妥中毒时，用碳酸氢钠碱化血液及尿液可使脑细胞中的药物迅速向血浆转移，并减少在肾小管中的重吸收，加速排泄，从而使患者迅速脱离危险。

药物从血液向组织的转运经一定时间后达到平衡，可用血药浓度间接反映靶组织中的药物浓度水平，预测药效的强弱。

第四节 药物代谢及影响因素

代谢（metabolism）是指药物在体内酶的催化下发生化学结构的改变，又称为生物转化（bio-transformation），其能力反映了机体对外来物质（包括药物）的处置能力。多数药物主要在肝代谢，胃肠道、皮肤、肺、肾等组织也可对药物进行生物转化。

一、药物代谢的意义

多数药物经过代谢，其作用减弱或消失，称为灭活（inactivation）；少数药物经过代谢，其作用增强或才具有作用，称为活化（activation）。需经活化才产生药理活性的药物称为前药，如可的松和泼尼松要在肝内活化成氢化可的松和泼尼松龙才具有活性。

绝大多数药物经过代谢后极性增大，易溶于水，利于从体内排除。故代谢是药物在体内的重要消除途径。

药物的代谢产物与药物不良反应密切相关。例如，青霉素本身无毒性，但其代谢产物 6-氨基青霉烷酸高分子聚合物、青霉噻唑蛋白、青霉烯酸可引起机体产生变态反应；普萘洛尔的代谢产物 4-羟基普萘洛尔仍然具有稍弱的 β 受体阻断效应，地西泮在肝代谢产生去甲西泮、奥沙西泮和替马西泮，均有不同强度的镇静催眠作用；非那西丁的代谢产物对乙酰氨基酚具有较原型药更强的药理作用，而不良反应更轻，所以临床上对乙酰氨基酚较非那西丁更为常用，不良反应则更少。

二、药物代谢的方式和时相

机体对药物进行代谢的方式有氧化（oxidation）、还原（reduction）、水解（hydrolysis）和结合（conjugation）反应，通常分两个时相进行。第Ⅰ相为氧化、还原和水解反应，在药物分子中产生羟基、羧基、氨基、巯基等一些极性基团，使其极性增加且易于发生结合反应；第Ⅱ相为结合反应，药物分子中产生的极性基团与体内葡萄糖醛酸、硫酸、甘氨酸、谷胱甘肽等化合物经共价键结合，生成极性高、易溶于水的代谢物。

三、药物代谢的酶系统

药物代谢通常在酶的催化下进行。催化药物代谢的酶（drug metabolizing enzyme）简称药酶，分非专一性酶和专一性酶。非专一性酶可催化多种类型药物的转化反应，是混合功能氧化酶系统（mixed function oxidase system），其可氧化代谢多种药物，因为主要存在于肝微粒体（hepatic microsome），所以又称为肝微粒体酶或肝药酶（存在于肝细胞内质网，肝微粒体是肝细胞匀浆经超离心后内质网碎片形成的颗粒），目前发现胃肠黏膜、肺、肾和皮肤等组织中也存在肝药酶，人体中已分离出肝药酶 70 余种；专一性酶催化特定类型药物的转化反应，如胆碱酯酶只能催化乙酰胆碱水解，单胺氧化酶只能催化单胺类药物氧化。

肝药酶主要由三类成分组成：①血红蛋白类，如细胞色素 P450、细胞色素 b5；②黄素蛋白类，如还原型辅酶Ⅱ（细胞色素 P450 还原酶，NADPH-cytochrome P450 reductase）、还原型辅酶Ⅰ（细胞色素 b5 还原酶，NADH-cytochrome b5 reductase）；③磷脂类，主要是磷脂酰胆碱。

肝药酶中最重要的是细胞色素 P450 酶系，与一氧化碳结合后，吸收光谱主峰在 450nm 处，因此又称为细胞色素 P450 酶系统（cytochrome P450 enzyme system）。为一个超家族（super family），成员依次分为家族（family）、亚家族（subfamily）和酶个体（enzyme individual）三级。细胞色素 P450 酶系缩写为 CYP，再以阿拉伯数字表示家族，大写英文字母表示亚家族，后接阿拉伯数字表示酶个体，如 CYP2D6、CYP2C19、CYP3A4 等。

细胞色素 P450 酶系有多个异构酶，在氧分子、辅酶Ⅱ和辅酶Ⅰ的协助下可催化多种药物代谢，其反应式可表示为

$$RH+NADPH+H^{+}+O_2 \longrightarrow ROH+H_2O+NADP^{+}$$

式中，RH 为底物；NADPH 为供 H 体。O_2 中一个氧原子加入底物分子使之羟化；另一个氧原子接受电子被还原为水。

四、影响药物代谢的因素

1. 遗传因素　药物代谢主要受催化酶影响，而催化酶变异性较大，受遗传、年龄、营养、机体状态、疾病的影响而产生明显的个体差异，在种族、种群间出现酶活性差异，导致代谢速率不同。不同种族间药物代谢催化酶的遗传特性差异可以导致酶活性的差异，同一种族不同个体间酶遗传基因的多态性也可以导致酶活性差异，致使药物代谢差异。抗结核药异烟肼主要在肝中经*N*-乙酰转移酶催化代谢灭活，当机体内缺乏*N*-乙酰转移酶时，乙酰化过程受阻，异烟肼代谢减慢，易致蓄积中毒。白种人中50%～60%的个体缺乏该酶，异烟肼代谢较慢；中国人则只有约25.6%的个体缺乏，而49.3%的个体表达该酶较多，异烟肼代谢较快，故应根据人种和个体适当调整剂量。

2. 药酶的诱导和抑制　药物在体内主要经肝药酶催化代谢，肝药酶等药物代谢酶的活性易受到药物的影响。能够使药物代谢酶活性增强、药物代谢加快的药物称为药酶诱导剂（enzyme inducer），药酶诱导剂可加快酶催化代谢相应药物，常使药物作用减弱，同时也使诱导剂自身转化加强，本身作用也减弱，这一作用称为自身诱导；能够使药物代谢酶活性降低、药物代谢减慢的药物称为药酶抑制剂（enzyme inhibitor），药酶抑制剂抑制酶催化代谢相应药物，常使药物作用增强，同时也使抑制剂自身转化受抑制，本身作用也因此增强。

苯巴比妥作为药酶诱导剂对肝药酶的影响较强，可加速与之合用的抗凝血药双香豆素的代谢而使其药物作用减弱，使凝血酶原时间缩短。苯巴比妥也可发生自身诱导作用，是机体对其产生耐受性的重要原因。氯霉素为药酶抑制剂，可抑制甲苯磺丁脲和苯妥英钠的代谢。保泰松对洋地黄毒苷等药物的代谢起诱导作用，而对甲苯磺丁脲和苯妥英钠的代谢起抑制作用。

肝药酶除活性易受到药物的影响外，还具有以下特点：①选择性低，可同时催化多种药物代谢；②变异性大，常因遗传、年龄、营养状态、疾病情况的影响，而产生明显的个体差异。

3. 肝血流量　肝血流量可显著影响肝对药物的代谢清除。同心排血量一样，肝血流量发生显著变化时也可引起有临床意义的药物代谢改变。

第五节　药物排泄及影响因素

排泄（excretion）是指药物及其代谢产物被排出体外的过程。排泄使药物的作用彻底消失，而经过代谢后多数药物被灭活，因此常把代谢和排泄合称为药物消除。肾是机体的主要排泄器官，非挥发性药物主要经肾随尿排泄；挥发性药物主要由肺随呼气排出；胆汁、乳腺、汗腺、唾液腺及泪腺等也是一些药物的排泄途径。

1. 肾　药物及代谢产物经肾的排泄涉及肾小球滤过、肾小管主动分泌和肾小管被动重吸收三个过程，经肾小球滤过和肾小管主动分泌后未被肾小管重吸收的药物通常被排出体外。①肾小球毛细血管膜孔较大，除与血浆蛋白结合的药物外，多数游离型药物及其代谢产物可经肾小球滤过进入肾小管管腔。②有少数药物经肾小管近曲小管主动转运分泌至管腔，肾小管上皮细胞存在有机酸和有机碱两类主动转运系统，前者转运弱酸性药物，后者转运弱碱性药物。分泌机制相同的两类药物经同一载体转运时，可发生竞争性抑制现象。例如，丙磺舒可抑制青霉素的主动分泌；依他尼酸可抑制尿酸的主动分泌等。③脂溶性高、非解离型药物及其代谢产物可经肾小管上皮细胞重吸收入血，若改变尿液 pH，则可影响药物的解离度，从而改变药物被动重吸收的程度，加速药物排泄。例如，苯巴比妥、水杨酸等弱酸性药物中毒时，碱化尿液可使药物的重吸收减少、排泄增加而解毒。

肾的功能状态、药物与血浆蛋白的结合率、肾血流量等因素可明显影响药物经肾的排泄。肾功能受损时，以肾排泄作为主要消除途径的药物消除速度减慢，因此，给药量应相应减少，以避免蓄积作用。不以肾排泄作为主要消除途径的药物则不需要减量。

2. 胆汁　某些药物及其代谢产物极性较高，可随肝分泌的胆汁进入肠腔与粪便一同排泄。若随胆汁进入肠腔的药物在肠中相应酶催化下转化为原型药物被小肠重新吸收，经门静脉、肝进入体循环，则称为肝肠循环（hepato-enteral circulation）或肠肝循环（enterohepatic circulation）。例如，氯霉素可在肝内与葡萄糖醛酸结合随胆汁排入肠道，在肠道细菌酶作用下水解释放出原型药物，又可被肠道吸收进入肝。中断其肝肠循环，可加速相应药物的排出，使其半衰期和作用时间缩短。例如，强心苷中毒时，口服考来烯胺可使其在肠内和强心苷形成络合物，中断其肠肝循环，加快从粪便中排泄，为急救措施之一。

3. 其他途径　乳汁 pH 略低于血浆，吗啡、阿托品和丙硫氧嘧啶等一些碱性药物可以经乳汁排泄；甲硝唑、苯妥英钠等药物可经唾液排泄，且唾液与血浆浓度相平行，可代替血液标本进行血药浓度监测；乙醇和乙醚等主要经肺呼气排出。药物也可经头发和皮肤排泄，但量很少，以高度敏感的方法测定这些组织内的有毒金属具有法医学意义。

第六节　体内药物的药-时关系

以血浆、脑脊液或尿液等体内的药物浓度为纵坐标，时间为横坐标描绘的曲线称为药物浓度-时间曲线（drug concentration-time curve），当纵坐标为血浆药物浓度时，称为血药浓度-时间曲线，简称药-时曲线（图 3-1）。

在曲线图中，血药浓度-时间曲线与坐标轴所围成的面积称为血药浓度-时间曲线下面积，简称曲线下面积（area under the curve，AUC），表示一段时间内药物吸收到血中的总量，反映药物的吸收情况。如果某药在某一时间内吸收良好，则其剂量与 AUC 成正比。

一、单次给药的药-时曲线

单次给药后不同时间内血浆中药物浓度的变化可用药-时曲线反映，静脉注射形成快速下降然后转为缓慢下降的药-时曲线；而口服等非静脉注射给药则有先上升达到最高点然后转为缓慢下降的药-时曲线（图 3-2）。药-时曲线中上升支主要由吸收造成，与此同时分布及少量的代谢和排泄也已开始进行；当代谢和排泄过程逐渐占据主要地位后，曲线就开始下降，成为下降支（图 3-3）。实际上药物的吸收、分布、代谢和排泄并无严格的分界，只是在某时段内以某一过程为主发生变化。

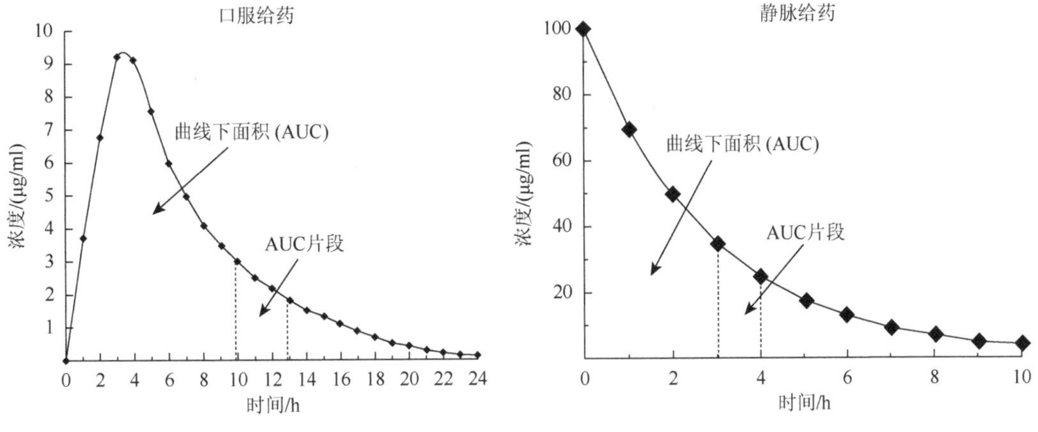

图 3-1　药-时曲线

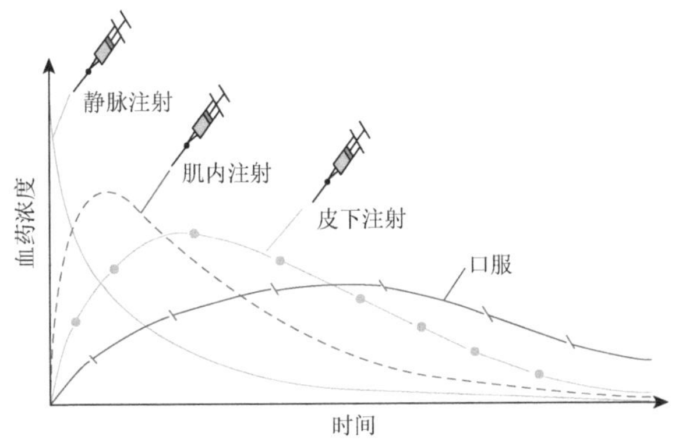

图 3-2　单次给药的药-时曲线

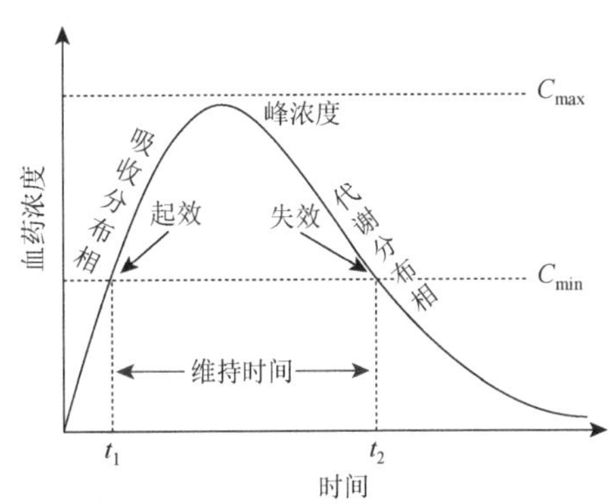

图 3-3　单次给药的药-时曲线分段

C_{max}. 最大有效浓度；C_{min}. 最小有效浓度

二、多次给药的药-时曲线

临床上疾病的药物治疗通常采取多次给药的方案。按一级消除动力学消除的药物，固定给药时间间隔多次用药，当给药量与消除量达到动态平衡时，血药浓度在一个稳定的范围内波动，称为稳态血药浓度（steady state plasma drug concentration，C_{ss}），又称为坪值（plateau）。C_{ss} 的峰值称为稳态峰浓度（steady state maximum plasma drug concentration，$C_{ss,\,max}$），谷值称为稳态谷浓度（steady state minimum plasma drug concentration，$C_{ss,\,min}$），$C_{ss,\,max}$ 与 $C_{ss,\,min}$ 间的距离称为波动度。每隔 1 个 $t_{1/2}$ 恒量给药一次，则经 4 个 $t_{1/2}$ 以后体内血药浓度达到坪值（图 3-4），若首剂量加倍则第 1 个 $t_{1/2}$ 血药浓度即可迅速达到坪值（图 3-5）。

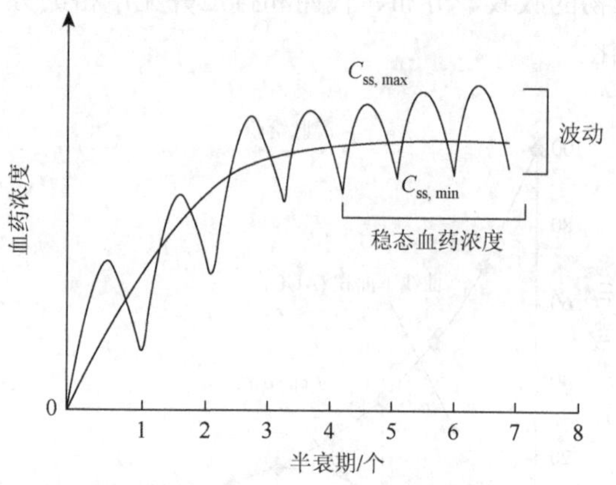

图 3-4　经 4 个 $t_{1/2}$ 达到稳态血药浓度

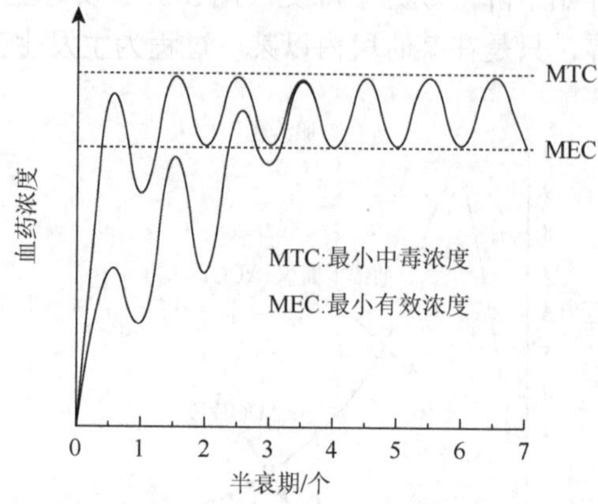

图 3-5　首剂量加倍给药可迅速达到稳态血药浓度

第七节　药物消除动力学

药物在体内的消除速率（d*C*/d*t*）与体内药量或浓度（*C*）间的关系，可用下式表示：

$$\frac{dC}{dt}=-K_N\cdot C^N \quad (N\geqslant 0)$$

上式即药物的 *N* 级速率过程，负号表示药物消除减少；*K* 为消除速率常数；*N* 取值通常为 1、0 等。体内药物的消除按其速率过程可分为以下几种类型。

1. 一级消除动力学（first-order elimination kinetics）消除　　其速率过程公式中的级数 *N* 取值 1，又称恒比消除，是指消除速率与血药浓度成正比的药物消除方式。

$$\frac{dC}{dt}=-K_1\cdot C^1=-K_1\cdot C\cdots①$$

①式进行积分，得：$C_t=C_0e^{-K_1\cdot t}\cdots②$

②式取对数，得：$\lg C_t=\lg C_0-\frac{K_1}{2.303}t\cdots③$

式中，C_0、C_t 分别表示初始时刻和给药后 *t* 时刻的血药浓度。

由①式可知，消除速率与血药浓度成正比，即单位时间内，药物按血药浓度的恒定比例进行消除（此比例的数值即消除常数 K_1）；多数药物以此速率过程消除，因此血药浓度增加，药物的消除速率也相应增加，故不易引起蓄积。

2. 零级消除动力学（zero-order elimination kinetics）消除　　其速率过程公式中的级数 *N* 取值 0，又称恒速或恒量消除，是指消除速率恒定，与血药浓度无关的药物消除方式。以零级消除动力学消除的药物较少，但药物以主动转运和易化扩散方式的吸收、分布则多按零级消除动力学方式进行。

$$\frac{dC}{dt}=-K_N\cdot C^N=-K_0\cdot C^0=-K_0$$

即 $\frac{dC}{dt}=-K_0\cdots$④

④式积分，得：$C_t=C_0-K_0\cdot t\cdots$⑤

由④式可知，消除速率与血药浓度无关，为一固定值（消除速率常数 K_0）；在单位时间内药物始终以一个恒定的数量进行消除，因此增加给药量引起血药浓度增加时，药物的消除速率并不相应增加，易引起蓄积。

3. 米氏消除动力学（Michaelis-Menten elimination kinetics）消除　是指某些药物在低剂量或体内浓度较低时按一级消除动力学消除；当剂量较大、有肝肾功能不全等疾病或与其他药物配伍应用等情况下，因机体消除能力达到饱和而按零级消除动力学消除的混合型消除方式。例如，乙醇在血液中的浓度小于 0.05mg/ml 时，按一级消除动力学消除，但当其大于 0.05mg/ml 时，则可转成按零级消除动力学消除。

$$\frac{dC}{dt}=\frac{V_{max}\cdot C}{K_m+C}$$

上式为米氏方程，V_{max} 为最大消除速率；K_m 为米氏常数，是消除速率为 $0.5V_{max}$ 时的药物浓度，反映机体的消除能力；C 为药物浓度。当 $K_m \gg C$ 时，米氏方程等号右边分母中的 C 可忽略，药物按一级消除动力学消除；当 $K_m \ll C$ 时，米氏方程等号右边分母中的 K_m 可忽略，此时药物按零级消除动力学消除。

零级消除动力学和米氏消除动力学又合称为非线性消除动力学（nonlinear elimination kinetics）。

第八节　常用药动学参数

一、生物利用度

生物利用度（bioavailability，F）是指一定剂量的药物给予机体后能够进入体循环的药物的百分率。药物静脉注射给予的生物利用度为 100%，血管外给予时生物利用度通常低于 100%，药物血管外给予时相对静脉注射给予的生物利用度，称为绝对生物利用度；药物受试制剂相对标准制剂的生物利用度，称为相对生物利用度。绝对生物利用度以静脉注射制剂为参比标准，相对生物利用度一般是以吸收最好的制剂为参比标准。

$$生物利用度(F)=\frac{进入体循环的药量(A)}{给药量(D)}\times 100\%$$

$$绝对生物利用度(F)=\frac{AUC_{血管外给药}}{AUC_{静脉注射给药}}\times 100\%$$

$$相对生物利用度(F)=\frac{AUC_{受试制剂}}{AUC_{标准制剂}}\times 100\%$$

1. 生物利用度的意义　生物利用度是评价药物制备工艺科学性的重要指标，是新药研发的基本内容之一，是判定两种药物制剂是否具有生物等效性的依据。

2. 影响生物利用度的因素　药物口服经胃肠道吸收的过程，首先经门静脉进入肝，最后进入体循环。在这一过程中，某些药物在肠黏膜和肝易被代谢灭活，使进入体循环的有效药量明显减少，这种现象称为首过效应（first pass effect）或首过消除（first pass elimination）。首过效应可明显影响药物的生物利用度。硝酸甘油、异丙肾上腺素、利多卡因、吗啡等口服给药有明显的首过消除，不宜口服。但肠黏膜和肝对药物的代谢灭活能力也有饱和性，增加药物的用量，也可使首过效应明显的药物口服后血中药物浓度明显升高。

药物颗粒的大小、晶形、赋形剂、制备工艺等药物因素，以及机体生物因素均可影响药物制剂的生物利用度。不同企业或同一企业生产的不同批号的同一产品，剂量、剂型相同，也可因其制剂工艺中的某些细微变化而引起药物的崩解度、溶解性等物理特征改变，从而产生生物利用度的显著差异；生物利用度也可因机体的生理或病理状态不同，对药物的吸收及消除的不同而产生明显差异。

二、半衰期

半衰期（half-life time，$t_{1/2}$）通常指血浆药物浓度下降一半所需要的时间，也称为血浆半衰期或消除半衰期。不同药物的 $t_{1/2}$ 有所不同。

$t_{1/2}$ 的长短反映了药物在体内消除速度的快慢，可用于辅助设计给药的时间间隔、连续给药后达到稳态血药浓度需要的时间，以及停药后药物从体内完全消除需要的时间；此外 $t_{1/2}$ 还可用于对药物进行分类：$t_{1/2}$≤1h 者为超短效、$t_{1/2}$ 在 1～4h 为短效、$t_{1/2}$ 在 4～8h 为中效、$t_{1/2}$ 在 8～24h 为长效、$t_{1/2}$＞24h 为超长效药物。

1. 一级消除动力学消除药物的半衰期　多数药物按一级消除动力学消除，其半衰期为一固定值，等于 $0.693/K_1$（K_1 为消除速率常数，是指单位时间内被消除的药物占体内药量的比例，以时间的倒数为单位，如 $K_1=0.1\text{h}^{-1}$ 表示体内药物每小时有 10%被消除）。

由前述公式 $\lg C_t = \lg C_0 - \frac{K_1}{2.303}t$ 可得：

$$t = \frac{\lg C_0}{\lg C_t} \times \frac{2.303}{K_1} = \lg\frac{C_0}{C_t} \times \frac{2.303}{K_1}$$

当时间为 $t_{1/2}$ 时，$C_t = \frac{C_0}{2}$，$t_{1/2} = \lg 2 \times \frac{2.303}{K_1} = 0.301 \times \frac{2.303}{K_1} = \frac{0.693}{K_1}$，所以 $t_{1/2}$ 为一固定值，与血浆药物的初始浓度无关。

2. 零级消除动力学消除药物的半衰期　少数药物按零级消除动力学消除，其半衰期与血浆药物初始浓度成正比，等于 $0.5C_0/K_0$（C_0 为初始血药浓度，K_0 为消除速率常数）。

由前述公式 $C_t = C_0 - K_0 \cdot t$ 可知：

当时间为 $t_{1/2}$ 时，$C_t = \frac{C_0}{2}$，$\frac{C_0}{2} = C_0 - K_0 \cdot t_{1/2} \Rightarrow t_{1/2} = \frac{C_0}{2K_0} = \frac{0.5C_0}{K_0}$，所以血浆药物的初始浓度越大，$t_{1/2}$ 越长。

3. 坪值　是指按一级消除动力学消除的药物，按固定间隔时间和剂量多次给药时，血药浓度会逐渐增高，当给药速度等于消除速度（给药量与消除量达到动态平衡）时，血药浓度维持在一个基本稳定的范围内，称为坪值或稳态血药浓度。如果间隔时间为1个$t_{1/2}$，则经4个$t_{1/2}$以后血药浓度基本达到坪值（图3-4），可通过首剂增加药物用量来提前达到坪值（图3-5）。

三、表观分布容积

表观分布容积（apparent volume of distribution，V_d）是指当血浆和组织内的药物分布达到平衡时，体内药物按血浆浓度估算所需的体液容积。

$$V_d = \frac{A}{C_0}$$

式中，A为体内总药量；C_0为血浆和组织内药物达到平衡时的血药浓度；V_d为药物在理论上应占有的体液容积量（以L或L/kg为单位），并非药物在体内真正占有的体液容积，也不代表某个特定的生理空间，所以称为表观分布容积。

一般体重为60kg的常人体液总容积约为36L，其中血浆约2.5L，所以药物的V_d通常不会小于2.5L。当V_d为2.5～36L时，说明药物在组织中有一定分布，但分布能力较小；V_d约为36L时，药物分布于血液及全身组织；当药物向组织的分布能力较强时，因其血药浓度很低，V_d大于36L；当V_d远大于36L时，表明药物向组织中分布较多，在血浆中分布较少，如地高辛V_d达600L，主要分布于肌肉和脂肪组织，排出较慢。

总结记忆模块

1. 知识要点

1）药物代谢动力学主要阐明药物在机体内的吸收、分布、代谢和排泄过程规律，为临床制订合理用药方案、个体化药物治疗提供科学依据。

2）多数药物主要以非载体转运的脂溶扩散方式跨膜，其所处体液pH的变化可显著影响这种方式的跨膜转运，此原理可用于药物中毒的解救或增强药物的疗效。

3）药物吸收入血后与血浆蛋白结合暂时失去活性。胃肠道血流量是影响口服药物吸收和血药浓度的重要因素。

4）肝药酶的活性易受到药物的影响，药酶诱导剂可加速合用药物的代谢而使药物作用减弱，抑制剂则减慢合用药物的代谢而使药物作用增强。

5）生物利用度是评价药物制剂优劣的重要参数；多数药物按一级消除动力学方程从体内恒比消除，其血浆半衰期为一固定值，不受给药途径和血药浓度影响。

6）按一级消除动力学方程从体内消除的药物，每隔1个半衰期或固定的时间间隔恒量给药一次，则经4个半衰期后体内血药浓度达到坪值，若首剂量加倍则血药浓度可提前达到坪值。

2. 概念比较　相关概念见表 3-1。

表 3-1　药物零级和一级消除动力学过程的特点比较

消除动力学过程	动力学方程	单位时间内消除的药量	半衰期
零级消除动力学	$\frac{dC}{dt}=-K_0\cdot C^0$ $=-K_0$	单位时间内消除的药量不变，属于恒量消除（恒速消除，与血药浓度无关）	半衰期不恒定，与初始血药浓度成正比，即 $t_{1/2}=0.5C_0/K_0$，剂量增加，血药浓度升高，则半衰期延长
一级消除动力学	$\frac{dC}{dt}=-K_1\cdot C^1$ $=-K_1\cdot C$	单位时间内消除的药量与血药浓度呈正相关，属于恒比消除（与血药浓度有关，成正比）	半衰期恒定，与初始血药浓度无关，即 $t_{1/2}=0.693/K_1$

3. 复习记忆

（1）复习指南

1）药物代谢动力学即药动学，研究机体对药物的作用及相应规律，包括对药物的吸收、分布、代谢和排泄，应重视这些过程中体内药物浓度的变化规律。

2）药物的跨膜吸收、分布和排泄主要以非载体转运方式进行。

3）掌握膜两侧 pH 对药物跨膜转运的影响，肝药酶诱导剂及抑制剂的特点和对药物的影响，多次定时定量重复给药的动力学特点，有助于优化治疗方案和个体化用药。

4）药-时曲线、药物消除动力学方程、半衰期和坪值等数学工具和参数有助于更精确地了解机体对药物的吸收、分布、代谢和排泄如何影响药物的体内浓度与药理作用。

（2）助记方法

1）歌诀法：药物所处体液 pH 对跨膜脂溶扩散的影响。

酸酸少易，酸碱多难

酸酸少易：弱酸性药物在偏酸性体液中解离少，容易透过细胞膜扩散。

酸碱多难：弱酸性药物在偏碱性体液中解离多，很难透过细胞膜扩散。

同性相斥，异性相吸

同性相斥：弱酸性药物在偏酸环境中或弱碱性药物在偏碱性环境中（同性）被排斥，容易跨膜转运到膜对侧。

异性相吸：弱酸性药物在偏碱性环境中或弱碱性药物在偏酸性环境中（异性）被吸引，不易跨膜转运到膜对侧。

例如，弱酸性药物巴比妥类中毒时，治疗时可用碳酸氢钠碱化血液和尿液，促使药物从脑组织（和血浆相比偏酸）向血浆转移，加速药物从尿（和血浆相比偏碱）排出。

2）归纳法：单次血管外给药时的血药浓度-时间曲线的特点。

一个峰两个支：曲线上的顶点为“一个峰”，代表峰浓度，其由曲线的上升支和下降支形成，即“两个支”。

二个浓度分四期：无效浓度、有效浓度或治疗范围，可将曲线分为潜伏期、达峰时间、持续期、残留期。

3）对比法。①药物脂溶扩散的特点：顺浓度差，不耗能；不需载体协助，因此药物的跨膜转运无饱和性和竞争性。②药物主动转运的特点：逆浓度差，耗能；需要载体协助，因此药物的跨膜转运有饱和性和竞争性。

拓展提高模块

1. 研究史话

肝药酶的研究简史

关于药物在体内转化所需的代谢酶，1900 年以前就有学者提出假设认为酶参与吗啡的体内代谢，但直到 1909～1910 年，才由 Battelli 和 Stern 在研究乙醇氧化时首次明确描述了参与相应体内代谢的乙醇脱氢酶的特征。

早期研究已经发现肝是修饰进入体内物质的主要器官，它位于肠道和循环系统之间，是理想的药物代谢部位。1936 年，Potter 和 Elvehjem 建立了差速离心匀浆法，用于体外测定肝对化合物的代谢作用。此后，Gerald Mueller 和 Elizabeth Miller 应用这些技术研究二甲基氨基偶氮苯的代谢，发现该反应需要氧和还原剂 NADPH（还原型辅酶Ⅱ）；Julius Axelrod 应用兔肝切片研究安非他明的快速代谢和 Bert La Du 在研究氨基比林去甲基代谢试验中都证实肝代谢化合物需要 NADPH，其中 Axelrod 还测定了肝代谢活性的亚细胞定位为肝细胞经破碎得到的内质网碎片，即肝微粒体。这种微粒体中所含有的氧化酶后来被定义为细胞色素 P450。

1945 年，Handler 和 Perlzweig 在《生物化学年鉴》发表药物代谢综述，首次明确讨论了药物代谢酶。1947 年，Williams 在其专著 *Detoxication Mechanisms* 中认为酶或酶系统介导机体解毒的大多数反应，当外来有机物进入生物体后就会与体内一些正常状态的生化系统(主要为酶系统)接触，在酶催化下进行氧化、还原、水解和合成等反应。1955 年，Williams 发现将一氧化碳加入由连二硫酸钠还原的鼠肝微粒体悬浮液时，该悬浮液的差示光谱中可出现一个峰值在 450nm 的强吸收峰的奇特光学现象，但未将这一观察结果发表。同年稍后，日本 O. Hayaishi 博士和美国 H. S. Mason 博士描述了细胞色素 P450 的特征。最终 Omura 和 Sato 将这种色素表征为细胞色素，正式命名为 P450，表示其为一种在波长 450nm 处有最大吸收峰的细胞色素（P 即 pigmen）。1958 年，Garfinkel 和 Klingenberg 分别发表了对这一奇特色素的研究结果和肝内药物氧化代谢反应的生化特性，这种氧化酶既需要氧化剂分子氧，也需要还原剂 NADPH，由此也称为“混合功能氧化酶”（mixed-function oxidase，MFO）。该酶系是最大的药物代谢酶蛋白超家族之一，主要催化药物的氧化反应。

1958 年，B. B. Brodie 等发表题为“Enzymatic metabolism of drugs and other foreign compounds”的论文，标志着药物代谢酶的研究获得了突破性进展。

细胞色素 P450 被鉴定为药物氧化反应的最终组分后，药物代谢逐渐成为药理学、药物化学、分子生物学、生物化学和临床医学的主要研究领域。从 1969 年 Lu 和 Coon 首先分离膜结合 P450 到 1999 年 Eric Jonson 等首次结晶哺乳类 P450，确立了 P450 在控制药物等外源性化合物在机体内代谢过程中发挥着重要作用的地位。

2. 知识拓展

药物的肝外代谢

肝是药物在体内代谢的主要场所。但是随着生物化学和分子生物学新技术的发展及应用，在肝外器官组织中也发现了不少药物的代谢酶，表明药物不仅可在肝内代谢，还可在肝外组织中代谢。例如，吗啡、普萘洛尔在肠中代谢明显；氨基比林、红霉素、环磷酰胺和阿糖胞苷等在肝内及肝外均有代谢；维生素 D_3 的 1 位羟化仅在肾中进行，在肝内无代谢。由上可知，肝外代谢是某些药物的重要代谢方式，应引起重视。血浆、皮肤、脑、肺、肾、肾上腺、胃肠道等均可能参与药物的肝外组织代谢。

3. 问题与思考

增加药物剂量或者缩短给药间隔时间是否可以使血药浓度提前达到稳态？

以常规维持量给药通常需要 4～6 个 $t_{1/2}$，血药浓度才能达到稳态治疗浓度，单纯增加剂量或者缩短给药间隔时间均不能提前达到稳态，只能提高稳态时的药物浓度。如果患者急需达到稳态治疗浓度以迅速控制病情时，可用负荷量（loading dose）给药法。负荷量给药法通常是首次剂量加大，然后再给予常规的维持剂量，使稳态治疗浓度（事先为该患者设定的靶浓度）提前产生，因此首剂量与常规相比增加的部分即负荷量。

（何晓山）

第四章　影响药物效应的因素

基本知识模块

药物效应是药物和机体相互作用的结果，为了使药物在临床上发挥最佳效果，避免或减少不良反应的发生，需了解和掌握影响药物效应的各种因素，以达到合理用药的目的。

第一节　药物方面的因素

一、剂量

药物剂量可影响血药浓度和药物在靶位的浓度，从而影响药物效应强度和毒性。在一定剂量范围内，药物效应随着剂量的加大而增强，甚至改变药物效应的性质，如镇静催眠药随着剂量的增加，可依次出现镇静、催眠、抗惊厥、麻醉直至死亡。剂量过小，疗效差甚至无效；剂量过大，药效过于剧烈，甚至发生毒性反应。所以临床使用剂量一般采用常用量（治疗量）。

二、剂型

药物的吸收速度和程度与药物的剂型密切相关，从而导致药物效应产生的快慢、药物效应的强弱，甚至药物效应性质的不同。通常注射药物比口服起效快、作用显著。注射剂中的水溶性制剂比油溶液和混悬剂吸收快、起效时间短。口服制剂中溶液剂比片剂和胶囊容易吸收。近年来，药剂学的发展为临床提供了许多新的剂型。例如，缓释制剂是利用无药理活性的基质或包衣阻止药物迅速溶出以达到比较稳定而持久的疗效，口服缓释片剂或胶囊每日一次可维持有效血药浓度一天。而控释制剂则可以控制药物按零级消除动力学恒速或近恒速释放，以保持药物的恒速吸收。这些剂型不仅保证了长期疗效，还大大方便了患者。靶向药物制剂（如静脉乳剂、微球制剂、脂质体制剂、纳米粒、纳米囊和纳米球制剂等）给药后，药物可在某些器官或组织中以较高浓度分布。例如，肿瘤组织的血管壁内皮细胞间隙较正常组织大，将药物制成合适粒度的剂型可以使药物集中分布于肿瘤组织中而很少分布于正常组织中，发挥靶向抗肿瘤作用。此外，药物制剂的制备工艺和原辅料不同，也可显著影响药物的吸收和生物利用度。例如，不同药厂生产的相同剂量的地高辛片，口服后的血药浓度可相差数倍。

三、给药途径

药物的不同剂型适用于不同给药途径。给药途径的不同不仅影响药物效应的快慢、强弱（一般规律是静脉注射＞吸入＞肌内注射＞皮下注射＞口服＞直肠＞贴皮），甚至还可影响药物作用性质，如硫酸镁口服产生导泻和利胆作用，注射则产生降压和骨骼肌松弛作用。

四、给药时间与次数

给药时间不同，可使药物的作用和不良反应发生变化。例如，饭前空腹给药，因吸收快而充分，药效发生快而好；而刺激作用较强的药物，如阿司匹林，采用饭后服药虽可减少对胃肠黏膜的刺激损伤，但吸收就不如空腹给药。

给药次数一般是根据病情需要和药物的半衰期而定。半衰期越短的药物，给药次数相应增加；反之，则给药次数减少。长期用药还应注意避免蓄积中毒的发生，特别是肝、肾功能不全时，应注意减少给药次数和用量，毒性大的药物更应如此。

另外，给药时间的周期变化，也会影响药物的效应。例如，①根据糖皮质激素的昼夜节律性，维持量服用该药时以上午 7～8 时为宜，从而减少对肾上腺皮质功能的影响。②地高辛上午 10 时给药，其血药浓度上升速度较慢，但 AUC 最大；而下午 3 时给药，其吸收速度加快，且峰浓度也高，提示地高辛宜于上午给药，这样既可减少因峰浓度过高而引起的毒性反应，也可保证其药效的持久性。③苯巴比妥若下午给大鼠腹腔注射 190mg/kg，则全部死亡；而午夜 11 时至凌晨 1 时给药，则全部存活，提示苯巴比妥对大鼠的毒性作用会因给药时间的不同而差异甚大。近年来，研究药物作用随时间周期变化的规律已积累大量资料，并已形成药理学的一门分支学科——时辰药理学（chronopharmacology）。

五、反复用药

反复用药可使机体、病原体或肿瘤细胞对药物的反应性发生变化。某些药物连续使用一段时间后，机体对药物的反应性逐渐减弱，需增加剂量才能达到原有疗效，称为耐受性（tolerance）。若在短时间内连续用药数次后立即产生的耐受现象，称为快速耐受性（tachyphylaxis）。若机体对某药产生耐受性后，对同类的另一种药（即使是第一次使用）的敏感性也降低，则称为交叉耐受性（cross tolerance）。病原体和肿瘤细胞在长期用药后，对化疗药物敏感性降低的现象，称为耐药性（resistance）或抗药性，此时需加大剂量才能有效，或换用其他药物。此外，某些药物在反复使用后还可使机体产生药物依赖性（详见第二章）。长期反复用药后突然停药可出现停药症状或产生停药综合征（withdrawal syndrome）。

六、药物相互作用

在临床为达到治疗目的，往往采取两种或两种以上药物同时或先后序贯应用，称为联合用药（drug combination），联合用药会发生药物之间的相互干扰和影响，包括体外和体内的药物相互作用（drug interaction）。

配伍禁忌（incompatibility），指在体外两种或两种以上药物调配在一起时，发生物理或化学反应，从而影响药物疗效或毒性。例如，去甲肾上腺素或肾上腺素在碱性溶液中易氧化而失效。氨基糖苷类抗生素不能与 β-内酰胺类抗生素放在同一针管或同一溶液中混合，因为β-内酰胺类可使氨基糖苷类失去抗菌活性。在静脉滴注时尤应注意配伍禁忌。

体内的药物相互作用可发生在药效学和药动学两个方面。前者不改变药物在体液中的药物浓度而影响药物作用。药效学方面有两种结果，使原有效应增强的协同作用（synergism）和使原有效应减弱的拮抗作用（antagonism），协同作用又分为相加作用（addition）、增强作用（potentiation）和增敏作用（sensitization）。相加作用指两药合用时的作用等于单用时的作用之和。增强作用指两药合用时的作用大于单用时的作用之和。增敏作用指某药可使组织或受体对另一种药的敏感性增强。例如，氟烷使β受体增敏，故手术时用氟烷静脉麻醉，若合用β受体激动剂，容易引起心律失常。拮抗作用又分为相减作用（subtraction）和抵消作用（counteraction）。相减作用指两药合用时的作用小于单用时的作用。抵消作用指两药合用时的作用完全消失。药动学方面，通过影响药物的吸收、分布、代谢和排泄，改变药物在作用部位的浓度而影响药物作用。例如，阿托品和其他抗胆碱药可因抑制胃排空而延缓合并应用的药物的吸收。血浆蛋白结合率高的药物可被同时使用的另一血浆蛋白结合率高的药物置换，导致被置换药物的分布加快、作用部位药物浓度增高，临床效应或毒性反应增强。苯巴比妥诱导肝药酶，可加速自身或其他药物的代谢而减弱药效。经肾小管分泌的药物丙磺舒，可竞争性抑制青霉素分泌而延长其效应。

第二节　机体方面的因素

一、年龄

《中国药典》（2020 年版）规定用药剂量在 14 岁以下为儿童剂量，14～60 岁为成人剂量，60 岁以上为老人剂量。由于儿童和老人的生理功能与成人相比有较大差异，因此所用剂量应以成人剂量为参考酌情减量。

1. 儿童　儿童的器官组织处于生长发育阶段，年龄愈小，发育愈不完全，特别是新生儿和早产儿，对药物的反应一般比较敏感，药物使用不当可能会发生严重不良反应，甚至产生后遗症，应特别注意。儿童用药剂量的计算方法以成人剂量为基准，按儿童的体重、体表面积或年龄折算。①按儿童体重计算：儿童剂量（每日或每次）=药量/（kg·次或日）×体重（kg）。②按儿童体重和成人剂量计算：儿童剂量=成人剂量×[儿童体重（kg）/成人体重（60kg）]。③按儿童体表面积和成人剂量计算：儿童剂量=成人剂量×[儿童体表面积（m^2）/1.7]。④按儿童年龄和成人剂量计算：儿童剂量=成人剂量×[儿童年龄（岁）/20]；婴儿剂量=成人剂量×[婴儿月龄（月）/150]。

2. 老人　老人的器官组织及其功能呈现生理性衰退过程。例如，肝肾功能随年龄增长而自然衰退，故药物清除率也会逐渐下降，各种药物的半衰期都会有不同程度的延长，所以用药中应适当减量；另外，老人对许多药物反应敏感性会发生改变，也应当留意。老人实际年龄与其生理年龄并不一致，即老人生理功能衰退的迟早快慢各人不同，因此没有按老人年龄计算用药剂量的公式，也没有绝对的年龄划分界限。

二、性别

男性与女性对多数药物的反应一般无明显差异，但在使用治疗指数低的药物时，因女性的体重一般较男性轻，女性一般需较小剂量；女性较男性有较高比例的脂肪和较低比例的水，也可影响药物的分布和作用。此外，由于雄激素的影响，男性对乙醇、普萘洛尔、某些苯二氮䓬类、雌激素类、水杨酸类药物的代谢速度比女性快。女性在月经期、妊娠期、分娩期及哺乳期用药应特别注意：①月经期不宜服用峻泻药和抗凝药，以免盆腔充血、月经增多和痛经等。②妊娠期应注意避免使用易引起流产、早产等的药物；某些药物可能会有致畸作用，尤其是妊娠的前三个月内，用药一定要高度警惕；产前应禁用阿司匹林及影响子宫平滑肌收缩的药物等。③分娩期，分娩过程中对母体使用的药物可对新生儿产生持久的作用，因此用药也要慎重。④哺乳期应慎用可通过乳汁进入婴幼儿体内，并可能影响发育的药物。

三、病理状态

不同疾病的病理状态会对人体内环境和组织器官的功能产生影响，从而使药动学和药效学发生改变。例如，肝肾功能不全时分别影响在肝转化及自肾排泄药物的清除率，此时需适当延长给药间隔和（或）减少剂量。需在肝内经生物转化活化的药物，如可的松、泼尼松在肝功能不全时作用减弱；主要经肾排泄的药物，如氨基糖苷类抗生素，在肾衰竭患者的半衰期可明显延长，容易在体内蓄积，导致毒性反应的发生。甲状腺功能异常时会影响某些内源性物质或药物的代谢，如甲状腺功能减退时会使安替比林、地高辛、甲巯咪唑和某些β受体阻断药的半衰期延长，而甲状腺功能亢进（甲亢）时则作用相反。此外，甲状腺功能亢进时机体对儿茶酚胺的敏感性提高，因此，在使用该类药物时要特别注意。

四、精神因素（心理因素）

药物的治疗效应包括药理学效应和药物的心理效应。鉴于心理因素对药物治疗效果的影响，临床新药试验常设安慰剂对照以排除精神因素对药物效应的影响。安慰剂（placebo）是指不具药理活性的制剂（如用乳糖或淀粉制成的片剂或仅含盐水的注射剂），患者用无活性制剂治疗后出现症状得到缓解的现象称为安慰剂效应（placebo effect）。

五、遗传因素

药效的差异有些是由遗传因素引起的，主要表现为以下几种差异。

1. 种属差异　人与动物之间和动物与动物之间的差异称为种属差异（species difference），如吗啡使有些动物产生兴奋，对有些动物则表现为抑制。

2. 种族差异　不同人种或民族对药物代谢和反应的差异称为种族差异（racial difference），这是由不同的遗传背景和不同的生活环境导致的，如白种人和黑种人对麻黄碱滴眼的反应不同。药效的种族差异已经成为临床用药、新药开发等领域需要重视的因素。美国食品药品监督管理局（FDA）在 1995 年批准了首个根据种族差异开发的新药，即用于治疗黑种人心力衰竭的 BiDil。

3. 个体差异　一般情况下，多数患者对药物的反应性基本相似，也有少数患者对药物的反应性不尽相同，即相同剂量的药物在不同个体内，其血药浓度、作用及维持时间等并不相同，称为个体差异（individual difference）。个体差异主要为以下表现。

（1）量的差异　包括低敏（hyposensitivity）或耐受及超敏（hypersensitivity）。前者指某些个体需使用高于常用量的药量才能出现药物效应；后者指有些个体对药物剂量反应非常敏感，所需药物剂量低于常用量。

（2）质的差异　特异体质（idiosyncrasy）及变态反应（allergic reaction），少数个体用药后出现与常人不同的异常反应，此类个体称为特异体质，与基因缺陷有关。例如，蚕豆症患者，因为遗传性葡萄糖-6-磷酸脱氢酶（G-6-PD）缺陷，在食用蚕豆或服用阿司匹林、磺胺、伯氨喹等药物时会出现溶血。而变态反应指少数人用药后产生的病理性免疫反应，这种反应是机体将药物视为一种外来物质而发生的反应，与剂量无关，且无法预知；轻者出现皮疹、药热、水肿，重者可引起剥脱性皮炎，甚至过敏性休克。

总结记忆模块

1. 知识要点

1）药物在机体内产生的药理效应是药物和机体相互作用的结果，受药物和机体的多种因素影响，其中药物因素包括剂量、剂型、给药途径、给药时间与次数、反复用药及药物相互作用；机体因素包括年龄、性别、病理状态、精神因素和遗传因素。

2）凡是能够影响药效学及药动学任何一个环节的因素均可影响药物的效应，所以掌握药物的药效学及药动学的特点对合理用药极为重要。

3）熟悉各种因素对药物效应的影响，应根据患者个体的具体情况，选择合适的药物和剂量，做到用药个体化，方能达到有效的治疗。

2. 概念比较

1）种属差异和种族差异：种属差异是指人与动物之间的差异，而种族差异是指不同人种或民族之间的差异。

2）耐药性和耐受性：耐药性又称抗药性，指使用化疗药物后，病原体（包括病原微生物、寄生虫和肿瘤细胞）对药物敏感性下降；耐受性是指使用药物后，机体（人体）对药物的敏感性下降。

3. 复习记忆

（1）复习指南　根据药理学的概念：是研究药物与机体相互作用的学科，即可联想到影响药效的因素，包括药物因素和机体因素。结合图 4-1 便很容易记住影响药效的因素。

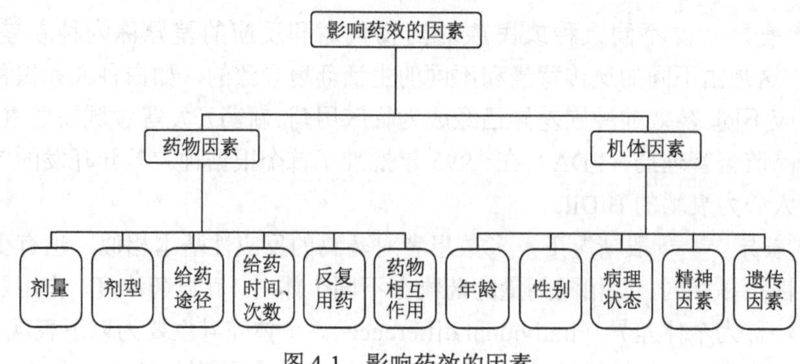

图 4-1　影响药效的因素

（2）助记图表

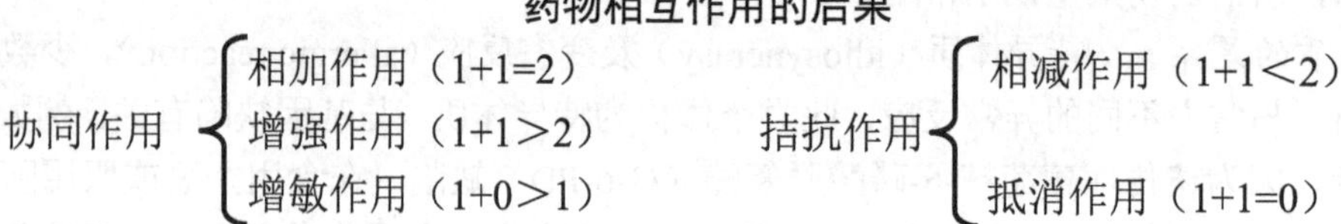

拓展提高模块

1. 研究史话

安慰剂的研究历史

1801 年，内科医生约翰·海加思（John Haygarth）首次报告了安慰剂控制（placebo control）具有类似于给予治疗产生的效果。海加思所在的时代，有一种流行疗法，医生常使用一根金属棍，缓解患者的各种痛苦，据说是因为金属棍拥有神秘的电磁现象。海加思用一根伪装成金属的木棍作为对照发现，金属棍和木棍两者缓解症状的效果没有差别。海加思由此认识到，患者的期待会对疾病产生神奇而强大的影响。虽然他并没有在论文中明确提出安慰剂效应一词，但是今天的医学史家通常会将这个词追溯到他头上。

20 世纪初，德国医生 Adolf Bingle 将患者分成白喉抗毒素血清组和不含抗毒素的血清组，做了大规模的临床试验以评价白喉抗毒素血清在治疗白喉中的特定效应，得出使用正常马的血清和使用抗毒素血清所得治疗效果相似。应该说，这个试验设计已经非常接近有安慰剂控制的试验结论。

1938 年，Diehl 等在检验一种疫苗是否具有预防感冒的作用时，设置了接受疫苗组和接受安慰剂治疗组，结果发现安慰剂组没有接受疫苗治疗，却获得了与接受疫苗治疗效果相当的结果，首次将安慰剂这个概念用于试验处理方面。研究者报告说：“安慰剂组的被试者接受与试验组看起来完全相同的处理，但接受的是安慰剂而不是疫苗，即所吃的胶囊中是乳糖而不是疫苗，两组接受完全相同的指导语”。这个试验已经基本具备控制安慰剂效应的条件，并获得了具有现代意义的安慰剂效应。近年来脑成像技术的出现及对痛觉生理机制的深入了解，正在帮助我们从大脑自身分泌的一系列内源镇痛物质，如内啡肽、强啡肽和脑啡肽等，理解安慰剂是如何引发真实的镇痛效果的，当前的初步研究也发现，在涉及免疫系统和内分泌系统疾病（如糖尿病）时，安慰剂效应最弱。

2. 知识拓展

反安慰剂效应

反安慰剂效应（nocebo effect）与安慰剂效应相反，当患者对治疗或药物持怀疑态度时，即便他们服用了真正有活性的药物，也会使这种药物失效甚至还会产生消极的影响。可以使用检测安慰剂效应的相同方法检测出来。例如，一组服用无效药物的对照群组，会出现病情恶化的现象。这个现象是由于接受药物的人士对于药物的效力抱有负面的态度，因此抵消了安慰剂效应，出现了反安慰剂效应。这个效应并不是由所服用的药物引起，而是基于患者心理上的负面影响。

避免反安慰剂效应，加强安慰剂效应是临床医生不可缺少的技巧。

3. 问题与思考

医生为什么需要了解影响药物效应的因素？

临床治疗疾病时既要充分发挥药物的疗效，又要尽可能减少或避免不良反应的产生。有很多因素可直接或间接地影响药效，因此临床医生除需掌握药物的适应证、不良反应、禁忌证等基本知识外，还需了解影响药物效应的因素，根据患者的个体情况，选择合适的药物和剂量，做到用药个体化。

（孙晓菲）

第五章　传出神经系统药理概论

基本知识模块

第一节　概　　述

气压、气温、湿度等外部环境及机体自身喜怒悲乐等情绪的剧烈变化均可造成机体内环境的平衡失控，从而产生疾病。神经系统和内分泌系统是调控机体内环境的两个重要调节系统。其中神经系统由中枢神经系统及周围神经系统组成，共同完成调节机体生理功能的作用。周围神经系统又分为躯体神经和内脏神经，均有传入神经与传出神经。传入神经纤维把视觉、听觉、痛觉等感觉传入中枢进行信息的处理与整合，然后通过传出神经纤维把中枢发出的指令信息传给机体的各效应器官，从而调节机体的功能状态，维持机体内环境的稳定，保持机体的完整统一性及其与外环境的协调平衡（图 5-1）。药物通过拟似或拮抗传出神经的功能而发挥药理效应，因此传出神经系统的药物在临床上是一类重要药物。

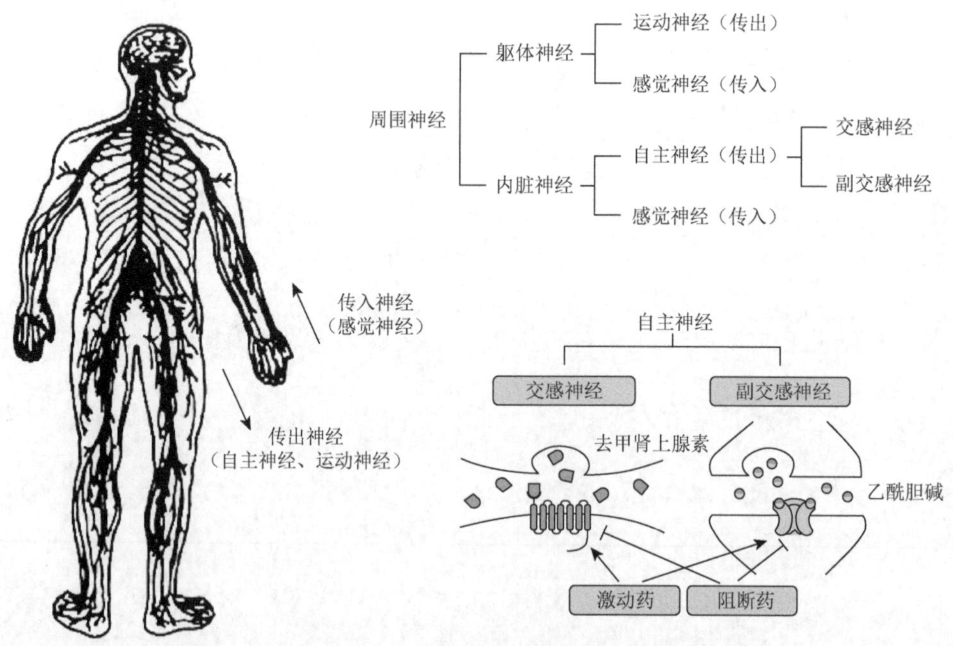

图 5-1　神经系统与机体内环境

一、传出神经系统按解剖学分类

传出神经系统（efferent nervous system）分为自主神经系统（autonomic nervous system，ANS）和运动神经系统（somatic motor nervous system，SMNS）。自主神经的活动不受意识的控制，能够独立完成，主要支配和调节心肌、平滑肌及腺体等效应器；运动神经则受意识的控制，主要支配和调节骨骼肌纤维。

（一）自主神经

分为节前纤维和节后纤维，从中枢神经系统发出后经过神经节中的突触（synapse）更换神经元，然后到达所支配的效应器。自主神经系统根据解剖结构和生理功能不同分为交感神经系统（sympathetic nervous system）和副交感神经系统（parasympathetic nervous system）。体内大多数器官受交感神经和副交感神经双重支配，两者往往具有生理性拮抗的功能，共同调节控制机体的呼吸、消化、循环、体温、代谢等生命活动。

（二）运动神经

从中枢神经系统发出后，途中不更换神经元而直接抵达所支配的骨骼肌，调控机体的运动。

二、传出神经系统按递质分类

传出神经通过神经递质完成神经冲动，在神经元间或神经元和效应器之间的传递，按传出神经末梢释放递质的不同，可将传出神经分为胆碱能神经和去甲肾上腺素能神经两大类（图 5-2）。

（一）胆碱能神经

胆碱能神经（cholinergic nerve）是能自身合成、贮存乙酰胆碱（acetylcholine，ACh），兴奋时其末梢释放 ACh 的神经。由运动神经、交感神经和副交感神经的节前纤维、全部副交感神经的节后纤维及少数交感神经的节后纤维（如支配汗腺分泌和骨骼肌血管的神经）组成。

（二）去甲肾上腺素能神经

去甲肾上腺素能神经（noradrenergic nerve）是能自身合成、贮存去甲肾上腺素（noradrenaline，NA），兴奋时末梢释放 NA 的神经。主要为绝大多数的交感神经节后纤维。

此外，在支配肾血管和肠系膜血管的交感神经节后纤维中，还存在兴奋时释放多巴胺（dopamine，DA）的多巴胺能神经（dopaminergic nerve）。

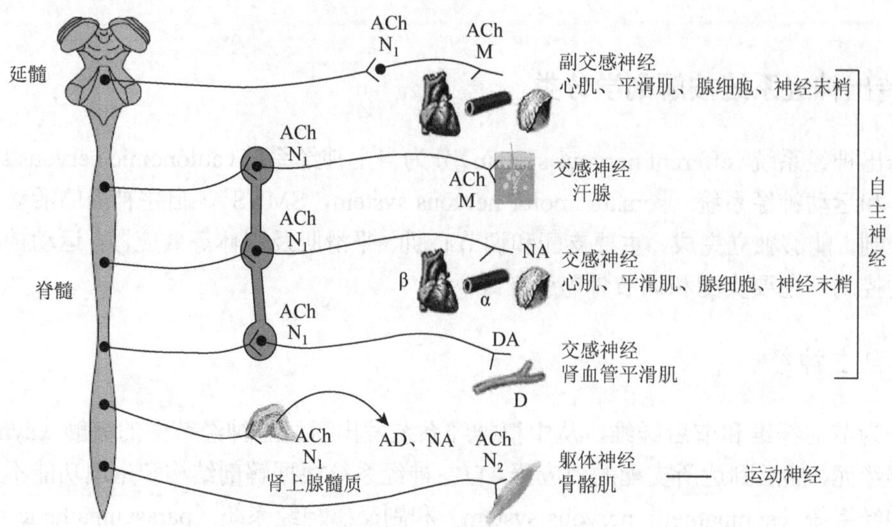

图 5-2　传出神经按递质分类模式图

ACh. 乙酰胆碱；NA. 去甲肾上腺素；AD. 肾上腺素；DA. 多巴胺；N_1. N_1 型烟碱受体；N_2. N_2 型烟碱受体；M. M 胆碱受体；α. α 受体；β. β 受体；D. 多巴胺受体

第二节　传出神经系统的递质和受体

一、传出神经系统的化学传递与突触的超微结构

1. 化学传递　神经元之间或神经元与效应器的衔接处称为突触（synapse），当神经冲动到达神经末梢时，突触前膜通过释放出传递信息的化学物质（递质）兴奋突触后膜上相应受体而影响效应器的活动，这一过程称为化学传递。

2. 传出神经突触的超微结构　电子显微镜显示传出神经末梢与次一级神经元或效应器间并不直接相连，其中间有宽 15～1000nm 的间隙，称为突触间隙（synaptic cleft）。传出神经末梢靠近间隙的细胞膜称为突触前膜，效应器（或次一级神经元）靠近间隙的细胞膜称为突触后膜。突触是由突触前膜、突触间隙和突触后膜组成的。交感神经末梢分为许多细微的神经分支，分布于平滑肌细胞之间，其分支都有连续的膨胀部分，呈稀疏串珠状，称为膨体（varicosity）。每个神经元约有 3 万个膨体，每个膨体则含有 1000 个左右囊泡（vesicle），囊泡内含有高浓度的 NA。运动神经末梢内靠近突触前膜处也有很多囊泡，内含大量乙酰胆碱，在其突触后膜还有许多皱褶，称为终板。

二、传出神经系统的递质及代谢

（一）乙酰胆碱

乙酰胆碱（acetylcholine，ACh）（图 5-3）主要在胆碱能神经末梢的细胞质中，由胆碱和乙酰辅酶 A（acetyl coenzyme A）在胆碱乙酰化酶（choline acetylase）的催化下合成，然后转运到囊泡中贮存，有一部分则以游离形式存在于细胞质中。当神经冲动到达时，神经末梢产生动作电位及离子转移，Ca^{2+}大量内流，使囊泡膜与突触前膜相融合，形成膜孔，通过裂孔将囊泡内容物排入突触间隙，这种方式称为胞裂外排（exocytosis）。神经冲动可促使几百个囊泡同时排空，释放到突触间隙，即量子化释放，释放的 ACh 与突触后膜上的胆碱受体结合后使效应器产生效应。

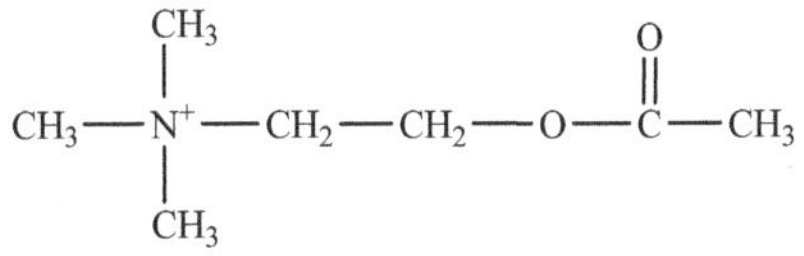

图 5-3　乙酰胆碱的化学结构

ACh 作用的消失主要是被神经末梢部位的胆碱酯酶（cholinesterase，ChE）水解为胆碱和乙酸，ACh 一般在释放后数毫秒内就被破坏，其中 1/3～1/2 的胆碱又可被神经末梢摄取利用。

（二）去甲肾上腺素

去甲肾上腺素（图 5-4）生物合成的主要部位在神经末梢。酪氨酸（tyrosine，Tyr）是合成 NA 的基本原料，其从血液进入神经元后，经酪氨酸羟化酶催化生成多巴（DOPA），再经多巴脱羧酶作用形成多巴胺（dopamine，DA），然后进入囊泡内，经多巴胺 β 羟化酶的催化转化为 NA，并与 ATP 和嗜铬粒蛋白结合，贮存于囊泡中。当神经冲动到达去甲肾上腺素能神经末梢时，通过胞裂外排的方式，将囊泡中所含的 NA 释放到突触间隙，与突触后膜上的受体结合产生效应。

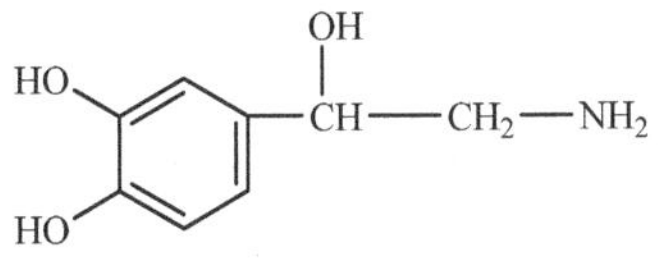

图 5-4　去甲肾上腺素的化学结构

去甲肾上腺素的消除主要依赖于神经末梢的再摄取。去甲肾上腺素释放后，75%～90%的 NA 迅速被突触前膜摄取入神经末梢内，然后再摄取入囊泡中贮存，以供再次释放使用，此类摄取为摄取 1，是该递质作用消除的主要方式。部分未进入囊泡的 NA 可被线粒体膜所含的单胺氧化酶（monoamine oxidase，MAO）灭活。非神经组织，如心脏、平滑肌等也能摄取 NA，该类摄取为摄取 2；摄取后被细胞内的儿茶酚氧位甲基转移酶（catechol-*O*-methyl-transferase，COMT）和 MAO 灭活。此外，尚有少量 NA 从突触间隙扩散到血液中，最后主要被肝肾组织中的 COMT 和 MAO 灭活。神经递质的合成、贮存、释放和消除见图 5-5。

三、传出神经系统受体的命名及分类

受体是递质作用的靶点，传出神经系统的受体一般是根据能与之特异性结合的递质或药物命名，分为胆碱受体（cholinoceptor）、肾上腺素受体（adrenoceptor）和多巴胺受体（dopamine receptor）。

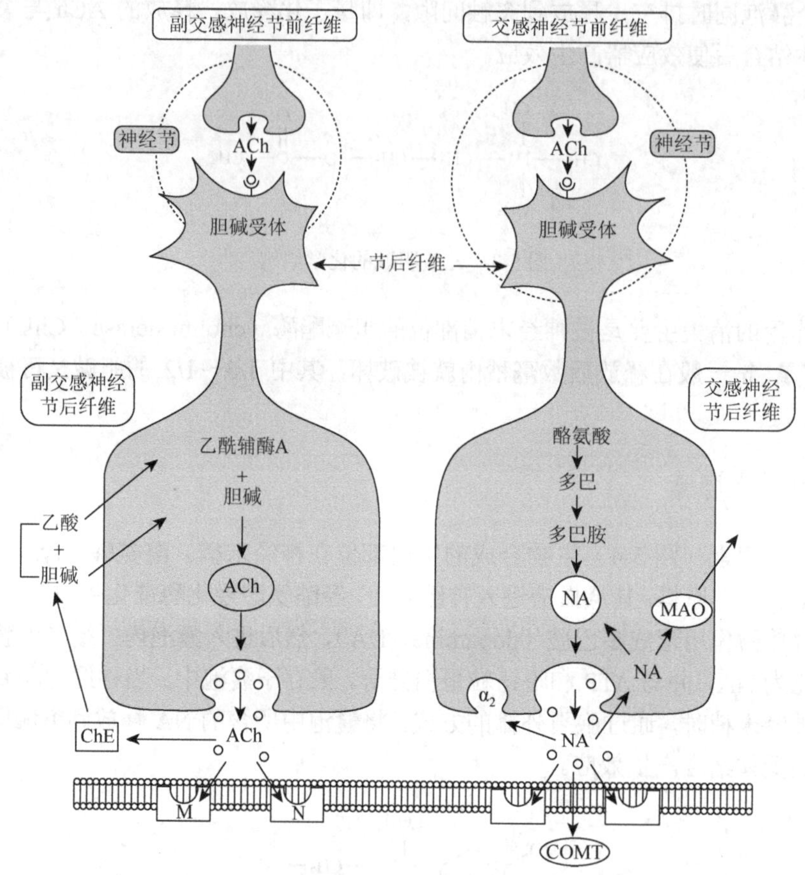

图 5-5　神经递质的合成、贮存、释放和消除

（一）胆碱受体

由于位于副交感神经节后纤维所支配的效应器细胞膜的胆碱受体对以毒蕈碱为代表的拟胆碱药较为敏感，因此这部分受体称为毒蕈碱（muscarine）型胆碱受体（M 胆碱受体）。位于神经节细胞膜和骨骼肌细胞膜的胆碱受体对烟碱比较敏感，因此这些部位的受体称为烟碱（nicotine）型胆碱受体（N 胆碱受体），又将前者称为 N_1 受体，后者称为 N_2 受体。

（二）肾上腺素受体

肾上腺素受体又可分为 α 肾上腺素受体（α 受体）和 β 肾上腺素受体（β 受体）两大类。α 受体又分为 α_1 和 α_2 两种亚型，β 受体可进一步分为 β_1、β_2 和 β_3 三种亚型。

（三）多巴胺受体

多巴胺受体分为 D_1 受体和 D_2 受体等亚型。外周的 D_1 受体分布在肾血管、肠系膜血管等处，激动此处的 D_1 受体可使肾及肠系膜血管舒张。

现已证实受体不仅存在于突触后膜，还存在于突触前膜，突触前膜受体被激动后可反馈调控递质的释放，使递质释放增多为正反馈，使递质释放减少为负反馈。突触前膜的 α_2 受体被激动产生负反馈调节，突触前膜的 β_2 受体被激动产生正反馈调节。

第三节　传出神经系统的生理功能

传出神经系统通过神经末梢释放递质而发挥生理效应，作用于传出神经系统的药物则通过模拟或拮抗这些化学递质的作用，从而影响传出神经的生理效应而发挥作用。去甲肾上腺素能神经兴奋时（相当于递质去甲肾上腺素的作用），有利于机体在劳作、危险等情况下适应环境的急剧变化（应激反应）。胆碱能神经兴奋时（相当于递质乙酰胆碱的作用），节前神经纤维与节后神经纤维有所不同，节后神经纤维兴奋时表现为与去甲肾上腺素能神经兴奋相反的效应，常发生在静息、睡眠等情况下，有利于机体进行休整和积蓄能量。熟悉传出神经系统（去甲肾上腺素能神经和胆碱能神经）受体的主要类型及生理效应，对进一步掌握其药理作用十分必要（表 5-1）。

表 5-1　传出神经系统主要受体及其效应

脏器	去甲肾上腺素能神经兴奋		胆碱能神经兴奋	
	受体	效应器与效应	受体	效应器与效应
眼	α_1	瞳孔开大肌收缩（扩瞳）	M_3	瞳孔括约肌收缩（缩瞳） 睫状肌收缩（调节近视）
心脏	β_1（β_2）	窦房结心率加快 房室结节传导速度加快 心房肌收缩力加强 心室肌收缩力加强	M_2	窦房结自律性降低，心率减慢 房室结节传导速度减慢 心房肌收缩力减弱
血管	α_1（α_2）	动脉、静脉平滑肌收缩	M_3*	内皮细胞 NO（血管舒张因子）释放
	β_2	动脉、静脉平滑肌舒张	M_3	骨骼肌动脉舒张
气道	β_2	气管平滑肌舒张 气道分泌抑制	M_3	气管平滑肌收缩 气道分泌促进
消化道	α_2，β_2	肠道平滑肌收缩抑制蠕动↓	M_3	肠道平滑肌收缩促进蠕动↑ 外分泌促进
	α_1	括约肌收缩	M_3	括约肌舒张
肝	β_2	肝糖原分解		
肾	β_1	球旁细胞肾素分泌		
膀胱壁	β_2	膀胱逼尿肌舒张	M_3	收缩膀胱逼尿肌
男性生殖器	α_1	阴茎、精囊产生射精行为	M_3，NO↑	阴茎勃起
皮肤	α_2	立毛肌收缩 汗腺（手掌、足底）分泌	M_3	汗腺（全身）分泌
自主神经	α_2	传递↓	M_1，M_2	传递↓

注：↑表示增强、加快；↓表示减弱、减慢

*由于血管基本上不受副交感神经的支配，此效应是激活血管内皮细胞非神经性 M 受体，促使内皮细胞分泌 NO，介导血管舒张

自主神经系统是调节人体生理功能最重要的结构，机体器官多数受去甲肾上腺素能神经和胆碱能神经的双重支配，而这两类神经兴奋所产生的效应又往往相互拮抗，当两类神经同时兴奋时，则占优势的神经效应通常会显现出来。

第四节　传出神经系统药物的作用方式和分类

一、传出神经系统药物的作用方式

（一）直接作用于受体

传出神经系统药物能通过与胆碱受体或肾上腺素受体结合而产生药理效应。凡是结合后能激动受体，产生与递质相似作用的药物，称为拟似药，如拟胆碱药或拟肾上腺素药，统称为激动药（agonist）；结合后不能激动受体，不产生或较少产生拟似递质作用，并妨碍递质或激动药与受体的结合，从而产生与递质相反作用的药物，统称为拮抗药（antagonist）或阻断药（blocker）。由于传出神经系统在体内分布广泛，它们的亚型又有不同的功能，因此激动药和拮抗药具有多种药理效应。

（二）影响递质

1. 影响递质的生物合成　作为前体药或影响递质合成酶从而影响递质的生物合成。例如，左旋多巴和卡比多巴，它们分别增加脑内多巴胺水平和减少外周多巴胺的生成。

2. 影响递质的释放　麻黄碱、间羟胺除直接与受体结合外，还可促进 NA 在神经末梢的释放而发挥拟肾上腺素作用。胍乙啶能抑制去甲肾上腺素能神经末梢释放 NA，其作用与抗肾上腺素药相似，但作用部位在神经末梢而非受体，故称为去甲肾上腺素能神经阻断药。

3. 影响递质的转化　例如，胆碱酯酶抑制药能抑制胆碱酯酶的活性，阻碍 ACh 的水解，使 ACh 堆积，产生拟胆碱作用。

4. 影响递质的再摄取和贮存　有些药物可干扰递质 NA 的再摄取。例如，利血平主要是抑制去甲肾上腺素能神经末梢中囊泡对 NA 的再摄取，使囊泡内贮存的 NA 逐渐减少以至耗竭，也属于去甲肾上腺素能神经阻断药。

二、传出神经系统药物的分类

常用的传出神经系统药物，按其作用性质（激动受体或阻断受体）及作用的受体类型而进行分类（表 5-2）。

表 5-2　常用传出神经系统药物的分类

拟似药	拮抗药
拟胆碱药（胆碱受体激动药） 1. 直接的拟胆碱药 （1）M 受体和 N 受体激动药（卡巴胆碱、乙酰胆碱） （2）M 受体激动药（毛果芸香碱） （3）N 受体激动药（烟碱） 2. 间接的拟胆碱药 （1）易逆性抗胆碱酯酶药（新斯的明） （2）难逆性抗胆碱酯酶药（有机磷酸酯类）	抗胆碱药（胆碱受体拮抗药） 1. M 受体阻断药 （1）阿托品类生物碱（阿托品、东莨菪碱等） （2）阿托品的合成代用品 （3）M_1 受体阻断药（哌仑西平） 2. N 受体阻断药 （1）N_1 受体阻断药（美加明） （2）N_2 受体阻断药（琥珀胆碱） 3. 胆碱酯酶复活药（碘解磷定）
拟肾上腺素药（肾上腺素受体激动药） 1. α 受体激动药 （1）α_1 受体和 α_2 受体激动药（去甲肾上腺素） （2）α_1 受体激动药（去氧肾上腺素） （3）α_2 受体激动药（可乐定） 2. β 受体激动药 （1）β_1 受体和 β_2 受体激动药（异丙肾上腺素） （2）β_1 受体激动药（多巴酚丁胺） （3）β_2 受体激动药（沙丁胺醇） 3. α 受体和 β 受体激动药（肾上腺素、麻黄碱） 4. α 受体和 β 受体及多巴胺受体激动药（多巴胺）	抗肾上腺素药（肾上腺素受体拮抗药） 1. α 受体阻断药 （1）α_1 受体和 α_2 受体阻断药（酚妥拉明） （2）α_1 受体阻断药（哌唑嗪） （3）α_2 受体阻断药（育亨宾） 2. β 受体阻断药 （1）β_1 受体和 β_2 受体阻断药（普萘洛尔） （2）β_1 受体阻断药（阿替洛尔） （3）β_2 受体阻断药（布他沙明） 3. α 受体和 β 受体阻断药（拉贝洛尔）

总结记忆模块

1. 知识要点

1）传出神经系统的递质主要有乙酰胆碱和去甲肾上腺素，用于传出神经的药物通过影响神经递质，或直接作用于受体而调节效应器官的功能。根据其作用的性质可分为传出神经系统拟似药与拮抗药两大类。

2）乙酰胆碱（ACh）作用的消失主要是被神经末梢部位的胆碱酯酶水解，胆碱酯酶抑制药是间接的拟胆碱药。

2. 概念比较

交感神经和副交感神经兴奋的效应

绝大多数交感神经兴奋的节后纤维是去甲肾上腺素能神经，所以交感神经兴奋主要表现为去甲肾上腺素能神经兴奋，使机体迅速达到应激状态，也称战争与逃跑神经。副交感神经的节后纤维是胆碱能神经，所以兴奋主要表现为胆碱能神经兴奋，在睡眠状态下，促进机体进行食物的消化、营养物质的储存，也称休息与营养神经。

传出神经系统 4 种受体兴奋时的效应见表 5-3。

表 5-3　传出神经系统 4 种受体兴奋时的效应

受体	效应
M 效应	心脏抑制、血管舒张、平滑肌收缩、瞳孔缩小、外分泌腺体分泌
N 效应	神经节兴奋、肾上腺髓质分泌、骨骼肌收缩
α 效应	皮肤、黏膜、内脏血管收缩，瞳孔开大
β 效应	心脏兴奋、骨骼肌及冠脉舒张、脂肪和糖原分解

3. 复习记忆

（1）复习指南　传出神经系统按解剖学可分为自主神经和运动神经，其中自主神经又分为交感神经和副交感神经，共同支配和调节心肌、平滑肌及腺体等效应器，而运动神经支配和调节骨骼肌纤维。由于神经功能的完成主要靠神经递质实现，因此药理学上又根据神经所释放的递质分为胆碱能神经及去甲肾上腺素能神经，其受体分为胆碱受体及肾上腺素受体。药物可通过影响神经递质，或直接作用于受体而调节效应器官的功能，所以药物分为拟胆碱药、抗胆碱药、拟肾上腺素药及抗肾上腺素药。

（2）助记方法

1）排除法：传出神经按递质分类可分为胆碱能神经和去甲肾上腺素能神经，记住绝大部分交感神经的节后纤维为去甲肾上腺素能神经（排除），其他的则均为胆碱能神经。

2）对应法：传出神经系统的受体是按与之结合的递质命名，能与 ACh 结合的称为胆碱受体，能与 NA 或 DA 结合的称为肾上腺素受体。

3）联想法：去甲肾上腺素能神经兴奋时的效应，联想一个运动员赛跑时的状态便能轻松记住。

拓展提高模块

1. 研究史话

乙酰胆碱的发现

神经递质乙酰胆碱的存在是于 1921 年由德国科学家 Loewi 在著名的离体双蛙心灌流实验中证实的（图 5-6）。实验用两个离体蛙心进行，刺激第一个心脏（甲）的迷走神经，当其心受到抑制时，将其中的灌注液吸出转移到第二个未被刺激的心脏（乙）内，该蛙心也受到抑制，说明当迷走神经兴奋时，可以释放一种抑制性物质，从而使另一个蛙心也收缩，随后 Dale 于 1926 年证明这种抑制物质就是乙酰胆碱，两人因此获得了 1936 年诺贝尔生理学或医学奖。

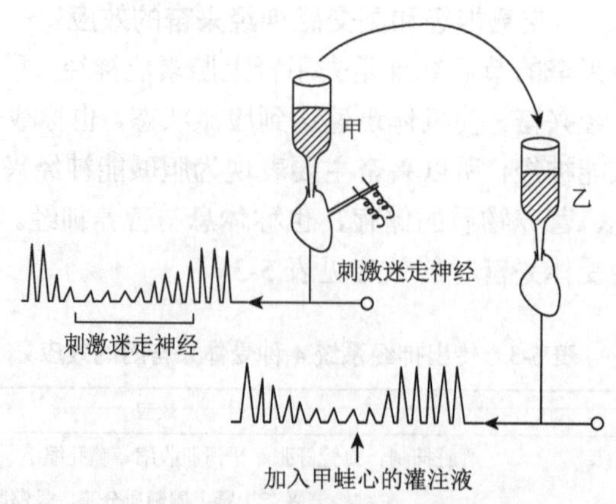

图 5-6　Loewi 的离体双蛙心灌流实验

2. 知识拓展

内皮源性舒张因子的发现

在很长的一段时间内，学术界一直不能解释为什么乙酰胆碱（acetylcholine，ACh）会使肠道平滑肌收缩，但能扩张血管平滑肌使血压下降。1980 年，美国科学家 Furchgott 创造性地发明了“三明治血管灌流法”，通过血管环体实验研究的方法发现，当血管内皮受损时 ACh 会引起血管收缩，而血管内皮未受损时 ACh 会引起血管扩张，证明在 ACh 刺激下，血管内皮细胞可以释放一种物质，导致血管舒张，他将这个物质命名为内皮源性舒张因子（EDRF），并认为 EDRF 可能就是已被 Murad 证实的硝酸甘油类促进释放的舒张血管生物信使分子 NO，1987 年，英国学者 Moncada 证实 EDRF 的化学本质为 NO。NO 分子由内皮细胞转移至平滑肌细胞，在此激活鸟苷酸环化酶（GC）。GC 将鸟苷三磷酸（GTP）转化为环鸟苷酸（cGMP）。经过一系列细胞内的反应，平滑肌细胞放松，血管扩张。从此血管内皮不仅具有血管内壁的保护作用，还具有调节血管舒缩功能的作用，是药物作用的重要靶标。

肠神经系统的发现

传统神经分类法中，传出神经按神经末梢释放的递质可分为释放乙酰胆碱的胆碱能神经及释放去甲肾上腺素的去甲肾上腺素能神经。研究发现，离体小肠置于生理溶液中可以自动收缩 10～20h，并能对电或化学刺激起良好反应，完成肠道蠕动局部神经反射。这说明肠壁内具有从一级感觉神经元、中间神经元到支配胃肠效应器的运动神经元组成的一个完整的反射通路。随着在消化道复杂的神经网络中发现了 P 物质（SP）、血管活性肠肽（VIP）及其他内源性弛缓物质作为神经递质发挥的重要作用，1983 年，I. J. Llenelly Smith 提出“肠神经系统”（enteric nervous system，ENS）的概念，认为消化系统受自主神经系统和肠内神经系统的双重支配，开启了关于 ENS 的组织来源、解剖结构、肠道信息的整合传递、神经递质作用及分类、ENS 对消化道功能的调控及其与消化道疾病的关系研究的新局面。

ENS 是由控制胃肠运动的肌间神经丛（myenteric nervous plexus，又称 Auerbach’s plexus）和控制肠分泌及局部血流的黏膜下神经丛（submucosal nervous plexus，又称 Meissner’s plexus）两部分组成，与中枢神经、自主神经共同调节胃肠功能，并在调节胃肠功能中起主要作用的完整、相对独立的整合系统。ENS 受外来的神经活动的调控，在没有外来的神经冲动影响的情况下，内在神经系统也可独立地调节胃肠的运动、分泌，肠神经系统血流及水、电解质的转运。肌间神经丛的神经元分布在纵行肌和环形肌之间，其中有以 ACh 和 P 物质为递质的兴奋性神经元及以 VIP 和 NO 为递质的抑制性神经元，肌间神经丛兴奋时的主要作用是增加整个胃肠道的紧张性、增加节律性收缩的紧张性和收缩频率、增加兴奋波传导的速率；黏膜下神经丛的神经元分布在消化道的黏膜下，其中运动神经元释放 ACh 和 VIP，主要调节腺细胞和上皮细胞的功能，也支配黏膜下血管，兴奋时可控制局部小肠的分泌、吸收和收缩，使胃肠黏膜发生不同程度的内褶。

3. 问题与思考

为什么去甲肾上腺素是神经递质而肾上腺素不是?

神经递质的标准：①在神经元内合成并贮存在突触前膜；②在去极化时由神经末梢释

放，通过突触间隙作用于突触后膜的特殊受体，发挥其生理作用；③用递质拟似剂或受体阻断剂能加强或阻断这一递质的突触传递作用；④释放的物质在神经元或突触间隙存在使这一递质失活的酶或其他环节。

由于肾上腺髓质分泌肾上腺素和去甲肾上腺素，其中以肾上腺素为主，去甲肾上腺素来自肾上腺髓质和去甲肾上腺素能交感神经末梢，血液中肾上腺素主要来自肾上腺髓质，因此肾上腺素不是神经递质。

（林　青）

第六章　拟 胆 碱 药

基本知识模块

拟胆碱药（cholinomimetic drug）是与生理递质乙酰胆碱作用相似或者与胆碱能神经兴奋效应相似的药物。

第一节　胆碱受体激动药

一、M 受体、N 受体激动药

乙酰胆碱

乙酰胆碱（acetylcholine，ACh）为胆碱能神经递质，因其作用广泛，不良反应多，又容易在体内迅速被胆碱酯酶（cholinesterase）水解失效，故无临床使用价值，目前仅用作药理学研究的工具药。

卡巴胆碱（基）

卡巴胆碱（carbacholine），又称氨甲酰胆碱，直接激动 M 胆碱受体、N 胆碱受体，作用与 ACh 相似。其化学性质稳定，不易被胆碱酯酶水解，故作用时间较长。对肠道和膀胱的兴奋作用明显，但因不良反应较多，且阿托品对其拮抗作用不明显，很少全身用药，目前用于局部滴眼以治疗青光眼。心肌缺血、支气管哮喘、甲亢和溃疡病患者禁用。

二、M 受体激动药

毛果芸香碱（基）

毛果芸香碱（pilocarpine）又名匹鲁卡品，是从美洲毛果芸香属植物叶中提出的生物碱，已能人工合成，为叔胺类化合物，其水溶液稳定。

【体内过程】毛果芸香碱 1%滴眼液滴眼后 10～30min 出现缩瞳作用，持续时间达 4～8h 或以上。降眼压作用的达峰时间约为 75min，持续 4～14h（和浓度有关）。用于缓解口干症状时，20min 起效，单次使用，作用持续 3～5h；多次使用可持续 10h 以上。母体化合物的清除半衰期为 0.76～1.35h。食物可减少毛果芸香碱的吸收率和吸收范围，毛果芸香碱及其代谢物随尿排出。

（基）表示该药物为《国家基本药物目录》所收录

【药理作用】 选择性激动 M 受体而产生 M 样作用，对眼和腺体的作用较强，对心血管系统作用弱。

1. 缩瞳　毛果芸香碱激动瞳孔环状肌的 M 胆碱受体，使瞳孔括约肌向中心方向收缩，故瞳孔缩小（图 6-1）。

2. 降低眼压　房水是从睫状体上皮细胞分泌及血管渗出而产生的，由眼后房经瞳孔流入前房角间隙，主要经滤帘流入巩膜静脉窦而进入血液循环，维持眼压。房水回流障碍可使眼压升高，导致青光眼。毛果芸香碱可通过缩瞳作用，使虹膜向中心方向拉紧，虹膜根部变薄，前房角间隙变大，房水易于通过巩膜静脉窦进入血液循环，故眼压下降。

3. 调节痉挛　眼睛为看清近物，通过睫状肌收缩，使晶状体变凸、屈光度增加的功能称为眼的调节。毛果芸香碱兴奋睫状肌上的 M 受体，使其向瞳孔中心方向收缩，睫状小带松弛，晶状体变凸，屈光度增加，看近物清楚，看远物模糊。此作用称为调节痉挛。

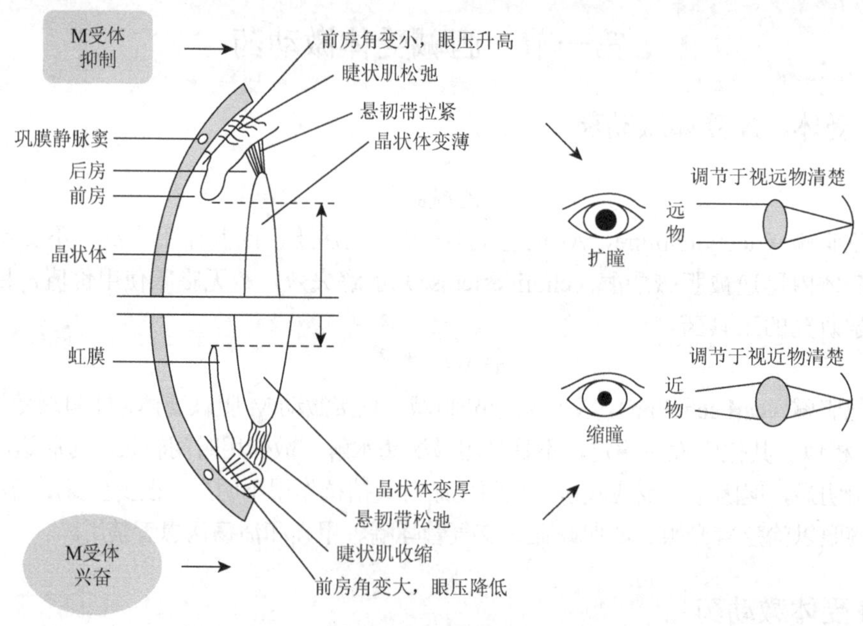

图 6-1　拟胆碱药和抗胆碱药对眼的作用

4. 促进腺体分泌　激动腺体的 M 胆碱受体，使腺体分泌增加，以汗腺和唾液腺分泌增加最为明显，也可增加泪腺、胃腺、胰腺、小肠腺体和呼吸道腺体的分泌。

5. 兴奋平滑肌　可兴奋肠道、支气管、子宫、膀胱及胆道平滑肌。

【临床应用】

1. 青光眼　毛果芸香碱能使前房角间隙扩大，房水回流通畅，眼压迅速降低，且能通过扩张巩膜静脉窦周围的小血管及收缩睫状肌，使小梁网结构发生改变而使眼压下降，故可用于治疗青光眼。

临床常用 1%～2%溶液滴眼。滴眼时按住内眦部 3～5min，以免流入鼻腔被吸收而中毒。滴眼后易透过角膜进入眼房，作用迅速，滴眼后 30～40min 缩瞳作用达高峰，降低眼压作用可维持 4～8h，调节痉挛作用可维持 2h。

2. 虹膜睫状体炎 为防止虹膜与晶状体发生粘连，可与扩瞳药阿托品交替使用。禁用于急性虹膜炎。

3. 口腔干燥 口服可用于颈部放疗后的口腔干燥，毛果芸香碱被吸收后通过激动腺体的M胆碱受体，使唾液腺分泌明显增加。

【不良反应】毛果芸香碱过量可引起副交感神经功能亢进，M胆碱受体过度兴奋的中毒症状，如流涎、发汗、恶心、呕吐、视物模糊、头痛等，可用阿托品对抗。滴眼时应注意压迫眼内眦，避免药液流入鼻腔增加吸收而产生不良反应。

三、N受体激动药

N胆碱受体激动药有烟碱（nicotine）、洛贝林（lobeline）等。

烟碱为烟草叶中的主要成分，又称尼古丁，与自主神经节N_1或骨骼上N_2胆碱受体结合，会出现先短暂兴奋后持续抑制的双相作用。由于其作用广泛而复杂，因此无临床应用价值，仅具毒理学意义。

洛贝林的介绍见第十八章。

第二节 抗胆碱酯酶药

胆碱酯酶（cholinesterase）以多种同工酶形式存在于体内，可分为两类：①乙酰胆碱酯酶（acetylcholinesterase，AChE），又称真性胆碱酯酶，主要存在于胆碱能神经元及神经肌肉接头中，是水解乙酰胆碱所必需的酶，特异性高，酶活性强。②假性胆碱酯酶（pseudocholinesterase），存在于神经胶质细胞、血浆及肝、肾、肠中，对乙酰胆碱特异性低，作用弱，但可水解其他胆碱酯类，如琥珀胆碱。

抗胆碱酯酶药（anticholinesterase agent）的化学结构与ACh相似，能与AChE牢固结合，水解较慢，使胆碱能神经末梢释放的ACh水解减少而大量堆积，产生拟胆碱作用。根据其与AChE结合形成复合物后水解的难易可分为：①易逆性抗胆碱酯酶药，如新斯的明、毒扁豆碱、加兰他敏等；②难逆性抗胆碱酯酶药，如有机磷酸酯类。

一、易逆性抗胆碱酯酶药

新斯的明（基）

新斯的明（neostigmine）是人工合成的含有季铵基团结构的二甲氨基甲酸酯类药物。

【体内过程】新斯的明脂溶性低，口服吸收少且不规则，一般口服剂量为皮下注射量的10倍以上。本品为季铵类化合物，不易透过血脑屏障，无明显的中枢作用。滴眼时不易透过角膜进入前房，对眼的作用较弱。

【药理作用】新斯的明竞争性地与AChE结合，抑制AChE活性，使ACh在体内堆积，表现出M样和N样作用。新斯的明与AChE结合后形成的AChE复合物可以进一步裂解为二甲氨基甲酰化胆碱酯酶，其水解速度较慢，呈现可逆性抑制作用。

1. 兴奋骨骼肌　新斯的明对骨骼肌的收缩作用强大，这是因为其除了抑制胆碱酯酶外，还能直接激动骨骼肌运动终板上的 N_2 胆碱受体和促进运动神经末梢释放乙酰胆碱。

2. 收缩平滑肌　新斯的明对胃肠道和膀胱平滑肌有较强的兴奋作用，能促进胃肠蠕动。对心血管、腺体、眼和支气管平滑肌的作用较弱。

【临床应用】

1. 重症肌无力　是一种神经肌肉接头传递功能障碍的自身免疫性疾病。患者血清中存在乙酰胆碱受体抗体，可抑制 ACh 与受体结合，而出现神经肌肉传递功能障碍。表现为骨骼肌短暂重复活动后呈现进行性肌无力，眼睑下垂，咀嚼和吞咽困难，严重者可出现呼吸困难。皮下或肌内注射新斯的明后，约 15min 可使症状减轻，作用维持 2～4h。除危急情况需注射外，一般口服给药。过量可引起"胆碱能危象"，反使肌无力症状加重。

2. 手术后腹胀及尿潴留　新斯的明能兴奋胃肠道和膀胱平滑肌，增加胃肠蠕动和膀胱张力，从而促进排气、排尿。

3. 阵发性室上性心动过速　在压迫眼球或颈动脉窦等兴奋迷走神经措施无效时，临床应用新斯的明，其拟胆碱作用可使心率减慢。

4. 肌松药过量的解救　用于非去极化型骨骼肌松弛药，如筒箭毒碱过量时的解救。

【不良反应】治疗量时副作用较小，过量时可引起流涎、出汗、恶心、呕吐、腹痛、腹泻、心动过缓和肌无力加重等，甚至出现"胆碱能危象"，阿托品可对抗其 M 样症状。禁用于支气管哮喘、心绞痛、机械性肠梗阻及尿路阻塞等。

其他易逆性抗 AChE 药见表 6-1，它们的作用及临床应用相似。

表 6-1　其他易逆性抗 AChE 药

药物	药理作用	临床应用
毒扁豆碱[典]	作用与新斯的明相似，但选择性差，毒性大。易透过血脑屏障，有明显的中枢作用。易透过角膜进入前房，引起缩瞳和降低眼压	滴眼治疗青光眼，中药麻醉催醒
依酚氯铵	超短时抗 AChE 药，对骨骼肌 N_2 受体的选择性高	可用于重症肌无力的诊断、骨骼肌松弛药过量的解救
加兰他敏[典]	抗 AChE 活性较弱，为毒扁豆碱的 1/10	脊髓灰质炎，重症肌无力
吡斯的明[典]	作用较新斯的明弱，维持时间较长	重症肌无力，麻痹性肠梗阻和术后尿潴留
安贝氯铵[典]	作用同新斯的明，但较持久	用于腹胀气、重症肌无力，尤其不能耐受新斯的明的患者
他克林[典]	抗 AChE 的选择性高，经胃肠道吸收快，但首过消除明显	主要用于治疗阿尔茨海默病

二、难逆性抗胆碱酯酶药

具体内容参见第七章。

（典）表示该药物为《中国药典》（2020 年版）所收录

总结记忆模块

1. 知识要点

1）拟胆碱药按其作用机制不同可分为直接作用于胆碱受体的胆碱受体激动药和间接作用于胆碱受体的抗胆碱酯酶药两大类。

2）毛果芸香碱为M受体激动药的代表药，对眼、腺体选择性高，对眼的作用为缩瞳、降低眼压和调节痉挛，用于治疗青光眼、虹膜睫状体炎等。

3）新斯的明为间接作用于胆碱受体的拟胆碱药，对骨骼肌作用最强，对胃肠、膀胱作用较强，用于治疗重症肌无力、手术后腹胀及尿潴留等。

2. 药物比较　直接拟胆碱药作用特点比较见表6-2。

表6-2　直接拟胆碱药作用特点比较

化学物质	对胆碱酯酶的敏感性	毒蕈碱型受体效应				烟碱型受体效应
		心血管	胃肠道和膀胱	眼	出汗	
乙酰胆碱	+++	++	++	+	+	++
卡巴胆碱	–	+++	++	+	+	+++
氨甲酰甲胆碱	–	±	+++	++	+	–
毛果芸香碱	–	±	++	+++	++	+
氯贝胆碱	–	±	+++	–	+	–

注：–表示无作用；±表示作用不定；+表示有作用；++表示作用较强；+++表示作用很强

3. 复习记忆

（1）复习指南　直接作用于胆碱受体的拟胆碱药根据对受体的选择性不同，分别产生M样作用、N样作用及M+N样作用，若熟悉了M样作用和N样作用的表现，就非常容易记住本章介绍的药物。

（2）助记方法　歌诀法。

拟胆碱药

拟胆碱药分两类，兴奋受体抑制酶；
匹罗卡品作用眼，外用治疗青光眼；
新斯的明抗酯酶，主治重症肌无力；
毒扁豆碱毒性大，眼科用于降眼压。

拓展提高模块

1. 研究史话

毒扁豆碱的发现

1846年，英国军医丹尼尔向爱丁堡民族协会报告，他发现西非民间团体在对犯人进行审判和定罪时，强迫犯人喝下毒扁豆的提取液，如果出现中毒症状，就宣布受试者有罪，并假托这是神的审判，这种毒扁豆也因此被称为“裁判豆”。丹尼尔的这份报告引起了爱丁堡生物学教授克利斯蒂森的兴趣，他请求一名传教士从当地采集了一株毒扁豆，在爱丁堡培育后采集了足够的豆子，提取其中的液体进行动物实验。结果表明，这种豆子的提取物能使实验动物的心脏停止跳动而引起死亡。1863 年，克利斯蒂森的学生和继承者费雷泽从毒扁豆中分离得到一种粉末，将之命名为“依色林”。1864 年，化学家约斯特和汉斯制备得到结晶的纯品分离物，并将其命名为毒扁豆碱。1875 年，毒扁豆碱被用来降低眼压，以防止青光眼引起的失明。从此，毒扁豆碱被广泛用于测定和治疗眼科疾病，其角色也从“审判”犯人的“裁判”转为造福人类的良药。

2. 知识拓展　M受体广泛分布于中枢及周围神经组织、心肌、平滑肌和各种腺体，属于鸟苷酸调节蛋白（G 蛋白）偶联受体，通过与不同 G 蛋白结合，引起不同的生理生化效应。其作用的不同与其存在多种亚型和分布部位不同有关（表 6-3）。

表 6-3　M 胆碱受体的亚型及功能

部位	M 受体亚型	功能
心脏	M_2	减慢心率、减弱心收缩力
血管	M_3 M_2、M_4	血管舒张 静脉血管收缩
平滑肌	M_3、M_2、M_4	平滑肌收缩
腺体	M_3	腺体分泌
神经元	M_1 突触前 M_2	神经元兴奋 神经元抑制

3. 问题与思考

手术切断家兔双眼动眼神经后，在其左眼滴入毛果芸香碱，右眼滴入毒扁豆碱，哪只眼睛的瞳孔会缩小？为什么？

仅左眼瞳孔缩小，右眼不变。毛果芸香碱可直接作用于瞳孔环状肌上的 M 受体使瞳孔缩小，动眼神经切断后，不影响其对 M 受体的作用；而毒扁豆碱对正常眼的缩瞳效应是通过间接抑制 AChE 的活性，使 ACh 堆积而产生的。该动物由于动眼神经被切断，神经末梢不能释放 ACh，AChE 失去了作用的底物，没有 ACh 的堆积，因此不能产生缩瞳效应。

（代　蓉）

第七章　有机磷酸酯类的毒理及胆碱酯酶复活药

基本知识模块

第一节　有机磷酸酯类的毒理

有机磷酸酯类（organophosphates）为难逆性抗胆碱酯酶药，是一类脂溶性高、挥发性强的化合物。可经呼吸道、消化道黏膜及皮肤吸收，并可通过血脑屏障，对人体毒性很强，临床用药价值不大，但具毒理学意义，仅少数作为缩瞳药治疗青光眼，如乙硫磷（ethion）和异氟磷（isoflurophate）。主要作为农业及环境杀虫剂，包括低毒类的敌百虫（dipterex）、马拉硫磷（malathion，4049）和乐果（rogor）；强毒类的敌敌畏（DDVP）、对硫磷（parathion，1605）、内吸磷（systox，1059）和甲拌磷（3911）；剧毒类的沙林（sarin）、塔崩（tabun）和梭曼（soman）等，剧毒类常用作神经毒气（战争毒剂）。

【中毒机制】有机磷酸酯类的亲电子性的磷原子与胆碱酯酶的酯解部位丝氨酸上的羟基以共价键结合，生成难以水解的磷酰化胆碱酯酶，使胆碱酯酶失去水解 ACh 的能力，造成 ACh 在体内大量堆积，引起中毒症状（图 7-1）。如果中毒时间过久，则磷酰化胆碱酯酶的磷酰化基团上的一个烷氧基断裂，生成更稳定的单烷氧基磷酰化胆碱酯酶，使中毒酶更难以复活，这种酶称为“老化酶”，此时即使用胆碱酯酶复活药也难以恢复酶的活性，必须等待新生的胆碱酯酶出现，才有水解 ACh 的能力。一般需 15～30d 才能恢复。因此有机磷酸酯类急性中毒必须及时抢救。

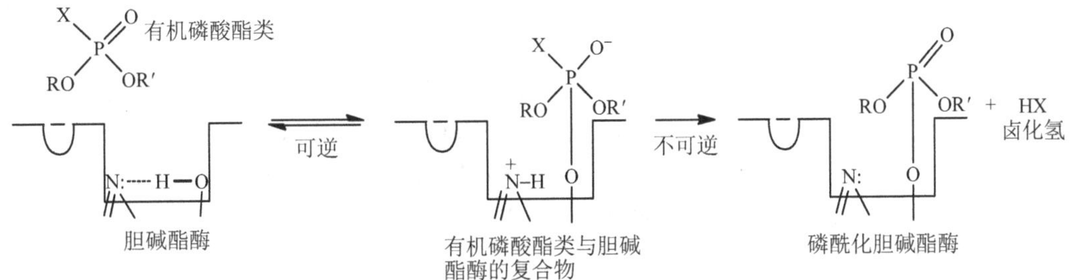

图 7-1　有机磷酸酯类抗胆碱酯酶作用示意图

【中毒症状】有机磷酸酯类中毒症状表现广泛而多样，可分为急性毒性和慢性毒性。

1. 急性毒性　　主要表现在对胆碱能神经突触、胆碱能神经肌肉接头和中枢神经系统的毒性。轻度中毒者以 M 样症状为主，中度中毒者同时有 M 样和 N 样症状，严重中毒者 M 样和 N 样症状加重，还出现中枢神经系统症状。呼吸中枢麻痹是死亡的主要原因（图 7-2）。

（1）M 样症状　兴奋虹膜环状肌上的 M 受体，使瞳孔缩小，视物模糊；兴奋汗腺、唾液腺 M 受体，出现流涎、出汗；兴奋支气管平滑肌、胃肠平滑肌及膀胱平滑肌 M 受体，引起呼吸困难、恶心、呕吐、腹痛、腹泻及小便失禁；兴奋心脏 M 受体，出现心动过缓、血压下降等。

（2）N 样症状　兴奋神经节 N_1 受体，使心动过速，血压先升高后下降；兴奋骨骼肌 N_2 受体，出现全身肌束颤动，严重者可导致肌无力甚至呼吸肌麻痹而死亡。

（3）中枢症状　抑制脑内胆碱酯酶，使脑内 ACh 的含量升高，兴奋脑内的 ACh 受体，先出现兴奋、不安、谵语、幻觉及全身肌肉抽搐，进而由过度兴奋转入抑制，出现昏迷、血压下降及呼吸中枢麻痹。

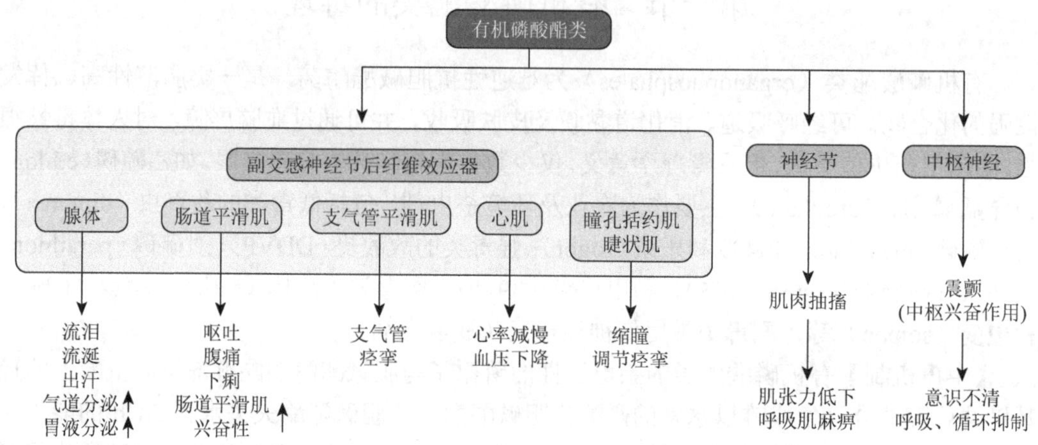

图 7-2　有机磷酸酯类急性中毒的表现

2. 慢性毒性　多见于长期接触农药的人员，因体内胆碱酯酶活性长期受到抑制，而出现慢性中毒症状，如神经衰弱综合征及多汗、腹胀，偶有肌束颤动及瞳孔缩小。

【解救原则】

1. 急性中毒　按一般的急性中毒解救原则处理，同时要及早、足量、反复地使用阿托品及胆碱酯酶复活药。

（1）消除毒物　一旦发现中毒，立即将患者移离中毒现场。经皮肤中毒者，用温水、肥皂水清洗皮肤。经口中毒者，用 1%盐水、1∶5000 高锰酸钾或 2%～5%碳酸氢钠洗胃至无农药味，然后再用硫酸镁导泻。敌百虫中毒时禁用肥皂水及碱性溶液洗胃，因敌百虫在碱性溶液中可生成毒性更强的敌敌畏。对硫磷中毒时忌用高锰酸钾洗胃，否则氧化成对氧磷，毒性更强。

（2）应用解毒药

1）胆碱酯酶复活药：是一类能使失活的 AChE 恢复活性的药物，它不但能使单用阿托品所不能控制的严重中毒病例得到解救，而且可显著缩短一般中毒的病程。常用药物有氯解磷定、碘解磷定和双复磷。

2）阿托品：及早、足量地使用阿托品，以解除体内 ACh 产生的 M 样症状。阿托品的用量视中毒轻重而定，开始时可用阿托品 2～4mg 静脉注射，也可肌内注射。如果无效，可每隔 5～10min 肌内注射 2mg，直到 M 样症状缓解出现阿托品化，如口干、皮肤干燥、颜面潮红、散瞳、心率加快等。阿托品第一天用量常超过 200mg，达到阿托品化，并维持 48h。阿托品为解救急性有机磷酸酯类中毒的特效药物，能迅速解除有机磷酸酯类中毒 M 样症状，也能部分解除中枢神经系统中毒症状，使患者苏醒。对中度和重度中毒患者需合用胆碱酯酶复活药氯解磷定。

2. 慢性中毒　常见于长期接触农药的人员，由于体内胆碱酯酶活性长期受到抑制，胆碱酯酶“老化”，阿托品及胆碱酯酶复活药疗效均不佳，目前尚无有效治疗方法，因此可通过定期测定血中胆碱酯酶活性的方法预防慢性中毒，如血中胆碱酯酶活性下降达 50% 以下时，应暂时避免与有机磷酸酯类再接触，加强防护，对症治疗。

第二节　胆碱酯酶复活药

胆碱酯酶复活药是一类能使已被有机磷酸酯类抑制的胆碱酯酶恢复活性的药物，为肟类化合物。常用的药物有氯解磷定和碘解磷定，氯解磷定作为首选。

氯解磷定[基]

氯解磷定（pralidoxime chloride，PAM-Cl）溶解度大，溶液稳定，无刺激性，可以制成注射剂供肌内注射或静脉注射，两种给药途径疗效相当，适用于农村基层紧急情况。因其不良反应少，价格低廉，为本类药物的首选药。

【解毒作用】

1. 复活 AChE　氯解磷定分子中带正电荷的季铵氮与磷酰化胆碱酯酶的阴离子以静电引力结合，使氯解磷定的肟基（—N—OH）与中毒酶的磷酰基呈共价键结合形成复合物，该复合物经裂解生成无毒的磷酰化氯解磷定，由尿中排出，同时使胆碱酯酶游离而恢复其活性（图 7-3）。

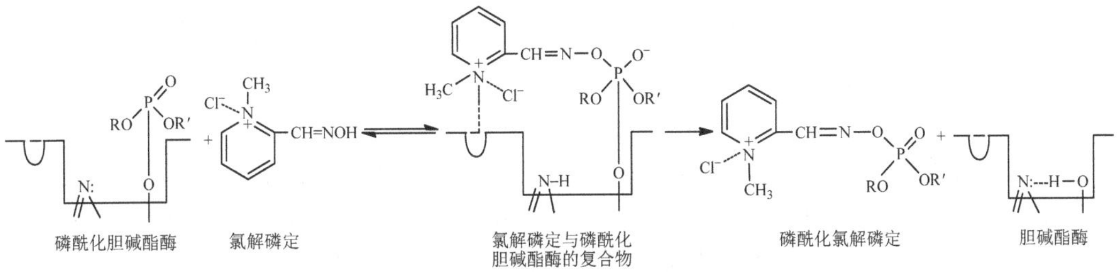

图 7-3　氯解磷定解毒机制示意图

2. 直接解毒　氯解磷定还能与体内游离的有机磷酸酯类直接结合，形成无毒的磷酰化氯解磷定，由尿排出，阻断游离的有机磷酸酯类再与胆碱酯酶结合，从而减轻中毒。

【解毒效果】氯解磷定主要用于中度和重度有机磷酸酯类中毒的解救。其对酶复活的效果随不同有机磷酸酯类而异，对内吸磷、马拉硫磷和对硫磷中毒的疗效较好；对敌百虫、敌敌畏中毒的疗效稍差；对乐果中毒则无效，因乐果中毒时所形成的磷酰化胆碱酯酶比较稳定，酶活性不易恢复，加之乐果乳剂还含有苯，可能同时有苯中毒。氯解磷定对骨骼肌作用明显，可使中毒引起的肌束颤动明显减轻或消失。不易透过血脑屏障，对中枢中毒症状疗效不佳；不能直接对抗体内已积聚的乙酰胆碱，故必须与阿托品合用。由于对“老化”的磷酰化胆碱酯酶解毒效果差，因此应及早使用。其生物半衰期约为1.5h，抢救时需反复用药。

【不良反应】较少，偶见轻度头痛、头晕、恶心、呕吐等。剂量过大，可直接与胆碱酯酶结合而抑制其活性，加剧有机磷酸酯类的中毒程度。

碘解磷定（典）（基）

碘解磷定（pralidoxime iodide）又称派姆（PAM），为最早临床应用的AChE复活药。水溶性较低，水溶液不稳定，久置可释放出碘，碘对注射部位刺激并可引起口苦、咽痛等。本药由于不良反应较多，作用较弱，且只能静脉给药，目前已逐渐被氯解磷定取代，对碘过敏者禁用。

双复磷

双复磷（obidoxime chloride）作用与氯解磷定相似。其化学结构有两个肟基，作用较强而持久，易进入血脑屏障，故能缓解M样和N样及中枢神经症状，对大多数有机磷酸酯类中毒均有较好疗效。主要不良反应有口唇周围和四肢麻木感、颜面潮红、发热、心率加快等，数小时后可自行消失。过量可出现神经肌肉传导阻滞，偶见中毒性黄疸。

总结记忆模块

1. 知识要点

1）有机磷酸酯类中毒机制是有机磷酸酯类与AChE结合，生成难以水解的磷酰化胆碱酯酶，使AChE失去水解ACh的能力，造成ACh在体内大量堆积，引起中毒症状。

2）中毒分为急性中毒和慢性中毒，急性中毒按一般的解救原则处理，同时要及早、足量、反复地使用阿托品及胆碱酯酶复活药。慢性中毒目前尚无特殊治疗方法，需避免再次接触有机磷酸酯类。

3）急性中毒时轻度中毒以M样症状为主，中度中毒者同时有M样和N样症状，严重中毒者M样和N样症状加重，还出现中枢神经系统症状。

2. 复习记忆

（1）复习指南　抓住有机磷酸酯类本质为抗胆碱酯酶药，和新斯的明相似，是通过抑制AChE使ACh增多而兴奋胆碱受体发挥作用。只是由于和胆碱酯酶的结合是难逆性的，因此主要用作农用杀虫剂。中毒的症状结合ACh对M受体、N受体及其中枢的作用就易记住。胆碱酯酶复活药则通过与磷酰化胆碱酯酶结合，使AChE游离出来，恢复其水解ACh的能力。

（2）助记方法　歌诀法。

有机磷酸酯类中毒及解救

有机磷酸酯农药，药理本质拟胆碱；
中毒表现轻中重，M加N与中枢；
解毒须用阿托品，及早足量并反复；
复活加氯解磷定，肌注静脉两相宜。

拓展提高模块

1. 研究史话

曾经辉煌的滴滴涕和六六六

滴滴涕和六六六是20世纪之后有机合成的农药，称为第二代农药。滴滴涕在1874年被齐德勒发现，1936～1938年，瑞士的缪勒在实验室中重复了齐德勒的相关工作，得到了这种杀虫效力极强的物质，并申请了专利，于1943年正式投入生产，在20世纪40年代广泛使用。六六六是1825年法拉第首先制造成功的。他将C_6H_6和氯气混合，在光线照射并且保持温度的情况下得到了$C_6H_6Cl_6$，因为其分子式中有6个碳、6个氢和6个氯，所以称为六六六。并不像人们所说是试验了666次才成功而命名的。二者都是曾经辉煌一时的杀虫剂，后因不易被生物分解，容易造成残留，污染环境，对人、畜都有一定毒性而被禁用。

2. 知识拓展

并非所有农药中毒都有解毒药

喝农药是一种最常见的自杀方式，在世界范围来看，2000～2006年全世界30%左右的自杀者是通过这种方式，这个比例近年来已经下降到14%。而我国这个比例高于世界平均值，21世纪初国内自杀者有近50%是喝农药，近年来虽有明显下降，但仍是自杀的主要方式。

有些农药中毒，如有机磷酸酯类，可用其解毒药进行救治，但并非所有的农药都有相应的解毒药！曾广泛使用的有机杂环类接触性脱叶剂及除草剂百草枯，成人致死量为20%水溶液10mL，一旦服用，毒性可累及全身多个脏器，死亡率极高。百草枯中毒至今尚无有效的解毒药物，口服超过10mL的几乎没有抢救存活的病例。鉴于此，国内自2016年7月1日起已全面禁止百草枯的销售和使用。加强珍爱生命教育，是预防农药中毒的重要措施。

3. 问题与思考

为什么DDVP和新斯的明同为抗胆碱酯酶药，前者是毒药，而后者是良药？

虽然DDVP和新斯的明的作用机制都是抑制胆碱酯酶的活性，但由于DDVP易挥发、脂溶性高，可经呼吸道、消化道、皮肤吸收，且和胆碱酯酶难逆性、持久性结合，不易水解，造成体内ACh大量、持久性堆积引起中毒，因此主要用作农用杀虫剂。新斯的明脂溶性低，不易透过血脑屏障，无明显的中枢作用，和胆碱酯酶结合属于易逆性，可使ACh维持时间延长，但较有机磷酸酯类短，对骨骼肌具有高度选择性，因此能治疗重症肌无力，但要掌握好剂量，以免造成“胆碱能危象”。

（代　蓉）

第八章 抗胆碱药

基本知识模块

抗胆碱药又称胆碱受体阻断药，根据对受体的选择性分为M胆碱受体阻断药、N胆碱受体阻断药，其中N胆碱受体阻断药又分为N_1胆碱受体阻断药和N_2胆碱受体阻断药。

第一节 M胆碱受体阻断药

M胆碱受体阻断药又称平滑肌解痉药，能阻碍ACh或拟胆碱作用药物与M受体结合，从而拮抗其拟胆碱作用，本类药物均为竞争性拮抗药，根据来源不同分为阿托品类天然生物碱及其合成代用品。

（一）阿托品及其类似生物碱

本类药包括阿托品、山莨菪碱、东莨菪碱及樟柳碱等，多从茄科植物颠茄、曼陀罗、洋金花、莨菪及唐古特莨菪等天然植物中提取。

阿托品（典）（基）

阿托品（atropine）是从茄科植物颠茄、曼陀罗、洋金花、唐古特莨菪中提取的生物碱，现已可人工合成。

【体内过程】口服吸收快，1h后达血药峰浓度，$t_{1/2}$为4h，作用维持3～4h。吸收后分布于全身组织，可透过胎盘屏障及血脑屏障，也可经黏膜吸收。肌内注射12h内有85%～88%以原型或代谢产物经肾排泄，少量可由乳汁及粪便排出。

【药理作用】阿托品选择性地阻断M受体，对各种亚型选择性较低，作用广泛。较大剂量也可阻断神经节N_1受体。不同器官对阿托品敏感性有差异，随剂量的递增，依次出现对腺体、眼、平滑肌、心脏等的作用，大剂量则出现中枢兴奋的不良反应。

1. 松弛内脏平滑肌　阿托品通过阻断内脏平滑肌上的M受体，松弛多种由胆碱能神经支配的内脏平滑肌，尤其对平滑肌处于过度兴奋或痉挛时的松弛作用最明显。其松弛内脏平滑肌作用的强弱依次为：胃肠道＞膀胱＞胆管、输尿管、支气管＞子宫。对括约肌的松弛作用主要取决于平滑肌的功能状态，如胃幽门括约肌痉挛时，阿托品也有松弛作用，但作用不恒定。

2. 抑制腺体分泌　阿托品阻断M受体而使腺体分泌减少。唾液腺和汗腺对阿托品最为敏感，小剂量（0.3～0.5mg）能明显抑制腺体分泌，可引起口干和皮肤干燥，若剂量增大则作用增强，可使患者体温升高，泪腺及呼吸道腺体分泌也明显减少。大剂量也能抑制胃酸的分泌，但影响较小，因为胃酸分泌主要受组胺和促胃液素等体液因素的调节。

3. 扩瞳、升高眼压和调节麻痹

（1）扩瞳　阿托品阻断虹膜环状肌上的 M 受体，使去甲肾上腺素能神经支配的瞳孔开大肌功能占优势，使瞳孔扩大。

（2）升高眼压　由于瞳孔扩大，虹膜退向四周外缘，其根部变厚，前房角间隙变窄，阻碍房水回流入巩膜静脉窦，使眼压升高。

（3）调节麻痹　由于睫状肌松弛而退向外缘，从而悬韧带拉紧，晶状体变扁平，导致屈光度降低，不能将近距离的物体清晰地成像于视网膜上，视近物模糊不清，只适于视远物，此作用称为调节麻痹。

4. 对心血管系统的作用

（1）加快心率，改善传导　治疗量阿托品（0.5mg）可使部分患者心率短暂性减慢，这是由于其阻断副交感神经节后纤维突触前膜的 M_1 受体、减弱 ACh 释放的负反馈抑制作用。较大剂量（1～2mg）可阻断窦房结的 M_2 胆碱受体，从而解除迷走神经对心脏的抑制作用，引起心率加快。心率加快程度取决于迷走神经的张力，迷走神经张力高的青壮年心率加速较明显，对婴幼儿及老人影响较小。可拮抗迷走神经过度兴奋引起的房室传导阻滞。

（2）扩张血管，改善微循环　大多数血管床无明显的胆碱能神经支配，所以治疗量阿托品对血管与血压无明显影响。大剂量阿托品有明显扩张皮肤血管和解除小血管痉挛的作用，表现为面部潮红（以面颈部明显）与温热，改善微循环，增加组织的血流灌注量。阿托品的扩张血管作用与抗胆碱作用无关，可能与其抑制汗腺分泌引起体温升高的代偿性散热或直接扩张血管作用有关。

5. 兴奋中枢　治疗量（0.5mg）阿托品对中枢作用不明显；较大剂量（1～2mg）能兴奋延髓与大脑；更大剂量（3～5mg）则兴奋大脑皮质，出现烦躁不安、多语、谵妄；中毒剂量（10mg 以上）可产生幻觉、定向障碍、运动失调甚至惊厥等，严重中毒则易由兴奋转入抑制，出现昏迷及呼吸麻痹而死亡。

【临床应用】

1. 内脏绞痛　阿托品能松弛内脏平滑肌痉挛，使内脏绞痛迅速缓解。用于各种内脏绞痛，如胃肠绞痛及膀胱刺激症状（如尿频、尿急）疗效较好。对胆绞痛及肾绞痛疗效较差，常需与阿片类镇痛药合用，如哌替啶。阿托品松弛膀胱逼尿肌作用可用于小儿遗尿症。

2. 全身麻醉前给药　防止分泌物阻塞呼吸道而发生吸入性肺炎。也可用于严重盗汗和流涎症。

3. 虹膜睫状体炎及儿童验光

（1）虹膜睫状体炎　0.5%～1%阿托品滴眼，松弛虹膜环状肌及睫状肌，有利于炎症的消退。其扩瞳作用可防止虹膜与晶状体的粘连，常与缩瞳药毛果芸香碱交替应用。

（2）验光配眼镜和检查眼底　可使睫状肌松弛，调节功能麻痹，晶状体固定，能准确检测晶状体的屈光度。但由于其调节麻痹作用可维持 2～3d，而完全恢复需要 1～2 周，视力恢复较慢，已逐渐被作用较短的后马托品取代。由于儿童的睫状肌调节功能较强，用阿托品充分调节麻痹，才能较准确地检验屈光度。

4. 缓慢型心律失常　可治疗迷走神经过度兴奋所致的窦性心动过缓、房室传导阻滞等缓慢型心律失常。但剂量大可加快心率，增加心肌耗氧量，有引起室颤的危险。

5. 休克　在补足血容量的基础上，用于治疗暴发型流脑、中毒性菌痢、中毒性肺炎等所致的休克。休克伴有高热或心动过速时禁用。

6. 有机磷酸酯类中毒　具体内容参见第七章。

【不良反应】阿托品作用广泛，副作用多，常见的有口干、皮肤干燥、视物模糊、扩瞳、心悸、高热、眩晕、排尿困难、便秘等，停药后可逐渐消失，不需要特殊处理。剂量过大出现中枢中毒反应：除副作用症状加重外，出现烦躁不安、多语、谵妄、幻觉及惊厥等中枢兴奋症状，严重中毒可由兴奋转入抑制，出现昏迷和呼吸麻痹而死亡。

【应用注意】①阿托品抑制汗腺分泌，高温状态下易致体温升高；②抢救有机磷酸酯类中毒时，需较大剂量且反复用药以达到"阿托品化"，然后适当减量或延长用药间隔时间以防止中毒；③用于缓慢型心律失常时，剂量需谨慎调节，剂量过低可加重心动过缓，剂量过大可致室性心动过速或心室纤颤；④慢性心功能不全、甲亢、溃疡性结肠炎慎用；⑤滴眼时按住内眦部，以免流入鼻腔被吸收而中毒。

【中毒的解救】解救阿托品中毒主要是对症处理。可用地西泮或小量苯巴比妥对抗中枢兴奋症状，不可使用吩噻嗪类药物，因这类药物可阻断 M 受体，加重阿托品中毒；应用毛果芸香碱、毒扁豆碱对抗其外周作用，毒扁豆碱为非季铵类，能透过血脑屏障对抗其中枢症状，效果比新斯的明好。

【禁忌证】青光眼、前列腺肥大、高热、心动过速患者禁用。前列腺肥大因可能使尿道括约肌收缩而加重排尿困难。

山莨菪碱(典)(基)

山莨菪碱（anisodamine，654）是我国学者从茄科植物唐古特莨菪中提取的生物碱，为左旋品。其人工合成的为消旋品，称为 654-2。与阿托品相比，其作用特点为：①不易透过血脑屏障，中枢兴奋作用不明显；②具有明显的外周抗胆碱作用，对平滑肌解痉及心血管抑制作用选择性较高，作用强度与阿托品相似或略低；③抑制唾液的分泌和扩瞳作用仅为阿托品的 1/20～1/10。由于选择性高，毒副作用较低，已广泛替代阿托品用于胃肠绞痛；可解除小血管痉挛，改善微循环，抑制血栓素 A_2（TXA_2）合成，抗血小板聚集，临床用于治疗感染中毒性休克。

东莨菪碱(典)

东莨菪碱（scopolamine）是从茄科植物洋金花等植物中提取的一种左旋生物碱。与阿托品相比，其作用特点为：①对中枢有较强的抑制作用，小剂量镇静，较大剂量催眠，大剂量产生浅麻醉作用；②抑制腺体分泌、扩瞳和调节麻痹作用强于阿托品，对心血管系统及平滑肌作用弱。由于该药有中枢镇静及抑制腺体分泌的作用，临床用于麻醉前给药，作用效果较阿托品好。此外，东莨菪碱具有防晕止吐作用，用于晕车、晕船，与苯海拉明合用有增效作用，预防性用药较好，也可用于妊娠或放射病所致的呕吐。还有中枢抗胆碱作用，用于帕金森病，可缓解流涎、震颤和肌肉强直的症状，不良反应同阿托品。

本类药物除阿托品、山莨菪碱和东莨菪碱外，尚有樟柳碱（anisodine），它们的作用及应用相似。

（二）阿托品的合成代用品

阿托品能特异性地阻断 M 受体，但选择性不高，副作用较多。通过药物化学结构的修饰，合成了选择性较高的代用品用于临床，如合成扩瞳药和合成解痉药。

1. 合成扩瞳药　药物有后马托品[典]（homatropine）、环喷托酯（cyclopentolate）、托吡卡胺[典]（tropicamide）、优卡托品（eucatropine）等。常用的后马托品，其扩瞳和调节麻痹恢复时间较短，但调节麻痹作用不如阿托品完全。用于扩瞳、验光配镜和眼底检查，儿童尤为适用。

2. 合成解痉药　可分为：①季铵类解痉药。对胃肠道平滑肌痉挛的解痉作用较强，口服吸收差，无中枢作用。溴丙胺太林[典]（propantheline bromide，普鲁本辛），属季铵类解痉药。对胃肠道 M 受体选择性高，解痉和抑制胃酸分泌作用较强。用于治疗胃及十二指肠溃疡，与组胺 H_2 受体阻断药合用有协同作用，也可用于胃肠痉挛和妊娠呕吐。脂溶性低，不易透过血脑屏障，很少发生中枢作用。中毒量可致神经肌肉阻滞，引起呼吸麻痹。②叔胺类解痉药。具有较好的解痉和抑制胃酸分泌作用，脂溶性高，易透过血脑屏障，故有中枢作用。贝那替嗪（胃复康）有解痉、抑制胃酸分泌和安定作用，适用于溃疡病兼有焦虑症患者。

3. 选择性 M_1 受体阻断药　药物有哌仑西平（pirenzepine）、替仑西平（telenzepine）。

哌仑西平（吡疡平）是选择性 M_1 受体阻断药。可阻断胃壁细胞上的 M_1 受体，抑制胃酸及胃蛋白酶的分泌，主要用于消化性溃疡的治疗，与 H_2 受体阻断药合用有增效作用。由于该药物不易透过血脑屏障，因此无中枢兴奋作用。口服吸收差，食物可减少其吸收，故应餐前用药。治疗剂量时较少出现口干和视物模糊等反应。前列腺肥大、青光眼患者慎用，妊娠妇女禁用。

第二节　N 胆碱受体阻断药

（一）N_1 受体阻断药

N_1 受体阻断药又称神经节阻断药（ganglionic blocking drug），能选择性地与神经节细胞的 N_1 受体结合，竞争性拮抗 ACh 对 N_1 胆碱受体的作用，从而阻断交感和副交感神经节内神经冲动的传递。交感神经节阻断，能使小动脉扩张、外周阻力下降，静脉扩张，回心血量和心输出量减少，结果血压明显降低。副交感神经节阻断，常发生口干、便秘、腹胀、视力模糊、尿潴留等不良反应。由于交感和副交感神经节都被阻断，因此不良反应较多，并易产生耐受性，目前临床仅用于高血压危象、高血压脑病和用作麻醉辅助药以发挥控制性降压作用。轻、中度高血压患者一般不用，青光眼患者禁用。

N_1 胆碱受体阻断药目前使用的有美卡拉明（mecamylamine，美加明）和樟磺咪芬（trimethaphan）等。

（二）N_2受体阻断药

N_2受体阻断药又称骨骼肌松弛药（skeletal muscular relaxant），简称肌松药，是一类选择性地作用于运动神经终板膜上的N_2受体，阻断神经冲动向骨骼肌传递，导致肌肉松弛的药物。按其作用机制不同，分为去极化型和非去极化型两大类。

1. 去极化型肌松药　这类药物分子结构与 ACh 相似，与运动神经终板膜上的N_2受体有较强亲和力，并且在神经肌肉接头处不易被 AChE 分解，因而能产生与 ACh 相似但较持久的去极化作用，使神经肌肉接头后膜的N_2受体不能对 ACh 起反应，使肌细胞膜产生持久去极化作用，对 ACh 的反应减弱或消失，导致骨骼肌松弛。其作用特点如下：①用药初期可出现短时肌束颤动，这与药物作用于不同部位骨骼肌去极化出现的时间快慢有关；②连续用药可出现快速耐受性；③抗 AChE 药不能拮抗其肌肉松弛作用，反而使肌肉松弛增强；④治疗量无神经节阻断作用。

琥珀胆碱

琥珀胆碱（succinylcholine），又称司可林（scoline），是目前唯一用于临床的本类药。

【药理作用】作用快而短暂，用药后由于不同部位的骨骼肌在药物作用下去极化出现的时间先后不同，因此常先出现不协调的肌束颤动，然后迅速转为肌松，以颈部、四肢和腹部肌松最明显。

【临床应用】

（1）气管内插管及气管镜检查　用于气管插管、气管镜、食管镜等短时的小手术。

（2）外科全麻的辅助药　在较浅麻醉下使骨骼肌完全松弛，从而减少全麻药的用量，以提高外科手术的安全性。

2. 非去极化型肌松药　又称竞争性肌松药（competitive muscular relaxant），与骨骼肌运动终板膜上的N_2受体有亲和力，但无内在活性，竞争性拮抗 ACh 对N_2胆碱受体结合，使终板膜不能被去极化，导致骨骼肌松弛。本类药的作用特点如下：①骨骼肌松弛前无肌束颤动；②肌松作用可被同类药物增强；③抗 AChE 药能拮抗其肌松作用；④有不同程度的神经节阻断作用和促进组胺释放作用；⑤吸入性全麻药和氨基糖苷类抗生素能延长和增强此类药物的作用。

筒箭毒碱[典]

筒箭毒碱（d-tubocurarine）是从南美洲的防己科和马钱科植物中提取的生物碱，右旋体具有药理活性。筒箭毒碱与 ACh 竞争阻断N_2胆碱受体，产生明显的肌松作用。临床可作全身麻醉辅助用药，也适用于胸腹部手术和气管插管等。大剂量引起呼吸肌麻痹时可进行人工呼吸，并用新斯的明对抗。该药可促进组胺释放，出现皮疹、支气管痉挛及低血压；还能阻断神经节，加重低血压。

近年来研制出的泮库胺类药物不阻断N_1受体，也较少促进组胺释放，故不良反应少。已基本取代传统的筒箭毒碱。适用于各类手术、气管插管术及惊厥时的肌肉松弛。

本类药物按化学结构可分为：①苄基异喹啉类，如筒箭毒碱（d-tubocurarine）、阿曲库铵（atracurium）、多库铵（doxacurium）、美维库铵（mivacurium）。②类固醇铵类，如泮库铵（pancuronium）、哌库铵（pipecuronium）、罗溴库铵（rocuronium）、维库溴铵（vecuronium）。差别仅在于起效时间和维持时间的不同。

总结记忆模块

1. 知识要点

1）M 胆碱受体阻断药的代表药阿托品随剂量的递增，依次出现对腺体、眼、平滑肌、心脏、中枢兴奋等作用。临床用于内脏绞痛、麻醉前给药、虹膜睫状体炎、缓慢型心律失常、抗休克及有机磷酸酯类中毒解救。

2）山莨菪碱、东莨菪碱均为 M 胆碱受体阻断药，但山莨菪碱没有中枢作用、东莨菪碱具中枢抑制作用。

3）琥珀胆碱、筒箭毒碱为 N_2 胆碱受体阻断药，也称肌松药，主要用作全身麻醉辅助药。琥珀胆碱为去极化型肌松药，筒箭毒碱为非去极化型肌松药，筒箭毒碱过量可用新斯的明解救，而琥珀胆碱过量用新斯的明则会加重症状。

2. 药物比较　本章相关药物比较见表 8-1 和表 8-2。

表 8-1　常用阿托品类天然生物碱临床应用及不良反应比较

药物	临床应用	不良反应
阿托品	内脏绞痛、眼科、麻醉前给药、抗休克、抗心律失常、解救有机磷农药中毒	口干、皮肤干燥、视力模糊、心悸、散瞳、便秘、排尿困难等。青光眼禁用
东莨菪碱	麻醉前给药、抗晕动病、帕金森病	口干、偶见视力模糊
山莨菪碱	胃肠绞痛、感染中毒性休克等	同阿托品
樟柳碱	血管神经性头痛、脑血管疾病引起的急性瘫痪、震颤麻痹等	口干、视力模糊、头晕、偶见暂时性黄视等

表 8-2　两种肌松药的比较

比较要点	筒箭毒碱	琥珀胆碱
作用机制	竞争性地结合 N_2 受体的亚单位，导致肌肉收缩障碍	使 N_2 受体持续兴奋，细胞一直处于去极化状态，导致肌肉收缩障碍
特点	非去极化型肌松药，胆碱酯酶抑制药可抑制其作用，过量可用新斯的明解救	去极化型肌松药，胆碱酯酶抑制药可增强其作用，延长作用时间。过量不可用新斯的明解救

3. 复习记忆

（1）复习指南　抗胆碱药的作用总体上与拟胆碱药相反，在掌握拟胆碱药 M 样作用和 N 样作用的基础上，将拟胆碱作用“翻转”便可记住抗胆碱药的作用。例如，已经记住毛果芸香碱对眼的作用是缩瞳、降低眼压和调节痉挛，便可轻松记住阿托品对眼的作用是扩瞳、升高眼压和调节麻痹。

（2）助记方法

1）歌诀法：

阿托品的药理作用

莨菪碱类阿托品，抑制腺体平滑肌；
瞳孔扩大升眼压，调节麻痹快心率；
量大改善微循环，中枢兴奋须防范。

2）推理法：记住阿托品的药理作用可推知其临床用途及不良反应，总结如下：

药理作用		临床用途		不良反应
松弛内脏平滑肌	⟶	内脏绞痛	⟶	排尿困难、便秘
抑制腺体分泌	⟶	麻醉前给药、盗汗	⟶	口干及皮肤干燥
加快心率	⟶	缓慢型心律失常	⟶	心悸

拓展提高模块

1. 研究史话

箭毒的发现

南美洲人最早使用蝎、毒蚁和某些植物蒸馏汁的调制品去浸泡箭，使用这样处理过的箭射中动物后，动物即刻麻痹死亡。这种涂在箭上的物质，实际上是马钱子（*Strychnos nux-vomica*），就是人类使用最早的肌松剂，将其称为箭毒。后来德国化学家 Boehm 根据箭毒的不同配制和储存方法，将其分为筒箭毒和葫芦箭毒。1811 年，英国科学家 Bancroft 和 Brodie 通过实验明确地证实，箭毒引起的动物死亡是使其呼吸停止；1857 年，法国生理学家 Bernard 阐明了箭毒对神经肌肉传导的阻滞作用；1936 年，伦敦大学药剂学院 Dale 等明确了箭毒能够阻断运动神经释放乙酰胆碱的作用，导致肌肉麻痹。这样南美洲印第安人使用箭毒的奥秘被这些药理学家彻底揭开了。1957 年，药理学家 Daniel Bovet 把合成箭毒制成供外科手术患者使用的肌肉松弛剂，辅助外科手术浅麻醉而获诺贝尔生理学或医学奖。

2. 知识拓展

颠茄、阿托品与“命运女神”

阿托品（atropine）是从多年生草本颠茄（*Atropa belladonna*）中提取的生物碱，并以颠茄植物拉丁文学名的第一个字 *Atrop* 而命名。这种在初夏开着紫褐色花的植物，在中世纪就作为毒药使用，并以希腊神话“命运女神”故事中负责切断生命之线，掌管死亡的 Atropos 而得名。相反，因昔时欧美妇女用此植物煎剂滴眼，以其扩大瞳孔而变得更加美丽，所以颠茄的意大利文 belladonna 是“美的，漂亮的”意思。而颠茄的中文名，一是其为茄科植物，二是本品过量可致“癫狂”状的神经精神症状，故命名为颠茄。

3. 问题与思考

简述三种 M 受体亚型选择性阻断药的代表药物及主要用途。

见表 8-3。

表 8-3　三种 M 受体亚型选择性阻断药的代表药物及主要用途

M 胆碱受体亚型	代表药物	主要用途
M_1 胆碱受体阻断药	哌仑西平	适用于治疗胃和十二指肠溃疡，能明显缓解疼痛，降低抗酸药用量。与西咪替丁合用可增强抑制胃酸分泌的效果
M_2 胆碱受体阻断药	喜巴辛	主要用于治疗窦性心动过缓，传导阻滞
M_3 胆碱受体阻断药	达非那新	选择性阻断 M_3 受体，抑制膀胱逼尿肌收缩，用于治疗伴有急迫性尿失禁、尿急、尿频症状的膀胱过度活动症（OAB）患者

（代　蓉）

第九章　肾上腺素受体激动药

基本知识模块

肾上腺素受体激动药（adrenoceptor agonist）是一类能与肾上腺素受体结合并激动受体，产生肾上腺素样作用的药物，故也称拟肾上腺素药（adrenomimetic drug）。因为本类药的基本化学结构是 β-苯乙胺，属于胺类，而作用又与兴奋交感神经的效应相似，又称拟交感胺（sympathomimetic amine），其中肾上腺素、去甲肾上腺素、异丙肾上腺素及多巴胺等在苯环第 3、第 4 位碳上都有羟基形成儿茶酚，故称儿茶酚胺类（catecholamines）（图 9-1），其余的称非儿茶酚胺类。肾上腺素受体激动药有多种分类方法，按药物对肾上腺素受体类型的选择性分类能显示其药理作用和临床用途，故本章按此分类。

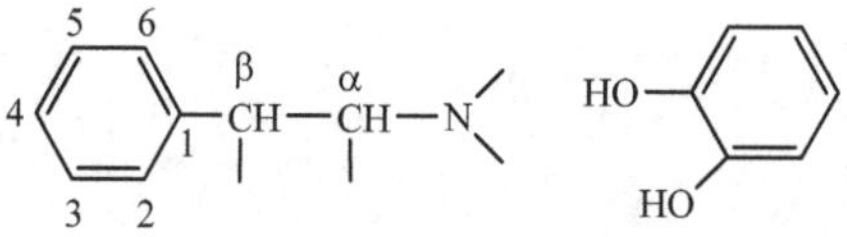

β-苯乙胺　　儿茶酚

图 9-1　β-苯乙胺和儿茶酚的化学结构

第一节　α 受体激动药

α 受体分为 α_1、α_2 两类亚型受体，根据药物对 α 受体亚型的选择性不同，α 受体激动药分为 α_1 受体和 α_2 受体激动药（去甲肾上腺素）、α_1 受体激动药（去氧肾上腺素）、α_2 受体激动药（可乐宁）三类。

一、α_1 受体和 α_2 受体激动药（非选择性 α 肾上腺素受体激动药）

去甲肾上腺素（典）（基）

去甲肾上腺素（noradrenaline，NA；norepinephrine，NE）是哺乳动物去甲肾上腺素能神经末梢释放的主要递质，肾上腺髓质也少量分泌。药用去甲肾上腺素是人工合成品，因其化学性质不稳定，见光易失效，在中性尤其是在碱性溶液中迅速氧化变为粉红色乃至棕色而失效。在微酸性溶液中较稳定，所以临床使用的为加了稳定剂的注射用重酒石酸去甲肾上腺素。

【体内过程】口服后使胃黏膜局部血管剧烈收缩，因此吸收很少，到肠内迅速被碱性肠液破坏，故口服无效；皮下及肌内注射因局部血管强烈收缩，吸收缓慢，且易发生局部组织缺血性坏死，故不采用该途径给药；静脉注射后，由于很快被组织摄取，作用维持时间短，因此一般采用静脉滴注法给药，维持有效的血药浓度。难以通过血脑屏障，几乎无中枢作用。

【药理作用】激动 α 受体作用强大，对 α_1 受体和 α_2 受体无选择性，对心脏 β_1 受体有较弱的激动作用，而对 β_2 受体几乎无作用。

1. 收缩血管　激动血管平滑肌的 α_1 受体，使小动脉和小静脉收缩，具有强大的收缩血管作用，可收缩除脑血管、冠状动脉以外的所有血管。动脉收缩使局部组织的血流量减少，静脉收缩使外周阻力增加。受组织 α 受体密度的影响，去甲肾上腺素以皮肤黏膜血管收缩最明显，然后依次为肾、肝及肠系膜血管。

2. 兴奋心脏　较弱的 β_1 受体激动作用，心脏兴奋，代谢产物腺苷增加，冠状动脉血管舒张，同时因血压升高，提高了冠状血管的灌注压力，故冠脉流量增加。但在整体情况下，因为血压急剧升高，反射性兴奋迷走神经，反而使心率减慢，心收缩力减弱；另外，由于药物的强烈收缩血管作用，总外周阻力增高，增加了心脏的射血阻力，使心输出量不变或下降。剂量过大时，心脏自动节律性增加，可能出现心律失常，但较肾上腺素少见。

3. 升高血压　去甲肾上腺素是同类药中升高血压作用最强的。小剂量滴注时因血管收缩作用不剧烈，收缩压升高，舒张压升高不明显，脉压略加大；较大剂量时，血管强烈收缩使外周阻力明显增高，收缩压及舒张压均升高，脉压变小。

【临床应用】

1. 上消化道出血　稀释后口服，收缩食道或胃黏膜血管，产生局部止血作用。

2. 休克　因为去甲肾上腺素类血管收缩药缩血管作用较强，易加重微循环障碍，目前在休克治疗中已不占主要地位，仅限早期神经源性休克及药物中毒引起的低血压等。

【不良反应】

1. 局部组织坏死　静脉滴注时间过长、浓度过高或药液漏出血管，可引起局部组织缺血性坏死。

2. 急性肾功能衰退　滴注时间过长或剂量过大，可使肾血管剧烈收缩，肾血流量减少导致严重缺血，引起急性肾功能衰退，产生少尿、无尿。故用药期间尿量至少保持在每小时 25ml 以上。

间羟胺（基）

间羟胺（metaraminol）又名阿拉明（aramine），为人工合成品，化学性质稳定。可直接激动 α 受体，还可被去甲肾上腺素能神经末梢摄取，进入囊泡，通过置换作用促进囊泡中的去甲肾上腺素释放，间接地发挥激动作用。

作用与去甲肾上腺素相似，但间羟胺不易被单胺氧化酶（MAO）破坏，故收缩血管和升高血压作用较去甲肾上腺素弱但持久。因为对肾血管的收缩作用也较弱，略增强心肌收缩性，使休克患者的心输出量增加，比去甲肾上腺素较少引起心律失常和少尿等不良反应，故临床上作为去甲肾上腺素的代用品，用于各种休克早期、手术后或脊椎麻醉后的休克治疗。

二、α_1受体激动药

去氧肾上腺素和甲氧明

去氧肾上腺素（phenylephrine，苯肾上腺素；neosynephrine，新福林）和甲氧明（methoxamine，甲氧胺，methoxamedrine），均为人工合成品，作用与去甲肾上腺素相似，主要激动α_1受体，作用与去甲肾上腺素相比较弱而持久。收缩血管升高血压使皮肤黏膜、内脏血管收缩，组织的血流减少。由于两药能明显减少肾血流量，已少用于抗休克治疗。

甲氧明与去氧肾上腺素均能收缩血管，升高血压，通过迷走神经反射性地使心率减慢，故也可用于阵发性室上性心动过速。去氧肾上腺素还能兴奋瞳孔扩大肌，作用较阿托品弱，持续时间短，一般不引起眼压升高和调节麻痹，作为快速短效的扩瞳药用于眼底检查。

第二节　β受体激动药

一、β_1受体和β_2受体激动药（非选择性β肾上腺素受体激动药）

异丙肾上腺素[基]

异丙肾上腺素（isoprenaline，ISO）是人工合成品，是经典的强效β受体激动药。

【体内过程】口服易在肠黏膜与硫酸结合而失效，舌下给药吸收快但不规则，15～30min起效，维持1～2h，吸入给药吸收快而完全，2～5min即起效，作用可维持1～2h。

【药理作用】非选择性激动β受体，对β_1受体和β_2受体的激动作用相当。

1. 兴奋心脏　兴奋心脏β_1受体，使心脏的功能增强，表现为心脏的收缩力增加，心率加快、传导加快，心输出量增加。与肾上腺素比较，异丙肾上腺素加快心率、加速传导的作用较强，对正位起搏点的作用比异位起搏点的作用强，故异丙肾上腺素不易产生心律失常，较少发生心室颤动。

2. 舒张血管　兴奋骨骼肌血管、冠状血管平滑肌的β_2受体，使血管舒张，降低外周总阻力，增加冠脉流量；但如果大剂量静脉注射给药，则可引起舒张压明显下降，降低冠状血管的灌注压，冠脉有效血管流量不增加。

3. 舒张支气管　激动支气管平滑肌的β_2受体，使支气管舒张，作用比肾上腺素强，并具有抑制组胺等过敏性物质释放的作用。但对支气管黏膜的血管无收缩作用，故消除黏膜水肿的作用不如肾上腺素。久用可产生耐受性。

4. 其他　能增加肝糖原、肌糖原分解，增加组织耗氧量。与肾上腺素比较，其升高血中游离脂肪酸作用相似，而升高血糖作用较弱。

【临床应用】

1. 心脏骤停　适用于心室自身节律缓慢、高度房室传导阻滞或窦房结功能衰竭而并发的心脏骤停，常与去甲肾上腺素或间羟胺合用作心室内注射。

2. 房室传导阻滞　治疗Ⅱ度、Ⅲ度房室传导阻滞，采用舌下含药或静脉滴注给药。

3. 支气管哮喘　用于控制支气管哮喘急性发作，舌下或喷雾给药，疗效快而强。

【不良反应】常见的是心悸、头晕。用药过程中应注意控制心率。对于支气管哮喘患者，已具缺氧状态，加之用气雾剂剂量不易掌握，如果剂量过大，可致心肌耗氧量增加，易引起心律失常，甚至产生危险的心动过速及心室颤动。

二、β_1受体激动药

多巴酚丁胺（基）

多巴酚丁胺（dobutamine）是人工合成品，其化学结构和体内过程与多巴胺相似，口服无效，仅供静脉注射给药。

【药理作用】多巴酚丁胺是含有右旋多巴酚丁胺和左旋多巴酚丁胺的消旋体。前者阻断 α_1 受体，后者激动 α_1 受体，对 α_1 受体的作用因此而抵消。两者都激动 β 受体，但前者激动 β 受体作用为后者的 10 倍，消旋多巴酚丁胺的作用是两者的综合表现。由于其对 β_1 受体激动作用强于 β_2 受体，因此该药属于 β_1 受体激动药。与异丙肾上腺素比较，本品的正性肌力作用比正性频率作用显著。很少增加心肌耗氧量，也较少引起心动过速。

【临床应用】用于心脏手术后或心肌梗死并发的心力衰竭（心衰），增加心输出量和降低肺毛细血管楔压，并使左室充盈压明显降低，改善心功能，继发地促进排钠、排水、增加尿量，有利于消除水肿。

【不良反应】用药期间可引起血压升高、心悸、头痛、气短等不良反应。偶致室性心律失常，由于该药可使心肌耗氧量增多，也可引起心肌梗死患者梗死面积增加，应引起重视。

其他 β_1 受体激动药有普瑞特罗（prenalterol）、扎莫特罗（xamoterol）等，主要用于慢性充血性心力衰竭的治疗。

第三节　α 受体和 β 受体激动药

肾上腺素（典）（基）

肾上腺素（adrenaline，epinephrine，AD）是肾上腺髓质分泌的主要激素，药用肾上腺素可从家畜肾上腺提取，或人工合成。理化性质与去甲肾上腺素相似。

【体内过程】口服后收缩胃黏膜血管，吸收很少，在肠内被碱性肠液破坏，吸收部分在肠黏膜及肝代谢失效，不能达到有效的血药浓度；肌内注射吸收较快，作用强但维持时间短，作用维持 10～30min；皮下注射吸收缓慢，作用维持 1h 左右，故一般以皮下注射。

【药理作用】兴奋 α 受体和 β 受体，产生较强的 α 受体和 β 受体激动效应。

1. 心脏　激动心肌、传导系统和窦房结的 β_1 受体，使心肌收缩力增强，传导加快，心率加速，提高心肌的兴奋性，心输出量增加。激动心脏冠状血管的 β_2 受体，舒张冠状血管，改善心肌的血液供应，是强效的心脏兴奋药。但是肾上腺素可提高心肌代谢，使心肌氧耗量增加，加上心肌兴奋性提高，如果剂量大或静脉注射快，可引起心律失常，出现期前收缩，甚至引起心室纤颤。

2. 血管　肾上腺素对血管有收缩和舒张双重作用，其作用取决于各器官血管平滑肌上 α 受体及 β_2 受体的分布密度及给药剂量的大小。兴奋 α 受体，使皮肤、皮肤黏膜、肾和胃肠道等器官的血管平滑肌收缩，以皮肤、黏膜血管的收缩作用最强烈。兴奋冠脉、骨骼肌和肝的血管平滑肌上 β_2 受体，使血管舒张。

3. 血压　肾上腺素对血管、外周阻力的影响与其剂量密切相关。小剂量由于心脏兴奋，心输出量增加，因此收缩压升高，由于血管平滑肌的 β_2 受体比 α 受体对低浓度肾上腺素的敏感性高，骨骼肌血管在全身血管中占相当大比例，骨骼肌血管舒张作用对血压的影响，抵消或超过了皮肤黏膜血管收缩作用的影响，因此舒张压不变或下降，脉压增大，身体各部位血液重新分配，适合于紧急状态下机体能量供应的需要。大剂量或快速静滴肾上腺素时，除强烈兴奋心脏外，还使皮肤、黏膜及内脏血管强烈收缩，其强度超过对骨骼肌血管的扩张，还可激动肾小球动脉的 β_1 受体，引起肾素释放，导致血管紧张素Ⅱ大量生成，剧烈收缩血管，使总外周阻力明显升高，因而收缩压和舒张压均升高，并反射性地引起心率减慢。

4. 平滑肌　肾上腺素对平滑肌的作用主要取决于器官组织上的肾上腺素受体的类型。当激动支气管平滑肌的 β_2 受体时，发挥强大的舒张支气管作用，而激动支气管黏膜血管平滑肌的 α 受体时，则使其收缩，降低毛细血管的通透性，有利于消除支气管黏膜水肿。激动胃肠平滑肌的 α 受体和 β 受体，使胃肠道平滑肌抑制。肾上腺素还能松弛膀胱逼尿肌，引起尿潴留。

5. 提高机体代谢　α 受体和 β_2 受体的激动都可致肝糖原分解，治疗剂量下，可使耗氧量升高 20%～30%。

【临床应用】

1. 心脏骤停　兴奋心脏，用于溺水、麻醉和手术过程中的意外、药物中毒、传染病和心脏传导阻滞等所致的心脏骤停。对电击所致的心脏骤停，也可用肾上腺素配合心脏除颤器或利多卡因等除颤，一般用心室内注射。

2. 变态反应　是抢救过敏性休克的首选药物。肾上腺素激动血管平滑肌的 α 受体，收缩小动脉和毛细血管，降低通透性，升高血压。激动心脏的 β_1 受体，改善心功能。激动支气管的 β_2 受体，缓解支气管痉挛，可迅速缓解过敏性休克的心跳微弱、血压下降、喉头和支气管黏膜下水肿及支气管平滑肌痉挛引起的呼吸困难等症状。

3. 支气管哮喘　控制支气管哮喘的急性发作，皮下或肌内注射能于数分钟内奏效，但维持时间较短。本品由于不良反应严重，仅用于急性发作者。

4. 与局麻药配伍及局部止血　加入少量肾上腺素于局麻药注射液中，可使局部血管收缩，延缓局麻药的吸收，减少吸收中毒的可能性，同时又可延长局麻药的麻醉时间。

【不良反应】主要不良反应为心悸、烦躁、头痛和血压升高等，血压剧升有发生脑溢血的危险，故老人慎用。也能引起心律失常，甚至心室纤颤，故应严格掌握剂量。

麻黄碱（基）

麻黄碱（ephedrine）是从中药麻黄中提取的生物碱。麻黄碱现已可以人工合成，药用其左旋体或消旋体。

【体内过程】化学性质稳定，口服易吸收，可通过血脑屏障。小部分在体内经脱胺氧化而被代谢，大部分以原型经肾排泄，消除缓慢，故作用较肾上腺素持久。

【药理作用】麻黄碱可直接激动 α 受体和 β 受体，还可促使肾上腺素能神经末梢释放去甲肾上腺素而发挥间接作用。与肾上腺素比较，麻黄碱具有下列特点：①性质稳定，口服有效；②拟肾上腺素作用弱而持久；③中枢兴奋作用较显著；④易产生快速耐受性。

1. 兴奋心脏　心收缩加强、心输出量增加，但较 NA 弱。在整体情况下由于血压升高，反射性减慢心率，这一作用抵消了它直接加速心率的作用，因此心率变化不大。

2. 收缩血管　收缩皮肤黏膜及内脏血管，但较去甲肾上腺素弱而持久。麻黄碱的升高血压作用出现缓慢，但可维持 3～6h。

3. 扩张支气管　作用较肾上腺素弱，起效慢但持久。

4. 兴奋中枢　具有较肾上腺素显著的中枢兴奋作用，较大剂量可兴奋大脑和皮质下中枢，引起精神兴奋、不安和失眠等。

5. 快速耐受性　短期内反复使用麻黄碱、间羟胺等药物，作用可逐渐减弱，称为快速耐受性（tachyphylaxis），也称脱敏（desensitization）。停药数小时后，可以恢复。

【临床应用】

1. 支气管哮喘　用于预防发作和轻症的治疗，对于重症急性发作效果较差。

2. 鼻黏膜充血引起鼻塞　常用 0.5%～1%溶液滴鼻，可消除黏膜肿胀。

3. 防治某些低血压状态　例如，用于防治硬脊膜外和蛛网膜下麻醉所引起的低血压。

4. 某些变态反应疾病　缓解荨麻疹和血管神经性水肿的皮肤黏膜症状。

【不良反应】有时出现中枢兴奋所致的不安、失眠等，晚间服用宜加镇静催眠药，以防止失眠。

第四节　α 受体和 β 受体及多巴胺受体激动药

多巴胺（基）

多巴胺（dopamine）是去甲肾上腺素生物合成的前体物质，药用的是人工合成品。

【体内过程】与去甲肾上腺素相似，口服易在肠和肝中被破坏而失效。一般用静脉滴注给药，在体内迅速经 MAO 和 COMT 的催化而代谢失效，故作用时间短暂。因多巴胺不易透过血脑屏障，故外源性多巴胺对中枢神经系统无作用。

【药理作用】激动 α 受体和 β 受体及外周的多巴胺受体，其中对 β_2 受体作用较弱。能激动肾、肠系膜和冠状血管的 D_1 受体，使血管舒张，也具有促进去甲肾上腺素能神经末梢释放去甲肾上腺素的能力。

1. 心脏　激动心脏 β_1 受体，能使心肌收缩力加强，心输出量增加，但一般剂量对心率影响不明显，大剂量可加快心率。与异丙肾上腺素比较，多巴胺增加心输出量的作用较弱，但比去甲肾上腺素强，对心率影响较小，并发心律失常者也较少。

2. 血管和血压　能激动血管的 α 受体和多巴胺受体，而对 β_2 受体的影响十分微弱。大剂量的多巴胺激动 α 受体的作用使血管收缩，血压升高。

3. 肾　低浓度的多巴胺激动肾血管的 D_1 受体，舒张肾血管，使肾血流量增加，肾小球的滤过率也增加。能直接抑制肾小管重吸收 Na^+，有排钠利尿作用。大剂量时兴奋肾血管的 α 受体，使肾血管明显收缩，导致肾血流量减少。

【临床应用】

1. 休克　用于心肌梗死、充血性心功能不全的心源性休克及出血性休克等各种类型的休克，尤其对伴有肾功能不全、心输出量降低、周围血管阻力较低并且已补足血容量的患者较为适宜。

2. 急性肾衰竭　与利尿药合用可增强疗效。

3. 其他　可用于急性心功能不全，具有改善血流动力学作用。

【不良反应】偶见恶心、呕吐。如果剂量过大或滴注太快，可出现心动过速、心律失常和肾血管收缩导致的肾功能下降等，一旦发生，应减慢滴注速度或停药。与单胺氧化酶抑制剂或三环类抗抑郁药合用时，多巴胺剂量应酌减。

【禁忌证】嗜铬细胞瘤患者禁用。室性心律失常、闭塞性血管病、心肌梗死、动脉硬化和高血压患者慎用。

总结记忆模块

1. 知识要点

1）肾上腺素受体激动药是一类能与肾上腺素受体结合并激动该受体，产生与肾上腺素相似的作用，参与体内多数器官功能调节的药物。

2）肾上腺素兴奋α、β肾上腺素受体，去甲肾上腺素兴奋α受体，异丙肾上腺素兴奋β受体，多巴胺兴奋肾上腺素受体及多巴胺受体。

3）本类药物的药理作用取决于药物对受体的选择性及使用的剂量，多表现为血管收缩、心率加快、血压升高、支气管扩张等作用，临床用于升高血压、抗休克、心脏复苏、止血和平喘。

2. 药物比较　儿茶酚胺类药物比较见表9-1。

表9-1　儿茶酚胺类药物比较

分类	代表药物	作用特点及用途
α受体激动药	去甲肾上腺素	收缩血管，升高血压。用于上消化道出血、休克、低血压
β受体激动药	异丙肾上腺素	兴奋心脏，舒张支气管平滑肌。用于心脏骤停、房室传导阻滞、支气管哮喘
α受体和β受体激动药	肾上腺素	兴奋心脏，收缩血管，升高血压。用于心脏骤停、过敏性休克、支气管哮喘、与局部麻醉药配伍和局部止血
α受体和β受体及多巴胺受体激动药	多巴胺	兴奋心脏，收缩多数血管，舒张肾血管，排钠利尿。用于休克、心衰、急性肾衰竭

3. 复习记忆

（1）复习指南　本章药物是按兴奋肾上腺素受体类型的不同而分类的，由于各组织上的肾上腺素受体亚型不同，各药对亚型受体的选择性不同而产生药理作用的差异，因此结合第五章学习过的肾上腺素受体及其亚型的分布和效应就可推知各个药物的主要药理作用。

（2）助记方法　歌诀法。

去甲肾上腺素

去甲强烈缩血管，升压作用不翻转；
只能静滴要缓慢，引起肾衰很常见。

异丙肾上腺素

异丙扩张支气管，哮喘急发它能缓；
扩张血管治感染，血容补量效才显。
兴奋心脏复心跳，加速传导率不乱；
哮喘急发快而强，甲亢冠心切莫选。

知识拓展模块

1. 研究史话

从肾上腺素到去甲肾上腺素

1893 年，英国医生 G. Oliver 发现动物吞食山羊肾上腺提取物后会引起动脉收缩，经过与英国生理学教授 E. Schafer 的共同研究发现，肾上腺提取物对血管、心脏和骨骼肌都有强大的作用。1896 年，维也纳化学家 S. Frankel 确认这是一种儿茶酚类物质。1897 年，由约翰斯·霍普金斯大学的 J. J. Aber 教授进行分离并命名为肾上腺素，不久新泽西州的化学家 J. Takmine 纯化得到了肾上腺素的纯品。1903 年，霍金斯染料厂化学研究所对肾上腺素进行人工合成，并于 1905 年获得成功。科学家在给动物注射肾上腺素后发现可引起一系列生理器官的反应，刺激交感神经的反应与注射肾上腺素的作用是相似的，但去甲肾上腺素直到 1946 年才被瑞典生理学家 Ulf von Euler 成功地分离出并命名，是兴奋交感神经引起的主要神经递质，Euler 与德国的 Bernard Katz 和美国的 Julius Axelrod 由于发现了神经末梢部位的传递物质，以及该物质的贮藏、释放、受抑制机理，在 1970 年共享了诺贝尔生理学或医学奖。

2. 知识拓展

β_3 肾上腺素受体及其激动药

β_3 肾上腺素受体（β_3 adrenoceptor，β_3-AR）是继 β_1 受体和 β_2 受体之后发现的第三个 β 型肾上腺素受体亚型，β_3-AR 广泛分布于脂肪组织、心脏、血管、消化系统、泌尿生殖系统和脑组织等。β_3-AR 属 G 蛋白偶联家族，在脂肪组织中，β_3-AR 介导脂肪分解、促进能量代谢及产热效应；而在心血管系统中，β_3-AR 可介导心肌负性变力效应及血管平滑肌舒张作用。近年来选择性激动 β_3 受体的药物主要集中用于抗肥胖、抗糖尿病、解除胃肠道平滑肌痉挛和抗炎方面。

目前已上市的 β_3 肾上腺素受体激动药有米拉贝隆（mirabegron），用于治疗膀胱过度活动症，伴有急迫性尿失禁、尿急和尿频者。

3. 问题与思考

为什么缩血管药和扩血管药均可治疗休克？

现代医学对休克的药物治疗经历了从最初使用缩血管药物到后来使用扩血管药的历

程：第二次世界大战期间认为休克是运动中枢麻痹、动脉血管扩张引起低血压导致急性循环衰竭，使用肾上腺素等升压药使得部分患者获救而开始使用缩血管药治疗休克。后发现用缩血管药治疗休克的成功率并不高，进而探索休克的发病机制，20世纪60年代提出的微循环学说认为：各种原因的休克的共同发病环节是交感-肾上腺髓质系统强烈兴奋，微循环障碍组织灌注不足，药物的缩血管作用会进一步加重微循环障碍。使用改善微循环障碍的药物（扩血管药）对低血容量性休克（失血性、创伤性）的治疗取得了明显进展。可见生理、病理基础研究的成果推动着药物治疗学的进步。

（林　青）

第十章　肾上腺素受体阻断药

基本知识模块

肾上腺素受体阻断药（adrenoceptor blocking drug）能选择性地与肾上腺素受体结合，其本身不激动或较少激动肾上腺素受体，却能妨碍去甲肾上腺素能神经递质及肾上腺素受体激动药与受体结合，从而产生抗肾上腺素作用，是一类广泛用于高血压、心绞痛、心律失常和充血性心力衰竭的重要药物。

第一节　α 受体阻断药

α 受体阻断药（α-receptor blocking drug，α-receptor antagonist）能与 α 肾上腺素受体结合，阻断去甲肾上腺素能神经递质或拟肾上腺素药的 α 型作用，可将肾上腺素的升压作用（α_1 作用）翻转为降压作用（β_2 作用）。此现象称为“肾上腺素作用的翻转”（adrenaline reversal）；对于主要作用于血管 α 受体的去甲肾上腺素，本类药物只能取消或减弱其升压效应，而无“翻转作用”；对于主要作用于 β 受体的异丙肾上腺素的降压作用则无影响（图 10-1）。根据本类药物对 α_1 受体、α_2 受体的选择性和作用时间长短不同，可分为三类。

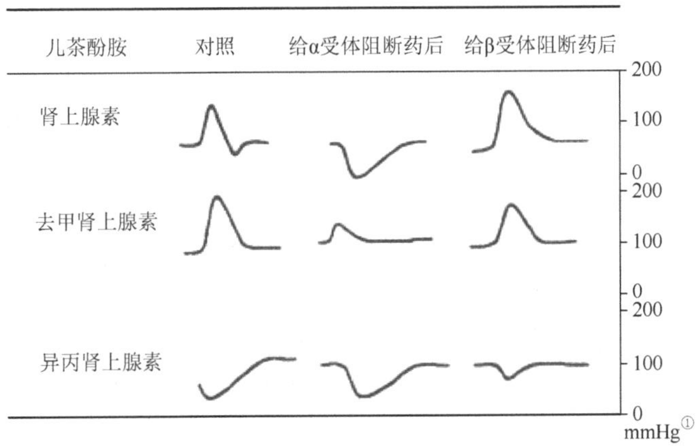

图 10-1　给肾上腺素受体阻断药前后，儿茶酚胺对犬血压的作用

① 1mmHg=1.33322×10^2Pa

1. 非选择性 α 受体阻断药

1）短效类：酚妥拉明、妥拉唑林。

2）长效类：酚苄明。

2. 选择性 α_1 受体阻断药　　哌唑嗪。

3. 选择性 α_2 受体阻断药　　育亨宾。

一、非选择性 α 受体阻断药

（一）短效类（竞争性 α 受体阻断药）

本类药物都是咪唑啉（imidazoline）的衍生物，以氢键、离子键及范德瓦耳斯力与 α 受体结合，结合力弱，易解离，加大 NA 剂量可竞争性地拮抗其作用，故称为竞争性 α 受体阻断药。

酚妥拉明（基）

酚妥拉明（phentolamine）又名立其丁（regitine），为咪唑啉衍生物。

【体内过程】 生物利用度低，口服效果仅为注射给药的 20%。口服后 30min 血药浓度达峰值，作用维持 3～6h；肌内注射作用维持 30～45min。大多以无活性的代谢物从尿中排泄。

【药理作用】 对 α_1 受体、α_2 受体的亲和力相同，对突触后膜的 α_1 受体和突触前后膜的 α_2 受体均能阻断，为一过性中等程度的作用。

1. 舒张血管　　阻断血管平滑肌上的 α_1 受体使血管舒张，血压下降，肺动脉压下降尤其明显。

2. 兴奋心脏　　血管舒张、血压下降、可反射地兴奋交感神经而兴奋心脏，使心收缩力加强，心率加快，输出量增加。此作用部分是阻断神经末梢突触前膜的 α_2 受体，从而促进去甲肾上腺素释放，激动心脏 β_1 受体的结果。

3. 其他　　有拟胆碱作用，使胃肠平滑肌兴奋，唾液分泌及气道分泌增加。有拟组胺样作用，使胃酸分泌增加，末梢血管扩张皮肤潮红等。

【临床应用】

1. 外周血管痉挛性疾病　　例如，肢端动脉痉挛性的雷诺病、血栓闭塞性脉管炎及冻伤后遗症。

2. 去甲肾上腺素滴注外漏　　在静脉滴注去甲肾上腺素发生外漏时，可致皮肤缺血、苍白和剧烈疼痛，甚至坏死，可用本品 5mg 溶于 10～20ml 生理盐水中，作皮下浸润注射。也用于肾上腺素等拟交感胺过量所致的高血压。

3. 休克　　在补足血容量的基础上能使心输出量增加，血管舒张，外周阻力降低，从而改善休克状态时的内脏血液灌注，解除微循环障碍。并能降低肺循环阻力，防止肺水肿的发生。

4. 急性心肌梗死和顽固性充血性心力衰竭　　心力衰竭时，因心输出量不足，交感张力增加，外周阻力增高，肺充血和肺动脉压力升高，产生肺水肿。应用酚妥拉明可扩张血管，降低外周阻力，使心脏后负荷明显降低，左室舒张末期压与肺动脉压下降，心输出量增加，心力衰竭得以减轻。

5. 肾上腺嗜铬细胞瘤　用于肾上腺嗜铬细胞瘤的诊断和此病骤发高血压危象及手术前的准备，能使嗜铬细胞瘤所致的高血压下降。

6. 药物引起的高血压　用于肾上腺素等拟交感胺药物过量所致的高血压。也可用于突然停用可乐定或应用单胺氧化酶抑制药患者食用富含酪胺食物后出现的高血压危象。

7. 其他　口服或直接阴茎海绵体内注射用于诊断或治疗阳痿。

【不良反应】常见的反应有低血压，胃肠道平滑肌兴奋所致的腹痛、腹泻、呕吐和诱发溃疡病（可能与其胆碱受体激动作用有关）。静脉给药有时可引起严重的心动加速、心律失常和心绞痛，因此须缓慢注射或滴注。胃炎、胃及十二指肠溃疡病、冠心病患者慎用。

妥拉唑林

妥拉唑啉（tolazoline，苄唑啉）对 α 受体阻断作用与酚妥拉明相似，是短效 α 受体阻断药。组胺样作用和拟胆碱作用较强。口服和注射都易吸收，大部分以原型从肾小管排泄。口服吸收较慢，排泄较快，效果远不及注射给药。主要用于血管痉挛性疾病的治疗，局部浸润注射用以处理去甲肾上腺素静脉滴注时的药液外漏。不良反应与酚妥拉明相同，但发生率较高。

（二）长效类（非竞争性 α 受体阻断药）

本类药物以共价键和 α 受体结合，结合力强，不易解离，加大 NA 剂量也难与之竞争，故又称为非竞争性 α 受体阻断药。由于其与 α 受体结合是不可逆的，作用恢复必须等新的 α 受体产生，因此药物作用时间长。

酚苄明

酚苄明（phenoxybenzamine）又名苯苄胺（dibenzyline），是人工合成品。

【体内过程】口服有 20%～30%被吸收，因刺激性强，不作肌内或皮下注射，仅作静脉注射。静脉注射 1h 后可达最大效应。本品的脂溶性高，大剂量用药可积蓄于脂肪组织中，然后缓慢释放，故作用持久。12h 排泄 50%，24h 排泄 80%，一周后尚有少量存留在体内。

【药理作用】酚苄明与 α 受体不可逆结合，产生强大、持久的 α 受体阻断作用。阻断血管平滑肌的 α_1 受体，舒张血管，作用强大而持久。阻断突触前 α_2 受体，可加速心率。还有抗胆碱、抗 5-羟色胺（5-HT）及抗组胺作用。

【临床应用】主要用于嗜铬细胞瘤的治疗。也可用于外周血管痉挛性疾病、休克和缓解良性前列腺增生引起的阻塞性排尿困难。

【不良反应】常见的有体位性低血压、反射性心动过速、心悸和鼻塞；口服可致恶心、呕吐、嗜睡及疲乏等。静脉注射或用于休克时给药必须缓慢，充分补液和密切监护。

二、选择性 α_1 受体阻断药

选择性 α_1 受体阻断药对动脉和静脉的 α_1 受体有较高的选择性阻断作用，因此在阻断去甲肾上腺素和肾上腺素升压作用的同时，无促进神经末梢释放去甲肾上腺素而加快心率的作用，也不增加肾素分泌。哌唑嗪为代表药，同类药还有特拉唑嗪（terazosin）、坦洛

新（tamsulosin）及多沙唑嗪（doxazosin）等。主要用于良性前列腺增生引起的排尿困难及原发性高血压的治疗。

哌唑嗪（基）

哌唑嗪（prazosin）选择性地阻断 α_1 受体，能显著扩张小动脉，降低外周阻力；扩张小静脉，减少回心血量，因此可降低立位和卧位血压。对 α_2 受体的阻断极少，因此不促进去甲肾上腺素的释放，一般不引起明显的反射性心动过速，也不增加肾素的分泌。主要用于高血压、慢性充血性心力衰竭。近年来合成了不少哌唑嗪的衍生物，成为一类新型降压药，详见第二十一章。

坦洛新

坦洛新（tamsulosin）为 α 肾上腺素受体阻断药，对 α_{1A} 受体的阻断作用明显强于对 α_{1B} 受体的阻断作用，生物利用度高，$t_{1/2}$ 为 9～15h，对良性前列腺肥大疗效好，是新型抗前列腺增生药，主要用于治疗前列腺增生所致的排尿障碍。研究表明，α_{1A} 受体主要存在于前列腺，而 α_{1B} 受体主要存在于血管，由此认为 α_{1A} 受体亚型可能是控制前列腺平滑肌最重要的 α 受体亚型，所以尽管非选择性 α 受体阻断药酚苄明、选择性 α_1 受体阻断药哌唑嗪和 α_{1A} 受体阻断药均可用于治疗良性前列腺肥大，改善排尿困难，但对于心血管的影响明显不同，酚苄明可降低血压和引起心悸，哌唑嗪降低血压，而坦洛新则对心率和血压无明显影响。

三、选择性 α_2 受体阻断药

育亨宾（yohimbine）是从非洲的一种常青植物育亨宾树皮中提取的生物碱，能选择性地阻断突触前膜的 α_2 受体，促进去甲肾上腺素能神经末梢释放去甲肾上腺素，增加交感神经张力，导致血压升高，心率加快。育亨宾减少阴茎静脉回流，利于充血勃起，用于治疗男性性功能障碍。育亨宾也是 5-HT 拮抗药，常作为科研工具药。

第二节　β 受体阻断药

β 受体阻断药（β-receptor blocking drug）能选择性地与 β 肾上腺素受体结合，阻断去甲肾上腺素能神经递质或拟肾上腺素药与 β 受体的结合，产生抗肾上腺素作用。根据其对 β 受体选择性的不同，可将其分为非选择性 β 受体阻断药、β_1 受体阻断药及 α 受体和 β 受体阻断药三大类，在 β 受体阻断药中，部分具有内在拟交感活性（intrinsic sympathomimetic activity, ISA），因此本类药物又可分为有内在拟交感活性和无内在拟交感活性两类。

【药理作用】

1. β 受体阻断作用

（1）抑制心脏　对心血管的作用是本类药的主要作用，特别是对心脏的作用，但与 β 受体阻断药的类型、剂量和交感紧张性状态有关。不具 ISA 的 β 受体阻断药，可使安静状态的人心率减慢，心收缩力减弱，心输出量减少，心肌耗氧量下降，血压稍降低。具 ISA 的 β 受体阻断药仅对于交感神经张力较高的心脏作用较强。β 受体阻断药还能延缓心房和房室结的传导，延长 ECG（心电图）的 P-R 间期（房室传导时间）。

（2）降低血压　非选择性 β 受体阻断药及 β_1 受体阻断药均能降低血压，其降压机制是通过多个方面实现的，与 β_1 受体阻断有关（见第二十一章）。

（3）收缩支气管　支气管的 β_2 受体激动时使支气管平滑肌松弛，β 受体阻断药则使之收缩而增加呼吸道阻力。但这种作用较弱，对正常人影响较小，只有对支气管哮喘的患者，有时可诱发或加重哮喘的急性发作。选择性 β_1 受体阻断药，此作用较弱。

（4）减少肾素释放　β 受体阻断药通过阻断肾小球旁细胞的 β_1 受体而抑制肾素的释放，这是其降血压作用的原因之一。

（5）抑制脂肪分解及降低血糖　脂肪的分解主要与 β_3 受体激动有关，而肝糖原的分解与 α 和 β_2 受体有关。因此 β 受体阻断药可抑制交感神经兴奋所引起的脂肪分解，当 β 受体阻断药与 α 受体阻断药合用时则可拮抗肾上腺素升高血糖的作用。

β 受体阻断药不仅能使机体对儿茶酚胺的敏感性增高，还可抑制甲状腺素（T_4）转变为三碘甲状腺原氨酸（T_3）的过程，有效控制甲亢的症状。

2. 内在拟交感活性　有些 β 肾上腺素受体阻断药与 β 受体结合后，除能阻断 β 受体外，对 β 受体还具有部分激动作用（partial agonistic action），称为内在拟交感活性（intrinsic sympathomimetic activity，ISA）。一般 ISA 作用较弱，被其 β 受体阻断作用所掩盖。ISA 较强的药物在临床应用时，其抑制心收缩力、减慢心率和收缩支气管的作用，一般较不具 ISA 的药物弱。

3. 膜稳定作用　有些 β 受体阻断药大剂量时具有局部麻醉作用和奎尼丁样作用，这两种作用均是降低细胞膜对离子的通透性所致，因此称为膜稳定作用。对人离体心肌细胞的膜稳定作用仅在高于临床有效血浓度 50～100 倍时才能发挥。此外，无膜稳定作用的 β 受体阻断药仍然对心律失常有效，因此认为此作用与其治疗作用无关。

4. 其他　β 受体阻断药还有降低眼压作用，普萘洛尔有抗血小板聚集作用。

【临床应用】

1. 心律失常　对多种原因引起的过速型心律失常有效，尤其对运动或情绪紧张、激动所致的心律失常或因心肌缺血、强心苷中毒引起的心律失常疗效好（详见第二十二章）。

2. 心绞痛和心肌梗死　对劳累性心绞痛有良好的疗效。对心肌梗死，早期应用普萘洛尔、美托洛尔和噻吗洛尔等均可降低心肌梗死患者的复发和猝死率，用量比抗心律失常的剂量要大（详见第二十四章）。

3. 高血压　β 受体阻断药是治疗高血压的基础药物（详见第二十一章）。

4. 慢性心功能不全　β 受体阻断药对扩张型心肌病的慢性心功能不全治疗作用明显（详见第二十三章）。

5. 其他　辅助治疗甲状腺功能亢进及甲状腺中毒危象，对控制激动不安、心动过速和心律失常等症状有效，并能降低基础代谢率。也用于嗜铬细胞瘤和肥厚型心肌病。普萘洛尔试用于偏头痛、肌震颤、肝硬化的止消化道出血等。噻吗洛尔常局部用药治疗青光眼，降低眼压。新开发的治疗青光眼的 β 受体阻断药有左布诺洛尔、美替洛尔等。

【不良反应】一般的不良反应，如恶心、呕吐、轻度腹泻等消化道症状，停药后迅速消失。偶见过敏反应，如皮疹、血小板减少等。严重不良反应常与应用不当有关，可导致严重后果，主要包括以下几种。

1. 心血管反应　由于对心脏 β_1 受体的阻断作用，出现心脏功能抑制，特别是心功能不全、窦性心动过缓和房室传导阻滞的患者，由于其心脏活动中交感神经占优势，因此对本类药物敏感度提高，加重病情，甚至引起重度心功能不全、肺水肿、房室传导完全阻滞以致心脏骤停等严重后果。具有 ISA 的 β 受体阻断药较少出现心动过缓、负性肌力等心功能抑制现象。同时服用维拉帕米或用于抗心律失常时应特别注意缓慢性心律失常。对血管平滑肌 β_2 受体的阻断作用，可使外周血管收缩甚至痉挛，导致四肢发冷、皮肤苍白或发绀，出现雷诺症状或间歇跛行，甚至可引起脚趾溃烂和坏死。

2. 诱发或加重支气管哮喘　非选择性 β 受体阻断药可使呼吸道阻力增加，诱发或加剧支气管哮喘，具有内在拟交感活性的药物，一般不引起上述的不良反应，但对哮喘患者仍应慎重。

3. 反跳现象　长期应用 β 受体阻断药时若突然停药，可引起原来病情加重，如血压上升、严重心律失常或心绞痛发作次数增加，甚至产生急性心肌梗死或猝死，此种现象称为反跳现象（rebound）。其机制与受体向上调节有关。因此在病情控制后应逐渐减量直至停药。

4. 其他　偶见眼-皮肤黏膜综合征，个别患者有幻觉、失眠和抑郁症状。少数人可出现低血糖及加强降血糖药的降血糖作用，掩盖低血糖时出汗和心悸的症状而出现严重后果，此时，可慎重选用具有 β_1 受体选择性的药物。

【禁忌证】严重左室心功能不全、窦性心动过缓、重度房室传导阻滞和支气管哮喘的患者。心肌梗死患者及肝功能不良者应慎用。

一、β_1 受体和 β_2 受体阻断药（非选择性 β 受体阻断药）

（一）1A 类：无 ISA 的 β_1 受体和 β_2 受体阻断药

普萘洛尔（基）

普萘洛尔（propranolol，心得安）是等量的左旋和右旋异构体混合得到的消旋品，仅左旋体有阻断 β 受体的活性，是最早用于临床的 β 受体阻断药。

【体内过程】口服吸收好，在血液中与血浆蛋白结合率达 90%，在肺、脑、肾、心脏的组织中分布浓度高，在体内经代谢后经尿中排出。普萘洛尔个体差异大，不同个体口服相同剂量的普萘洛尔，血浆高峰浓度相差可达 10 倍之多，因此临床用药须从小剂量开始，逐渐增加到适当剂量。

【药理作用和临床应用】普萘洛尔具较强的 β 受体阻断作用，没有 ISA。对安静状态的人的心率基本上没有影响，但对交感神经张力较高的心脏作用较强，使心收缩力减弱，心输出量减少，心肌耗氧量下降，血压稍降低。阻断心脏 β_1 受体是其最重要的药理作用，用药后使心率减慢，心收缩力和心输出量降低，冠脉血流量下降，心肌耗氧量明显减少，对高血压患者可使其血压下降，支气管阻力也有一定程度的增高。可用于治疗心律失常，预防心绞痛、高血压、甲状腺功能亢进等。

噻吗洛尔（基）

噻吗洛尔（timolol，噻吗心安）是普萘洛尔的类似物，既无内在拟交感活性，也无膜稳定作用。其β受体阻断作用是普萘洛尔的5～10倍，用于高血压治疗及预防绞痛。因可减少房水的生成，常用作滴眼剂，降低眼压，治疗青光眼。本品0.1%～0.5%疗效与毛果芸香碱1%～4%相近，每日滴眼两次即可，无缩瞳和调节痉挛等不良反应。局部应用对心率及血压无明显影响。

（二）1B类：有ISA的β_1受体和β_2受体阻断药

吲哚洛尔（典）

吲哚洛尔（pindolol，心得静）是普萘洛尔的类似物，且内在拟交感活性较强，主要表现在激动β_2受体方面。临床上用于治疗高血压、心绞痛、心律失常、心肌梗死、甲状腺功能亢进等。

二、β_1受体阻断药（心脏选择性β_1受体阻断药）

（一）2A类：无ISA的β_1受体阻断药

阿替洛尔（基）（典）和美托洛尔（基）

阿替洛尔（atenolol，氨酰心安）和美托洛尔（metoprolol，美多心安）对β_1受体有选择性阻断作用，对β_2受体作用较弱，故增加呼吸道阻力作用较轻，哮喘患者使用较为安全。临床试验证明，阿替洛尔每日75～600mg降压效果比心得安每日60～480mg好。阿替洛尔的$t_{1/2}$和作用维持时间均较普萘洛尔和美托洛尔长，临床应用时每天口服1次即可，普萘洛尔和美托洛尔则需每天2～3次。

（二）2B类：有ISA的β_1受体阻断药

醋丁洛尔

醋丁洛尔（acebutolol，醋丁酰心安）可选择性地阻断β_1受体，既具有心脏选择作用，也具有一定的内在拟交感活性和膜稳定性。作用与普萘洛尔相似但弱。可用于高血压、心绞痛、心律失常等治疗。不良反应和普萘洛尔相似。

第三节　α受体和β受体阻断药

本类药物是有效的降压药物，并具有心脏、脑、肾保护作用。本类药物可应用于高血压合并冠心病、肾功能不全、心力衰竭、脑卒中和妊娠期高血压等患者，特别是对单纯舒张期高血压患者疗效更为显著。由于其不但可改善中心动脉脉压、主动脉僵硬度和胰岛素抵抗，而且对高血压患者的糖脂代谢无不良影响，因此在高血压治疗中具有明显的优势。α受体和β受体阻断药的不良反应较少见，主要有头晕、直立性低血压、心动过缓、倦怠乏力、肢端发冷和胃肠道反应等。

目前国内临床应用的主要有拉贝洛尔、阿罗洛尔和卡维地洛，但三种药物对α_1和β_1受体阻滞强度不同，因此临床效果存在一定差异。α受体和β受体阻断药药理学特性见表10-1。

表 10-1　α 受体和 β 受体阻断药药理学特性

药物名称	溶解性	半衰期/h	首过效应/%	口服生物利用度/%	主要消除器官	内在拟交感活性	α_1 与 β_1 受体比值
卡维地洛	脂溶性	6～7	60～75	30	肝	无	1∶100～1∶10
阿罗洛尔	水脂双溶性	10～2	0	85	肝、肾	无	1∶8
拉贝洛尔	脂溶性	6～8	70	70	肝、肾	有	口服 1∶3，静脉 1∶7

拉贝洛尔

拉贝洛尔（labetolol，柳胺苄心定）对 β_1 受体的阻断作用是普萘洛尔的 1/4，对 β_2 受体的阻断作用是普萘洛尔的 1/17～1/11，对 α 受体的阻断作用是酚妥拉明的 1/10～1/6。因心脏 β_1 受体同时被阻断，一般不出现因 α 受体阻断、血管扩张血压下降产生的反射性心率加快。主要用于中度和重度高血压、心绞痛，是目前唯一被推荐用于妊娠高血压的 α 受体和 β 受体阻断药。与单纯 β 受体阻断药相比，能降低卧位血压和外周阻力，不减少心输出量，不引起体位性低血压。静脉注射还可治疗高血压危象。

阿罗洛尔

阿罗洛尔（arottnolol）有适宜的 α 受体阻断作用，在不使末梢血管阻力升高的情况下，呈现 β 受体阻断作用而降压。可降低心肌收缩力，减慢心率，减少心肌耗氧量，减少心输出量。主要用于高血压、心绞痛及室上性心动过速的治疗，对高血压合并冠心病者疗效佳，可提高生存率。本品也可用于原发性震颤的治疗。不良反应有乏力、胸痛、头晕、稀便及肝转氨酶升高等。

卡维地洛

卡维地洛（carvedilol）是一个新型的同时具有 α_1 受体、β_1 受体和 β_2 受体阻断作用的药物，无内在拟交感神经活性，高浓度时有钙拮抗作用，还具有抗氧化、抑制心肌细胞凋亡、抑制心肌重构等多种作用，是第一个被正式批准用于治疗心力衰竭的 β 受体阻断药。由于 α_1 受体和 β 受体阻断作用的比率为 1∶10，因此阻断 α_1 受体引起的不良反应明显减少。主要用于治疗充血性心力衰竭，可以明显改善症状，提高射血分数，防止和逆转心力衰竭进展过程中出现的心肌重构，提高生活质量，降低心衰患者的住院率和病死率。还可用于高血压和心绞痛的治疗。

总结记忆模块

1. 知识要点

1）α 受体阻断药的代表药物为酚妥拉明，能扩张血管、降低血压，主要用于血管痉挛性疾病。

2）β 受体阻断药普萘洛尔，主要用于高血压、心绞痛、心律失常、慢性心功能不全，是治疗心血管疾病的重要药物。

3）α 受体和 β 受体阻断药的代表药物为拉贝洛尔。

2. 药物比较　　本章相关药物比较见表 10-2～表 10-4。

表 10-2　β 受体阻断药的比较

药物名称	β 受体阻断作用		效价	内在拟交感活性	膜稳定作用
	$β_1$	$β_2$			
吲哚洛尔	+	+	5～10	++	+
醋丁洛尔	+	–	0.5	+	+
普萘洛尔	+	+	1	–	++
纳多洛尔	+	+	2～4	–	–
噻吗洛尔	+	+	5～10	–	–
美托洛尔	+	–	0.5～2	–	±
阿替洛尔	+	–	1	–	–

注：–表示无作用，±、+、++分别表示作用不定、弱、中

表 10-3　β 受体阻断药的药理学特性

药物名称	$β_1$ 受体阻断作用	ISA	膜稳定作用	脂溶性	血浆衰期/h
1 类					
普萘洛尔	1	–	++	高	3～10
尼普洛尔	0.5～1	–	–	–	3～5
纳多洛尔	0.5	–	–	低	14～24
2 类					
比索洛尔	10	–	–	低	8～12
阿替洛尔	1	–	–	低	6～12
艾司洛尔	0.5～1	–	–	低	0.06
美托洛尔	0.5～1	–	+	中	2～7
醋丁洛尔	0.3	+	+	–	3～8

表 10-4　α 受体和 β 受体阻断药的比较

药物名称	β 受体阻断作用	α 受体阻断作用	α/β
	普萘洛尔=1	酚妥拉明=1	
拉贝洛尔	1/3	1/6	1∶3
阿罗洛尔	5	1/10	1∶8
氨磺洛尔	1/4	2	1.3∶1

3. 复习记忆

（1）复习指南　　《中国药品通用名称》命名原则总则规定：药品的英文名应尽量采用世界卫生组织（WHO）编订的国际非专有药名（international nonproprietary names for pharmaceutical substance，INN）；而 INN 命名的主要原则有两条，其中一条规定：对于同

属一类药理作用相似的药物，在命名时应适当表明这种关系。所以药理作用相似的同一类药物，其通用名常有相同的词干，“β 受体阻断药”的通用名有词干“-洛尔”（-olol 或 -alol）。因此，带有洛尔的药物，其药理作用大致相似。本章药物的药理作用总体上与第九章肾上腺素受体激动药相反，在记住 α 受体激动药和 β 受体激动药的基础上就容易记住本章药物。

（2）助记方法　歌诀法。

普萘洛尔

普萘洛尔抗 β，减慢心率降血压；
心律失常心绞痛，甲亢心衰均用它。

知识拓展模块

1. 研究史话

从药物发现到药物设计——普萘洛尔的问世

药物的发现经历了“偶然发现”的经验积累、对药物活性成分的主动筛选至根据疾病的特定靶标进行药物科学设计的漫长发展过程，取得了许多令人瞩目的成就，其中被誉为“分析药物学之父”的英国科学家詹姆斯·怀特·布莱克（James Whyte Black）爵士运用药物设计的思路成功开发的 β 肾上腺素受体阻断药是药学研究史上重要的里程碑，极大地推动了药学的发展。

针对注射肾上腺素可导致机体的心率加快和血压升高的双重效应，而抗肾上腺素药去甲肾上腺素药物只降低血压，而不影响心率的现象，1948 年，佐治亚医学院的阿尔奎斯特（Raymond P. Ahlquist）提出了双受体理论，即在不同组织存在不同的肾上腺素受体，从而产生不同的生理效应，并将介导血压升高的称为 α 受体，而介导心动过速的称为 β 受体。基于这一理论，布莱克认为，机体的动脉压和心率是决定心肌耗氧的两个重要因素，心绞痛可以通过降低心脏需氧量而达到治疗目标。由于肾上腺素激动 β 受体加快了心率，因此抑制 β 受体的活性则可降低心率，从而实现治疗心绞痛的目的。并于 1956 年加入 Imperial Chemical Industries（ICI）公司，利用化学结构-生物活性关联的方法，进行化合物的合成和筛选工作，全面启动搜寻 β 受体阻断药的计划。1961 年 11 月发现普萘洛尔（propranolol），1964 年，普萘洛尔开始上市生产和销售，迄今仍是治疗心绞痛、心动过速、慢性心功能不全、高血压等心血管疾病的重要药物之一。从此利用药物设计的思路发现自然界中没有的新化合物成为新药发现的重要途径之一，即从搜索药物变为设计药物。

布莱克随后又以此方法成功地研究了治疗消化性溃疡的组胺 H_2 受体拮抗药甲腈咪胍（cimetidine）。1988 年，布莱克由于“药物治疗新原则的发现”的卓越贡献而与通过开发核苷酸类似物而革新了癌症和病毒性疾病治疗的埃利恩（Gertrude Elion）和希钦斯（George Hitchings）分享了诺贝尔生理学或医学奖。

2. 知识拓展

嗜铬细胞瘤

嗜铬细胞瘤（pheochromocytoma）是起源于肾上腺髓质、交感神经节及其他部位的嗜铬组织，产生过多儿茶酚胺的肿瘤。肿瘤周期性分泌生成的儿茶酚胺可引起阵发性头痛、潮热、心悸、出汗、焦虑、震颤及严重高血压。其中高血压症状可快速导致致死性卒中、心律失常及心肌梗死，是高血压疾病的一种罕见的致死性病因。

3. 问题与思考

如何证明一个β受体阻断药具有ISA?

实验动物预先给予利血平，耗竭体内的儿茶酚胺，使药物的β受体阻断作用无从发挥。此时再给予β受体阻断药，若该药具有ISA，其激动β受体的作用便可表现出来，出现心率加快、心输出量增加等。

（林　青）

第十一章　局部麻醉药

基本知识模块

局部麻醉药简称局麻药，是一类在用药局部能暂时、完全和可逆性地阻断感觉神经冲动发生与传导的药物。用药后能在意识清醒的条件下使局部组织痛觉等感觉消失，局麻作用消失后，神经功能可完全恢复。按化学结构分为酯类及酰胺类，前者有普鲁卡因和丁卡因等，后者有利多卡因、布比卡因和辛可卡因等。

一、药理作用

1. 局麻作用　局麻药在低浓度时就能阻断感觉神经冲动的发生和传导，提高浓度则对任何部位的任何神经纤维都有阻断作用，能使其兴奋阈提高、动作电位降低、不应期延长，甚至完全失去兴奋性和传导性。在局麻药作用下，痛觉、冷觉、温觉、触觉和压觉逐渐消失，神经冲动传导的恢复则按相反的顺序进行。局麻药的作用部位主要在神经细胞膜的内表面，其作用机制是通过阻滞电压门控性 Na^+ 通道，抑制 Na^+ 内流，使神经细胞膜不能去极化而产生局麻作用。药物以非解离型形式进入神经细胞内，以解离型形式作用在细胞膜的内表面，与 Na^+ 通道的特异性结合位点结合，阻滞 Na^+ 通道（图 11-1）。

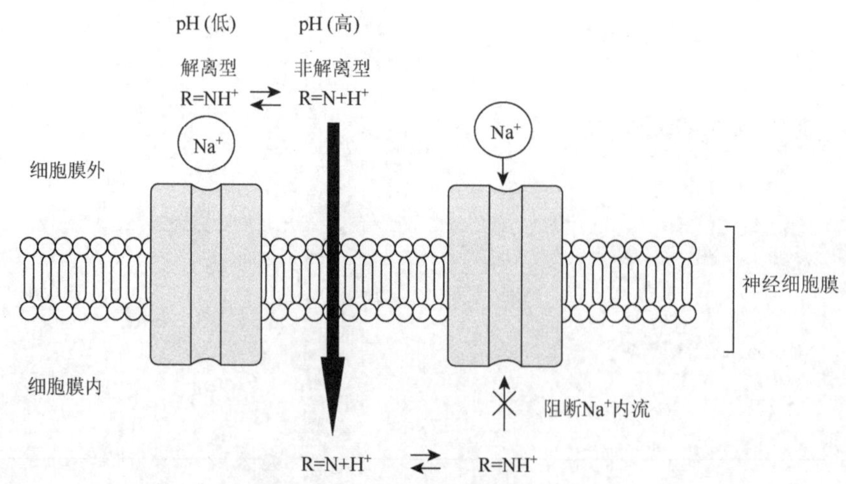

图 11-1　局部麻醉药的作用机制

2. 吸收作用　是局麻药由给药部位吸收剂量过高或误将局麻药注入血管后引起的，属不良反应，在用药过程中应加以避免。

（1）对中枢神经系统先兴奋后抑制　表现为兴奋不安、肌肉颤抖、神志错乱，甚至抽搐、惊厥。过度兴奋后转为抑制，之后转为昏迷、呼吸麻痹。

（2）对心血管系统直接抑制　有膜稳定作用。可降低心肌兴奋性、减慢传导、减弱心肌收缩力，并能扩张血管、降低血压。严重者可因传导阻滞而使心脏停搏。

二、局麻方法

具体方法见图 11-2。

1. 表面麻醉　将局麻药喷、涂或滴在黏膜表面，使黏膜下感觉神经末梢麻醉。常用于咽喉、鼻腔、眼、呼吸道与尿道手术。进行小面积烧伤处理手术时，因皮肤受损，屏障作用降低，应降低浓度，减少用量。

2. 注射麻醉

（1）浸润麻醉　将局麻药注射于手术野皮下或手术区各层组织里，使局部感觉神经末梢麻醉。常用于浅表小手术。

（2）传导麻醉　将局麻药注射到周围神经干或神经丛周围，阻断神经冲动传导，使该神经所支配的区域产生麻醉。用于四肢及口腔手术。

（3）蛛网膜下腔麻醉（腰麻）　将局麻药注入蛛网膜下腔，麻醉该部位的脊神经根，使其所支配的区域产生麻醉，适用于下腹部及下肢的手术。

（4）硬脊膜外麻醉　将局麻药注入硬脊膜外腔，使通过此腔穿出椎间孔的脊神经根麻醉。由于硬脊膜外腔与颅腔不通，不易引起呼吸中枢麻醉。可用于颈部到下肢的手术，特别是上腹部手术。

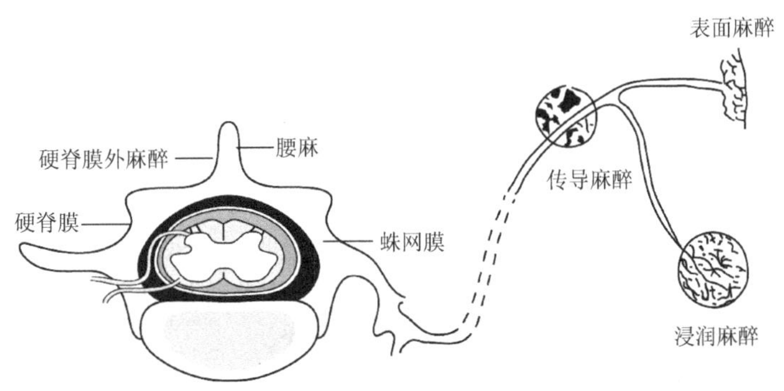

图 11-2　局部麻醉方法示意图

三、常用局麻药

利多卡因（典）（基）

利多卡因（lidocaine）又名赛罗卡因（xylocaine），穿透力强、起效快、麻醉作用强而持久、安全范围大，可用于各种局部麻醉，有全能麻醉药之称，主要用于传导麻醉、硬脊膜外麻醉。眼科手术中常用于眼轮匝肌麻醉、球后麻醉。反复使用易产生快速耐受性。利多卡因也可治疗心律失常（见第二十二章）。

普鲁卡因[典][基]

普鲁卡因（procaine）又名奴佛卡因（novocaine），黏膜穿透力弱、毒性小、起效快，主要用于浸润麻醉、传导麻醉、蛛网膜下腔麻醉和硬脊膜外麻醉。其代谢产物为对氨基苯甲酸（PABA），可拮抗磺胺类药物的抗菌作用，故避免与磺胺类药物同时使用；该药偶可发生过敏反应，故用药前应做皮试。过敏者可换用利多卡因。

丁卡因[典]

丁卡因（tetracaine）又称地卡因（dicaine），穿透力强，临床主要用于黏膜表面麻醉，只能用于在鼻、鼻咽部、口、喉、耳及眼的表面麻醉。因毒性大、亲脂性高、穿透力强、易被吸收入血，故不用于浸润麻醉。药效为普鲁卡因的10倍，毒性为普鲁卡因的10～20倍。

布比卡因[典][基]

布比卡因（bupivacaine）又称麻卡因（marcaine），药效为利多卡因的4～5倍，作用持续时间长（可达5～10h），是一种长效局麻药。主要用于浸润麻醉、传导麻醉及硬脊膜外麻醉，可产生严重的心脏毒性。

罗哌卡因[典]

罗哌卡因（ropivacaine）为新型长效酰胺类局麻药，有较低的心脏毒性，缩血管作用明显，对痛觉阻断作用较强，对子宫胎盘血流量无明显影响。主要用于传导麻醉、硬脊膜外麻醉，在外科术后镇痛和产科麻醉中尤为适用。

四、局麻药使用注意事项

1. 在偏碱的体液组织中，局麻药作用增强　局麻药在体内以离子型及非离子型两种形式存在，仅后者可进入神经膜内侧而发挥药效。当体液偏碱时，局麻药以非离子型居多，可见显著局麻作用；若坏死组织或炎症处使用局麻药，因其区域内体液呈酸性，故局麻作用减弱。所以在脓肿手术时，应避免将局麻药注入脓腔，必须在脓肿周围作环形浸润才能奏效。

2. 在对末端动脉供血的组织应用局麻药时，禁止加入肾上腺素　局麻药中加入微量肾上腺素可使局部血管收缩，同时减少局麻药的吸收，延长局麻时间，减轻不良反应。但在对微循环的神经末梢，如手指、脚趾、耳、鼻及阴茎等局部用药时，由于末端动脉供血的组织会局部缺血而坏死，因此禁止加入肾上腺素。

3. 延长局麻时间的方法　局麻药的不良反应多与其用量有关。局麻药按一级消除动力学消除，采用增加药量或浓度的方法来延长局麻时间不可行，临床采用分次注药法来延长局麻时间。

总结记忆模块

1. 知识要点

1）局麻药能在意识清醒的条件下使局部组织痛觉消失。作用机制是通过阻断神经细胞膜 Na^+通道的闸门，使神经细胞不能去极化而产生局麻作用。

2）局麻药吸收后可引起毒性反应，主要表现为对中枢神经系统的先兴奋后抑制及对心血管系统的直接抑制。

3）局麻方法有表面麻醉、浸润麻醉、传导麻醉、蛛网膜下腔麻醉（腰麻）和硬脊膜外麻醉，根据手术所需麻醉面积和麻醉程度的不同，需要采取相应的麻醉方法。

2. 药物比较　常用局麻药比较见表 11-1。

表 11-1　常用局麻药比较

药物	穿透力	作用强度	相对毒性	起效时间/min	维持时间/h	适用的局麻方法
普鲁卡因*	弱	1	1	10	1	浸润、传导、腰麻、硬脊膜外
利多卡因	弱	2	2	5～6	1～2	各种局麻方法均适用
丁卡因	中	10	10	10～15	2～3	表面、传导、腰麻、硬脊膜外
布比卡因	强	10	6.5	6～11	5～10	浸润、传导、硬脊膜外

*普鲁卡因可产生过敏反应，使用前应做皮试。过敏者可改用利多卡因

3. 复习记忆

（1）复习指南　局麻药，顾名思义，从字面上理解其药效，即局部组织用药后触觉、痛觉逐渐消失，作用机制为阻滞神经细胞 Na^+内流，继而阻断神经冲动产生与传导，如在局部吸收后神经细胞膜不能去极化而产生局麻作用。

（2）助记方法　歌诀法。

局麻药

局麻药名含“卡因”，普鲁、利多、布比、丁；
阻断神经 Na^+通道，痛觉消失意识清；
利多卡因冠全能，穿透力强丁卡因；
普鲁卡因易过敏，用前皮试须小心。

拓展提高模块

1. 研究史话

从圣药到毒品

最早用于临床的局部麻醉药是可卡因。可卡因是在 1860 年由奥地利化学家尼曼（Alert Niemann）从美洲安第斯山脉地区人民世世代代用于缓解疲劳的“圣药”古柯叶中分离出来的一种生物碱。1880 年，有“现代外科学之父”之称的霍尔斯特德（William Steward Halsted）将可卡因制成局部麻醉剂。1884 年，奥地利著名心理学家西格蒙德·弗洛伊德（Sigmund Freud）“论古柯树”一文中写道：“可卡因对神经的效应包括兴奋感和长久不衰的欣快感，这种欣快感和一个健康人所具有的正常欣快感并无差别”，将其称为“富有魔力的物质”。弗洛伊德除了自己服用外，还把它推荐给他的未婚妻、朋友、同事和患者，其中有他的年轻同事，美籍奥地利裔眼科医生卡尔·科勒。弗洛伊德曾在一篇文章中指出可卡因用于局部麻醉的可能性，这给科勒留下了深刻印象，他觉得这可用于眼部手术。科

勒把溶解于水的可卡因滴在青蛙的眼睛上，测试其眼反射，发现眼反射消失。继而又测试了家兔与狗，均发现眼反射消失。后来他又与助手相互往对方的眼睛上滴加可卡因，并用大头针刺眼睛，发现没有任何感觉。他把这一现象写成论文，并委托自己的朋友于1884年在海德堡举行的眼科会议上宣读并演示。该论文受到与会者的高度认可，可卡因很快便在全欧洲乃至美国普遍作为浸润麻醉、传导麻醉药使用。

1886 年，世界各地都报道了可卡因上瘾及中毒的情况，弗洛伊德因倡导这种药物受到了严厉的批评。可卡因也因为吸收后毒性大，使用受到限制。1905 年，根据可卡因的化学结构特点，人工修饰获得低毒性的普鲁卡因（procaine），1948 年合成的利多卡因（lidocaine）则是酰胺类局麻药的典型，至今仍在临床上使用。可卡因这个曾经十分重要的局麻药，因其依赖性等问题与海洛因和大麻被认为是给人类带来巨大灾难的三大毒品。

2. 知识拓展

计算机控制局麻药注射系统

第一部计算机控制下的局部麻醉注射系统 The Wand 于 1997 年应用于牙科。随后对该注射系统在控制方式和注射模式上做了相应的改进，更名为 STA 系统。STA 系统采用计算机控制下的麻醉药物传输系统，以缓慢、匀速、低于患者疼痛阈值的注射速度注射，使患者在轻松无痛的状态下完成麻醉过程。目前主要用于口腔手术中。其原理是计算机自动准确地控制注射压力、流速等，使麻醉注射时的压力低于机体的痛阈，降低患者紧张、恐惧、焦虑的情绪，从而达到理想的效果，是一种理想的辅助麻醉方法。

3. 问题与思考

为什么不宜用增加药量或提高浓度的方法来延长局麻药作用时间？

恒比消除为局麻药的消除特点，即增加药物浓度与延长局麻时间不成正比。如果增加药量或者提高浓度，则会增加其中枢神经毒性及心血管毒性。所以要延长局麻药的作用时间，应采用分次注药法。

（吕小满　何芳雁）

第十二章　镇静催眠药

基本知识模块

镇静催眠药（sedative hypnotic）是一类对中枢神经系统具有抑制作用的药物，随着剂量增加可依次产生抗焦虑、镇静、催眠及抗惊厥等作用。

该类药物按化学结构可分为苯二氮䓬类、巴比妥类和其他镇静催眠药。它们在化学结构上虽属不同类别，但均可通过增强脑内抑制性神经递质 γ-氨基丁酸（gamma-aminobutyric acid，GABA）的作用，从而产生镇静催眠的效应。巴比妥类由于不良反应多、安全范围小，在镇静催眠方面基本被不良反应少、安全范围大的苯二氮䓬类药物取代。目前，新型非苯二氮䓬类有逐渐取代苯二氮䓬类药物的趋势。

第一节　睡眠与失眠

1. 睡眠　睡眠是机体消除疲劳、维持中枢神经系统正常功能的一种生理现象。人在睡眠阶段，大脑仍会出现周期性变化的主动调节活动。根据脑电图的变化、眼球活动和生命体征等特点，生理性睡眠分为两个时相：快速眼动睡眠（rapid eye movement sleep，REMS）和非快速眼动睡眠（non-rapid eye movement sleep，NREMS）。

REMS 占整个睡眠时间的 25%～30%，其特点为眼动活跃、呼吸快、心率快、血压高、骨骼肌极度松弛，易发生梦境。此时脑电波呈现去同步化快波，故又称为快波睡眠（fast wave sleep，FWS）。REMS 与脑和智力发育、学习记忆及躯体疲劳的恢复等有关。

NREMS 可分为倦睡期（1）、浅睡期（2）、中睡期（3）和深睡期（4），其中（3）、（4）期脑电波呈现同步化慢波，故又合称为慢波睡眠（slow wave sleep，SWS）。NREMS 期脑电波大而慢，睡眠质量好，血压、呼吸和基础代谢率下降 30%。大脑皮质在 NREMS 时相高度抑制，生长激素分泌为高峰时期，对大脑皮质休息、躯体的生长发育、生命物质的补充、肌肉和体力活动的恢复等至关重要。

REMS 和 NREMS 是两个相互转化、交替进行的睡眠时相。入睡后首先进入 NREMS，经 60～90min 后进入 REMS，REMS 平均持续约 25min 后，再次进入 NREMS。成人整个生理性睡眠过程中，两个时相循环交替 4～6 次（图 12-1）。REMS 时相具有不可压缩性，如用药物等因素人为缩短该时相，骤然停药可引起严重的反跳现象，导致停药困难。

2. 失眠　指无法入睡或无法保持睡眠状态，导致睡眠不足，患者对睡眠时间和（或）睡眠质量不满足的一种主观体验。失眠可分为四类：入睡困难、中途觉醒、过早觉醒和深度睡眠缺乏。

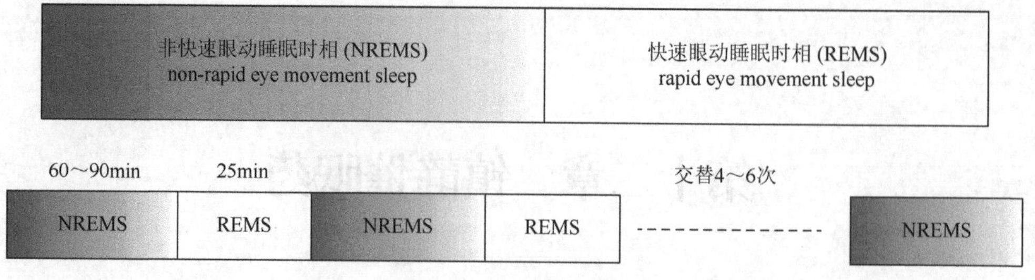

图 12-1 睡眠生理周期

镇静催眠药在催眠剂量时可诱导入睡，延长睡眠时间。但其所引起的药物性睡眠有别于生理性睡眠，可导致不同程度的药物依赖等不良反应。理想的镇静催眠药应该满足以下条件：①快速诱导入睡；②不影响睡眠结构，对 REMS 和 NREMS 时相没有或较少有干扰；③第二天药物作用无残留；④长期使用无戒断症状或药物依赖性；⑤长期使用不影响记忆能力。巴比妥类主要缩短 REMS 时相，相对延长 NREMS，因此长期用药骤然停药，可导致 REMS“反跳”性延长，引起多梦、噩梦，甚至加重心血管疾病的症状，并造成停药困难，产生药物依赖性，因此作为镇静催眠药现已少用。苯二氮䓬类主要延长 NREMS 时相内倦睡期（1）和浅睡期（2），缩短中睡期（3）和深睡期（4），对 REMS 影响较小，是目前临床上常用的镇静催眠药。现有的镇静催眠药引起的睡眠都是非生理性睡眠，患者在应用过程中均会出现不同程度的不良反应。

第二节 苯二氮䓬类

苯二氮䓬类（benzodiazepines，BDZs）是目前临床常用的镇静催眠药物，该类药物均为 1, 4-苯骈二氮䓬类的衍生物，在化学结构上具有共同的母核，由于侧链的 R_1～R_7 被不同基团取代，产生一系列的苯二氮䓬类药物（图 12-2）。根据半衰期可分为三类：长效类，如地西泮（diazepam）；中效类，如艾司唑仑（estazolam）；短效类，如三唑仑（triazolam）（表 12-1）。地西泮是 BDZs 的代表药物。

图 12-2 苯二氮䓬类药物基本结构

表 12-1 苯二氮䓬类药物的分类、作用特点及应用

分类	名称	作用特点	主要临床用途
长效类	氟西泮	$t_{1/2}$=50～100h。口服易吸收，但首过消除明显。催眠作用较强	①用于焦虑症和失眠症；②麻醉前给药；③抗惊厥、肌僵直和肌痉挛
	地西泮	$t_{1/2}$=20～80h。抗焦虑作用强	①焦虑、失眠；②恐惧及麻醉前给药；③抗惊厥、癫痫。静脉注射给药为癫痫持续状态首选

续表

分类	名称	作用特点	主要临床用途
中效类	硝西泮	$t_{1/2}$=21～25h。口服 15～30min 起效。催眠作用良好	①各型失眠症；②高热惊厥；③癫痫失神性发作
	氯硝西泮	$t_{1/2}$=24～48h。抗惊厥作用较强，为本类药中最常用的抗癫痫药，对各型癫痫均有效	儿童癫痫小发作、婴儿痉挛性肌阵挛性癫痫。静脉注射用于癫痫持续状态
	艾司唑仑	$t_{1/2}$=10～24h。镇静催眠、抗惊厥、抗焦虑作用较强，肌松作用弱	①各型失眠；②焦虑症；③癫痫；④麻醉前给药
	劳拉西泮	$t_{1/2}$=10～20h。口服吸收好，生物利用度 90%。抗焦虑、抗惊厥作用强，催眠作用较弱	①焦虑症、焦虑性失眠；②麻醉前给药；③癫痫持续状态
短效类	三唑仑	$t_{1/2}$=2～3h。镇静催眠作用最强，速效、短效	各型失眠症
	奥沙西泮	$t_{1/2}$=5～10h。抗焦虑、抗惊厥作用强，催眠较弱	主要用于焦虑症，也用于癫痫的辅助治疗

地西泮（基）（典）

【体内过程】地西泮口服吸收良好，0.5～1h 达血药浓度峰值。肌内注射时由于在体液 pH 条件下发生沉淀，吸收缓慢、不规则，必要时应静脉注射给药。地西泮血浆蛋白结合率为 99%，但脂溶性高，易透过血脑屏障发挥作用。主要在肝中代谢，代谢产物去甲西泮和奥沙西泮仍有药理活性，而且 $t_{1/2}$ 比地西泮（60h）长，连续用药应注意药物及其活性代谢物在体内的蓄积。地西泮及其代谢物最终与葡萄糖醛酸结合失活，经肾排出。

地西泮的代谢与年龄和肝功能状态有关。新生儿肝功能发育不完善，$t_{1/2}$ 长达 40～100h；老人、饮酒及肝功能不全的患者，$t_{1/2}$ 均可显著延长。此外，该药易通过胎盘，并可经乳汁排泄，对胎儿及新生儿可产生影响。

【药理作用】

1. 抗焦虑　地西泮抗焦虑作用较好，在小于镇静剂量时，即可明显改善紧张、焦虑、心悸、恐惧、出汗和不安，以及因焦虑引起的失眠或胃肠功能紊乱。

2. 镇静催眠　在大于抗焦虑剂量时，地西泮可引起镇静催眠作用。其作用表现为能够缩短入睡潜伏期、减少觉醒次数和延长睡眠时间。主要延长 NREMS 倦睡期（1）和浅睡期（2），缩短中睡期（3）和深睡期（4），减少发生于此期的夜惊和夜游症。BDZs 对 REMS 影响较小，因此停药后出现反跳现象比巴比妥类轻，戒断症状和依赖性也相对较轻。

3. 抗惊厥和抗癫痫　随着剂量的增大，地西泮及氯硝西泮、硝西泮可产生较强的抗惊厥作用，有效地拮抗戊四唑和印防己毒素诱发的动物惊厥。

4. 中枢性肌肉松弛　地西泮可缓解动物去大脑僵直，临床上可缓解大脑损伤所致的肌肉僵直。其机制为小剂量时抑制脑干网状结构下行系统对脊髓 γ 神经元的易化作用，较大剂量时增强脊髓神经元的突触前抑制作用。

5. 其他作用　地西泮较大剂量时可导致暂时性记忆缺失，还可轻度抑制肺泡换气功能，有时可引起呼吸性酸中毒。

【作用机制】目前认为 BDZs 的中枢作用与加强 γ-氨基丁酸（GABA）作用有关。GABA 是中枢神经系统内重要的抑制性递质，通过与 GABA 受体（GABA-R）结合发挥生理效应。GABA-R 有多个亚型，其中 $GABA_A$ 受体（$GABA_A$-R）与 Cl^- 通道偶联，形成一个大分子的复合体，即 $GABA_A$ 受体-Cl^-通道复合体，在其周围有 5 个结合位点（GABA、BDZs、巴比妥类、印防己毒素和神经甾类），这些物质可变构调节 $GABA_A$ 受体的功能。BDZs 与其结合位点 BDZ 受体结合后，引起 $GABA_A$-R 构象变化，促进 GABA 与 $GABA_A$-R 的结合，增加 Cl^-通道的开放频率，Cl^-内流增多，导致细胞膜超极化，从而加强 GABA 的中枢抑制效应，产生镇静催眠作用（图 12-3）。可见 BDZ 发挥作用有赖于内源性 GABA 的释放，故而即使大剂量地使用 BDZs 药物，也不易引起中枢过度抑制。

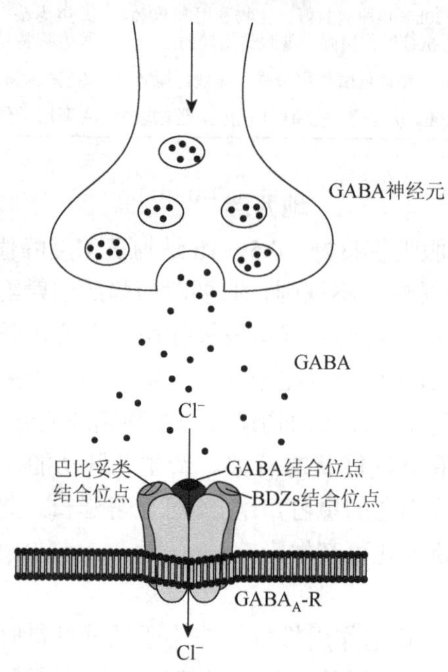

图 12-3　苯二氮䓬类作用机制模式图

【临床应用】

1. 焦虑症　可用于各种原因引起的焦虑症。

2. 麻醉前给药　可以减少麻醉药的用量，缓解患者对于手术的恐惧情绪，镇静并可引起暂时性的记忆缺失，使患者忘掉手术中的不良刺激。

3. 惊厥和癫痫　临床可用于治疗破伤风、子痫、药物中毒和小儿高热引起的惊厥。地西泮静脉注射，对癫痫持续状态也有显著效果，临床常作为癫痫持续状态的首选药物。硝西泮主要用于肌阵挛发作，氯硝西泮可用于癫痫小发作。

4. 缓解肌紧张　缓解中枢病变或局部病变引起的肌肉僵直和肌肉痉挛，临床可试用于大脑麻痹、脑血管意外或脊髓损伤引起的肌肉僵直，以及关节病变、腰肌劳损等所致的肌肉痉挛。也可治疗家族性、老年性和特发性肌震颤及紧张性头痛。

5. 酒精戒断综合征　酒精依赖患者突然停止饮酒或减少饮酒量后可导致酒精戒断综合征（alcohol withdrawal syndrome，AWS）。该综合征在停用酒精 6～48h 后出现，轻症者仅表现为出汗、焦虑、躁动、抑郁、恶心和不适，严重者可出现震颤谵妄的症状。根据 2015 年不列颠哥伦比亚医学会（The British Colombia Medical Association，BCMA）指南，中效类 BDZs，如劳拉西泮，以及长效类 BDZs，如地西泮，控制 AWS 症状疗效较好，是目前治疗 AWS 的常用药物。

【不良反应与注意事项】常见不良反应为嗜睡、乏力、头昏、记忆力下降，以及影响技巧性操作，如驾驶安全等；大剂量偶见共济失调。静脉注射过快可抑制呼吸和循环系统功能，尤其是老人和心肺功能减退者。偶可引起过敏反应，表现为皮疹、白细胞减少等。长期使用仍可产生依赖性，停药可出现反跳现象和戒断症状，表现为失眠、兴奋、焦虑、震颤，甚至惊厥，但程度较巴比妥类要轻。

BDZs 安全范围相对较大。过量可引起急性中毒，表现为运动功能失调、谵语、昏迷和呼吸抑制，一般不会危及生命。但老人或过量饮酒者，中毒症状可加重，甚至致死。急性中毒可用苯二氮䓬受体拮抗药氟马西尼（flumazenil）（见本章“知识拓展”）进行诊断和抢救。

【禁忌证】重症肌无力患者及 6 个月以下婴儿禁用，孕妇及哺乳期妇女忌用。

第三节　巴比妥类

巴比妥类（barbiturates）为巴比妥酸的衍生物，曾是临床上最主要的镇静催眠药，现在镇静催眠方面已被 BDZs 取代。目前临床上主要用于抗惊厥、抗癫痫及静脉麻醉。巴比妥类药物比较见表 12-2。

表 12-2　巴比妥类药物比较

分类	药物	显效时间/h	作用维持时间/h	主要用途
长效	苯巴比妥	0.5～1	6～8	抗惊厥、抗癫痫
	巴比妥	0.5～1	6～8	镇静催眠
中效	戊巴比妥	0.25～0.5	3～6	抗惊厥
	异戊巴比妥	0.25～0.5	3～6	抗惊厥
短效	司可巴比妥	0.25	2～3	抗惊厥 麻醉前给药
超短效	硫喷妥钠	静注立即	0.25	静脉麻醉

【体内过程】巴比妥类是弱酸性药物，口服吸收迅速完全，一般 10～60min 起效。药物透过血脑屏障（BBB）的速度与药物的脂溶性成正比。硫喷妥钠（thiopental）脂溶性高，静脉注射后很快透过 BBB 进入中枢发挥作用，之后又很快再分布到全身组织，使血药浓度快速降低，故作用持续时间短（15min）；脂溶性低的药物，如苯巴比妥（phenobarbital），不易透过血脑屏障，故作用产生较慢。消除主要由肝代谢和肾排泄。巴比妥类药物有肝药酶诱导作用，可加速自身及其他药物的代谢速度，连续使用可产生耐受性。尿液 pH 可对该类药物的排泄产生影响，碱化尿液可加速其排泄，故可以作为巴比妥类药物中毒的重要解救措施之一。

【药理作用及作用机制】 巴比妥类药物对中枢神经系统有普遍抑制作用，且作用有明显剂量依赖关系，随剂量增加可相应引起镇静、催眠、抗惊厥和麻醉，剂量过大可引起呼吸中枢麻痹而致死。

巴比妥类药物催眠作用特点主要为延长倦睡期（1）和浅睡期（2），缩短 REMS。其作用机制为：①巴比妥类与 $GABA_A$-R 上相应的结合位点结合，促使 GABA 与 $GABA_A$-R 结合，延长 Cl^-通道开放时间，使 Cl^-内流增加，增强 GABA 抑制效应；②抑制兴奋性神经递质谷氨酸介导的兴奋性反应；③较大剂量时可抑制电压依赖性 Ca^{2+}通道；④麻醉剂量时可抑制电压依赖性 Na^+通道和 K^+通道，抑制神经高频放电，在无 GABA 时也可直接增加 Cl^-内流。

【临床应用】

1. 镇静催眠　因不良反应多，现已少用。

2. 惊厥　可用于小儿高热、子痫、破伤风及药物中毒所致的惊厥。常用苯巴比妥、异戊巴比妥肌内或静脉注射。

3. 癫痫　苯巴比妥可用于癫痫大发作或癫痫持续状态的治疗（见第十三章）。

4. 麻醉和麻醉前给药　硫喷妥钠静脉注射可用于基础麻醉、静脉麻醉或诱导麻醉；苯巴比妥钠可用于麻醉前给药。

5. 新生儿黄疸　苯巴比妥可诱导肝药酶，加速胆红素代谢。

【不良反应】

1. "宿醉"（hangover）现象　长效巴比妥作为催眠药，翌日出现头晕、乏力、困倦、恶心等，称为"宿醉"现象，属于后遗效应。

2. 耐受性和依赖性　本类药物具有肝药酶诱导作用，可加速其他药物，如皮质激素、苯妥英、香豆素类等的代谢，降低疗效；也可加速自身代谢，连续用药易产生耐受性。长期用药由于缩短 REMS，突然停药可产生反跳现象，导致停药困难，容易产生依赖性。

3. 过敏反应　少数患者可发生皮疹等过敏反应。

4. 急性中毒　巴比妥类急性中毒剂量为常用量的 5～10 倍，表现为深度昏迷、呼吸抑制、反射减弱或消失、血压下降甚至休克，不及时抢救可因呼吸中枢麻痹而死亡。急性中毒的解救原则为：①支持疗法，包括吸氧、人工呼吸、维持血压和体温等；②清除毒物（洗胃或灌肠）；③碱化血液和尿液，促进毒物排泄。

第四节　其他镇静催眠药

佐匹克隆

佐匹克隆（zopiclone）又名依梦返（imovane），为新型的非 BDZs 镇静催眠药，是第三代镇静催眠药的代表，具有抗焦虑、镇静、催眠、肌松和抗惊厥作用。该药口服吸收迅速，血浆蛋白结合率约为 45%，体内分布广泛，主要从尿排出，少数患者可感口中有苦味和金属味，$t_{1/2}$ 为 3.5～6h。主要用于催眠，其特点是入睡快，并延长睡眠时间，可明显增加中睡期（3）和深睡期（4），轻度减少 REMS，其催眠质量较高，醒后舒适。长期临床用药证明其疗效确切，不良反应少，长期使用无明显的耐药性和停药反跳现象。主要不良反应有嗜睡、头昏、健忘、肌无力等。哺乳期妇女禁用，老人和肝功能不良者慎用或减量。

唑吡坦

唑吡坦（zolpidem）为新型的非 BDZs 镇静催眠药，化学结构属咪唑并吡啶类，口服吸收迅速，存在首过消除，生物利用度约为 70%，血浆蛋白结合率约为 92%，消除 $t_{1/2}$ 约为 2h。该药作用类似于佐匹克隆，但镇静催眠作用更强，抗焦虑、肌松和抗惊厥作用较弱，临床主要用于镇静催眠。患者服用后入睡快，睡眠质量高。耐受性、药物依赖性和停药后戒断症状轻，安全范围大。主要不良反应有片断性意识障碍、记忆减退、幻觉、眩晕、步履不稳、夜间躁动、兴奋、头痛等。

水合氯醛

水合氯醛（chloral hydrate）在 1869 年即被用作镇静催眠药，口服易吸收，在肝内被代谢为活性更强的三氯乙醇。其作用及特点为：①催眠起效快，口服约 15min 生效，催眠作用持续 6～8h，无明显缩短 REMS 作用，临床主要用于顽固性失眠及服用其他催眠药疗效不佳的患者；②抗惊厥作用弱于地西泮和巴比妥类，用于子痫、破伤风、小儿高热等引起的惊厥；③较大剂量可产生麻醉作用。该药对黏膜有较强刺激性，口服可引起恶心、呕吐、上腹部不适等，胃炎及消化性溃疡患者慎用。大剂量可抑制心肌，过量对心脏、肝、肾均有损害，故对严重心脏、肝、肾疾病患者禁用。长期服用也可产生耐受性和依赖性，且戒断症状较严重。临床常用 10%稀释液 5～15ml 口服或灌肠。

总结记忆模块

1. 知识要点

1）镇静催眠药主要包括 BDZs、巴比妥类和其他镇静催眠药。BDZs 主要通过与 $GABA_A$-R 上的特异性 BDZ 位点结合，促进 GABA 与 $GABA_A$-R 结合，使 Cl^-开放频率加快而引起抑制性效应；巴比妥类与 $GABA_A$-R 上的特异性巴比妥类位点结合，促进 GABA 与 $GABA_A$-R 结合，使 Cl^-开放时间延长，Cl^-内流增加而引起抑制性效应。

2）本类药随剂量增大可产生抗焦虑、镇静、催眠、抗惊厥和麻醉作用（BDZs 除外）。

3）巴比妥类用药后可产生宿醉现象，长期使用可产生依赖性、耐受性，停药后反跳现象严重，安全范围小，在镇静催眠方面基本被不良反应较轻、安全范围大的 BDZs 取代，其超短效类药物，如硫喷妥钠临床主要用于诱导麻醉；长效类药物，如苯巴比妥主要用于癫痫大发作。

2. 药物比较　两类镇静催眠药作用特点比较见表 12-3。

表 12-3　两类镇静催眠药作用特点比较

作用特点	巴比妥类	苯二氮䓬类
作用机制	与 $GABA_A$-R 上的特异性巴比妥类位点结合，延长 Cl^-通道开放时间	与 $GABA_A$-R 上的特异性 BDZ 位点结合，使 Cl^-开放频率加快
作用及临床应用	抗惊厥，抗癫痫，麻醉	抗焦虑，镇静催眠，抗惊厥，抗癫痫

续表

作用特点	巴比妥类	苯二氮䓬类
反跳现象	+++	+
依赖性	+++	+
宿醉现象	++	±
药酶诱导作用	++	−
耐受性	+	−
安全范围	小	大

注：−表示无作用；±表示作用不确定；+、++、+++分别表示作用弱、中、强

3. 复习记忆

（1）复习指南　首先回顾睡眠包括快速眼动睡眠（REMS）和非快速眼动睡眠（NREMS）及各自的生理特点，再复习 BDZs 和巴比妥类药物对睡眠时相的不同影响，比较、记忆两类药物的作用特点、不良反应和临床应用，并分析在镇静催眠方面巴比妥类被 BDZs 所取代的主要原因。

（2）助记方法

1）歌诀法：

镇静催眠药

苯二氮䓬巴比妥，镇静催眠抗焦虑；
还可抗惊抗癫痫，麻醉氮䓬要除外；
巴比宿醉依赖重，苯二氮䓬取代之；
剂量不同效不同，过量中毒速抢救；
洗胃补液加给氧，碱化尿液促排泄。

2）归纳法：地西泮主要的药理作用和机制可归纳为以下“二增四抗”。

二增：增强脑内 GABA 的抑制效应；增加倦睡期和浅睡期。

四抗：抗焦虑，抗失眠，抗惊厥，抗癫痫。

拓展提高模块

1. 研究史话

巴比妥类的兴衰

1864 年，德国研究员阿道夫·冯·拜尔（Adolf von Baeyer）利用尿素和丙二酸首次合成了巴比妥酸（barbituric acid），但并没有发现它的药用价值。直到 1903 年，两名在拜耳工作的德国科学家埃米尔·费希尔（Emil Fischer）和约瑟夫·冯·梅林（Joseph von Merlin），发现巴比妥可有效地诱导犬入睡。之后拜尔以商品名佛罗那（veronal）销售巴比妥酸。1912 年，拜尔引入了另一个巴比妥酸衍生物苯巴比妥（鲁米那，luminal），即苯巴比妥（phenobarbital）作为镇静催眠药使用。在此后的 20 世纪 30～50 年代初，巴比妥类药物作为镇静催眠药曾经风行一时，并在临床上与安非他明（amphetamine，苯丙胺）作为

治疗常见的精神应激性疾病，如焦虑症的主要药物。直到 20 世纪 50 年代该类药物被证实可导致生理依赖性和行为障碍的不良反应。除此之外，巴比妥类尚可产生耐受性，必须增加剂量来达到治疗目的；突然停药可导致严重的反跳现象；过量还可导致死亡。美国著名演员、歌手 Judy Garland（1922—1969）因长期过量服用苯巴比妥，年仅 47 岁即过世。因为其严重的不良反应，1951 年，美国食品药品监督管理局（Food and Drug Administration，FDA）限制其只能作为处方药使用。1955 年，美国在药物滥用会议中明确禁止滥用该类药物。此后，由于 1959 年利眠宁被发现和 BDZs 的崛起，巴比妥类药物在镇静催眠方面的应用已基本被取代。

2. 知识拓展

BDZ 受体拮抗药

氟马西尼（flumazenil，咪唑苯二氮䓬，安易醒）是第一个人工合成的 BDZ 受体拮抗药，可竞争性地从特异性结合位点置换受体上的 BDZs 而发挥拮抗作用，但不影响 GABA 的传递。能拮抗与 BDZ 受体有亲和力的药物，包括 BDZs（如地西泮）和非 BDZs（如佐匹克隆），但对巴比妥类过量无效。在 BDZs 不存在的情况下，本品无明显的药理作用，即既不产生 BDZs 的激动效应，也不产生抑制效应；在已用 BDZs 的情况下，可拮抗 BDZs 产生的所有效应。临床主要用于 BDZs 急性中毒的鉴别诊断和抢救。对 BDZs 已产生依赖性的患者可促发严重的戒断症状，有癫痫病史者可诱发癫痫。

褪黑激素

褪黑激素（melatonin）是由松果腺分泌的一种吲哚类物质，由 5-羟色胺代谢产生。褪黑激素从傍晚开始分泌，至深夜达高峰，次日上午则不再分泌。褪黑激素作用于脑部睡眠中枢引起睡眠，可调节睡眠觉醒周期。临床上主要用于治疗生理节律紊乱引起的睡眠节律障碍，包括睡眠时相延迟综合征，时差反应等所致的失眠，对老年性失眠效果较好。

3. 问题与思考

苯二氮䓬类和巴比妥类对 GABA 受体的影响有何不同？为什么氟马西尼对巴比妥类中毒无效？

两类药物的不同在于：①结合位点不同。BDZs 与 $GABA_A$-R 复合物上的 BDZ 位点结合；巴比妥类药物与 $GABA_A$-R 的巴比妥类受点结合。②机制不同。BDZs 药物主要增加 Cl^-通道的开放频率；巴比妥类主要延长 Cl^-通道的开放时间。BDZs 发挥作用有赖于内源性 GABA 的释放。巴比妥类在内源性 GABA 缺乏时，能模拟 GABA 的作用，增加 Cl^-内流，使细胞膜超极化；巴比妥类还可减弱或阻断谷氨酸作用于相应的受体后去极化导致的兴奋性反应，引起中枢抑制作用。

氟马西尼是 BDZs 结合位点的拮抗药，能特异地竞争性拮抗 BDZs 衍生物与 $GABA_A$-R 上特异性位点的结合，可逆转 BDZs 中毒症状。而巴比妥类在 $GABA_A$-R 上的结合位点与 BDZs 不同，因此氟马西尼对巴比妥类药物中毒无效。

（周宁娜）

第十三章　抗癫痫药和抗惊厥药

基本知识模块

第一节　抗 癫 痫 药

一、癫痫及其分类

癫痫（epilepsy）是一种脑部疾病，由脑组织局部病灶的神经元异常高频放电，并向周围正常脑组织扩散，导致大脑功能短暂失调的综合征。临床表现以反复的、突然性的短暂运动感觉和精神异常为特征，并伴有异常脑电图（EEG）。根据 2010 年国际抗癫痫联盟（ILAE）和国际癫痫署（IBE）的分类法，癫痫可分为以下几类（表 13-1、图 13-1）。

表 13-1　癫痫分类及常用药物

发作类型	临床症状及 EEG 的特征	常用有效药物
局灶性发作（根据发作意识损伤程度）		
1. 无意识或知觉损伤	局部肢体运动或感觉障碍，持续 20～60s，无意识障碍	首选卡马西平、唑尼沙胺、左乙拉西坦、苯妥英钠；次选丙戊酸钠
2. 有意识或知觉损伤	神经冲动异常，表现为无意识的活动，如唇抽动、摇头等，每次发作持续 30s～2min，伴有意识障碍	卡马西平、丙戊酸钠
3. 演变性双侧惊厥性发作	上述两种局灶性发作演变为伴有意识丧失的强直-阵挛性发作，全身肌肉处于强直收缩状态，而后进行收缩-松弛（阵挛性）状态，可持续 1～2min	卡马西平、丙戊酸钠
全面性发作		
1. 强直-阵挛性发作（大发作）	意识丧失，伴剧烈的强直性痉挛，而后进入阵挛性抽搐，继之较长时间的中枢神经系统功能全面抑制，持续几分钟后恢复	苯妥英钠、苯巴比妥、拉莫三嗪、奥卡西平、卡马西平、托吡酯、丙戊酸钠
2. 失神性发作（小发作）	多见于儿童，表现为短暂的意识突然丧失。常伴有对称的阵挛性活动，如眼睑眨动至全身抽动，每次发作约 30s	首选乙琥胺、丙戊酸钠；次选拉莫三嗪
3. 肌阵挛性发作	部分肌群发生短暂（约 1s）的休克样抽动，表现为快速、短暂、触电样肌肉收缩，可遍及全身，也可限于某个肌群。包括婴儿、儿童和青春期肌阵挛	糖皮质激素、丙戊酸钠、托吡酯
4. 阵挛性发作	肌肉间歇性收缩，导致肢体有节律性的抽动	丙戊酸钠、氯硝西泮

续表

发作类型	临床症状及 EEG 的特征	常用有效药物
5. 强直性发作	表现为全身或双侧肢体肌肉强烈持续的收缩，肌肉僵直，躯体伸展背屈或者前屈	卡马西平、苯妥英钠
6. 失张力性发作	双侧部分或全身肌肉张力突然丧失，导致不能保持原有的姿势，出现跌倒、肢体下坠等，发作持续数秒至数十秒	丙戊酸钠、拉莫三嗪
不确定的发作		
癫痫性痉挛	四肢肌肉周期性突然异曲或伸直，包括婴儿痉挛。可在婴儿期后持续存在或在婴儿期后新发	拉莫三嗪、托吡酯、苯二氮䓬类、唑尼沙胺、丙戊酸钠

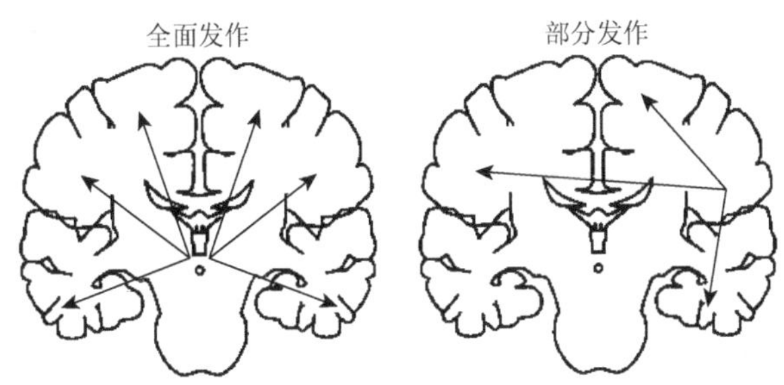

图 13-1　癫痫发作分类示意图

二、癫痫发病机制及抗癫痫药分类

中枢神经系统中谷氨酸（glutamic acid，Glu）为主要兴奋性递质，γ-氨基丁酸（gamma-aminobutyric acid，GABA）则为抑制性递质。神经元活动有赖于细胞膜上两种递质活动的平衡。局灶性癫痫的形成往往是由于局部 Glu 和 GABA 活动失衡；而全身性癫痫的发作是由于大量神经网络异常同步化。Glu 受体（glutamate receptor，GluR）激活可导致 Na^+和 Ca^{2+}内流，引起神经元去极化，而 $GABA_B$ 受体（$GABA_B$-R）激活导致 K^+外流、$GABA_A$-R 激活导致 Cl^-内流，则引起细胞膜超极化。两种递质活动失衡可导致神经元复极不完全，静息膜电位处于较高水平，距离其点燃的阈值较近，形成不稳定状态，容易引起新的动作电位，导致异常高频电的产生和扩散。

抗癫痫药（antiepileptic drugs）主要通过抑制病灶神经元的异常放电或抑制异常放电向周围正常脑组织扩散，从而控制癫痫发作。包括以下三种作用机制（图 13-2）。

1. 干扰细胞膜 Ca^{2+}、Na^+通道的药物　作用于神经元细胞膜，干扰 Na^+、Ca^{2+}等离子的内流，从而降低细胞兴奋性，如苯妥英钠和乙琥胺。

2. 增强中枢 GABA 抑制性效应的药物　增强 GABA 介导的抑制性突触的传递功能，促使 Cl^-内流增加引起细胞膜的超极化，从而抑制动作电位的高频重复发生和扩散，如地西泮、苯巴比妥和丙戊酸钠。

3. 抑制中枢 Glu 兴奋性效应的药物　阻滞 Glu 介导的兴奋性突触的传递功能，抑

制 Na^+和 Ca^{2+}内流引起的神经元去极化，从而抑制动作电位的高频重复发生和扩散。例如，拉莫三嗪可抑制 Glu 的释放；托吡酯可阻断 GluR 从而发挥抗癫痫作用。

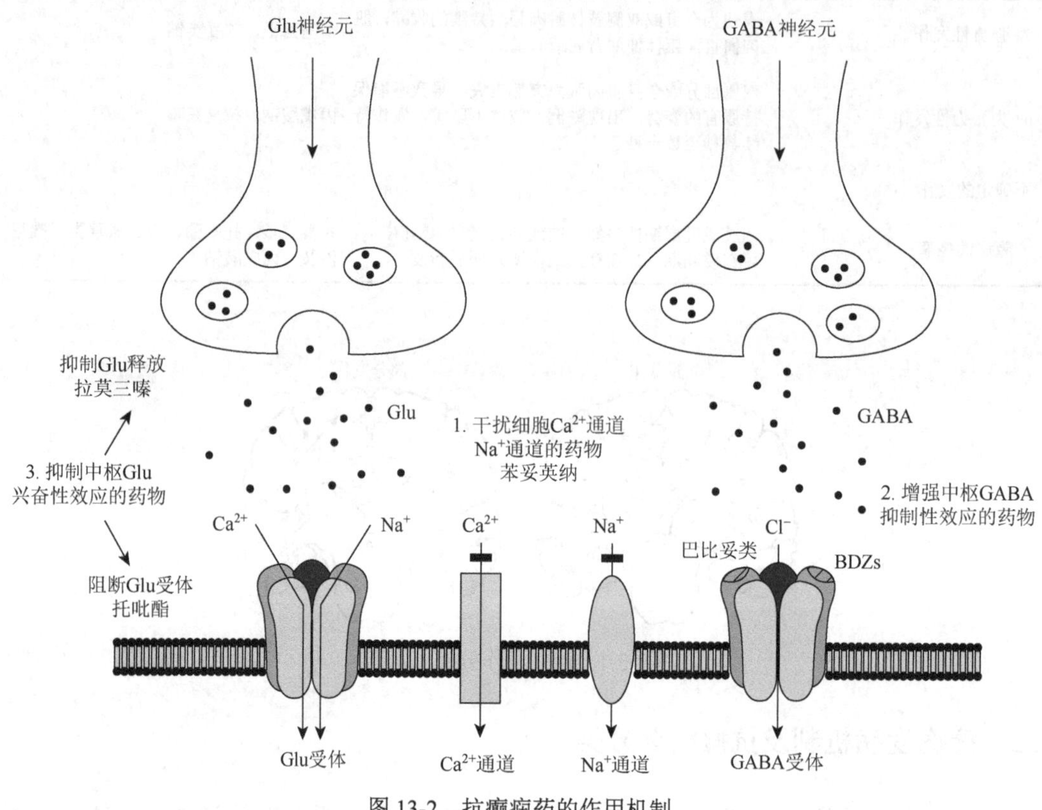

图 13-2　抗癫痫药的作用机制

三、常用抗癫痫药

苯妥英钠（基）（典）

苯妥英钠（phenytoin sodium，PHT），又名大仑丁（dilantin），为二苯乙内酰脲的钠盐，是 1938 年开始使用的非镇静催眠类抗癫痫药。

【体内过程】口服吸收慢而不规则，连续服药，需要 6～10d 才能达到有效血药浓度（10～20μg/ml）。苯妥英钠为一种碱性物质（pH=10.4），刺激性大，故不宜作肌内注射。血浆蛋白结合率为 85%～90%，容易分布于脑组织。主要经肝药酶代谢为无活性的对羟苯妥英，经肾排出。消除速度与血药浓度有关，血药浓度低于 10μg/ml 时，按一级消除动力学方式消除，$t_{1/2}$ 为 6～24h；高于此浓度时，则按零级消除动力学方式消除，$t_{1/2}$ 延长至 20～60h，易于发生蓄积中毒。

该药常用量时血药浓度的个体差异较大，临床应注意剂量“个体化”。当血药浓度控制为 10μg/ml 时可治疗癫痫发作，超过 20μg/ml 则可出现毒性反应。

【药理作用与机制】

1. 阻止高频电扩散　　PHT 不能抑制癫痫病灶的高频放电，但可阻止高频放电向病灶周围正常脑组织的扩散，与其抑制突触传递的强直后增强（posttetanic potentiation，PTP）有关。PTP 是指反复高频电刺激（强直刺激）突触前神经末梢，引起突触传递的易化，使突触后神经的反应增强的现象。在癫痫病灶异常放电的扩散过程中 PTP 也起易化作用。苯妥英钠可选择性抑制 PTP 形成，使异常放电的扩散受阻。

2. 膜稳定作用　PHT 可降低细胞膜对 Na^+和 Ca^{2+}的通透性，减少 Na^+和 Ca^{2+}的内流，延缓 K^+外流，从而延长不应期，稳定细胞膜，降低兴奋性。

3. 增强 GABA 功能　高浓度的苯妥英钠能抑制神经末梢对 GABA 的再摄取，增加突触间隙的 GABA 浓度而增强其功能。

【临床应用】

1. 癫痫　PHT 是治疗癫痫强直-阵挛性发作（大发作）和局灶性发作的首选药。由于起效慢，因此常先用苯巴比妥等作用较快的药物控制发作，加用本药后，再逐步撤除前药，不宜长期合用。对精神运动性发作和癫痫持续状态也有效，但对小发作无效，有时甚至使病情恶化。

2. 周围神经痛　PHT 有稳定神经细胞膜电位的作用，临床用于三叉神经、舌咽神经和坐骨神经等，可使疼痛减轻，发作次数减少或消失。

3. 心律失常　PHT 有膜稳定作用，临床用于室性心律失常，可作为强心苷中毒所致的室性心律失常的首选药（参见第二十二章）。

【不良反应】

1. 局部刺激　PHT 碱性较强，口服刺激胃肠道，引起恶心、呕吐、食欲减退等，宜饭后服用。静脉注射可引起静脉炎。

2. 齿龈增生　PHT 可由唾液分泌，刺激胶原组织增生，长期使用可引起齿龈增生。经常按摩牙龈、合用维生素 C 及钙剂可减轻症状。一般停药后 3～6 个月症状可自行消失。

3. 神经系统反应　药量过大（血药浓度＞20μg/ml）可引起小脑-前庭系统功能失调，出现眼球震颤、复视、共济失调等，其中眼球震颤是 PHT 中毒的早期体征；严重者（血药浓度＞40μg/ml）可出现语言障碍、精神错乱，乃至昏迷。

4. 造血系统反应　PHT 抑制叶酸的吸收、加速其代谢，并抑制二氢叶酸还原酶，长期应用可造成叶酸缺乏，导致巨幼细胞贫血，可以四氢叶酸合用维生素 B_{12} 防治。部分患者可发生白细胞、血小板减少，偶致再生障碍性贫血。须定期检查血相。

5. 过敏反应　常见有药热、皮疹，偶见剥脱性皮炎。

6. 骨骼系统　PHT 能诱导肝药酶，加速维生素 D 的代谢。长期使用可致低钙血症，儿童可发生佝偻病样改变，少数成年患者可出现骨软化症。必要时应用维生素 D 预防。

7. 其他反应　PHT 可影响内分泌功能，引起男性乳房增大、女性多毛症。此外，偶有致畸胎、淋巴结肿大、肝损伤等。孕妇慎用。

【药物相互作用】PHT 可诱导肝药酶，加速多种药物的代谢而降低其药效。同样，苯巴比妥和卡马西平等肝药酶诱导剂也可加速 PHT 代谢而降低其药效。反之，异烟肼等药酶抑制剂可抑制 PHT 代谢，提高其血药浓度。此外，苯二氮䓬类、磺胺类、水杨酸类口服抗凝药等可与 PHT 竞争血浆蛋白，使 PHT 游离型血药浓度增加，当与这些药物使用时应调整剂量。

卡马西平（基）（典）

卡马西平（carbamazepine，CBZ）又称酰胺咪嗪，最早用于治疗三叉神经痛，20 世纪 70 年代开始用于治疗癫痫。目前其 10-酮基衍生物奥卡西平（氧代卡马西平，oxcarbazepine）已在临床应用，作用与 CBZ 相似，不良反应较轻。

【体内过程】口服吸收慢且不规则，需 5～10d 血药浓度达坪值。血浆蛋白结合率为 75%～80%，有效血药浓度为 4～10μg/ml，脑脊液药物浓度可达血药浓度的 50%。在肝中代谢为有活性的环氧化物。

【药理作用与机制】主要抑制细胞膜对 Na^+的通透性，降低神经元兴奋性，抑制高频电产生和扩散。

【临床应用】为广谱抗癫痫药，对多种癫痫均有作用，为局灶性发作的首选药，对小发作效果差。治疗三叉神经痛、舌咽神经痛疗效较苯妥英钠好。

【不良反应】

1. 一般不良反应　常见有眩晕、视力模糊、恶心、呕吐、皮疹和共济失调等，但一般并不严重，不需中断治疗，一周左右逐渐消退。少数患者可出现骨髓抑制（再生障碍性贫血、粒细胞减少和血小板减少）、肝损伤和虚脱等，应特别注意。

2. Stevens-Johnson 综合征　少数患者服用卡马西平后可出现多形性红斑，表现为皮肤的轻度水疱性病变，多形性红斑可进一步发展形成毒性表皮坏死溶解，可致死亡。

乙琥胺（典）

乙琥胺（ethosuximide，ESM），属琥珀酰亚胺类。

【体内过程】口服易吸收，3h 可达血药浓度高峰。与血浆蛋白结合率低，很快分布到各组织。儿童需 4～6d 达稳态血药浓度，成人需更长时间。儿童 $t_{1/2}$ 约 30h，成人为 40～50h。主要在肝代谢灭活，代谢产物是羟乙基衍生物，约 25%乙琥胺以原型药经尿排出。

【药理作用与机制】主要抑制细胞膜对 Ca^{2+}的通透性，从而抑制异常放电的发生。

【临床应用】是治疗失神性发作（小发作）的首选药。对其他类型癫痫无效。

【不良反应】常见胃肠道反应，首先，如厌食、恶心和呕吐等；其次，如头痛、头晕、困倦、嗜睡及欣快等中枢神经系统反应。有精神病史者慎用，易引起精神行为异常，表现为焦虑、抑郁、短暂的意识丧失、多动、精力不集中和幻听等。偶见嗜酸性粒细胞增多症和粒细胞缺乏症。严重者可发生再生障碍性贫血，故应定期查血相。

苯二氮䓬类

苯二氮䓬类（benzodiazepines，BDZs）为镇静催眠药，具有抗惊厥作用，临床常用于癫痫治疗的药物有地西泮、硝西泮、氯硝西泮和劳拉西泮。其作用机制为特异性地与苯二氮䓬受体结合，增强中枢 GABA 抑制效应，从而抑制病灶高频电向周围正常脑组织扩散。

地西泮（基）（典）（diazepam，安定）是治疗大发作反复抽搐、持续昏迷状态（癫痫持续状态）的首选药，静脉注射显效快、安全性好。癫痫持续状态的急性期，可与劳拉西泮合用，肌痉挛消失后，以苯妥英钠静脉注射维持疗效，但应注意呼吸抑制的发生。

硝西泮（nitrazepam，硝基安定）主要用于失神性发作（小发作），对肌阵挛性发作及幼儿阵挛性发作效果尤为显著。

氯硝西泮（clonazepam，氯硝安定）抗癫痫谱较广。对失神性发作（小发作）疗效好，对肌阵挛性发作、幼儿阵挛性发作也有较好疗效，静脉注射也可用于癫痫持续状态。

丙戊酸钠（基）（典）

丙戊酸钠（sodium valproate，VPA）属侧链脂肪酸类，为广谱抗癫痫药。1963 年发现本药具有很强的抗惊厥作用，1964 年在法国首先用于治疗癫痫并获得成功，1967 年开始在欧美各国临床广泛应用，是治疗癫痫的常用药物之一。

【体内过程】口服吸收良好，生物利用度在 80%以上。血浆蛋白结合率为 90%，$t_{1/2}$ 约为 15h。大部分以原型药排出。

【药理作用与机制】VPA 可抑制 GABA 转氨酶活性，减慢 GABA 的代谢；提高谷氨酸脱羧酶活性，使 GABA 合成增加，增加脑内 GABA 水平，并提高突触后膜对 GABA 的反应性，从而增强 GABA 能神经突触后膜抑制作用，阻止病灶异常放电的扩散。此外也能抑制细胞膜 Na^+通道和 Ca^{2+}通道。

【临床应用】对各种类型的癫痫都有一定疗效。对小发作疗效优于乙琥胺，但因其肝毒性不作为首选药；对大发作有效，但不及苯妥英钠和卡马西平；对局灶性发作的疗效近似卡马西平；对其他药物未能控制的顽固性癫痫也有效。

【不良反应】常见不良反应为胃肠道反应，如厌食、恶心、呕吐等。中枢神经系统反应主要表现为嗜睡、平衡失调、乏力、精神不集中、震颤等。VPA 对肝功能有明显影响，约 40%的患者服药后出现转氨酶升高，少数有肝炎发生，个别可因肝功能衰竭而死亡。2 岁以下儿童，多药合用时特别容易发生致死性肝损害，应定期检查肝功能。10 岁以上儿童选用该药一般耐受性较好。对胎儿有致畸作用，孕妇慎用。

【药物相互作用】VPA 能显著提高苯妥英钠、苯巴比妥、氯硝西泮和乙琥胺的血药总浓度和游离药物浓度；但苯妥英钠、苯巴比妥、扑米酮和卡马西平却可降低 VPA 的血药浓度和抗癫痫作用。

苯巴比妥（基）（典）

苯巴比妥（phenobarbital，PB）属镇静催眠药，但目前主要用于抗癫痫。PB 可降低病灶内细胞的兴奋性，减少异常放电；又能提高病灶周围正常组织的兴奋阈值，阻止异常高频放电的扩散。其机制为：①与 $GABA_A$-R 上特异性结合位点结合，使 Cl^-通道开放时间延长，增加 Cl^-内流，导致细胞膜超极化，降低膜兴奋性；②阻断细胞膜 Na^+、Ca^{2+}通道；③阻断突触前膜对 Ca^{2+}的摄取，减少 Ca^{2+}依赖性的神经递质 Glu 释放。临床常用于癫痫大发作及癫痫持续状态，也可用于局灶性发作，但对小发作疗效差。因不良反应多，一般不作首选。

拉莫三嗪

拉莫三嗪（lamotrigine）为苯三嗪类衍生物。1978 年在实验室合成，1991 年在欧洲上市，1994 年经美国 FDA 批准后广泛应用于临床。其主要作用机制为阻滞 Na^+通道，减少 Na^+内流而降低神经元兴奋性，阻止病灶异常放电；并可抑制 Glu 所诱发的爆发性放电。临床可用于成人及 12 岁以上儿童局灶性发作及全面性发作的辅助治疗。也可以用于伦诺克斯-加斯托综合征（Lennox-Gastaut syndrome，LGS），LGS 发病年龄通常在 2～6 岁，发作形式多样，可影响智力发育，治疗困难，是一种严重的癫痫类型。目前主要与其他抗癫痫药物合用治疗难治性癫痫。主要不良反应为头痛、嗜睡、视物模糊、共济失调、皮疹、恶心、呕吐等。偶见弥漫性血管内凝血。

托吡酯

托吡酯（topiramate）也称妥泰，为吡喃果糖氨基磺酸酯化合物，是1995年上市的新型广谱抗癫痫药。其作用机制与阻滞Na^+通道、减少Na^+内流而降低神经元兴奋性，以及增强GABA活性及抑制Glu介导的兴奋性有关。临床用药从辅助治疗发展为单药治疗，用于成人、老人及2岁以下婴幼儿各类癫痫的治疗，也可用于LGS治疗。此外，试用于偏头痛、各种神经痛、特发性震颤、抽动症、双相情感障碍等。主要不良反应为厌食、精神异常、体重减轻等，在服药后1～3个月逐渐消除。动物实验有致畸报道，孕妇慎用。

加巴喷丁

加巴喷丁（gabapentin）又名诺立丁（neurontin）。在20世纪70年代作为抗痉挛药用于临床，于1993年上市用于癫痫治疗。本品可阻滞Ca^{2+}通道而降低神经元兴奋性、增加GABA的释放。加巴喷丁经FDA批准，主要用于成人及12岁以上儿童的局灶性发作、全面性发作的辅助治疗。常见不良反应为鼻炎、体重增加等。糖尿病患者、肾功能不全者、孕妇及哺乳期妇女慎用。

扑米酮（典）

扑米酮（primidone）又名去氧苯巴比妥、扑痫酮。化学结构类似苯巴比妥，其活性代谢产物为苯巴比妥和苯乙基丙二酰胺。与苯妥英钠和卡马西平合用有协同作用。价格较贵，只用于其他药物不能控制的患者。常见不良反应为镇静、嗜睡、眩晕和共济失调等，偶发巨幼细胞贫血、白细胞减少和血小板减少。

第二节　抗惊厥药

惊厥（convulsion）是各种原因引起的中枢神经过度兴奋的症状，表现为全身骨骼肌不自主地强烈收缩。临床常见于小儿高热、破伤风、癫痫大发作、子痫和中枢兴奋药中毒等。常用抗惊厥药（anticonvulsants）有苯二氮䓬类、巴比妥类、水合氯醛及硫酸镁等，本节只介绍硫酸镁。

硫酸镁

【药理作用】硫酸镁（magnesium sulfate）口服不易吸收，但可升高肠内渗透压，阻碍水分吸收，肠道内容积增大，刺激肠道蠕动，故有泻下和利胆作用。注射给药则产生以下全身作用。

1. 抗惊厥　神经递质的分泌和骨骼肌收缩均需Ca^{2+}参与。Mg^{2+}可以特异地拮抗Ca^{2+}的作用，从而抑制神经递质的分泌和骨骼肌的收缩，使中枢神经系统的感觉和意识暂时消失及骨骼肌松弛，对缓解惊厥有效。

2. 降血压　血中Mg^{2+}浓度过高时，可抑制血管平滑肌，使全身小血管扩张，产生降低血压等作用。

【临床应用】

1. 惊厥　临床注射给药可用于各种惊厥，尤其是对子痫、破伤风等惊厥有良好的效果。

2. 高血压危象　可在临床上用于妊娠高血压综合征及高血压危象抢救。

【不良反应】药物过量引起呼吸抑制、血压骤降，以至死亡。肌腱反射消失是呼吸抑制的先兆，中毒时应立即进行人工呼吸，同时应静脉缓注氯化钙或葡萄糖酸钙进行拮抗。

总结记忆模块

1. 知识要点

1）癫痫是由脑组织局部病灶的神经元异常高频放电，并向周围正常脑组织扩散，导致大脑功能短暂失调的综合征。

2）抗癫痫药主要通过以下三种作用机制控制癫痫发作：①干扰细胞膜 Na^+、Ca^{2+}等离子内流，降低细胞兴奋性，如苯妥英钠和乙琥胺；②增强 GABA 介导的抑制性突触的传递功能，促使 Cl^-内流增加引起细胞膜的超极化，抑制动作电位的高频重复发生和扩散，如地西泮、苯巴比妥和丙戊酸钠；③阻滞 Glu 介导的兴奋性突触的传递功能，抑制动作电位的高频重复发生和扩散，如拉莫三嗪、托吡酯。

3）癫痫局灶性发作首选卡马西平；强直-阵挛性发作（大发作）首选苯妥英钠；失神性发作（小发作）首选乙琥胺；癫痫持续状态首选地西泮。

2. 药物比较　抗癫痫药作用特点比较见表 13-2。

表 13-2　抗癫痫药作用特点比较

药物	作用机制	临床应用
卡马西平	抑制 Na^+内流，降低神经元兴奋性，抑制高频电产生和扩散	为局灶性发作首选药
苯妥英钠	抑制 Na^+和 Ca^{2+}内流，降低神经元兴奋性，抑制高频电扩散	为大发作和局灶性发作首选药，对小发作无效
苯巴比妥	抑制 Na^+和 Ca^{2+}内流，增强脑内 GABA 功能，抑制高频电产生和扩散	对大发作、局灶性发作有效，但不作为首选，对小发作无效
乙琥胺	抑制 Ca^{2+}内流，抑制异常放电的发生	只对小发作有效，为首选药
丙戊酸钠	抑制 Na^+和 Ca^{2+}内流，增强脑内 GABA 功能，抑制高频电产生和扩散	广谱抗癫痫药。对小发作优于乙琥胺，但肝损伤作用强
地西泮	增强脑内 GABA 功能，抑制病灶高频电向周围正常组织扩散	为癫痫持续状态的首选药

3. 复习记忆

（1）复习指南　学习本类药物应先了解癫痫的发病机制，熟悉药物是按抗癫痫的机制来进行分类的，记住每种机制的代表药物，比较作用机制不同的各类药物的作用特点及适用的癫痫类型，结合表 13-2 就容易掌握抗癫痫药。

（2）助记方法　歌诀法。

抗癫痫药的选用

儿童失神小发作，首先选用乙琥胺；
强直痉挛大发作，苯妥英钠鲁米那；
局灶发作选卡马，持续状态用安定；
慢加剂量个体化，坚持用药莫骤停。

拓展提高模块

1.研究史话

抗癫痫药的研究史

癫痫的药物治疗起始于1857年，抗癫痫药的发展历史，大致上可分为四个阶段。

（1）*摆脱巫术的阴影，进入科学时代*　19世纪50年代以前，人们对癫痫的认识还笼罩在巫术的阴影之中。1857年，Charles Locock首先报道用溴化物（bromide）治疗女性歇斯底里癫痫（hysterical epilepsy），标志着癫痫的治疗开始摆脱巫术的阴影进入科学时代。然而溴化物虽可有效治疗癫痫，但可引起阳痿，因而在临床上应用受限。1912年，阿尔弗雷德·豪普特曼（Alfred Hauptmann）偶然发现苯巴比妥（phenobarbital）的抗惊厥作用，用于抗癫痫，但其同时具有镇静催眠作用和宿醉现象，影响癫痫患者日常的生活。因此人们仍在继续寻找抗癫痫药。

（2）*建立动物模型，发现苯妥英钠*　虽然苯妥英钠在1908年就由Biltz合成，但其抗惊厥作用是在30年后才发现。1937年癫痫动物模型的发展使特雷西·普特南（Tracy Putnam）和H. H. 梅里特（H. Houston Merritt）利用电流刺激猫脑的痉挛性发作，发现了苯妥英钠的良好抗癫痫作用，其是人类第一个根据动物模型研制的抗癫痫药，成为抗癫痫药的里程碑。该药在一般剂量没有镇静作用，用药后不再有宿醉现象，鼓舞了人们对有选择性抗癫痫药物的研究。此后又陆续开发出扑米酮（1952年）、乙琥胺（1960年）、卡马西平（1963年）等药物，但疗效还不够满意，不良反应发生率仍较高。

（3）*研究作用机制，溶媒变为药物*　丙戊酸在1882年主要作为有机溶媒使用。1963年，法国Meunier在筛选抗癫痫化合物时发现某些无抗癫痫活性的成分溶于丙戊酸后却表现出明显的抗癫痫活性，意外地发现丙戊酸的抗癫痫作用。1967年，丙戊酸钠作为抗癫痫药首先在法国上市，是第一种以作用机制为基础的抗癫痫药，具有广谱抗癫痫作用，疗效较其他抗癫痫药好，不良反应相对较轻。开创了抗癫痫药物开发的新纪元。

（4）*运用药理技术，开发新型药物*　1987年以后，国外有关学者充分运用临床药理学技术，研制出一些疗效较好而不良反应相对较少的新型抗癫痫药物，如拉莫三嗪（1991年）、加巴喷丁（1993年）、非氨酯（1993年）、司替戊醇（1994年）、托吡酯（1995年）、噻加宾（1997年）、左乙拉西坦（2000年）等，这些药物的问世，在一定程度上改善了患者的生活质量，但疗效更好、不良反应更少的药物仍需进一步研发。

2. 知识拓展

抗癫痫药的应用原则及使用注意

癫痫是一种慢性疾病，需长期用药。在用药时应注意：①根据发作类型选药，见表13-1，能用单一药物控制的癫痫选用一种首选药物即可。一般从小剂量开始，应注意剂量要个体化。若单一药物难以控制或混合型癫痫患者，需联合用药，但一般不宜超过三种。用药过程中应注意观察不良反应的发生，并定期进行相关检查。②在治疗过程中不宜随意更换药物。如果因患者不能耐受或疗效不佳需更换药物，应采用过渡换药法，即在原药基础上加用新替换药物，待其发挥疗效后再逐渐撤换原药。③即使癫痫症状已完全控制，仍需维持用药 3～5 年再逐渐减量停药，避免突然停药，否则可导致反跳现象。④长期用药应注意药物的不良反应，应定期检查血相及肝功能。

3. 问题与思考

给药途径不同如何影响药效？

给药途径不同除影响药物起效的快慢外，也可产生不同的药理作用，如抗惊厥药硫酸镁，口服不易吸收，可升高肠内渗透压，使肠道内容积增大，刺激肠道蠕动，产生泻下和利胆作用。注射给药后经吸收产生全身作用，拮抗 Ca^{2+}的作用，抑制骨骼肌的收缩，产生抗惊厥作用；同时也可抑制血管平滑肌的收缩，使血管扩张，血压降低。

（周宁娜）

第十四章　抗精神失常药

基本知识模块

精神失常（psychiatric disorders）是由多种原因引起的情感、思维、行为等出现异常的精神活动障碍性疾病，包括精神分裂症、抑郁症、焦虑症和躁狂症等。用于治疗这些疾病的药物统称为抗精神失常药。按其临床用途分为抗精神分裂症药（antischizophrinic drug）、抗抑郁药（antidepressant）、抗焦虑药（anxiolytic）和抗躁狂药（antimanic drug）。

第一节　抗精神分裂症药

一、精神分裂症的概念

精神分裂症（schizophrenia）是一类以思维、情感、行为之间不协调，精神活动与现实分离为特征的精神疾病。精神分裂症分为两型：Ⅰ型以阳性症状为主（幻觉、妄想）；Ⅱ型以阴性症状为主（情感淡漠、主动性缺乏）。

二、抗精神分裂症药的作用机制

目前认为精神分裂症发病与脑内多巴胺（dopamine，DA）通路或 5-羟色胺（serotonin，5-HT）通路功能异常有关（图 14-1）。抗精神分裂症药的作用机制包括以下两方面。

1. 阻断中脑-边缘系统和中脑-皮质通路的 DA 受体　DA 是中枢神经系统内最重要的神经递质之一，通过与脑内 DA 受体结合后参与神经精神活动的调节。脑内 DA 神经通路及其生理功能为：①黑质-纹状体通路，是锥体外系运动功能的高级中枢，各种减弱该通路功能的原因均可导致帕金森病；②中脑-边缘系统通路，主要调控情绪反应；③中脑-皮质通路，主要参与认知、思想、感觉、理解和推理能力的调控；④结节-漏斗通路，主要调控垂体激素的分泌，如抑制催乳素的分泌，促进促肾上腺皮质激素（ACTH）和生长激素（GH）的分泌等。精神分裂症主要与②、③两条 DA 通路功能亢进密切相关。脑内存在 D_1、D_2、D_3、D_4、D_5 5 种 DA 亚型受体。黑质-纹状体通路主要存在 D_1、D_2、D_3 和 D_5 亚型受体；中脑-边缘系统通路和中脑-皮质通路主要存在 D_2、D_3 亚型受体；结节-漏斗通路主要存在 D_2 亚型受体。经典抗精神分裂症药，如吩噻嗪类通过阻断中脑-边缘系统和中脑-皮质通路的 D_2 受体，发挥抗精神分裂症作用。

2. 阻断 5-HT 通路　5-HT 是中枢神经递质之一，20 世纪 50 年代有学者提出精神分裂症可能与 5-HT 代谢障碍有关。近年来随着分子生物学、遗传药理学和正电子发射断层扫描等新技术的出现，人们对 5-HT 系统功能亢进与精神分裂症的发病有了新的认识。目前临床常用的非经典抗精神分裂症药，如氯氮平和利培酮，主要通过阻断脑内 5-HT 受体发挥作用。

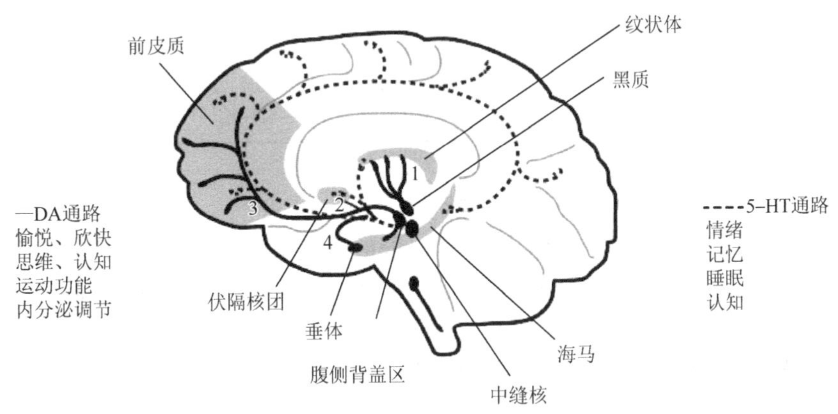

图 14-1　脑内 DA、5-HT 通路

1. 黑质-纹状体通路；2. 中脑-边缘系统通路；3. 中脑-皮质通路；4. 结节-漏斗通路

三、常用抗精神分裂症药

（一）经典抗精神分裂症药

经典抗精神分裂症药为第一代抗精神分裂症药，主要以阻断脑内 DA 受体为主，该类药对精神分裂症阳性症状疗效好，对阴性症状基本无效，锥体外系反应严重，不能改善患者认知功能缺陷。按化学结构分为吩噻嗪类、丁酰苯类、硫杂蒽类及其他类。

1. 吩噻嗪类　吩噻嗪类（phenothiazines）是由硫、氮连接两个苯环的一种具有三环结构的化合物（图 14-2）。在 2 位和 10 位上的氢被不同的基团或原子取代得到一系列的抗精神分裂症药（表 14-1）。

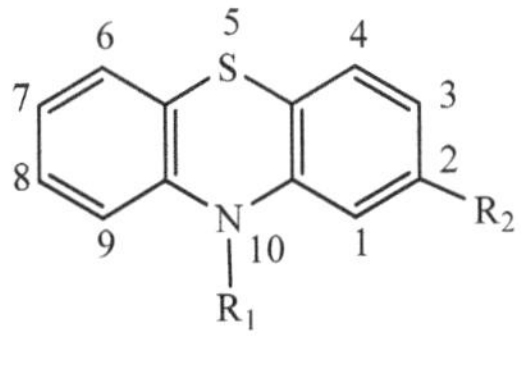

图 14-2　吩噻嗪类化合物的化学结构

表 14-1　吩噻嗪母核及各类抗精神分裂症药

分类	药物	R_1	R_2
二甲胺类	氯丙嗪	$—(CH_2)_2N(CH_2)_2$	—Cl
哌嗪类	奋乃静	$—(CH_2)_3—N$（哌嗪环）$N—(CH_2)_2OH$	—Cl

续表

分类	药物	R_1	R_2
哌嗪类	三氟拉嗪	$—(CH_2)_3—N$（哌嗪环）$N—CH_3$	$—CF_3$
哌啶类	硫利达嗪	$—(CH_2)_2—$（哌啶环，$H_3C—N$）	$—SCH_3$

氯丙嗪（基）

氯丙嗪（chlorpromazine）又称冬眠灵（wintermine），是吩噻嗪类药物的典型代表，也是最早应用于临床的抗精神分裂症药。由于其作用广泛，不良反应多，临床使用已经逐渐退居二线。

【体内过程】口服易吸收，但吸收不规则，吸收速度受胃内食物、抗胆碱药的影响。吸收后2～4h内血药浓度达到高峰；肌内注射吸收迅速，15～30min血药浓度达到高峰。脂溶性高，易透过血脑屏障，脑内浓度可达血浆浓度的10倍。主要在肝代谢，形成的代谢物7-羟基氯丙嗪具有药理活性。该药易蓄积于脂肪组织，停药数周乃至半年后，尿中仍可检测出其代谢物。氯丙嗪在体内的消除随年龄增长而递减，老年患者须减量。

【药理作用及机制】氯丙嗪可阻断DA受体、α受体、M受体、组胺H_1受体和5-HT受体等，作用广泛。

（1）中枢神经系统

1）安定作用：表现为安静、活动减少、情感淡漠、迟钝、对周围事物不感兴趣，有嗜睡感，在安静环境中易诱导入睡，但易觉醒。氯丙嗪的安定作用出现快，易产生耐受性。机制与阻断中枢α_1受体和H_1受体有关。

2）抗精神分裂症作用：一般需连续用药6周至6个月才能充分显效。能使精神分裂症的躁狂、幻觉、妄想等阳性症状逐渐消失，恢复理智，情绪安定，生活自理。氯丙嗪的抗精神分裂症作用不会产生耐受性。机制与阻断中脑-皮质和中脑-边缘系统通路中突触后的D_2受体和5-HT受体有关。

3）镇吐作用：氯丙嗪镇吐作用强大。小剂量可以直接抑制延髓的催吐化学感受区（CTZ），产生中枢性镇吐作用；大剂量可以直接抑制呕吐中枢。但对刺激前庭引起的呕吐无效。

4）抑制体温调节中枢：使体温调节失灵，随环境温度的变化而变化。配合物理降温，可使体温降低至34℃甚至更低；但在高温环境中，则可使体温升高。

5）加强中枢抑制药的作用：氯丙嗪可增强麻醉药、镇静催眠药、镇痛药的中枢抑制作用。在与上述药物合用时，应减少用量，避免引起中枢神经系统过度抑制。

（2）自主神经系统

1）降低血压：氯丙嗪能阻断α受体，使血管扩张，血压下降，易产生体位性低血压。可翻转肾上腺素的升压作用，故氯丙嗪引起的低血压不能用肾上腺素治疗。氯丙嗪的降压作用可由于连续用药产生耐受性，且不良反应多，不用于高血压的治疗。

2）阿托品样作用：大剂量氯丙嗪可阻断M受体，而出现口干、心悸、视物模糊、尿潴留及便秘等副作用。

（3）内分泌系统　氯丙嗪能阻断下丘脑-垂体通路的D_2受体，可减少催乳素抑制因子的释放，使催乳素分泌增加，出现乳房肿大及泌乳，故乳腺癌患者禁用；抑制促性腺激素的分泌，减少促性腺激素的释放，引起排卵迟缓、闭经等；抑制促肾上腺皮质激素和生长激素的分泌，使生长发育迟缓。

【临床应用】

（1）精神分裂症　对阳性症状疗效好，可减轻或解除幻觉、妄想及思维、行为障碍等症状。但对慢性精神分裂症，特别是对以情感淡漠、主动性缺乏等阴性症状为主的精神分裂症效果较差。

（2）呕吐和顽固性呃逆　氯丙嗪对多种药物（如洋地黄、吗啡等）及多种疾病（如癌症、放射病等）引起的呕吐有显著镇吐作用，但对晕动性呕吐无效。氯丙嗪还可用于顽固性呃逆。

（3）低温麻醉及人工冬眠　临床上配合物理降温（如冰浴等），用于低温麻醉，减少心脏、脑等重要脏器的耗氧量。常与其他中枢抑制药合用（如哌替啶、异丙嗪）组成“冬眠合剂”，使患者深睡，降低体温、基础代谢及组织耗氧量，增强机体对缺氧的耐受性，减轻机体对损害性刺激的反应性，进入“人工冬眠”状态，用于严重创伤、感染性休克、高热惊厥、甲状腺危象及妊娠中毒等病症的辅助治疗。

【不良反应】

（1）一般不良反应　表现为中枢抑制症状（嗜睡、困倦、乏力等）、α受体阻断症状（鼻塞、直立性低血压、心悸等）和M受体阻断症状（视物模糊、口干、心悸、便秘及尿潴留等）。该药局部刺激性强，静脉注射可引起血栓性静脉炎，应以生理盐水或葡萄糖溶液稀释后缓慢注射。注射后静卧1～2h，防止出现体位性低血压。

（2）锥体外系反应　是长期大量使用氯丙嗪治疗精神分裂症时最常见的不良反应。表现为：①帕金森综合征。表现为表情呆板、动作迟缓、肌肉震颤、肌张力增高，多见于老年患者。②急性肌张力障碍。青少年多见，口舌、面、颈部肌群痉挛，出现强迫性牙关紧闭、吞咽困难、斜颈等怪异动作。③静坐不能。中、青年多见，坐立不安、反复徘徊。以上三种反应是氯丙嗪阻断黑质-纹状体通路D_2受体，使纹状体中DA功能减弱而ACh功能相对增强所致。减少氯丙嗪用量、停药或使用抗胆碱药、抗焦虑药可缓解症状。④迟发性运动障碍。少见，表现为不自主的呆板运动及四肢舞蹈动作，可出现口-舌-颜面的不随意运动。老人和女性患者易发。造成迟发性运动障碍的原因可能是DA受体长期被阻断，使DA受体的敏感性升高或反馈抑制作用减弱，使突触前DA释放增加。早期诊断、早期停药或换用其他抗精神分裂症药及使用抗DA药可使症状缓解。

（3）过敏反应　常见皮疹、接触性皮炎。少数患者可致肝损伤或急性粒细胞缺乏，一旦出现应立即停药。

（4）内分泌紊乱　由于阻断下丘脑-垂体多巴胺通路，长期用药可致内分泌紊乱，出现乳房肿大及泌乳、排卵延迟、闭经和生长迟缓等。

（5）急性中毒　氯丙嗪过量中毒可致患者血压下降甚至休克，并出现心肌损害，表现为心动过速、心电图异常等，应早期使用去甲肾上腺素升高血压。

【禁忌证】有癫痫史者、严重肝功能损害者禁用。对冠心病患者易致猝死，应慎用。

其他吩噻嗪类药物有奋乃静（perphenazine）、氟奋乃静（fluphenazine）及三氟拉嗪（trifluoperazine）。其共同特点是抗精神分裂症作用及锥体外系反应较强，而镇静作用较弱。其中以氟奋乃静和三氟拉嗪疗效好，心血管不良反应较小。甲硫达嗪（thioridazine）是吩噻嗪的哌啶衍生物，疗效不如氯丙嗪，但镇静作用强，锥体外系反应少，作用缓和。

2. 丁酰苯类　丁酰苯类（butyrophenones）药物与吩噻嗪类结构完全不同，但药理作用和临床应用相似。

氟哌啶醇

氟哌啶醇（haloperidol，氟哌丁苯）为第二代经典抗精神分裂症药（图 14-3），选择性阻断 D_2 受体，其抗精神分裂症作用和镇吐作用为氯丙嗪的 50 倍，但锥体外系反应也强。适用于控制兴奋、躁动、幻觉、妄想等为主的精神分裂症，对躁狂症也能改善慢性症状。也用于镇吐及顽固性呃逆。α 受体、M 受体阻断作用弱，镇静、降压作用较轻。因有致畸的报道，孕妇禁用。

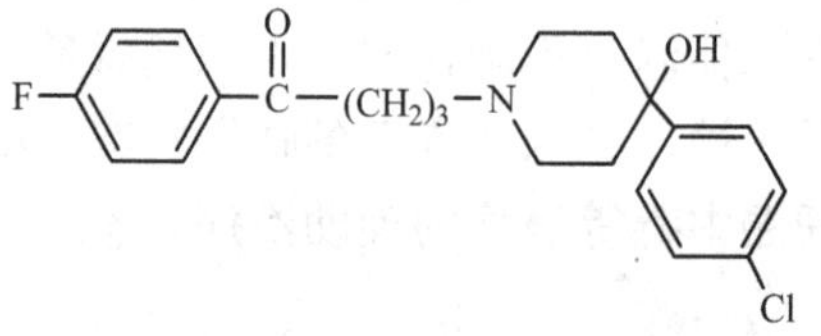

图 14-3　氟哌啶醇的化学结构

氟哌利多

氟哌利多（droperidol），作用与氟哌啶醇相似。抗精神分裂症作用、镇静及镇吐作用较氯丙嗪强，特点是显效快，持续时间短。可用于治疗精神分裂症、情感性障碍，对控制急性精神运动性兴奋、妄想等症状疗效较好，但锥体外系反应较多。现临床上主要用于增强镇痛药的作用，如与芬太尼合用，使患者处于痛觉消失、精神恍惚、对环境淡漠的一种特殊麻醉状态，可以进行小手术，如烧伤清创、内窥镜检查、造影等。

3. 硫杂蒽类　硫杂蒽类（thioxanthenes）的基本结构与吩噻嗪类相似，但在吩噻嗪环上第 10 位氮原子被碳原子取代，故该类药物的作用与吩噻嗪类相似（图 14-4）。

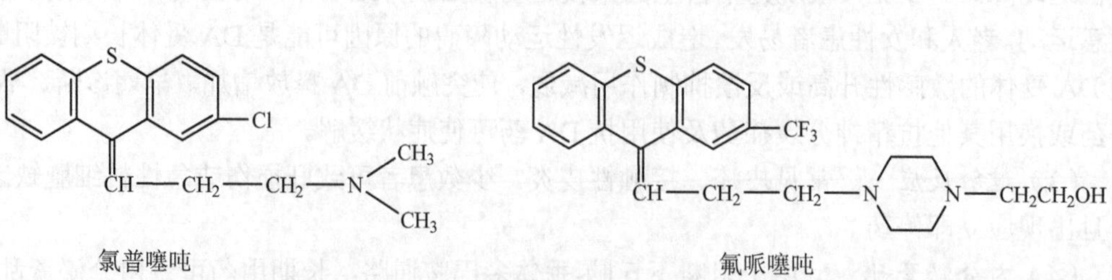

图 14-4　硫杂蒽类结构

氯普噻吨

氯普噻吨（chlorprothixene），又称氯丙硫蒽，商品名泰尔登（tardan）。其结构与三环类抗抑郁药相似，因此有较弱的抗抑郁作用。抗精神分裂症的作用不如氯丙嗪，但镇静催眠作用比氯丙嗪强。适用于有强迫状态或焦虑抑郁症的精神分裂症、焦虑性神经官能症及更年期抑郁症等。不良反应轻，锥体外系反应较少。

氟哌噻吨

氟哌噻吨（flupenthixol）又称三噻吨，抗精神分裂症作用与氯丙嗪相似，但镇静作用弱，锥体外系反应常见。有一定抗焦虑抑郁的作用，故临床也用于抑郁症或伴有焦虑的抑郁症。由于该药具有特殊激动作用，禁用于躁狂患者。

（二）非经典抗精神分裂症药

非经典抗精神分裂症药，为第二代抗精神分裂症药。该类药物除作用于多巴胺 D_2 受体以外，还作用于 D_1 受体、5-HT 受体、谷氨酸受体等。与经典抗精神分裂症药物相比，这类药物具有以下的优点：①不良反应轻，特别是锥体外系反应比经典抗精神分裂症药发生率低；②对阳性和阴性症状均有效；③可改善患者的认知功能缺陷。现被推荐为首发精神分裂症患者的一线治疗药。

氯氮平[(基)(典)]

氯氮平（clozapine）属苯二氮䓬类，为第一个非经典抗精神分裂症药。可特异性阻断中脑-皮质、中脑-边缘系统的 D_4 受体，也作用于 5-HT_{2A}、D_1、D_2 受体，协调 5-HT 与 DA 系统的相互作用与平衡。抗精神分裂症作用与氯丙嗪相似，但起效快，多在一周内见效，临床适用于急、慢性精神分裂症。几乎无锥体外系反应，对长期应用经典抗精神分裂症药引起的迟发性运动障碍有明显改善作用。主要不良反应为粒细胞缺乏，应定期检测血相。

利培酮

利培酮（risperidone）又称利司培酮、维思通（risperdal），为第二代非经典抗精神分裂症药，对 5-HT_2 受体和 D_2 受体均有拮抗作用，但以前者作用强。对精神分裂症的阳性和阴性症状均有效，适于治疗首发急、慢性患者。该药对患者的认知功能障碍和继发性抑郁也具有较好的治疗作用。由于用量小、使用方便、见效快，且锥体外系反应轻、抗胆碱样作用及镇静作用弱，因此治疗依从性好、易被患者接受。

舒必利

舒必利（sulpiride，止吐灵）为新型非经典抗精神分裂症药。能选择性阻断中脑-边缘系统的 D_2 受体，对紧张型精神分裂症患者疗效好、奏效快，有“药物电休克”之称。对慢性精神分裂症的孤僻、退缩、淡漠等症状疗效也较好。镇静作用不明显，但镇吐作用比氯丙嗪强 150 倍，可用于顽固性呕吐。本药具有抗抑郁作用，也可用于抑郁症的治疗。锥体外系反应和内分泌紊乱作用轻。

此外，非经典抗精神分裂症药还包括奥氮平（olanzapine）、齐拉西酮（ziprasidone）、阿立哌唑（aripiprazole）、奎硫平（quetiapine）和氨磺必利（amisulpride）等。

第二节　抗抑郁药

抑郁症（depression）是最常见的情感障碍类精神病，根据2014年世界卫生组织报道，全球约4亿人患有抑郁症，预计今后可能成为仅次于冠心病的第二大疾病。其主要表现为情感异常（自罪自责、悲观等）和行为异常（对周围事物不感兴趣、言语减少、运动迟缓等），以显著而持久的心境低落为特征。自杀率比一般人群高20倍，严重危害人类身心健康。

目前公认的发病机制是“单胺假说”，认为抑郁症的发生与特定脑区内单胺类神经递质去甲肾上腺素（noradrenalin，NA）和5-HT功能不足有关。抗抑郁药（antidepressant drug）通过提高脑内NA、5-HT水平，改善情绪低落、抑制消极的症状。临床常用抗抑郁药按作用机制可分为选择性5-HT再摄取抑制药（SSRI）、NA再摄取抑制药（NRI）、5-HT、NA再摄取抑制药（SNRI）、突触前膜的α_2受体阻断药（α_2RI）、单胺氧化酶抑制药（MAOI）5类（图14-5）。

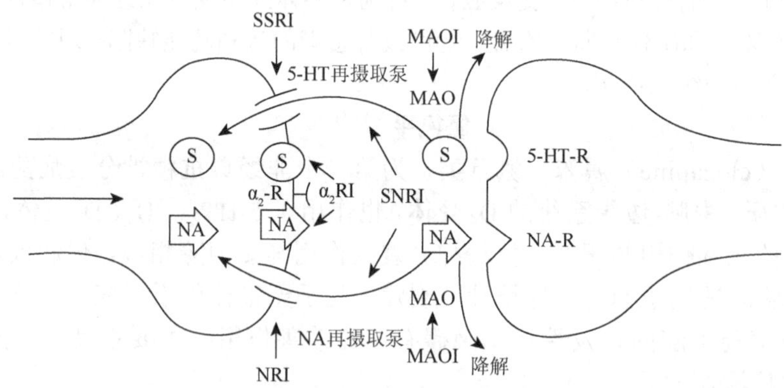

图14-5　抗抑郁药作用机制

5-HT-R. 5-HT受体；NA-R. NA受体；α_2-R. α_2受体；MAO. 单胺氧化酶

一、选择性5-HT再摄取抑制药

选择性5-HT再摄取抑制药（selective serotonin reuptake inhibitor，SSRI）是一类新型抗抑郁药物，通过选择性抑制突触前膜对5-HT的再摄取，增加突触间隙5-HT浓度而发挥抗抑郁作用。氟西汀是SSRI的第一个药物，于1988年在美国上市，现该类药物已开发品种达30多种。目前临床常用的有氟西汀、帕罗西汀、舍曲林、氟伏沙明、西酞普兰等。本类药物很少产生镇静作用，对心血管和自主神经系统功能影响小，并具有抗抑郁和抗焦虑的双重作用，是目前临床最常用的一线抗抑郁药。SSRI与单胺氧化酶抑制药合用时须警惕“5-HT综合征”（也称血清素综合征）的发生，初期主要表现为不安、激越、恶心、呕吐或腹泻，随后出现高热、强直、肌阵挛或震颤、自主神经功能紊乱、心动过速、高血压、意识障碍，最后可引起痉挛和昏迷，严重时可致死，应予以高度重视。

氟西汀

氟西汀（fluoxetine）又名百忧解（prozac），口服吸收良好，达峰时间为6～8h，血浆蛋白结合率为80%～95%。$t_{1/2}$为48～72h，在肝代谢为去甲氟西汀，活性与母药相同。

【药理作用】为强效5-HT再摄取抑制药，对α受体、组胺受体、M受体、GABA受体等几乎无亲和力，因此无抗胆碱作用，不引起低血压，镇静作用较弱。

【临床应用】

1. 各种抑郁症　常用量为20～40mg/d，一次服用，需要时可用到80mg/d。2～6周起效。能明显改善患者的抑郁心情及伴随的焦虑症状和睡眠障碍。

2. 神经性贪食症　60mg/d可有效控制食欲，减少摄入量。

【不良反应】不良反应轻，偶见恶心呕吐、头痛头晕、乏力失眠、厌食、体重下降、性欲降低等。2010年欧盟警告该药会增加先天性心血管出生缺陷。禁止与MAOI合用，以免引起“5-HT综合征”。

帕罗西汀

帕罗西汀（paroxetine），又名赛乐特，口服吸收良好，6h血药浓度达高峰，$t_{1/2}$为21h。机制与氟西汀相同。常用剂量为20～50mg/d，老人减量。临床用于各种抑郁症，可明显改善抑郁、精神运动迟缓等，也可用于焦虑症。常见胃肠道反应，肝肾功能不良者慎用。禁止与MAOI合用，以免引起“5-HT综合征”。

二、NA再摄取抑制药

NA再摄取抑制药（noradrenalin reuptake inhibitor，NRI）可选择性地抑制突触NA再摄取，用于脑内NA缺乏所引起的抑郁症。本类药物奏效快，镇静、抗胆碱和降压作用较弱。常用药物有马普替林、阿莫沙平、地昔帕明等。

马普替林

马普替林（maprotiline）主要抑制外周和中枢的NA再摄取，对5-HT再摄取无影响。由于NA再摄取减少，突触间隙NA浓度升高而发挥抗抑郁作用。本品有较强的抗抑郁及抗焦虑作用，为广谱抗抑郁药。对各种抑郁症均有效，需2～3周起效；也用于疾病或精神因素引起的焦虑、抑郁症（如产后抑郁、脑动脉硬化伴发抑郁、精神分裂症伴有抑郁）。不良反应较轻，常见阿托品样副作用，如口干、便秘、头痛、心悸、眩晕等。

阿莫沙平

阿莫沙平（amoxapine）为三环类抗抑郁药，能选择性地抑制NA再摄取。抗抑郁作用类似丙米嗪，而镇静、抗胆碱作用弱于丙米嗪，还有一定的抗多巴胺作用。临床上用于各种抑郁症。

地昔帕明

地昔帕明（desipramine，去甲丙米嗪）是强效选择性NA再摄取抑制药（为抑制5-HT再摄取的100倍以上），对DA再摄取也有一定抑制作用。对H_1受体有强拮抗作用，对α受体、M受体作用弱。对轻中度抑郁症疗效较好。

目前，新一代NA再摄取抑制药，如瑞波西汀（reboxetine）也已上市。

三、5-HT、NA再摄取抑制药

5-HT、NA再摄取抑制药（serotonin-noradrenalin reuptake inhibitor，SNRI）是临床应用最早的抗抑郁药，也曾是临床最常用的抗抑郁药。以丙米嗪、阿米替林为主要代表。其化学结构都有2个苯环和1个杂环，故又称为三环类抗抑郁药（tricyclic antidepressant，TCA）。大多数TCA具有与治疗作用无关的抗胆碱作用，还可阻断α_1受体和组胺H_1受体，产生过度镇静。目前由于SSRI及新一代SNRI问世，如文拉法辛、度洛西汀，TCA在临床上的应用基本退居二线。

丙米嗪

丙米嗪（imipramine，米帕明）是第一代SNRI。

【体内过程】口服吸收良好，2～8h血药浓度到高峰，血浆$t_{1/2}$为10～24h。在体内分布广泛，以脑、肝、肾及心脏分布量较多。主要在肝代谢，在侧链N上脱甲基转变为去甲丙米嗪，后者具有显著抗抑郁作用。丙米嗪及去甲丙米嗪大部分被氧化为无效的羟化物，或与葡萄糖醛酸结合，从尿排出。

【药理作用】

1. 中枢神经系统　正常人服用后可出现困倦、头晕、口干、视力模糊、血压轻度下降等。长期连用后，以上症状加重，并出现注意力不集中、思维能力低下等症状。但抑郁症患者连用2～3周后，情绪显著提高，精神振奋，抑郁症状减轻。

2. 自主神经系统　治疗量有明显的抗胆碱作用，能阻断M受体，引起阿托品样不良反应。

3. 心血管系统　治疗量可降低血压，反射性地引起心率加快，易发生心律失常，可能与抑制NA的再摄取有关。此外，该药对心肌有奎尼丁样抑制作用，心血管疾病患者慎用。

【临床应用】主要用于各种原因引起的抑郁症。对内源性、反应性及更年期抑郁症疗效好。对精神分裂症的抑郁症疗效较差。也可用于治疗强迫症、酒精依赖症等。

【不良反应】

1. 外周抗胆碱作用　由于阻断M受体，引起阿托品样作用，常见口干、便秘、视力模糊、尿潴留及眼压升高，因此前列腺肥大及青光眼患者禁用。

2. 中枢神经系统　主要表现为嗜睡、乏力及肌肉震颤等。有些患者用量过大可转为躁狂、兴奋状态。该类药可降低痉挛阈值而诱发癫痫，癫痫患者禁用。

3. 过敏反应　极少数患者可出现皮疹、粒细胞减少及黄疸等。

阿米替林

阿米替林（amitriptyline，依拉维）与丙米嗪相比，对5-HT再摄取的抑制作用明显强于对NA再摄取的抑制作用，镇静作用和抗胆碱作用也较明显。不良反应与丙米嗪相似但较严重，偶有加重糖尿病症状的报道。

文拉法辛

文拉法辛（venlafaxine）为苯乙胺衍生物，是新型的NA、5-HT再摄取抑制药，对 DA 再摄取也有微弱的抑制作用，对 M 受体、组胺受体或 α_1 受体几乎无亲和力。作用与 SSRI 类相似，对焦虑症有效，临床用于治疗重性抑郁障碍（MDD）、广泛性焦虑症（GAD）及伴随焦虑的抑郁症。不良反应较少，常见恶心呕吐、头痛头晕、口干便秘等。

度洛西汀（duloxetine）与文拉法辛作用类似，也已在临床应用。

四、突触前膜 α_2 受体阻断药

突触前膜 α_2 受体阻断药（α_2 receptor inhibitor，α_2RI）可通过阻断突触前膜的 α_2 受体，反馈性引起 NA 的释放，提高突触间隙中 NA 的水平，发挥抗抑郁的作用。

米氮平

米氮平（mirtazapine）是一具有抗抑郁和抗焦虑双重作用的抗抑郁药，通过阻断中枢突触前膜 α_2 受体，反馈性增加 NA 的释放；同时阻断中枢突触后膜 5-HT_{2A} 和 5-HT_{2C} 受体，进而促进皮质 NA 及 DA 的释放。其抗抑郁效果优于 TCA 类药物阿米替林、丙咪嗪；与 SSRI 类的氟西汀、西酞普兰相当，对抑郁症症状，如快感缺乏、精神运动性抑制、睡眠欠佳（早醒）及体重减轻均有疗效。其抗胆碱样不良反应及 5-HT 样不良反应，如恶心、头痛、性功能障碍等较轻，主要不良反应为食欲增加及嗜睡。也是临床常用抗抑郁药物之一，常与西酞普兰合用治疗抑郁症睡眠障碍。

米安舍林

米安舍林（mianserin）属于四环类抗抑郁药。疗效与 TCA 相似，但较少有抗胆碱样作用。常见不良反应为头晕、嗜睡等。

其他药物，如曲唑酮（trazodone）也可通过阻断 α_2 受体发挥抗抑郁作用。

五、单胺氧化酶抑制药

单胺氧化酶（monoamine oxidase，MAO）分为 A、B 两类，在中枢神经系统均有分布，其中 MAO-A 主要代谢 NA、5-HT；MAO-B 则主要代谢 DA。传统无选择性单胺氧化酶抑制药（monoamine oxidase inhibitor，MAOI）有苯乙胺、反苯环丙胺、异卡波肼等，由于不良反应多，现已少用。目前临床上常用的是可逆性的、选择性抑制 MAO-A 的药物，减少 NA、5-HT 的代谢，升高其在突触间隙的浓度而发挥抗抑郁作用。应注意 MAOI 禁止与其他抗抑郁药合用，以免引起“5-HT 综合征”。

吗氯贝胺

吗氯贝胺（moclobemide），可逆性抑制 MAO-A，抑制突触前膜囊泡内或突触间隙儿茶酚胺类神经递质的降解，从而提高突触间隙中 NA、5-HT 水平，发挥抗抑郁作用。该药具有起效快、停药后 MAO 活性恢复快的特点，疗效与丙米嗪、阿米替林等相似，但不良反应少，患者耐受性好。主要不良反应有头晕、头痛、出汗、心悸、失眠、直立性低血压和体重增加等。

其他药物有溴法罗明（brofaromine）、西莫沙酮（cimoxatone）、托洛沙酮（toloxatone）。

第三节　抗 焦 虑 药

焦虑症（anxiety）是一种以焦虑情绪为主要表现的神经症，常伴有头晕、胸闷、心悸、呼吸困难、口干、尿频、尿急、出汗、震颤和运动性不安等。其发病机制包括：①脑内GABA能神经功能低下，表现为GABA水平下降和（或）$GABA_A$-R减少或功能不足；②脑内NA功能亢进；③脑内5-HT功能低下。

常用的经典抗焦虑药物包括苯二氮䓬类和抗抑郁药。BDZs主要通过调节GABA能神经功能发挥抗焦虑作用（见第十二章）。抗抑郁药，如SSRI可抑制脑内NA功能，发挥抗焦虑作用，其作用与BDZs相同，且不良反应少，同时具有抗抑郁作用，但起效没有BDZs迅速，通常需1～2周。SSRI、SNRI因疗效肯定，不良反应少而轻，在临床广泛使用，有替代传统抗抑郁药和BDZs药物的趋势。

美国食品药品监督管理局（FDA）批准治疗焦虑症的药物有文拉法辛、度洛西汀、帕罗西汀、艾司西酞普兰、阿普唑仑。国家市场监督管理总局批准治疗焦虑症的药物为文拉法辛。

第四节　抗 躁 狂 药

躁狂症（mania）是情感性障碍的另一种形式，以情感高涨、烦躁不安、活动过度和思维、言语不能自控为特征，主要是由于脑内5-HT减少而NA增加。抗躁狂药（antimanic drug）又称情绪稳定药（mood stabilizing agent），主要用于治疗躁狂症或双相情感障碍（抑郁-躁狂症），包括锂盐，抗精神分裂症药如氯丙嗪、氟哌啶醇、氯氮平、利培酮，某些抗癫痫药如卡马西平，以及镇静催眠药苯二氮䓬类等。本章主要介绍碳酸锂。

碳酸锂（基）（典）

碳酸锂（lithium carbonate）于1949年由Cade首先报道其抗躁狂作用，20世纪60年代开始在临床上应用于躁狂症。

【体内过程】口服吸收迅速而完全，2～4h血药浓度达峰值。通过血脑屏障速度慢，脑组织浓度约为血浆浓度的一半，需7～10d开始起效。锂离子主要经肾排泄，80%由肾小球滤过，在近曲小管与Na^+竞争重吸收，因此增加钠盐摄入可促进碳酸锂排泄。

【药理作用和机制】治疗量的碳酸锂对正常人的精神活动无影响，但对躁狂症患者及精神分裂症的躁狂、兴奋症状有显著疗效。作用机制目前认为是多种途径协同作用：①抑制神经末梢Ca^{2+}依赖性的NA、DA释放；②促进神经末梢对突触间隙中NA的再摄取，并加速其灭活；③促进5-HT合成和释放。

【临床应用】主要用于治疗躁狂症，对精神分裂症的兴奋躁动也有一定的疗效。长期使用可降低双相情感障碍患者躁狂和抑郁的反复发作。

【不良反应】

1）常见胃肠道刺激症状、乏力、手细微震颤、口渴多尿等。长期用药可引起肾毒性、体重增加、甲状腺功能低下等，减量或停药后可恢复。

2）锂盐安全范围小，有效浓度为 0.8～1.5mmol/L，若超过 2.0mmol/L 可出现中毒症状。早期症状常见恶心、呕吐、腹泻、疲乏、肌肉无力、肢体震颤等。严重反应，如精神紊乱、反射亢进、惊厥，甚至昏迷或死亡。当血药浓度升至 1.6mmol/L 时应立即停药。无特殊拮抗药，主要采取对症处理和支持疗法。

总结记忆模块

1. 知识要点

1）抗精神失常药包括抗精神分裂症药、抗抑郁药、抗焦虑药和抗躁狂药。

2）抗精神分裂症药主要通过阻断脑内 DA 受体发挥抗精神分裂症的作用，以氯丙嗪为代表，其主要不良反应是锥体外系反应。

3）抗抑郁药主要通过升高脑内突触间隙 NA、5-HT 的水平发挥抗抑郁症的作用。

4）抗焦虑药通过调节脑内 GABA 或 NA、5-HT 水平发挥抗焦虑症的作用。

5）抗躁狂药主要通过降低脑内 NA 水平、升高脑内 5-HT 水平发挥抗躁狂症的作用。

2. 药物比较　常用抗精神分裂症药作用特点比较见表 14-2。

表 14-2　常用抗精神分裂症药作用特点比较

药物	抗精神分裂症作用	受体阻断作用					主要不良反应		
		D_2	D_1	α_1	M	5-HT	锥体外系反应	镇静	体位性低血压
经典抗精神分裂症药	缓解阳性症状								
氯丙嗪	++	++	+	+++	++	++	++	+++	+++
奋乃静	++	+++	++	++	+	++	++	++	+
氟奋乃静	+	+++	++	+	+	++	+++	+	+
硫利达嗪	+	++	+	+++	+++	++	+	++	++
氟哌啶醇	+	+++	+	++	–	++	+++	+	+
非经典抗精神分裂症药	缓解阳性、阴性症状								
利培酮	++	++	–	++	++	+++	±	++	+
氯氮平	+++	±	+	++	+++	+++	–	+	+
舒必利	+++	++	–	–	–	–	++	+	+

注：–表示无作用；±表示作用不定；+、++、+++分别表示作用弱、中、强

3. 复习记忆

（1）复习指南　首先记住精神失常是脑内神经通路，如 DA、5-HT、NA 的功能异常所导致，包括精神分裂症、抑郁症、焦虑症和躁狂症，因此所用抗精神失常药主要通过干预脑内神经递质水平或其受体发挥作用。药物重点掌握经典抗精神分裂症药氯丙嗪，与非经典的药物氯氮平比较，记住药物的作用特点、临床应用和不良反应。

（2）助记方法

1）歌诀法：

氯丙嗪

氯丙嗪抗多巴胺，镇静止吐精分安；
低温麻醉仿冬眠，呃逆巨人用也康；
但可影响锥体系，震颤麻痹应注意。

2）归纳法：氯丙嗪主要的药理作用和应用可归纳为以下三点。

一抗：抗精神分裂症，用于精神病治疗。

二镇：镇静、镇吐，用于除晕动病外的呕吐。

三抑制：抑制体温中枢、抑制内分泌、抑制中枢神经系统。

拓展提高模块

1. 研究史话

氯丙嗪研究史

由于发现 H_1 受体阻断药，如苯海拉明具有镇静作用，第二次世界大战后法国开始研究抗组胺物质，Rhône-Poulenc 实验室于 1950 年合成了氯丙嗪，并发现其具有镇静作用。之后氯丙嗪应用于麻醉科、抗休克领域和“人工冬眠”（lytic cocktails，冬眠合剂）技术。直到 1952 年，Delay 和 Deniker 首先将氯丙嗪用于临床治疗狂躁表现的患者，发现其具有独特的镇静作用，并具有抗精神病活性。此后在 1954 年氯丙嗪引入北美，是 FDA 批准的第一个抗精神分裂症药物。

在氯丙嗪问世前，精神病以电击疗法或前脑叶白质切除术进行治疗，其发明者 Egas Moniz 在 1941 年因此获得诺贝尔生理学或医学奖。而氯丙嗪的问世，使患者不需再接受这些痛苦的治疗方法，因此氯丙嗪的研究及应用被认为是“精神药理学革命”，是现代精神药理学的开始。此后，药物学家在此基础上研究出一系列的抗精神分裂症药，是精神病学治疗划时代的进步，扭转了精神病无法医治的传统观念。1959 年合成的氯氮平，是第一个既有抗精神病作用而又不引起锥体外系反应的药物；1994 年，强生子公司 Janssen-Cilag 开发的药物利培酮问世。至此，精神病的治疗全面进入药物治疗时代，精神病患者的生活质量得到很大程度的改善。

2. 知识拓展

精神分裂症的研究进展

传统的抗精神分裂症药，如氯丙嗪对Ⅰ型疗效好，对Ⅱ型无效。目前精神分裂症的“多巴胺假说”研究者发现，不同脑区分布的不同 DA 受体亚型功能活动与精神分裂症的不同临床症候群有关，阳性症状与脑皮质下 D_2 受体功能亢进有关，而阴性症状则与额叶前皮质 D_1 受体功能低下有关。氯丙嗪等经典的抗精神分裂症药主要阻断 D_2 受体，对阳性症状疗效好，但对 D_1 受体功能无影响，因此对阴性症状无效。

中国科学院院士金国章发现的左旋千金藤啶碱（L-SPD），是中药千金藤中的活性成分，具有 D_1 激动、D_2 阻滞的双重作用。这是一种新型的药理作用，恰与当前精神分裂症病因新论点（大脑皮质前额叶 D_1 受体功能低下，而皮质下结构 D_2 受体功能亢进）相吻合，是第一个具有双重作用的化合物，为抗精神分裂症药物研究指出了发展的新方向。临床证明该药对阳性和阴性症状疗效快，无锥体外系不良反应。

3. 问题与思考

为什么氯丙嗪可引起锥体外系反应而氯氮平、利培酮则不会？

氯丙嗪为经典抗精神分裂症药，通过阻断中脑-边缘系统和中脑-皮质通路的 D_2 受体，发挥抗精神分裂症作用。氯丙嗪对 4 条 DA 通路不同部位的 D_2 受体无选择性，可因阻断黑质-纹状体通路 D_2 受体，导致锥体外系症状等不良反应；也可同时阻断下丘脑-垂体通路 D_2 受体，导致内分泌紊乱。

目前临床常用的非经典抗精神分裂症药，如氯氮平（clozapine）和利培酮（risperidone）主要通过阻断脑内 DA 受体及 5-HT 受体发挥作用。氯氮平是选择性 D_4 受体亚型拮抗药，对其他 DA 亚型受体基本无亲和力，而 D_4 亚型受体只特异存在于中脑-边缘系统和中脑-皮质两条 DA 通路；利培酮拮抗 5-HT_{2A} 亚型受体的作用强于其拮抗 D_2 亚型受体的作用，因此长期使用氯氮平和利培酮几乎无锥体外系反应发生。

为什么氯丙嗪急性中毒引起的血压降低不能用肾上腺素抢救？

氯丙嗪可阻断 α 受体，过量中毒时可导致血压下降。如果此时再用肾上腺素抢救，可引起肾上腺素升压作用的翻转，使血压下降更为严重，因此只能用去甲肾上腺素进行抢救。

（周宁娜）

第十五章　治疗中枢神经退行性疾病药

基本知识模块

帕金森病（Parkinson's disease，PD）和阿尔茨海默病均属于神经退行性疾病（neurodegenerative disease），主要发生于中老年人，是老龄化社会的常见性疾病，在严重影响人类健康和生活质量方面仅次于心血管疾病和癌症。虽然这两种疾病的发病原因和机制各不相同，但是它们有共同的病理学特征，即神经细胞发生退行性病理学改变。

第一节　抗帕金森病药

帕金森病也称震颤麻痹（paralysis agitan），是一种因锥体外系功能障碍所引起的中枢神经系统退行性疾病，其临床症状以静止震颤、肌肉僵直、运动迟缓和共济失调为主，严重患者可伴有记忆障碍和痴呆等症状。老年性血管硬化、脑炎后遗症及长期服用抗精神病药等可产生与震颤麻痹类似的症状，称为帕金森综合征，两类疾病虽然症状相似，但发病机制完全不同，因此治疗方法也不相同。

目前普遍认为帕金森病的发病机制与“黑质-纹状体多巴胺能神经-胆碱能神经功能失衡”有关，其主要病变区域是黑质和纹状体，在锥体外系，黑质中多巴胺能神经元发出的上行纤维与纹状体尾-壳核神经元形成突触，释放多巴胺（DA），对脊髓前角运动神经元起抑制作用；另外，尾核中胆碱能神经元发出的神经纤维与尾-壳核神经元形成突触，释放乙酰胆碱（ACh），对脊髓前角运动神经元起兴奋作用，正常时这两种递质处于动态平衡，共同调节运动功能，帕金森病患者因黑质病变，多巴胺能神经元变性、数目减少，纹状体内 DA 含量减少，造成黑质-纹状体多巴胺能神经通路功能减弱，胆碱能神经通路功能则相对占优势，从而使得锥体外系的动态平衡被打破，脊髓前角运动神经元兴奋性增高，发生震颤麻痹。

目前临床常用的治疗帕金森病药物主要通过增强中枢多巴胺能神经通路功能或降低中枢胆碱能神经通路功能而改善帕金森病临床症状（图 15-1）。常用药物分为拟多巴胺类药和中枢抗胆碱药两类。

一、拟多巴胺类药

（一）多巴胺前体药

左旋多巴（典）

左旋多巴（levodopa，L-DOPA）是体内左旋酪氨酸合成 DA 的前体物质。目前可从豆科植物常春油麻藤（*Mucuna sempervirens* Hemsl.）的种子——藜豆中提取，也可人工合成。

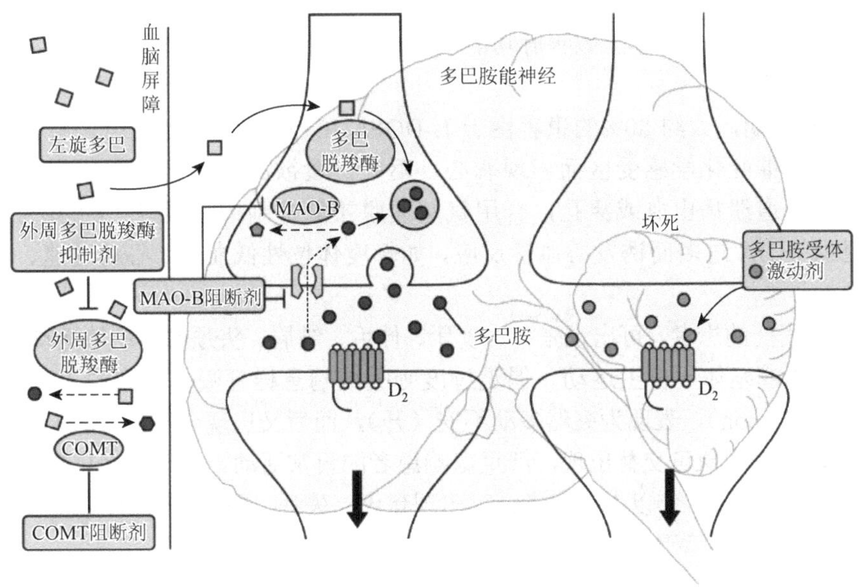

图 15-1　抗帕金森病药作用机制示意图

【体内过程】 口服易吸收，血药浓度达峰值时间为 0.5～2h，$t_{1/2}$ 为 1～3h。L-DOPA 必须以原型进入脑内脱羧转化为 DA 才能发挥疗效，但是，97%～99%的 L-DOPA 在肠黏膜、肝和其他外周组织被芳香族 L-氨基酸脱羧酶（aromatic L-amino acid decarboxylase，AADC）脱羧转化为 DA，DA 不易透过血脑屏障，大量蓄积在外周而引起不良反应，仅有 1%～3%的 L-DOPA 进入中枢转化为 DA 而发挥作用。使用外周多巴脱羧酶抑制剂可以减少 L-DOPA 在外周转变为 DA，使进入脑内的 L-DOPA 含量增加，疗效增强。L-DOPA 生成的 DA 一部分被突触前膜再摄取，另一部分被单胺氧化酶（MAO）或儿茶酚氧位甲基转移酶（COMT）代谢，经肾排泄。

【药理作用】 L-DOPA 本身无药理活性，在脑内经多巴脱羧酶作用脱去羧基生成 DA，补充纹状体中 DA 不足，从而发挥抗 PD 作用，但仅能改善症状，对完全退变的 DA 能神经元则作用不明显。

【临床应用】

1. 帕金森病　　适用于各种类型的 PD 患者。L-DOPA 起效缓慢，常需用药 2～3 周才出现症状改善，1～6 个月后才能获得最大疗效，且随着用药时间的延长，L-DOPA 的药效逐渐下降，用药 3～5 年后疗效不显著。对轻症及年轻患者疗效较好，重症及老年患者由于黑质-纹状体残存的 DA 能神经较少，因此疗效差；对肌肉僵直及运动困难疗效较好，而对肌肉震颤效果较差。对吩噻嗪类抗精神分裂症药引起的锥体外系不良反应无效。临床很少单独使用，常用其复方制剂。

2. 肝昏迷　　L-DOPA 可用于急性肝功能衰竭所致的肝昏迷。目前认为肝昏迷患者由于肝功能障碍，不能将机体蛋白质代谢的产物苯乙胺和酪胺氧化解毒，二者可在神经细胞内生成苯乙醇胺和羟苯乙醇胺，取代了正常递质去甲肾上腺素，使神经功能紊乱。L-DOPA 可在脑内转化成 DA，进而转化成去甲肾上腺素，恢复中枢神经功能。但该作用只是暂时性的，不能从根本上改善肝功能。

【不良反应】

1）用药初期，大约 80%的患者由于 L-DOPA 在外周组织生成 DA，直接刺激胃肠道和兴奋延髓催吐化学感受区而出现恶心、呕吐、食欲减退等胃肠道反应，少数患者甚至出现消化道溃疡出血或穿孔，合用氨基酸脱羧酶抑制剂可减轻；约 30%的患者可因外周组织中 DA 过多而诱发心血管反应，如轻度体位性低血压、心动过速、心绞痛和心律失常。

2）长期用药的患者，可出现张口、咬牙、伸舌、皱眉、头颈部扭动等运动障碍症状，也可出现肢体或躯体不自主运动，偶见过度呼吸或喘息样呼吸；可出现“开-关现象”（on-off phenomenon），表现为突然多动不安（开），而后又出现全身性或肌肉不能强直性运动（关），两种现象可交替出现，严重影响患者的日常活动，该现象多出现于用药初期疗效较好且连续服药 1 年以上的患者；可出现焦虑、失眠、噩梦、幻觉、妄想、抑郁、轻度躁狂及癫痫等精神障碍。

（二）左旋多巴增效药

1. 氨基酸脱羧酶（AADC）抑制药

卡比多巴[典]

卡比多巴（carbidopa）不能通过血脑屏障，与 L-DOPA 合用可通过抑制氨基酸脱羧酶而减少 L-DOPA 在外周的脱羧反应，使血液中的 L-DOPA 更多地进入中枢而增强其疗效，同时由于外周的 DA 生成减少而使 L-DOPA 的不良反应减轻。本品单用无效，与 L-DOPA 按 1∶4 组成的制剂称为心宁美。

苄丝肼[典]

苄丝肼（benserazide）属于氨基酸脱羧酶抑制药，其药理作用和临床应用均与卡比多巴类似，按 1∶4 与 L-DOPA 混合组成的复方制剂称为多巴丝肼。

2. MAO-B 抑制药　人体内有 A、B 两种单胺氧化酶（MAO），MAO-A 主要分布在肠道，主要功能是代谢食物、肠道内和血液循环中的单胺；MAO-B 主要分布在黑质-纹状体，功能是降解脑内的 DA。

司来吉兰

司来吉兰（selegiline）是选择性中枢神经系统 MAO-B 抑制药，口服吸收迅速，易通过血脑屏障，抑制纹状体中的 DA 降解，延长 DA 的作用时间。司来吉兰还是抗氧化剂，可抑制黑质-纹状体的超氧阴离子和羟自由基形成，保护黑质 DA 神经元，延迟其发生变性，延缓 PD 症状的发展。司来吉兰与 L-DOPA 合用，疗效增强，更加有利于缓解症状，延长患者寿命，同时减少 L-DOPA 的用量，减轻其不良反应。但司来吉兰可代谢为苯丙胺和甲基苯丙胺，引起焦虑、失眠、幻觉等精神症状。

3. COMT 抑制药　L-DOPA 的代谢途径有两条：一为经 AADC 脱羧转化为 DA，二为经儿茶酚氧位甲基转移酶(COMT)转化为 3-*O*-甲基多巴(3-OMD)，后者可与 L-DOPA 竞争转运载体，抑制 L-DOPA 的吸收和进入脑组织，因此，抑制 COMT 可降低 L-DOPA 的降解，减少 3-OMD 的生成，从而降低其对 L-DOPA 的竞争性抑制作用，提高中枢 L-DOPA 浓度。

托卡朋

托卡朋（tolcapone）是唯一能同时抑制外周和中枢 COMT 的新型 COMT 抑制药，口服生物利用度高，半衰期长，可明显改善病情稳定的 PD 患者的日常生活能力和运动功能，尤其适用于伴有症状波动的患者，其主要不良反应为肝损害，严重时可出现暴发性肝功能衰竭，因此临床仅用于其他抗 PD 药物无效的情况，应用过程中应严密监测肝功能。

（三）多巴胺受体激动药

溴隐亭

溴隐亭（bromocriptine）也称为溴麦角隐亭，为半合成的麦角生物碱，是 D_2 受体的激动剂，大剂量可兴奋黑质-纹状体通路的 D_2 受体，临床用于治疗 PD，对重症患者疗效佳，与 L-DOPA 合用疗效更好；小剂量兴奋下丘脑-垂体通路的 D_2 受体，减少催乳素、生长激素释放，临床用于治疗催乳素过多引起的溢乳、闭经等，也可用于肢端肥大症。

（四）促多巴胺释放药

金刚烷胺（基）

金刚烷胺（amantadine）是人工合成抗病毒药，用于治疗帕金森病时具有起效快、作用维持时间短的特点，作用比中枢抗胆碱药强，但弱于 L-DOPA。长期用药可出现下肢皮肤网状青斑，也可引起精神不安、运动失调等。

二、中枢抗胆碱药

中枢抗胆碱药可阻断中枢神经系统的胆碱受体，抑制黑质-纹状体中 ACh 的作用，纠正 DA 和 ACh 的失衡状态，因此具一定的抗帕金森病作用，在 L-DOPA 问世以前，中枢抗胆碱药是治疗 PD 最有效的药物。作用较左旋多巴弱，对于轻症患者、不能耐受 L-DOPA 及 L-DOPA 治疗无效的患者仍然有效。

苯海索（基）

苯海索（trihexyphenidyl）又称安坦（artane），口服易吸收。阻断中枢胆碱受体作用强，抗震颤和改善流涎症状疗效较好，但对僵直及动作迟缓则疗效较差。临床主要用于早期轻症患者及对左旋多巴不能耐受或无效者。不良反应与阿托品相似，可有较轻的口干、视物模糊、便秘等，青光眼患者禁用。有成瘾和滥用的倾向。

苯扎托品

苯扎托品（benzatropine）的作用近似阿托品，具有抗胆碱作用，此外还具有抗组胺和局麻作用，可抑制大脑皮质运动中枢，临床用于治疗 PD 及药物引起的 PD 症状。不良反应同苯海索。

第二节　治疗阿尔茨海默病药

阿尔茨海默病（Alzheimer's disease，AD）是一种以进行性认知功能障碍和记忆力损害为主的中枢神经系统退行性疾病，其主要的病理特征是弥漫性大脑皮质萎缩、脑组织内老年斑沉积、神经元纤维缠结。患者常在发病后 6～12 年死亡，而死亡的最常见病因是一些恒定的并发症，如肺炎或肺栓塞。关于 AD 的发病机制尚不十分清楚，近年来的研究认为，AD 的发生与中枢胆碱能神经功能障碍、乙酰胆碱产生不足、乙酰胆碱受体变性、神经元数目减少关系密切，目前的治疗主要是通过增强中枢胆碱能神经功能而改善 AD 患者的症状，疗效较为肯定的药物主要有中枢胆碱酯酶抑制剂和 M 受体激动剂。

一、中枢胆碱酯酶抑制剂

石杉碱甲（典）（基）

石杉碱甲（huperzine A）是我国首创的第三代高选择性强效胆碱酯酶（AChE）抑制剂，于 1994 年由卫生部批准为治疗阿尔茨海默病的新药。石杉碱甲口服易吸收，可穿透血脑屏障，易化神经肌肉接头传递，对阿尔茨海默病记忆力减退及各型 AD 均有较好疗效，可显著改善记忆功能和认知功能。不良反应少，少数患者用药后或出现恶心、胃肠不适、肌肉震颤、视力模糊等，支气管哮喘、严重心动过缓、心绞痛、肠梗阻、肾功能不全的患者慎用。

他克林

他克林（tacrine）是目前治疗 AD 最有效的药物之一，也是第一个被美国 FDA 批准治疗 AD 的药物。该药脂溶性高，极易透过血脑屏障，可抑制中枢 AChE，也可直接作用于 M 胆碱受体和 N 胆碱受体，还可促进 ACh 的释放。与卵磷脂合用治疗 AD 可有效延缓病程 6～12 个月，提高患者的认知能力和生活处理能力。主要不良反应为严重的肝毒性，成为患者终止治疗的主要原因。部分患者可出现胃肠道反应，如胃肠痉挛、厌食、恶心、呕吐等。

二、M 受体激动剂

占诺美林

占诺美林（xanomeline）是高选择性 M_1 受体激动剂，易穿透血脑屏障，在大脑皮质和纹状体分布较高，对 AD 患者认知能力和行为能力有显著的改善作用。大剂量用药可出现胃肠不适和心血管方面的不良反应。

三、谷氨酸受体拮抗药

美金刚

美金刚（memantine）是第一个用于治疗晚期 AD 的谷氨酸（NMDA）受体非竞争性拮抗药，其可结合于 NMDA 受体的环苯己哌啶结合位点上，当 NMDA 以病理量释放时，美金刚可减轻 NMDA 的兴奋性神经毒性作用，可显著改善 AD 患者认知功能。临床用于治疗中、重度 AD。美金刚的不良反应有轻微眩晕、不安、口干等，肝功能不良及意识紊乱患者、孕妇及哺乳期妇女禁用本药。

总结记忆模块

1. 知识要点

1）抗帕金森病药主要通过增强中枢多巴胺能神经通路功能或降低中枢胆碱能神经通路功能而缓解帕金森病症状。左旋多巴为代表药，具有补充纹状体中 DA 不足、增强中枢多巴胺能神经通路功能的作用，主要用于帕金森病症状的改善及肝昏迷的催醒，对轻症、年轻患者、肌肉僵直疗效好，对重症、老年患者、肌肉震颤疗效差，对吩噻嗪类不良反应无效，起效慢，但作用持久。左旋多巴的不良反应主要由其在外周代谢的 DA 引起，主要有胃肠道反应、心血管反应、运动及精神障碍。

2）治疗阿尔茨海默病药主要是通过增强中枢胆碱能神经功能而改善阿尔茨海默病症状，药物主要有中枢胆碱酯酶抑制剂和 M 受体激动剂。中枢胆碱酯酶抑制剂的代表药物是石杉碱甲，可显著改善记忆功能和认知功能，用于各型 AD 治疗。M 受体激动剂的代表药物是占诺美林。

2. 药物比较　　抗帕金森病药物比较见表 15-1。

表 15-1　抗帕金森病药物比较

代表药	作用特点及用途
左旋多巴	可补充脑内 DA 不足，起效慢，对轻症、年轻患者、肌肉僵直疗效好，对重症、老年患者、肌肉震颤疗效差，对吩噻嗪类抗精神分裂症药不良反应无效，临床用于帕金森病及肝昏迷治疗
卡比多巴	具有多巴脱羧酶抑制作用，对左旋多巴有增效减毒作用。临床用于辅助左旋多巴治疗各种帕金森病
苯海索	阻断中枢胆碱受体，抗震颤、改善流涎疗效好，对僵直、动作迟缓作用差。临床用于早期轻症帕金森病，可用于吩噻嗪类抗精神分裂症药引起的不良反应治疗

3. 复习记忆

（1）复习指南　　抓住帕金森病的发生与中枢 DA 和 ACh 平衡失调密切相关的特点，提高中枢 DA 能神经功能或降低 ACh 能神经功能均可改善其临床症状。对代表药物左旋多巴来说，掌握其体内代谢特点，即可理解其药理作用与不良反应之间的关系。

了解 AD 的发生与中枢 ACh 能神经功能低下相关，增加 ACh 含量（如抑制 AChE）或激动胆碱受体（如 M 受体激动剂）可改善 AD 症状。

（2）助记方法　　歌诀法。

抗帕金森病药

补充递质左多巴，控制肌僵疗效佳；
阻断胆碱用安坦，震颤流涎不离它；
卡比多巴苄丝肼，抑制多巴脱羧酶；
增效减毒好助手，金刚烷胺溴隐亭。

拓展提高模块

1. 研究史话

多巴胺与帕金森病

对于帕金森病的发病原因和机制，直至今天仍不完全清楚。1957 年，瑞典科学家 Arvid Carlsson（阿尔维德·卡尔森）在 *Nature* 杂志上发表文章提出，多巴胺不仅仅是过去人们认为的去甲肾上腺素的前体，它本身也是一种脑内的神经递质。随后，他发明了一种测量脑组织中多巴胺含量的方法，通过这种方法，他发现，控制运动的脑区基底核中多巴胺水平特别高，接下来，他给实验动物服用利血平使多巴胺水平下降后，动物出现了运动功能失控的现象，而这一现象与帕金森病的症状非常相似，于是他给实验动物服用了多巴胺的前体物质——左旋多巴，结果发现左旋多巴确实能够减轻实验动物运动失控的症状。1960 年，奥地利医生 Hornykiewicz 首次发现，原发性帕金森病患者的大脑黑质和纹状体内多巴胺含量极度减少，随后的研究相继发现，帕金森病患者黑质多巴胺能神经元几乎完全脱失，分布于纹状体的神经细胞呈现退行性变性，在此基础上，提出了“多巴胺假说”。该假说一经提出，得到了许多研究证据的支持。例如，死于帕金森病的患者纹状体中 DA 含量仅为正常人的 5%～10%；提高脑内 DA 含量或应用 DA 受体激动药可显著改善帕金森病的症状；使用神经毒素MPTP选择性地破坏黑质DA能神经元可导致帕金森病的发生等。结合阿尔维德·卡尔森的研究成果，不断有医生开始尝试用左旋多巴来治疗帕金森病，结果证实左旋多巴确实能够减轻疾病早期的一些症状，直到现在，左旋多巴仍然是临床最普遍采用的治疗帕金森病的药物。为表彰阿尔维德·卡尔森在脑内神经递质多巴胺及其在帕金森病发病机制中的作用研究中做出的杰出贡献，2000 年度诺贝尔生理学或医学奖授予了阿尔维德·卡尔森和另外两位科学家。

2. 知识拓展

世界帕金森病日的由来

1817 年，英国内科医生 James Parkinson（詹姆斯·帕金森）博士在一篇名为“关于震颤麻痹的研究”的论文中描述该病主要影响中老年人，多在 60 岁以后发病。其症状表现为行动迟缓，静止时手、头或嘴不自主地震颤，肌肉僵直、四肢颤抖、步伐拖曳、姿势平衡障碍，导致生活不能自理。这是关于帕金森病最早的描述，这篇论文刚发表时并没有引起人们的关注，半个世纪之后，一个名为 Jan-Martin Charcot 的内科医生看到帕金森的这本著作，认为虽然帕金森的描述并不是很全面，但他已是研究震颤麻痹的先驱，因此这名内科医生将震颤麻痹命名为“帕金森病”。为纪念詹姆斯·帕金森博士在震颤麻痹研究中的贡献，从 1997 年开始，每年的 4 月 11 日被确定为“世界帕金森病日”（World Parkinson's Disease Day），而这一天正是詹姆斯·帕金森博士的生日。

AD 药物治疗的研究进展

近年来，随着世界各国对 AD 重视程度日益提高，AD 早期诊断和防治药物的研究突飞猛进，但令人遗憾的是，到目前为止，AD 仍然无法治愈，众多药物研发失败的案例，也使得 AD 的防治药物研发举步维艰。AD 患者最具特征的病理变化之一是 β 淀粉样蛋白沉积形成老年斑，因此，靶向清除 β 淀粉样蛋白的研究较多。例如，高亲和力单克隆 IgG1 抗体阿杜卡奴（Aducanumab），其虽然可以显著清除 β 淀粉样蛋白，但由于随着剂量增加带来的不良反应，其止步于Ⅲ期临床。其他类似的研究也大多以失败告终，据估计，AD 新药研发的失败率高达 99%！这不得不使科学家重新审视 β 淀粉样蛋白在 AD 发展中的作用。2019 年 8 月发表在 *Science* 期刊上的文章“A vicious cycle of β amyloid-dependent neuronal hyperactivation”发现，AD 患者在早期时即存在可溶性 β 淀粉样蛋白二聚体阻断脑内兴奋性谷氨酸从神经突触间隙中转运出来的现象，从而导致高浓度的谷氨酸在高度活动的神经元的突触间隙中过长时间的停留，这或许是 AD 患者出现学习和记忆丧失的关键因素。该发现为寻找新的 AD 治疗方向开辟了一条崭新的道路。除此之外，目前药物研发人员正转向探索其他治疗 AD 的策略。例如，采用鼻内给予胰岛素延缓 AD 患者轻度认知障碍的研究，以及针对病毒感染触发大脑炎症引发 AD，进而采用靶向病毒产生的毒蛋白的研究等。

3. 问题与思考

为什么左旋多巴对吩噻嗪类抗精神分裂症药引起的锥体外系不良反应无效？

吩噻嗪类抗精神分裂症药所引起的药源性帕金森病主要是由于该类药物阻断了黑质-纹状体 D_2 受体，从而使得纹状体 DA 功能减弱而 ACh 能神经功能增强。使用左旋多巴，虽然可增加中枢 DA 含量，但其仍无法与 D_2 受体结合，并且精神分裂症的发生与中枢 DA 生成增加密切相关，因此左旋多巴不但对吩噻嗪类抗精神分裂症药所引起的锥体外系不良反应无效，还可使精神分裂症病情恶化。而使用中枢抗胆碱药苯海索对吩噻嗪类抗精神分裂症药引起的药源性帕金森病有效。

（李秀芳）

第十六章 镇 痛 药

基本知识模块

第一节 概 述

一、疼痛的概念

按照国际疼痛学会的定义：疼痛是一种与组织损伤或潜在的损伤相关的不愉快的主观感觉和情感体验，是许多疾病的共同症状。它提供躯体受到威胁的警报信号，是不可缺少的一种生命保护功能。疼痛除感觉上的痛苦与情绪上的不安外，还可导致生理功能紊乱，甚至诱发休克。故使用镇痛药缓解剧痛，预防休克是十分必要的。由于疼痛的部位和性质也是诊断疾病的重要依据，因此在疾病尚未确诊之前，应慎用镇痛药，以免掩盖病情，贻误诊治。

疼痛可分为痛觉（sense of pain）与痛反应（pain response），痛觉是大脑高级部位对传入刺激进行综合分析产生的一种感觉，具有其他感觉的共性特点：有特殊的感受器、感受器激活所需的适宜刺激、感受器的定位分布和对刺激强度的鉴别等；痛反应可发生在中枢神经系统的各级水平，表现为躯体运动及自主活动的一系列改变，如缩回反射、逃避、保持损伤部位不动及避免与相似的伤害性刺激接触等，可防止伤害性刺激对机体的进一步损害。痛反应同时伴有情绪、心理活动。

二、疼痛生理

1. 疼痛的类型　疼痛按冲动产生的部位可分为躯体痛、内脏痛和神经痛。躯体痛是由于体表和深层组织的痛觉感受器受到各类伤害性刺激后产生的，可分为急性痛和慢性痛；内脏痛是由于内脏器官、体腔壁浆膜及盆腔器官组织的痛觉感受器受到炎症、压力或牵拉等刺激；神经痛是神经系统损伤或受到肿瘤压迫、浸润所致。

2. 痛觉信号的传递和调控　伤害性刺激通过分布在皮肤、小血管、毛细血管旁结缔组织、腹膜等部位神经末梢的痛觉感受器将疼痛信号由初级感觉传入神经元传至脊髓背角，经过初步整合，交换神经元后再上行传至大脑皮质和边缘系统引起痛觉，此称为痛觉信号上行传导通路（ascending pathway of transmission）。传导痛觉冲动的纤维属于较细的Aδ 纤维和 C 纤维，其末梢释放谷氨酸、P 物质（SP）等兴奋性递质，作用于相应受体，完成痛觉向中枢的传递而引起疼痛。

中枢神经还存在对痛觉信号进行调控的系统，即内源性痛觉调制系统，可对中脑导水管周围灰质，延髓、脊髓背角等组成的痛觉信号下行调制通路（descending modulatory pathway of transmission）进行调控。该系统不仅能感受和分辨疼痛信号，还可能产生自身镇痛作用，其神经递质为内啡肽（图 16-1）。

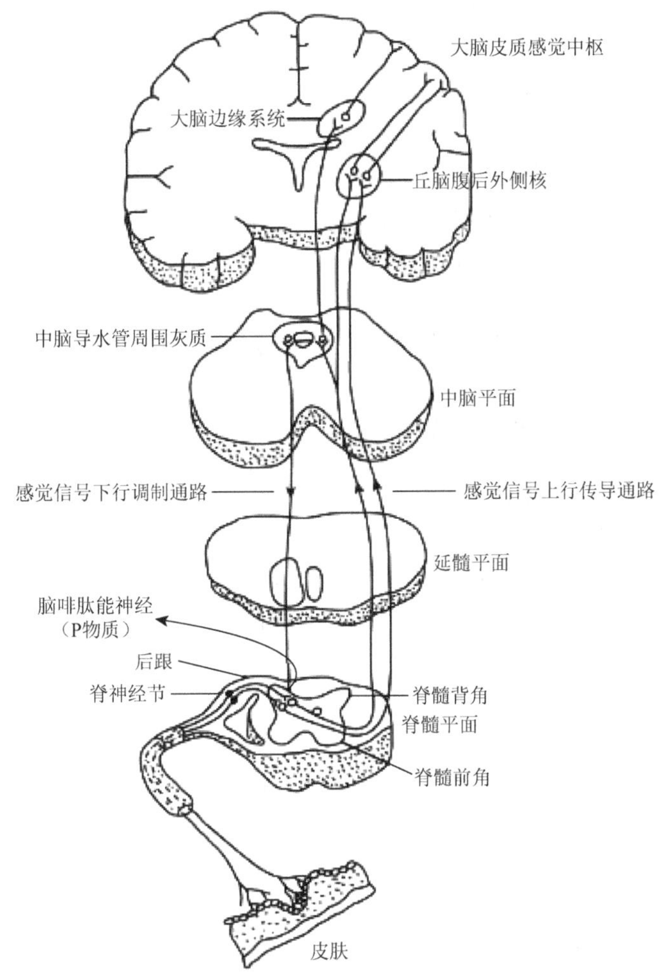

图 16-1　痛觉信号上行传导通路及下行调制通路示意图

三、镇痛药

镇痛药是一类作用于中枢神经系统，能够在不影响意识及其他感觉的情况下选择性消除或缓解疼痛的药物。由于多数药物反复应用可导致成瘾，因此也称为麻醉性镇痛药或成瘾性镇痛药。必须按《麻醉药品管理条例》严格管理。

四、阿片受体及内源性阿片肽

很早以前，人们就认识到阿片类药物可能通过体内受体发挥作用，因为它们具备了作用于受体的几个基本条件：①严格的立体结构特异性；②作用的高效性与选择性；③有特异性的拮抗药。1962 年，我国学者邹冈将静注无镇痛作用的微量吗啡（10μg）注入家兔第三脑室周围灰质，发现可明显消除疼痛反应，率先提出吗啡镇痛的作用部位在第三脑室周围灰质。根据吗啡的高度选择性作用和构效关系的特点，国外学者提出了脑内存在立体特异性阿片受体的设想。1973 年，国外学者采用放射自显影的方法，证实了动物脑内广泛存在阿片受体，并找到了阿片类药物能被特异性受体识别的直接证据。20 世纪 90 年代阿片受体克隆成功。进一步的研究证实阿片受体包括 μ、κ 和 δ 三种受体，每种受体又有不同的亚型，不同的阿片受体及亚型被激动后可产生不同的效应。阿片类药物对不同型的阿片受体的亲和力和内在活性也不完全相同，并能与多个部位的阿片受体分别结合。

阿片受体的发现，提示脑内可存在着内源性的阿片样活性物质，1975 年，Hughes 等成功地从猪脑内分离出两种五肽，即甲硫氨酸脑啡肽（M-enkephalin）和亮氨酸脑啡肽（L-enkephalin），并证明它们能与阿片类药物竞争受体，且具有吗啡样作用，在脑内分布也与阿片受体的分布近似，并能被吗啡拮抗药纳洛酮所拮抗。继而又从垂体中分离出几个较大的肽类，称为内啡肽（endorphins），如 β 内啡肽（β-endorphin）及强啡肽（dynorphin）等。迄今为止，已发现近 20 种与其作用有关的肽类，统称为内源性阿片肽（或内阿片肽）。

五、阿片类药物的镇痛作用机制

μ、κ 和 δ 三种阿片受体是疼痛信号传递及镇痛过程中的重要受体，现已明确它们在中枢及外周均有分布，如初级感觉传入神经元的周围神经末梢、脊髓背角神经、丘脑内侧、脑室及导水管周围灰质等部位均存在阿片受体（主要是 μ 受体）。阿片类药物通过激动这些部位的阿片受体发挥镇痛作用，具体来说是通过直接抑制源自脊髓背角的痛觉信号上行传导通路和激活源自中脑的痛觉信号下行调制通路来实现的。

痛觉传入神经末梢通过释放谷氨酸及 SP 等递质，将痛觉冲动传向中枢，内源性阿片肽由特定神经元释放后，可激动脊髓感觉神经突触前膜和后膜上的阿片受体，通过 G 蛋白偶联机制，抑制腺苷酸环化酶和 Ca^{2+}的内流，加速 K^{+}外流，进而减少突触前膜递质的释放、突触后膜超极化，最终减弱或阻滞痛觉冲动传入脑内，从而产生镇痛作用。阿片类药物通过模拟内源性阿片肽对痛觉的调制功能而产生镇痛作用，同时还可作用于痛觉信号下行调制通路，加强下行抑制神经元对痛觉信号的抑制，进一步增强阿片类药物的整体镇痛效果。另外，作用于边缘系统和蓝斑核的阿片受体，可缓解疼痛带来的焦虑。

根据药理作用机制，阿片类药物可分为三类：①阿片受体激动剂；②阿片受体部分激动剂和混合型激动-拮抗药；③阿片受体拮抗药。

第二节　阿片受体激动剂

阿片（opium）来源于罂粟科植物罂粟未成熟蒴果浆汁的干燥物，作为镇痛、止咳、止泻药物使用有着悠久的历史。1803 年，德国学者 F. Sertüner 首先从阿片中分离出一种阿片生物碱，自身注射后，发现有梦幻般飘飘然的感觉，于是以希腊神话中 Morphus（梦神）的名字将其命名为吗啡（morphine），到19世纪中叶，吗啡在医学界已得到广泛的应用。阿片中生物碱占25%，其中吗啡占总生物碱的7%～17%，为主要有效成分，其次为可待因、罂粟碱等，也具有临床药用价值。结构不同的阿片类生物碱存在活性的差异，吗啡和可待因属于菲类生物碱，具有镇痛作用；罂粟碱为异喹啉类，具有舒张血管平滑肌作用。

吗啡（典）（基）

【构效关系】吗啡（morphine）的立体化学结构与脑内特异部位相互作用而产生镇痛作用。吗啡的分子结构由保留四个双键的氢化菲核（环A、B、C）、与菲核环B稠合的*N*-甲基哌啶环（环D）、连接环A与环C的氧桥、环A上的一个酚羟基和环C上的醇羟基组成（图16-2）。当环A上酚羟基的氢原子被取代则成为可待因，镇痛作用减弱，且必须在体内代谢为吗啡才能发挥作用；当N_{17}位侧链甲基被烯丙基取代，则变成阿片受体部分激动剂或拮抗药，如烯丙吗啡和纳洛酮；破坏氧桥及N_{17}位无侧链则成为多巴胺受体激动剂阿扑吗啡，没有镇痛作用但具有很强的催吐作用（表16-1）。

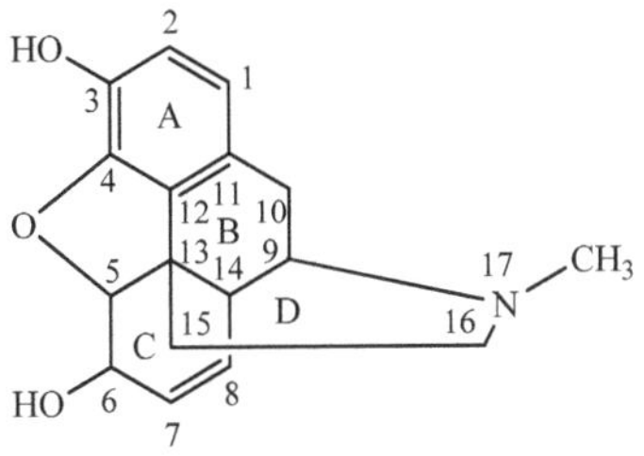

图16-2　阿片类药物结构母核

表16-1　吗啡及其衍生物的构效关系及特点

药名	取代基团及取代部位					作用特点
	3位	6位	7位、8位	14位	17位	
吗啡	—OH	—OH	双键	—	$—CH_3$	镇痛、镇静、镇咳
可待因	$—OCH_3$	—OH	双键	—	$—CH_3$	镇痛、镇咳
海洛因	$—OCOCH_3$	$—OCOCH_3$	双键	—	$—CH_3$	镇痛，强成瘾
纳洛酮	—OH	═O	单键	—OH	$—CH_2CH═CH_2$	阿片受体拮抗
烯丙吗啡	—OH	—OH	单键	—	$—CH_2CH═CH_2$	阿片受体部分激动

【体内过程】吗啡口服后胃肠道吸收快，首过消除明显，生物利用度低（仅25%），故常注射给药。皮下注射30min后，吸收60%，约30%与血浆蛋白结合，迅速分布全身，仅有少量通过血脑屏障进入脑内，但已可产生明显的中枢性药理作用。大部分经肝代谢，肾排泄，血浆$t_{1/2}$为2.5～3h。少量可经乳腺排泄，也可通过胎盘进入胎儿体内。

【药理作用】

1. 中枢作用

（1）镇痛、镇静、镇咳　吗啡镇痛作用强大，对绝大多数急性痛和慢性痛均有效，对持续性慢性钝痛作用强于间断性锐痛，但对神经痛疗效差。一次给药产生的镇痛作用可持续 4～6h。吗啡具有明显的镇静作用，可消除由疼痛所引起的焦虑、紧张、恐惧等情绪反应，并可产生欣快感（euphoria），使疼痛更易于耐受，但同时欣快感也是患者强迫性用药形成依赖性的主要原因。吗啡可直接抑制延髓咳嗽中枢，使咳嗽反射减轻或消失，从而产生镇咳作用。

（2）抑制呼吸　治疗量吗啡可明显降低呼吸中枢对 CO_2 的敏感性，使呼吸频率减慢，潮气量减小。剂量增大可直接抑制呼吸中枢。呼吸抑制是吗啡急性中毒致死的主要原因。

（3）其他　吗啡具有缩瞳作用，与兴奋动眼神经有关，连续用药时缩瞳作用不产生耐受性，针尖样瞳孔是其中毒的特征。吗啡可引起恶心和呕吐，与兴奋脊髓催吐化学感受区有关，在连续用药时催吐作用则可产生耐受性。

2. 外周作用

（1）消化系统　治疗量吗啡可兴奋胃肠道平滑肌，使胃窦张力增加，减慢胃排空速度；增加小肠和结肠的张力，使推进性蠕动减弱；抑制胆汁、胰液和肠液分泌，抑制中枢，减轻便意，引起便秘；吗啡还能兴奋胆道 Oddi 括约肌，使胆道和胆囊内压增加，诱发或加重胆绞痛，故胆绞痛时应与阿托品合用。

（2）心血管系统　吗啡可抑制血管平滑肌，扩张血管，引起体位性低血压；吗啡抑制呼吸使体内 CO_2 积聚，可使脑血管扩张，颅内压增高。

（3）其他　治疗量吗啡能提高膀胱括约肌张力，导致尿潴留；可降低子宫平滑肌张力，对抗催产素的作用而延长产程；大剂量吗啡还可收缩支气管，诱发哮喘。长期使用可抑制机体免疫功能。

【临床应用】

1. 疼痛　用于其他镇痛药无效的剧痛，如严重创伤、烧伤、手术和晚期恶性肿瘤疼痛等；心肌梗死引起的剧痛，血压正常者也可用吗啡止痛；对内脏平滑肌痉挛引起的绞痛，如胆绞痛和肾绞痛需加用阿托品；对神经压迫性疼痛疗效较差。

2. 心源性哮喘的辅助治疗　心源性哮喘是左心衰竭，引起突发性的急性肺水肿而导致的呼吸困难。临床常需进行综合性治疗，除吸氧并应用强心苷、氨茶碱外，小剂量吗啡静脉注射可迅速缓解患者浅而快的呼吸和窒息感。其应用的依据是：①抑制呼吸中枢对 CO_2 的敏感性，使呼吸由浅快变得深慢。②扩张外周血管，降低外周阻力，减少回心血量，有利于缓解左心衰竭和消除肺水肿。但当患者伴有休克、昏迷、严重肺部疾患或痰液过多时应禁用吗啡。③具有镇静作用，可迅速缓解患者的紧张和窒息感。

3. 腹泻　吗啡可用于改善急、慢性消耗性腹泻症状，一般以含少量吗啡的阿片酊配成复方制剂用于单纯性腹泻。

【不良反应】

1. 一般不良反应　治疗量的吗啡可引起恶心、呕吐、呼吸抑制、嗜睡、眩晕、便秘、排尿困难等副作用。

2. 耐受性及依赖性　长期反复应用吗啡易产生耐受性和依赖性。吗啡的镇痛、镇静、呼吸抑制、抗利尿、降压、引起恶心和呕吐的作用均可产生耐受性，但缩瞳和便秘作用则不产生。吗啡与其他阿片类药物存在交叉耐受性。吗啡可产生躯体依赖性和精神依赖性，躯体依赖性停药会出现戒断症状，表现为流泪、流涕、呕吐、腹泻、出汗、烦躁、失眠、震颤、惊厥、大小便失禁，甚至虚脱等。吗啡成瘾者常不择手段地获取药物和无节制地用药，对家庭和社会危害极大。

3. 急性中毒　表现为昏迷、针尖样瞳孔（严重缺氧时则瞳孔散大）、深度呼吸抑制、血压降低，甚至休克，呼吸麻痹是中毒致死的主要原因，需用阿片受体拮抗药（如纳洛酮）结合人工呼吸、给氧进行抢救。

【禁忌证】吗啡能通过胎盘屏障抑制胎儿呼吸，并能对抗催产素对子宫的兴奋作用而延长产程，故禁用于分娩止痛；可经乳汁分泌，抑制新生儿呼吸，故禁用于哺乳期妇女止痛；因其抑制呼吸及收缩支气管，故支气管哮喘及肺心病患者禁用；可致颅内压增高，故颅脑外伤者禁用；肝肾功能严重减退患者慎用。

可待因（典）（基）

可待因（codeine）又称甲基吗啡，是从罂粟中分离出来的天然阿片类生物碱，是吗啡的前体药物，在阿片生物碱中含量约占 0.5%。口服易吸收，首过消除较少，生物利用度为 60%，经肝代谢后，大约 10%脱甲基后转变为吗啡，镇痛作用、镇咳作用均较吗啡弱，镇静作用不明显。在镇咳有效剂量时，呼吸抑制作用较轻，无明显的便秘、尿潴留及体位性低血压等不良反应，常作为中枢性镇咳药用于干咳及剧烈咳嗽引起的胸痛。临床上还可用于中等程度的疼痛，与解热镇痛药有协同作用。

哌替啶（典）（基）

哌替啶（pethidine），又称度冷丁（meperidine），是第一个全合成的阿片类药物，其化学结构与吗啡不同，为苯基哌啶衍生物。是目前国内临床常用的镇痛药。

【体内过程】口服易吸收，生物利用度仅为 40%～60%，皮下或肌内注射吸收更加迅速，故一般注射给药。血浆蛋白结合率约为 60%，$t_{1/2}$ 为 3h。在肝代谢为哌替啶酸和去甲哌替啶，后者有明显中枢兴奋作用，两者绝大部分以结合形式经肾排泄，仅少量以原型排泄。

【药理作用】哌替啶具有镇痛、镇静作用。镇痛强度约为吗啡的 1/10，与可待因相当，作用持续时间仅为 2～4h；没有镇咳作用；能提高胃肠道平滑肌张力、减少推进性蠕动，但由于作用持续时间短，很少引起便秘；不对抗催产素的作用，不延长产程；无缩瞳作用。

【临床应用】

1. 疼痛　由于哌替啶的成瘾性较吗啡轻，产生也较慢，因此目前已取代吗啡用于创伤、手术后及晚期癌症等各种原因引起的剧痛的治疗；对内脏绞痛应配伍阿托品；用于分娩止痛须监控本品对新生儿的呼吸抑制作用，分娩前 2～4h 禁用。

2. 心源性哮喘的辅助治疗　可代替吗啡用作心源性哮喘的辅助治疗。

3. 人工冬眠及麻醉前给药　可与异丙嗪和氯丙嗪合用于人工冬眠；麻醉前给药，能消除患者紧张情绪，减少麻醉药的用量。

【不良反应】治疗量可引起眩晕、恶心、呕吐、口干、心悸、体位性低血压，但很少引起便秘和尿潴留。偶可致中枢兴奋，如震颤、肌肉痉挛和惊厥。长期反复应用也会产生耐受性和依赖性，过量可明显抑制呼吸。支气管哮喘和颅脑外伤患者禁用。

美沙酮(典)

美沙酮（methadone）镇痛作用强度与吗啡相当，但作用持续时间长于吗啡。口服生物利用度为 90%，血浆蛋白结合率为 90%，$t_{1/2}$ 为 15～40h，主要经肝代谢并从肾排泄，反复使用可在组织中蓄积。致欣快作用不如吗啡，依赖性产生也较慢，程度较轻。临床除用于各种原因引起的剧痛外，还用于吗啡和海洛因等成瘾的脱毒治疗。不良反应一般为眩晕、恶心、呕吐、便秘、体位性低血压等。美沙酮可影响产程并抑制胎儿呼吸，故禁用于分娩止痛。用于脱毒治疗时，肺水肿是过量中毒的主要死因。

芬太尼(典)(基)

芬太尼（fentanyl）化学结构与哌替啶相似，是短效镇痛药，其作用强度约为吗啡的 100 倍，起效快，但持续时间短，血浆蛋白结合率约为 84%，$t_{1/2}$ 为 3～4h。可产生明显欣快、呼吸抑制和依赖性，大剂量产生肌肉僵直。临床主要用于各种原因引起的剧痛。与氟哌利多（droperidol）合用产生“神经松弛镇痛”（neuroleptic analgesia）的效果，可用于某些小手术或医疗检查，如烧伤换药、内窥镜检查等。与氧化亚氮或其他吸入麻醉剂合用，增强麻醉效果。禁忌证同吗啡。

第三节　阿片受体部分激动剂和混合型激动-拮抗药

阿片受体部分激动剂在小剂量或单独使用时可激动某型阿片受体，产生镇痛等作用；当剂量加大或与激动药合用时，则可拮抗该受体。此外，某些阿片类药物对某一亚型的阿片受体起激动作用，而对另一亚型的阿片受体起拮抗作用，因此被称为阿片受体混合型激动-拮抗药（mixed agonist/antagonist）。

一、阿片受体部分激动剂

喷他佐辛

喷他佐辛（pentazocine）又称镇痛新，为阿片受体部分激动剂，可激动 κ 型阿片受体，轻度拮抗 μ 受体。镇痛强度为吗啡的 1/3，呼吸抑制强度为吗啡的 1/2，但呼吸抑制程度不会随用药剂量的增大而加重，具有欣快感和依赖性。口服和注射给药均吸收良好，口服生物利用度为 55%，血浆蛋白结合率为 60%，$t_{1/2}$ 为 4～5h。主要经肝代谢及肾排泄。临床主要用于慢性疼痛患者，由于其成瘾性小，在药政管理上已将其列为非麻醉性镇痛药。不良反应常见镇静、眩晕、出汗等，大剂量（60～90mg）致心率加快、烦躁、焦虑、幻觉等精神症状。

烯丙吗啡

烯丙吗啡（nalorphine）为阿片受体部分激动剂，与阿片受体有较强的亲和力。小剂量时具有拮抗吗啡等麻醉性镇痛药的镇痛、呼吸抑制、欣快感、缩瞳及胃肠平滑肌兴奋等作用，同时可诱发阿片类药物成瘾者出现戒断症状。大剂量时有一定的镇痛作用，但由于该剂量下引起烦躁和焦虑等不良反应，因此不作为镇痛药用，仅用于阿片类镇痛药中毒时的解救。

二、阿片受体混合型激动-拮抗药

丁丙诺啡

丁丙诺啡（buprenorphine）与 μ 受体和 κ 受体均具有高度的亲和力，是 μ 受体的部分激动剂，而对 κ 受体具有拮抗作用。其镇痛效力约为吗啡的 30 倍，为芬太尼的 1/20，该药起效慢，但维持时间长，成瘾性低，呼吸抑制作用较轻。临床主要用于中、重度疼痛的治疗，如手术后疼痛、癌性疼痛等。由于丁丙诺啡具有高脂溶性特点，具有经皮吸收的优势，因此临床上丁丙诺啡以经皮给药为主，也有舌下含服及静脉注射制剂。

第四节 阿片受体拮抗药

阿片受体拮抗药对阿片受体无激动效应，但对 μ 受体有很强的亲和力，对 κ 受体、δ 受体也有一定的亲和力，可移除与这些受体结合的阿片类镇痛药，从而产生拮抗效应，减弱阿片类药物的镇痛效应。故阿片受体拮抗药不属于镇痛药物，临床主要用于阿片类药物过量中毒的解救。

纳洛酮（基）

纳洛酮（naloxone）对各型阿片受体均有竞争性拮抗作用，作用强度为 μ 受体＞κ 受体＞δ 受体。口服易吸收，但首过消除明显，因此常静脉给药，作用维持时间为 30～60min，$t_{1/2}$ 为 40～55min。生理状态下，纳洛酮无明显的药理作用，但可迅速对抗阿片类药物过量中毒引起的呼吸抑制和血压下降等。临床首选用于已知或疑似阿片类药物过量中毒的解救；对阿片类药物成瘾者，肌内注射可诱发严重戒断症状，结合尿检结果和用药史，可作为阿片类药物成瘾的鉴别诊断依据。近年来研究证实，内啡肽也是一种休克因子，可通过激动阿片受体使血压下降，纳洛酮可对抗内啡肽的作用，故可适用于急性乙醇中毒、一氧化碳中毒、脑卒中、休克等。

纳曲酮

纳曲酮（naltrexone）对 κ 型阿片受体的拮抗作用强于纳洛酮，口服易吸收，大部分经肝首过消除，生物利用度为 30%，$t_{1/2}$ 约为 10h。临床应用同纳洛酮。

第五节 非阿片类中枢性镇痛药

曲马多（典）

曲马多（tramadol）是一种结构与可待因类似的中枢镇痛药，镇咳强度为可待因的 1/2，对呼吸抑制作用弱，无明显扩张血管和降压作用。镇痛机制与其有较弱的阿片受体激动作用及抑制去甲肾上腺素和 5-羟色胺再摄取有关，纳洛酮仅能部分拮抗其镇痛作用，提示还有其他机制参与其镇痛作用的发挥。口服易吸收，生物利用度为 68%。$t_{1/2}$ 为 6h。主要经肝代谢和肾排泄。由于耐受性和依赖性不明显，临床广泛用于中、重度急、慢性疼痛，如手术、创伤、分娩及晚期癌症引起的疼痛。长期或大剂量应用仍可产生依赖性，停药后的戒断反应强烈，不宜用于一般性疼痛。不良反应有多汗、头晕、恶心、呕吐等。

布桂嗪

布桂嗪（bucinnazine）又名强痛定，镇痛强度中等，约为吗啡的1/3。口服10～30min、皮下注射10min起效，作用持续时间为3～6h。主要经肝代谢，肾排泄。$t_{1/2}$约为6h。呼吸抑制、镇咳和胃肠道作用较轻。临床用于偏头痛、三叉神经痛、炎症性疼痛、外伤疼痛、痛经和晚期癌痛。不良反应偶见恶心、头晕、困倦等，停药即可消失，有一定成瘾性。

氟吡汀

氟吡汀（flupirtine）是新型非阿片类中枢性镇痛药，化学结构属于嘧啶类衍生物。口服易吸收，生物利用度为90%，$t_{1/2}$约为7h，在肝代谢，大部分经肾排泄，少量可由胆汁和粪便排泄。氟吡汀可激活内向整流钾离子通道、间接抑制NMDA受体的激活，阻断痛觉信号的转导，发挥镇痛作用。临床用于缓解骨骼肌疼痛、外伤、烧伤及术后疼痛，对晚期癌痛的镇痛效果强于曲马多。不良反应常见疲倦、头晕、头痛、恶心、呕吐等，偶见过敏反应、视力障碍。

罗通定[典]

罗通定（rotundine）即左旋四氢帕马丁，为罂粟科植物延胡索镇痛作用的主要有效成分，具有镇痛、安定、镇静和中枢性肌肉松弛作用。罗通定的镇痛作用较哌替啶弱，但比解热镇痛药强，且无明显成瘾性，其作用机制主要通过阻断脑内多巴胺受体而发挥，也可增加与痛觉有关的特定脑区内脑啡肽神经元和内啡肽神经元的mRNA表达，促进脑啡肽和内啡肽的释放而产生明显镇静、催眠、安定和镇痛作用。口服吸收良好，10～30min出现镇痛作用，作用可维持2～5h。罗通定对慢性持续性钝痛和内脏痛的镇痛效果好，对创伤、手术及晚期恶性肿瘤疼痛的疗效较差，故临床主要用于一般性头痛、脑震荡后头痛、胃肠及肝胆系统疾病等引起的钝痛、痛经，由于其对产程及胎儿均无不良影响，因此可用于分娩止痛。

总结记忆模块

1. 知识要点

1）镇痛药主要是通过激动中枢阿片受体而产生强大的镇痛作用。

2）吗啡为本类药物的代表药物。具有镇痛、镇静、镇咳（三镇）及兴奋胃肠道平滑肌作用，主要用于其他镇痛药无效的剧痛，与阿托品等解痉药合用于胆绞痛、肾绞痛，还可用于心源性哮喘、腹泻的治疗。其不良反应主要有胃肠道反应、抑制呼吸、成瘾性及急性中毒。针尖样瞳孔是急性中毒的体征，呼吸麻痹是中毒致死的主要原因。

3）阿片受体拮抗药纳洛酮可用于阿片类药物过量中毒的解救。

2. 药物比较　镇痛药物比较见表16-2。

表16-2　镇痛药物比较

代表药	作用特点及用途
吗啡	具有镇痛、镇静、镇咳作用（三镇），兴奋胃肠道平滑肌 用于其他镇痛药无效的剧痛、心源性哮喘及腹泻
可待因	具有镇痛、镇咳作用（二镇） 作为中枢性镇咳药用于无痰性干咳的治疗及中等程度疼痛

续表

代表药	作用特点及用途
哌替啶	具有镇痛、镇静作用（二镇）。不引起便秘，不延长产程 用于各种原因引起的剧痛
美沙酮	镇痛作用与吗啡相当，成瘾性较吗啡弱 用于各种原因引起的剧痛及吗啡、海洛因等脱毒治疗
罗通定	具有镇静及中等程度镇痛作用 用于胃肠及肝胆系统疾病等引起的钝痛、痛经及分娩止痛

3. 复习记忆

（1）复习指南　虽然“镇痛”看似是抑制的作用，但本章的镇痛药实为兴奋中枢阿片受体而产生强大的镇痛效应，是中枢性镇痛药，而“解热镇痛抗炎药”是外周性的镇痛药。对具体药物来说，重点掌握本章代表药物吗啡，其他药物从药理作用特点、成瘾性大小、用途等方面与吗啡相比较，即可快速记忆本章药物。

（2）助记方法　歌诀法。

吗啡

吗啡作用有三镇，镇痛镇静和镇咳；
临床用于止剧痛，绞痛合用阿托品；
不良反应很严重，抑呼成瘾难戒断。

拓展提高模块

1. 研究史话

海洛因的诞生及泛滥

虽然现在海洛因（二乙酰吗啡）是臭名昭著的“头号毒品”，但是其在诞生之初却为了治疗吗啡成瘾者而用于临床，和人们希望吗啡能治好鸦片造成的毒瘾的想法一样，人们又将海洛因当成戒除鸦片及吗啡毒瘾的药物，德国拜耳药厂以“heroin”——“英雄”之意为其命名，并以“不会上瘾的吗啡”为其宣传，甚至作为吗啡成瘾的特效戒毒药使用。更有意思的是，海洛因与“神药”阿司匹林这一对魔鬼和天使均出自同一位科学家之手，并且都在百年之内风靡全世界！这位科学家就是德国拜耳药厂的化学家菲力克斯·霍夫曼。1897年，在刚刚合成了构成阿司匹林的主要物质之后不久，霍夫曼又独立合成了海洛因，成为继英国药剂师埃尔德·莱特之后第二个合成出海洛因的人。由于海洛因脂溶性高，易通过血脑屏障，效力远远高于吗啡，在没有进行完整的临床试验的情况下，海洛因被迅速推向市场，从此翻开了世界医药史上最为荒谬的一页。20世纪初，海洛因在全世界泛滥，其高成瘾性及强烈的戒断症状使得吸食者在吸食1～2次之后就无法摆脱，滥用者出现松弛、沉醉、冷漠、嗜睡、极度兴奋后极度软弱等身体、精神、行为的改变，最终身心健康严重受损，直至死亡。由于海洛因的滥用对个人及社会均可造成极其严重的不良后果，在其上市15年后，1912年，在海牙召开的人类历史上第一次鸦片问题的国际会议上，各国一致赞成对海洛因、吗啡等毒品实行国际管制，但在高额的利润驱使下，海洛因的生产一直都没有停止，直到 1931 年，在国际禁毒公约的强大压力下，众多的药厂才停止海洛因的生产，世界各国的药房里再也不见海洛因的踪迹。

2. 知识拓展

癌症三级止痛阶梯疗法

1982 年，世界卫生组织首次制定了“癌痛三阶梯治疗方案”，该方案提出后在全世界得到了广泛的推广，虽然至今该方案的实施并未能普及使得癌痛患者全部受益，但其安全性、有效性、简单性及可行性都得到了证实。2001 年，第二届亚太地区疼痛控制学术研讨会进一步呼吁“消除疼痛是基本人权”，让癌症患者免受疼痛的折磨成为评价国家药品管理政策和医疗水平的标志之一。癌痛三阶梯治疗方案的实施基础是，在对癌症疼痛的性质和原因做出正确的评估后，根据患者的疼痛程度和原因适当地选择相应的镇痛剂，在用药方法上强调“阶梯”概念，首选口服给药途径，尽可能避免创伤性给药；镇痛剂的使用应由弱到强逐级增加，对于轻度疼痛的患者，采用第一阶梯用药：以阿司匹林为代表的非阿片类药物±辅助药（以皮质类固醇、卡马西平等为代表）。中度疼痛采用第二阶梯用药：以可待因为代表的弱阿片类药物±非阿片类药物±辅助药。针对重度疼痛患者则采用第三阶梯用药：以吗啡为代表的强阿片类药物±非阿片类药物±辅助药。在用药过程中，应当有规律地“按时”给药，即间隔 3～6h 给药一次，而不是“按需”给药，即只在疼痛时给药；用药实现个体化，应根据患者的实际疗效确定止痛药剂量，而不是对药量限制过严以致用药不足。

3. 问题与思考

罗通定镇痛作用机制有何独特之处？

罗通定是中国科学院院士金国章教授在著名药物化学家赵承暇教授对中药延胡索化学成分研究的基础上，根据《本草纲目》里中药延胡索“故专治一身上下诸痛，用之中的，妙不可言”的记载，结合临床上延胡索良好的镇痛作用报道，对延胡索的药理作用进行了系统研究而获得的，并且以非麻醉性镇痛药被正式列入《中国药典》。他们的研究证实了四氢帕马丁（dl-tetrahy-dropalmatine，dl-THP）是其中主要的镇痛有效成分；经化学拆分后，证明左旋体（L-THP），又称罗通定（rotundine）是有效的旋光异构体，具有良好的镇痛作用，并伴有镇静、安定和催眠作用，而右旋体（D-THP）则无明显镇痛作用。金国章教授于 20 世纪 80 年代应用神经药理、动物行为、神经生化和电生理等十多项实验，证实了罗通定和其他四氢原小檗碱同类物（tetrahydroprotoberberines，THPB）为 DA 受体的新型阻断剂，其他镇痛的作用与阿片受体无关，也与抑制前列腺素无关。对确切有效的中药进行活性筛选是中药新药发现的重要途径。

（李秀芳　王　维）

第十七章　解热镇痛抗炎药及抗痛风药

基本知识模块

第一节　概　　述

解热镇痛抗炎药是一类具有解热、镇痛，多数还具有抗炎抗风湿作用的药物。本类药物在化学结构上虽属不同类别，但均可通过抑制花生四烯酸（arachidonic acid，AA）代谢过程中的环氧合酶（cyclooxygenase，COX），减少体内前列腺素（prostaglandin，PG）的生物合成。目前认为这是它们药理作用的共同机制。由于它们的化学结构和抗炎机制与有甾核的糖皮质激素抗炎药不同，因此又称为非甾体抗炎药（nonsteroidal anti-inflammatory drug，NSAID）。它们具有以下共同作用。

一、解热作用

1. PG与发热　　下丘脑体温调节中枢通过对产热及散热两个过程的调节，使体温维持在37℃左右。外源性致热原包括病原体及其代谢产物和各种非传染性致热因素，刺激中性粒细胞产生与释放内热原，如肿瘤坏死因子、白细胞介素-6等，后者使体温调节中枢的调定点上移，引起产热增加、散热减少，出现发热。内热原并非直接作用于体温调节中枢，有试验证明，广泛存在于全身组织的多种PG都有致热作用，如将微量PG注入动物脑室内，可引起发热，其中PGE_2致热作用最强；静脉注射其他致热物质引起发热时，脑脊液中PG样物质含量增高数倍。这说明内热原可使中枢合成与释放PG增多，PG作用于体温调节中枢而引起发热。

2. 解热机制　　NSAID则通过抑制下丘脑体温调节中枢的COX，减少PG的合成，使调定点恢复正常，通过增加散热而降低发热者的体温，本类药物解热作用的强弱与抑制COX活性程度相一致。

3. 解热特点　　具体如下：①本类药物能降低发热者的体温，而对体温正常者几乎无影响。这与氯丙嗪对体温的影响不同，后者在物理降温配合下能使正常人体温降低。②对内热原引起的发热有解热作用，但对直接注射PG引起的发热则无效。③解热只是一般的对症疗法，由于体温过高或持久发热能消耗体力，并引起头痛、失眠、谵妄及昏迷，小儿高热易致惊厥，严重者可危及生命，及时应用解热镇痛药可以缓解这些症状，但同时应着重病因治疗。发热是某些疾病的共同病理现象，是机体的一种防御反应，热型还是诊断疾病的重要依据之一，因此不宜见热就退。

二、镇痛作用

1. PG 与疼痛　当组织损伤或发炎时，局部产生并释放致痛的化学物质（也是致炎物质），如缓激肽、PG 和组胺等，它们作用于痛觉感受器可引起疼痛；PG 本身虽有一定的致痛作用，但它主要通过提高痛觉感受器对缓激肽等致痛物质的敏感性（痛觉增敏）而发挥作用，对炎性疼痛起到了放大作用。

2. 镇痛机制　本类药物的镇痛部位主要在外周，通过抑制外周损伤局部或炎症局部 COX，使 PG 生成减少而减轻疼痛。

3. 镇痛特点　具体如下：①对慢性钝痛（多为炎性疼痛），如牙痛、头痛、神经痛、肌肉痛、关节痛及痛经等有较好的效果；而对创伤引起的剧痛和内脏平滑肌绞痛等直接刺激痛觉神经末梢引起的锐痛多无效。②无呼吸抑制作用、无欣快感，长期应用，耐受性和依赖性的产生较慢，程度较低。

三、抗炎作用

1. PG 与炎症　炎症时红、肿、热、痛等病理变化和症状的出现与炎症介质的形成和释放密切相关，PG 是参与炎症反应的重要炎症介质，除其本身具有扩张血管、增加血管通透性、增加白细胞趋化性的作用外，还能增强缓激肽、组胺、5-HT、白三烯（LT）等的致炎作用，加重炎症反应（组胺、5-HT 和 LT 的作用及其拮抗药见第十九章）。

2. 抗炎机制　本类药物通过抑制炎症部位的 COX，减少 PG 合成，减轻炎症的红、热、肿、痛等反应（图 17-1）。

3. 抗炎特点　除苯胺类外，其他解热镇痛药都有抗炎作用。临床对控制风湿性和类风湿性关节炎症状疗效肯定，但只有对症治疗作用，不能根除病因；也不能阻止病程的发展及并发症的出现。

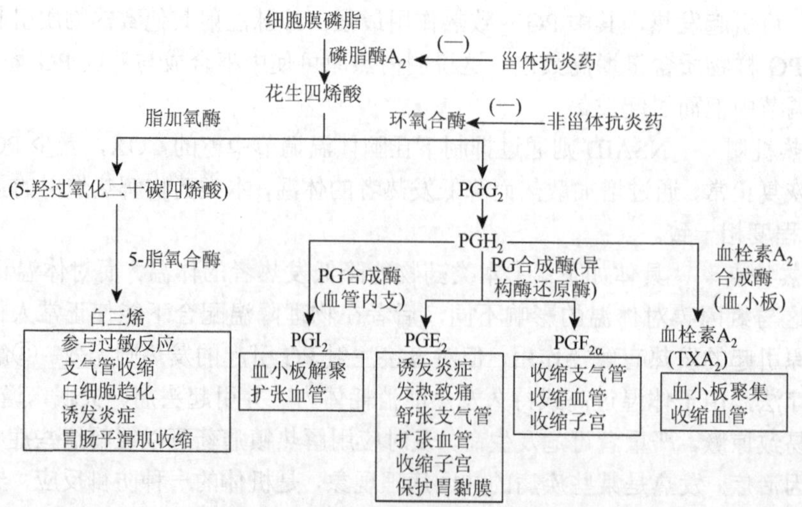

图 17-1　花生四烯酸代谢途径和主要代谢物的活性及药物作用环节

第二节　常用的解热镇痛抗炎药

NSAID 有不同的分类方法：①按对环氧合酶作用有无选择性，可分为非选择性环氧合酶抑制剂和选择性环氧合酶抑制剂；②按化学结构可分为水杨酸类、苯胺类、吡唑酮类和其他有机酸类，它们均属于非选择性环氧合酶抑制剂。鉴于目前选择性环氧合酶抑制剂临床应用的利弊尚存争议，本书只介绍经典的非选择性环氧合酶抑制剂。

一、水杨酸类

水杨酸类（salicylates）药物包括阿司匹林、水杨酸钠和氟苯水杨酸等，其中阿司匹林最为常用。水杨酸则由于本身刺激性强，有抗真菌和溶解角质的作用，仅作为外用。

阿司匹林（典）（基）

阿司匹林（aspirin，乙酰水杨酸，acetylsalicylic acid）于 1893 年合成，已应用百余年。至今它仍是世界上应用最广泛的解热、镇痛和抗炎药，也作为比较和评价其他同类药物的标准制剂，其新的药理作用和临床用途仍不断被发现。

【体内过程】口服吸收迅速，小部分在胃、大部分在小肠上段吸收。口服后 2h 左右达峰值。吸收后可被胃黏膜、血浆、红细胞及肝内的酯酶迅速水解为水杨酸。水解生成的水杨酸以水杨酸盐的形式存在，并具有药理活性，与血浆蛋白结合率高达 80%～90%，游离型可迅速分布到全身组织，包括关节腔、脑脊液和乳汁，并可通过胎盘。主要在肝代谢，大部分与甘氨酸结合，少部分与葡萄糖醛酸结合后从肾排出。尿液 pH 可明显影响水杨酸盐的排泄，碱化尿液可促进其排泄，降低其血药浓度。故用碳酸氢钠碱化尿液是解救乙酰水杨酸中毒的有效方法之一。

乙酰水杨酸用量可直接影响血药浓度和 $t_{1/2}$，用量少于 1g 时，代谢物水杨酸盐按一级消除动力学消除，$t_{1/2}$ 为 2～3h。用量大于 1g 时，增加的水杨酸盐超过肝代谢能力，则按零级消除动力学消除，$t_{1/2}$ 可延长至 15～30h。此时若再增大剂量，血中游离水杨酸浓度将急剧上升，极易产生中毒症状。故用本类药物治疗风湿性和类风湿性关节炎时，剂量应渐增，有条件的应进行血药浓度监测，以保证用药的安全有效。

【药理作用】

1. 解热、镇痛、抗炎　　阿司匹林有显著的解热镇痛作用，对感冒发热，可增强散热过程，使发热的体温降到正常。对轻、中度的疼痛，尤其是炎性疼痛，有明显疗效。抗炎作用要用较大剂量（每日 3～5g）。

2. 抗血栓形成　　血栓素 A_2（thromboxane A_2，TXA_2）为强大的血小板释放及聚集的诱导剂，它可直接诱发血小板释放腺苷二磷酸（ADP），加速血小板的聚集过程。小剂量阿司匹林（40～80mg）抑制 COX，减少 TXA_2 的合成，因而可抑制血小板聚集，抗血栓形成。较大剂量的阿司匹林也能抑制血管壁内前列环素（PGI_2）合成酶的活性而减少 PGI_2 的合成，而 PGI_2 是 TXA_2 的生理对抗物，其合成减少可能促进凝血及血栓形成。故用于抗血栓形成时，宜用小剂量。

【临床应用】

1. 发热　用于感冒发热，通常口服，婴幼儿可直肠给药。

2. 疼痛　用于头痛、牙痛、神经痛、痛经及手术后创口痛等慢性钝痛。可单用，但多与其他解热镇痛药组成复方。

3. 急性风湿热及类风湿性关节炎　急性风湿热患者用药后 24～48h 即可退热，关节红肿、疼痛症状明显缓解。由于疗效确切，可用于该病的鉴别诊断。是治疗类风湿性关节炎的标准药物，可迅速使关节炎症消退，疼痛减轻。

4. 防治血栓性疾病　小剂量（75～100mg/d）可防治缺血性心脏病、房颤、脑血管栓塞及深静脉栓塞。还用于防止短暂脑缺血发作、脑血栓、冠心病、人工心脏瓣膜、动静脉瘘和其他手术后的血栓形成。

【不良反应】

1. 胃肠道反应　口服可引起恶心、呕吐、上腹部不适等，较大剂量时能兴奋延髓催吐化学感受区引起呕吐。长期服用阿司匹林可致不同程度的胃黏膜损伤，如糜烂性胃炎、胃溃疡和出血，也可使原有溃疡病的患者症状加重，除了药物对胃肠黏膜的直接刺激外，还与药物抑制 PG 的合成有关，内源性 PG 对胃黏膜有保护作用。同服抗酸药或服用阿司匹林肠溶片可以减轻以上反应。胃溃疡患者禁用。

2. 凝血障碍　长期使用者凝血酶原合成减少，凝血时间延长，增加出血性倾向，故应监测凝血指标。严重肝损害、低凝血酶原血症、维生素 K 缺乏和血友病患者禁用。手术前一周的患者也应停用，以防出血。产妇临产不宜应用，以免延长产程和增加产后出血。月经过多者也不宜使用。

3. 水杨酸反应　是指阿司匹林剂量过大（每日 5g 以上）引起的中毒反应，表现为头痛、眩晕、恶心、呕吐、耳鸣及视力和听力减退等，严重者可致过度换气、酸碱平衡失调、高热、精神错乱、昏迷。应立即停药，静脉滴注碳酸氢钠以碱化尿液，加速水杨酸盐从尿排出。

4. 过敏反应　偶见皮疹、荨麻疹、血管神经性水肿和过敏性休克。有些哮喘患者服用阿司匹林后可诱发支气管哮喘，称为“阿司匹林哮喘”，现认为是阿司匹林抑制环氧合酶，而脂加氧酶活性相对增高，使 PG 合成受阻，而致支气管强烈痉挛的白三烯类（LTs）合成增加，内源性支气管收缩物质占优势，导致支气管痉挛而诱发哮喘。“阿司匹林哮喘”用肾上腺素治疗无效，可用糖皮质激素和抗组胺药治疗。哮喘、鼻息肉及慢性荨麻疹患者禁用阿司匹林。

5. 瑞夷综合征（Reye syndrome）　对患病毒性感染伴有发热的儿童和青年，服用阿司匹林后表现为肝损害和脑病，此征虽少见，但严重者可以致死。故水痘或流行性感冒等病毒性感染者应慎用阿司匹林，可用对乙酰氨基酚等代替。

二、苯胺类

苯胺类包括对乙酰氨基酚（扑热息痛）和非那西丁，对乙酰氨基酚是非那西丁的活性代谢产物。二者均有较强的解热镇痛作用，但无抗炎抗风湿作用。由于非那西丁毒性较大，已不单独使用，仅为复方制剂的成分之一。

对乙酰氨基酚（典）（基）

【体内过程】口服易吸收，30～60min 达高峰，$t_{1/2}$ 为 2～3h，肝功能减退时可延长 1～2 倍。血浆蛋白结合率为 25%～50%，可分布到全身，主要在肝内与葡萄糖醛酸和硫酸结合成无活性代谢物，另有极少部分代谢为有肝毒性的羟化物。最后经肾排泄。

【作用和用途】解热镇痛作用缓和而持久，抗炎作用很弱，对血小板和凝血时间无明显影响。主要用于感冒发热、头痛、神经痛、肌肉痛和关节痛，尤其适用于对阿司匹林不能耐受或过敏的患者。

【不良反应】治疗量及疗程短时不良反应轻，可引起恶心、呕吐、偶致过敏反应，如药热、皮疹及粒细胞损害。对胃刺激性较小，不引起出血。大剂量可引起高铁血红蛋白血症，过量可引起暴发性肝衰竭。长期反复使用还可致药物依赖。故不宜大剂量或长期服用，肝、肾疾病患者慎用。

三、吡唑酮类

吡唑酮类包括氨基比林、安乃近、保泰松和羟基保泰松。前两种药因可引起致死性的粒细胞减少，临床已不用，只保留氨基比林作为某些复方解热镇痛药的成分之一。

保泰松（典）（基）和羟基保泰松

羟基保泰松是保泰松的活性代谢物，二者的作用、用途和不良反应相似，但羟基保泰松对胃刺激性较轻。

【体内过程】保泰松口服吸收快而完全，血药浓度 2h 达峰值，血浆蛋白结合率高达 98%，以后再缓慢释出，故作用持久，$t_{1/2}$ 长达 50～65h。其分布特点是滑液膜间隙内药物浓度较高（可达血药浓度 50%）并保持较长时间（停药后关节中药物保持较高浓度可达 3 周之久）。保泰松主要在肝代谢，生成羟基保泰松和 γ-羟基保泰松。γ-羟基保泰松无活性，但有促进尿酸分泌的作用。保泰松有肝药酶诱导作用，可加速自身及强心苷等药物的代谢。

【作用和用途】本类药物抗炎、抗风湿作用较强，而解热镇痛作用较弱。主要用于风湿和类风湿性关节炎、强直性脊柱炎，尤以急性进展期疗效较好。保泰松能促进尿酸排泄，可用于急性痛风。偶用于恶性肿瘤及寄生虫病引起的高热。

【不良反应】毒性较大，约有 10%的患者不能耐受而停药。主要不良反应有：①胃肠道反应。上腹不适、恶心、呕吐、腹泻等，大剂量可诱发或加重溃疡，消化性溃疡患者禁用。②水钠潴留。可促进肾小管对钠、氯和水的再吸收，引起水肿。高血压、水肿和心功能不全者禁用。③过敏反应。可出现皮疹，偶见剥脱性皮炎、粒细胞减少、血小板减少、再生障碍性贫血。应提高警惕，用药超过一周者应定期检查血相。④甲状腺肿大及黏液性水肿。是保泰松抑制甲状腺摄碘所致。⑤肝肾损害。大剂量可致肝肾功能损伤。肝肾功能不良者禁用。

四、其他有机酸类

吲哚美辛（典）（基）

【体内过程】吲哚美辛（indometacin，消炎痛）口服吸收快而完全，3h 达峰值，血浆蛋白结合率约为 90%，$t_{1/2}$ 为 2～3h，主要在肝代谢，代谢物由尿、胆汁及粪便排出。

【作用和用途】吲哚美辛为最强的 COX 抑制剂之一，抗炎抗风湿和解热镇痛作用显著。本品 50mg 的抗炎镇痛效果与 600mg 的阿司匹林相当。可用于急慢性风湿性关节炎、痛风性关节炎、强直性关节炎、骨关节炎，还可用于恶性肿瘤引起的发热及其他难以控制的发热。由于本药不良反应多且严重，仅用于其他药物疗效不显著的病例，且剂量不宜过大，一日总量不超过 200mg。

【不良反应】不良反应发生率高达 30%～50%，约有 20%的患者不能耐受而被迫停药。主要不良反应为：①胃肠道反应。食欲减退、恶心、呕吐、腹痛、腹泻，可诱发和加重溃疡，甚至出血、穿孔。②中枢神经系统反应。头痛、眩晕，偶有精神失常及视力障碍，若持续性头痛应停药。③抑制造血系统。引起粒细胞减少，血小板减少，偶有再生障碍性贫血。④过敏反应。常见皮疹、哮喘，与阿司匹林有交叉过敏性，也可发生“阿司匹林哮喘”。 ⑤偶可引起肝、肾功能损伤。

【禁忌证】孕妇、儿童、哮喘、溃疡病、精神失常、癫痫、帕金森病及肾功能不良者。

布洛芬（典）（基）

【药动学】布洛芬（ibuprofen，brufen）口服吸收快而完全，1～2h 达峰值浓度，血浆蛋白结合率高达 99.5%，$t_{1/2}$ 约为 2h。可缓慢透入滑膜腔，血药浓度降低后，关节腔内仍能保持较高浓度，也可透过胎盘或进入乳汁中。经肝代谢，经肾排出。

【作用和用途】有较强的抗炎抗风湿及解热镇痛作用，主要用于风湿性及类风湿性关节炎，也可用于一般解热镇痛，疗效与乙酰水杨酸相似。

【不良反应】可见皮疹，偶有视力模糊及中毒性弱视。一旦出现视力障碍应及时停药。长期使用仍应注意胃肠溃疡及出血。孕妇、哺乳期妇女、哮喘患者禁用。

吡罗昔康（典）（基）

【药动学】吡罗昔康（piroxicam，炎痛喜康，feldene）口服吸收完全，但较慢，1 次用药后约 4h 血药浓度达峰值。血浆蛋白结合率为 99%。有肝肠循环。每日 1 次服 20mg，经 5～7d 后血药浓度达稳态，此时关节腔药物浓度与血浆浓度相近。大部分药物经肝代谢，与葡萄糖醛酸结合后由肾排出，保持原型排出的药物不足 10%，$t_{1/2}$ 为 35～45h。

【作用和用途】吡罗昔康对 PG 合成酶有强大的抑制作用。吡罗昔康特点为用药剂量小，作用持续时间长，每日 1 次 20mg 与每日 3.9g 的阿司匹林抗风湿作用相当。适用于治疗风湿性及类风湿性关节炎、强直性脊柱炎及急性痛风等。

【不良反应】吡罗昔康不良反应较少，患者易耐受。但剂量每日超过 30mg 时，胃肠道溃疡发生率明显上升。溃疡病及肝、肾功能不良患者禁用。

萘普生（典）（基）

【药动学】萘普生（naproxen）口服吸收快而完全，1～2h 达血药浓度高峰，$t_{1/2}$ 为 12～15h，血浆蛋白结合率约为 99%，可透过胎盘及乳汁。约 10%以原型排出体外，大部分在肝内代谢为去甲基萘普生后经肾排出。

【作用和用途】萘普生的解热、镇痛和抗炎作用分别是阿司匹林的 22 倍、7 倍和 55 倍。还具有抑制血小板作用。主要用于风湿性和类风湿性关节炎、骨关节炎、强直性脊柱炎及急性痛风等，对三叉神经痛及头痛也有较好疗效。

【不良反应】胃肠不良反应较阿司匹林轻，患者较易耐受。其他尚有眩晕、乏力、偶见过敏反应和黄疸，也可诱发哮喘。

第三节　抗痛风药

痛风（gout）是由尿酸盐沉积于关节所致的代谢性疾病，与嘌呤代谢紊乱和（或）尿酸排泄减少所致的高尿酸血症直接相关。急性发作时表现为关节局部粒细胞浸润及炎症反应。治疗不及时可出现肾结石、痛风石和间质性肾炎。抗痛风药通过抑制尿酸的生成或促进尿酸的排泄，降低血中的尿酸水平，或抑制炎症而发挥治疗作用。治疗急性痛风和慢性痛风的用药有所不同。

秋水仙碱

秋水仙碱（colchicine）是治疗急性痛风的经典药物，因最初从百合科植物秋水仙中提取而得名。

【体内过程】口服吸收迅速，0.5～2h达血药浓度高峰，血浆蛋白结合率低，为10%～34%，在肝代谢，经胆汁和肾排出。

【药理作用和临床应用】对急性痛风性关节炎有选择性抗炎作用，抑制急性发作时粒细胞浸润、代谢及吞噬功能，能迅速控制急性痛风性关节炎，但对一般性疼痛及其他类型关节炎无效。其作用机制为抑制急性发作时的粒细胞浸润。

【不良反应】常见胃肠道反应。中毒时出现水样便、血便、骨髓抑制等。

丙磺舒

丙磺舒（probenecid）无镇痛抗炎作用，可竞争性地抑制肾小管对尿酸的再吸收，促进尿酸排泄。临床主要用于慢性痛风的治疗，但对急性痛风无效。不良反应较少，磺胺类过敏及肾功能不全者禁用，孕妇慎用。

别嘌醇

别嘌醇（allopurinol）通过抑制黄嘌呤氧化酶，减少尿酸生成。用于原发性或继发性痛风，防止尿酸盐在尿路形成结石。该药是尿酸间歇期首选标准治疗药物。耐受性好，不良反应较少，可见皮疹、腹泻、腹痛、低热及白细胞减少。

苯溴马隆

苯溴马隆（benzbromarone）通过抑制肾小管对尿酸的再吸收，促进尿酸排泄而降低尿酸水平。可缓解关节红、肿、热、痛症状，还能消散痛风结节。临床用于慢性痛风、原发性或继发性高尿酸血症。不良反应常见胃肠道反应，偶见过敏反应。水杨酸类与本药发生拮抗，不宜合用。应用时须多喝水，防止尿酸大量排出时在肾产生结晶。

总结记忆模块

1. 知识要点

1）解热镇痛抗炎药按化学结构分可分为水杨酸类、苯胺类、吡唑酮类和其他有机酸类，它们虽属不同类别，但作用机制都相同，即通过抑制COX减少PG合成。

2）解热镇痛抗炎药以阿司匹林为代表，其具有本类药物所共有的解热、镇痛、抗炎（苯胺类除外）作用，还能抑制血小板聚集。主要用于感冒发热、炎症和慢性钝痛及防治血栓病。由于对胃肠道内源性 PG 也有抑制作用，因此可诱发和加重溃疡。

3）抗痛风药通过抑制尿酸的生成或促进尿酸的排泄，降低血中的尿酸水平，或抑制炎症而发挥治疗作用。

本类药物基本药理作用相似，各药的差别仅在解热、镇痛和抗炎方面各有所长及不良反应的大小不同。

水杨酸类主要不良反应为胃肠刺激，吡唑酮类为粒细胞减少，其他各类在常用剂量下，一般副作用较少。

2. 药物比较　常用解热镇痛抗炎药物比较见表 17-1。

表 17-1　常用解热镇痛抗炎药物比较

分类	代表药	作用特点及用途
水杨酸类	阿司匹林	具有解热、镇痛、抗炎及抗血小板作用，用于发热、头痛、牙痛、神经痛、痛经和急性风湿热及预防血栓形成
苯胺类	对乙酰氨基酚	解热作用强，镇痛作用弱，不具有抗炎作用及抗血小板作用，主要用于感冒发热、头痛和神经痛，无明显胃肠刺激
吡唑酮类	保泰松	抗炎、抗风湿作用较强，而解热镇痛作用较弱。主要用于风湿和类风湿性关节炎、强直性脊柱炎。可促进尿酸排泄
其他有机酸类	吲哚美辛	抗炎抗风湿作用显著，主要用于急性风湿和类风湿性关节炎，但不良反应多且严重

3. 复习记忆

（1）复习指南　从本章名称“解热镇痛抗炎药及抗痛风药”记住本类药物的主要药理作用，即解热镇痛抗炎。抓住本章药物的“明星分子”——PG，弄清其与发热、疼痛和炎症等多种病理过程及与保护胃黏膜的关系，就可知本章药物的药理作用和主要不良反应均与抑制体内 PG 合成有关，从而理解抑制 COX 减少 PG 的合成是本章药物共同的作用机制。

对具体药物来说，重点掌握本章代表药物阿司匹林，其他药物从药理作用特点、用途和不良反应等方面与阿司匹林进行比较，即可较全面地理解和记忆本章药物。

（2）助记方法

1）歌诀法：

乙酰水杨酸

乙酰水杨酸，抑制 COX；
解热又镇痛，抗炎抗风湿；
拮抗血小板，防治血栓病；
不良反应多，“姨为您扬名”。

注：阿司匹林的不良反应用谐音记忆法助记。“姨”为瑞夷综合征；“为”为胃肠道反应；“您”为凝血功能障碍；“扬”为水杨酸反应；“名”为过敏反应。

扑热息痛

扑热息痛不抗炎，凝血功能无影响；

发热头痛肌肉痛，胃肠刺激很少见；
长期使用防肾毒，过量须防肝损伤。

2）归纳法：

阿司匹林的特性

可靠性：百年老药，疗效可靠、经久不衰，可作为诊断用药。

双向性：对血小板聚集的作用呈双向性，小剂量抑制 TXA_2，大剂量抑制 PGI_2。

无选择性：对 COX-1 和 COX-2 无选择性（COX 的两种同工酶见“拓展提高模块”）。

拓展提高模块

1. 研究史话

阿司匹林作用机制的揭示

水杨酸是阿司匹林的前体，是柳树皮的一种成分。尽管阿司匹林到 1899 年才进入市场，水杨酸则早在公元前 1500 年就被用来治病了。《埃伯斯医药典》笼统地记载了柳树的药效作用及对孕妇的风湿的特殊疗效。瑞典的医学之父希波克拉底曾指出柳树皮可以作为镇痛药物。有趣的是，尽管阿司匹林在 1950 年的吉尼斯世界纪录中被记录是商业上最成功的药，然而它的作用机制直到 1971 年才被英国的万恩（John R. Vane）揭示。

1969 年，万恩发现豚鼠肺遇到蛋清会产生强烈的过敏反应，他将接触过豚鼠肺的溶液与大鼠的胃、小肠，豚鼠的回肠、气管，家兔的动脉等分别反应，结果兔子动脉产生了强烈的收缩效应。万恩认为其中必有一种化学成分使得兔子的动脉收缩，并将其命名为兔子动脉收缩物质（rabbit aorta contracting substance，RCS）。万恩和他的研究生派佩（Priscilla Piper）在实验前将阿司匹林注射到豚鼠肺里，令人吃惊的是，他们没有观察到兔子动脉的收缩现象。很显然是阿司匹林阻止了 RCS 的生成。

20 世纪 60 年代，伯格斯特朗（K. Sune Betgstrom）和他的学生萨穆埃尔松（Bengt I. Samuelsson）在瑞典斯德哥尔摩的卡罗林斯卡医学院分离出了很微量的前列腺素，在确定了它们的结构后，伯格斯特朗和萨穆埃尔松发现前列腺素是花生四烯酸代谢的下游产物。这个反应是在环氧合酶的催化下将花生四烯酸转变成前列腺素的。花生四烯酸代谢在抗炎过程中起着很重要的作用。花生四烯酸和前列腺素的发现引发了一系列的研究热潮，但是没有人将它和阿司匹林联系起来。

1971 年 4 月的一个周末，万恩突然想道：前列腺素和 RCS 会不会是同一种化学物质呢？然后他召集了他所有的学生，激动地说：“我想我知道阿司匹林的作用机制了！它是通过抑制生成前列腺素的酶发挥作用的，而且 RCS 很有可能就是前列腺素！”

万恩用萨穆埃尔松描述的方法亲自分离出了环氧合酶，并做了一个加有阿司匹林而另一个不加的对照实验。发现花生四烯酸果然是通过抑制 COX 减少 PG 合成。阿司匹林及其他水杨酸都是通过抑制 COX 减少 PG 合成来发挥疗效的。1971 年 6 月 23 日，万恩和派佩在 *Nature* 杂志上发表了这一重大发现。在阿司匹林上市 70 年后，其作用机制最终被证实了！不久，又发现了其他的非甾体抗炎药如布洛芬、萘普生也是通过抑制 COX 来发挥作用的。1975 年，伯格斯特朗和萨穆埃尔松证实了 RCS 是前列腺素家族中血栓素 A_2。

由于发现了前列腺素和相关的生物活性物质的关系，万恩、伯格斯特朗和萨穆埃尔松于1982年共同获得了诺贝尔生理学或医学奖。

2. 知识拓展

COX的两种同工酶及其抑制意义

20世纪90年代初发现COX有两种同工酶，简称COX-1与COX-2，两者为同分异构体，COX-1存在于血管、胃和肾等，参与血管舒缩、血小板聚集、胃黏膜血流调节等一些生理反应。COX-2则存在于炎症组织中，由细胞因子和炎症介质诱导产生，增加PG合成。起初普遍认为，COX-1是生理性酶，COX-2是病理性酶。在此基础上，人们推测NSAID所引起的胃肠道反应与抑制COX-1有关，而其解热、镇痛、抗炎作用则是抑制COX-2所致；并认为以往的NSAID因无选择性地对两种COX都抑制，故在临床上疗效和不良反应并存。从上述发现到用之解释NSAID引起的不良反应之谜，这一观点当时受到广泛关注，进而促进研究者将以往NSAID对两种COX的抑制作用进行了测定，并以COX-2与COX-1的抑制中浓度（IC_{50}）比值大小来作为判断某NSAID引起胃肠道反应的指标，比值越大提示对COX-1的选择性越大，比值越小提示对COX-2的选择性越大。以试图达到既抗炎又减少胃肠不良反应的目的，1999年以来选择性COX-2抑制剂相继上市。

1999年出现了第一代选择性COX-2抑制剂塞来昔布和罗非昔布。据称，该类新药对COX-2的抑制作用比对COX-1的抑制作用大100倍，在治疗浓度下并不抑制COX-1。然而好景不长，2004年两药均出现了明显高于对照组的心血管事件（心肌梗死、脑卒中和猝死），罗非昔布自动撤市，塞来昔布被迫停止试验。2005年，FDA虽同意继续使用塞来昔布，但要求在其药品说明书中增加存在心脑血管事件临床的风险的说明。

因此，选择NSAID时应权衡利弊，COX-2抑制剂虽提高了NSAID对胃的安全性，但不宜用于患有心肌梗死、脑卒中的患者。用药前须正确评估COX-2抑制剂的临床安全性，综合考虑每种药物给患者带来的利益和风险，以减少不良反应的发生。

3. 问题与思考

NSAID对脂加氧酶有无影响？抑制脂加氧酶有何意义？

花生四烯酸经两种酶代谢，一为COX，另一为脂加氧酶（lipoxygenase，LOX）（图17-1）。NSAID抑制COX的活性，阻断PG的合成，LOX的代谢产物白三烯（leukotriene，LT）的生成将相对增加，LT也为另一类重要的致炎物质，可作用于白三烯受体参与过敏性哮喘和炎症过程。多数NSAID对脂加氧酶无抑制作用，少数药物，如齐留通（见第二十七章）对LOX有较强抑制作用，可减少其代谢产物LT的生成，可用于抗原和阿司匹林引起的哮喘；替美加定、替尼达普等对COX和LOX有双重抑制作用，有较好的抗炎镇痛作用。

（淤泽溥）

第十八章　中枢兴奋药

基本知识模块

中枢兴奋药（central nervous system stimulants）是一类能提高中枢神经系统功能活动的药物。根据作用部位的不同分为三类：①主要兴奋大脑皮质的药物，如咖啡因、哌甲酯等；②主要兴奋延髓呼吸中枢的药物，又称呼吸兴奋药，如尼可刹米、洛贝林等；③主要兴奋脊髓的药物，如士的宁、一叶萩碱等。这种分类是相对的，随着药物剂量的提高，中枢兴奋药的作用范围随之扩大，过量会引起整个中枢神经系统兴奋，发生惊厥。因此，使用本类药物时，应根据患者病情，选择适当的药物，并注意掌握用药剂量。

第一节　主要兴奋大脑皮质的药物

咖啡因（典）

咖啡因（caffeine，咖啡碱）是从咖啡豆、茶叶中提炼出来的一种生物碱，属于甲基黄嘌呤类药物。咖啡因能使中枢神经系统兴奋，有增强注意力和缓解疲劳的作用。

【药理作用】

1. 兴奋中枢　　小剂量兴奋大脑皮质，可振奋精神，使思维敏捷，睡意消失，减轻疲劳感，提高工作效率；较大剂量直接兴奋延髓呼吸中枢和血管运动中枢，使呼吸加深加快，血压升高；中毒剂量时，可兴奋脊髓，产生惊厥。

2. 兴奋心脏　　能直接增强心肌收缩力，加快心率，增加心输出量。

3. 舒张平滑肌　　能舒张支气管平滑肌、胆道平滑肌和血管平滑肌。扩张冠脉和肾血管，但对脑血管有收缩作用。

4. 利尿和促进胃酸分泌　　咖啡因通过扩张肾血管，使肾血流量增加，提高肾小球滤过率，抑制肾小管对 Na^+重吸收，从而增加尿量。还能促进胃酸分泌，诱发或加重消化性溃疡。

【临床应用】

1. 解除中枢抑制状态　　用于解除严重传染病及中枢抑制药（麻醉药、镇痛药、镇静催眠药或抗组胺药）过量引起的呼吸抑制。

2. 治疗头痛　　与麦角胺合用治疗偏头痛；与解热镇痛抗炎药合用，治疗一般性头痛。

【不良反应】小剂量时不良反应较少。过量可致激动、烦躁、失眠、心悸、面红、心动过速、肌肉抽搐；大剂量中毒可产生惊厥。婴幼儿对本品敏感，不宜用含有咖啡因的复方退热制剂；消化性溃疡患者禁用。

第二节　主要兴奋延髓呼吸中枢的药物

尼可刹米[典][基]

尼可刹米（nikethamide）又称可拉明（coramine），直接兴奋延髓呼吸中枢，提高其对 CO_2 的敏感性；也可通过刺激颈动脉体和主动脉体化学感受器，反射性兴奋呼吸中枢，使呼吸加深加快。对血管运动中枢有较弱兴奋作用。该药起效快，但作用时间短，静脉注射一次仅可维持数分钟。用于各种原因引起的中枢性呼吸抑制或循环衰竭、中枢抑制药过量中毒。尼可刹米治疗量不良反应少，作用温和，安全范围大，不易引起惊厥。过量可致血压升高、心动过速、肌震颤及僵直、咳嗽、呕吐、出汗等。

洛贝林[基]

洛贝林（lobeline，山梗菜碱）是从山梗菜中提取的生物碱，现已人工合成。通过刺激颈动脉体和主动脉体化学感受器，反射性地兴奋延髓呼吸中枢。其作用短暂，但安全范围大，很少引起惊厥。用于新生儿窒息、小儿感染性疾病引起的呼吸衰竭，以及一氧化碳中毒引起的呼吸抑制。大剂量可引起心动过速、传导阻滞，甚至惊厥。

第三节　主要兴奋脊髓的药物

主要兴奋脊髓的药物有一叶萩碱和士的宁，由于极易引起惊厥，临床已少用，主要作为实验工具药。

一叶萩碱

一叶萩碱（securinine）兴奋脊髓，使肌张力增加，并能兴奋脑干增强呼吸，加强心肌收缩力和升高血压，并有抑制胆碱能神经的作用。用于治疗脊髓灰质炎（小儿麻痹症）后遗症和面部神经麻痹等。偶有心悸、头痛、肌震颤、手足麻木、肝损害，停药后可恢复。过量易致惊厥。

总结记忆模块

1. 知识要点

1）中枢兴奋药按作用部位可分为三类：主要兴奋大脑皮质的药物，主要兴奋延髓呼吸中枢的药物和主要兴奋脊髓的药物。

2）作用机制有直接兴奋和刺激颈动脉体、主动脉体化学感受器反射性兴奋两种。主要用于解除中枢抑制状态。

3）多数中枢兴奋药选择性都不高，安全范围小，兴奋呼吸中枢的剂量与致惊厥剂量之间的距离小。因此，选择中枢兴奋药时，应根据患者病情，选择适当的药物，严格掌握剂量，以免过量引起中毒。

常用中枢兴奋药药理作用总结如图 18-1 所示。

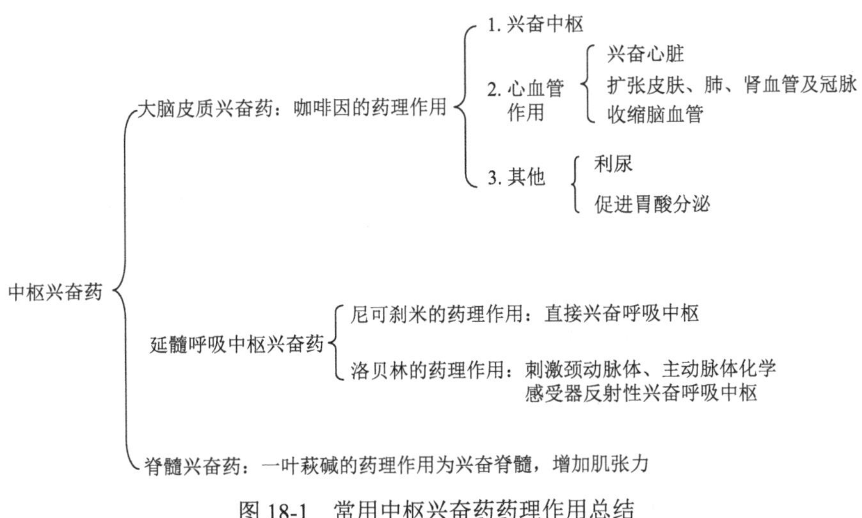

图 18-1　常用中枢兴奋药药理作用总结

2. 药物比较

尼可刹米和洛贝林的异同点

相同点：①机制，两药均可刺激颈动脉体和主动脉体化学感受器反射性地兴奋呼吸中枢；②特点，作用时间短；③用途，中枢性呼吸抑制；④安全范围大，不易惊厥。

不同点：①机制，尼可刹米可直接兴奋延髓呼吸中枢；②特点，洛贝林对血管运动中枢作用强于尼可刹米；③用途，洛贝林多用于新生儿窒息、小儿呼吸衰竭及一氧化碳中毒，尼可刹米多用于吗啡中毒引起的呼吸抑制。

3. 复习记忆

（1）复习指南　先记住本章药物的名称，顾名思义便知药理作用，按作用部位可分为三类：兴奋大脑提精神，兴奋延髓振呼吸，兴奋脊髓增张力。机制有直接兴奋和刺激颈动脉体、主动脉体化学感受器反射性兴奋两种。主要用于解除中枢抑制状态。

（2）助记方法　歌诀法。

中枢兴奋药

兴奋大脑咖啡因，振奋精神消疲劳；
兴奋延髓可拉明，呼吸抑制有它醒；
间接作用洛贝林，小儿安全少惊厥；
一叶萩碱在脊髓，小儿后遗面麻痹。

注：小儿后遗指小儿麻痹症的后遗症。

拓展提高模块

1. 研究史话

咖啡和咖啡因：从食物到药物

咖啡起源于公元 9 世纪的埃塞俄比亚，传说一个年轻的牧羊人在放羊时发现，山羊吃了山坡灌木丛结出的红色咖啡浆果后会变得异常兴奋。牧羊人自己也摘了一些浆果吃，发现自己身上的困倦感消失了，而且精神焕发，此后人们开始种植咖啡浆果并饮用其煮出的饮品。17 世纪时，咖啡饮品已流传到欧洲并很快流行起来；19 世纪晚期，富含咖啡因的软饮料才开始出现，诞生了可口可乐和百事可乐。今天，全世界约 80%的人在消费富含咖啡因的软饮料，这也使它成为世界上最流行的影响精神的物质。

咖啡因是一种白色的粉末，它是由德国化学家伦格（Friedlieb Ferdinand Runge）于 1820 年首次从植物咖啡豆中提取出来的一种生物碱。它可以帮助人们保持头脑清醒，祛除疲劳，提升体力。此外，它还有药用价值，可用于镇痛、治疗哮喘，以及降低各种代谢性疾病（如糖尿病和肥胖）的风险。但大剂量或长期使用会对人体造成损害，特别是有一定的成瘾性，一旦停用会出现头痛、精神萎靡、浑身困倦疲乏等戒断症状。与成人一样，咖啡因对儿童的健康也有影响，主要是干扰他们的睡眠，从而影响他们的生长发育。咖啡因易透过胎盘屏障到达胚胎和胎儿体内，孕妇在妊娠过程中摄入较大量的咖啡因，可影响胎儿在子宫内的发育，容易导致胎儿畸形。因此，1980 年美国 FDA 撤销了对咖啡因“一般认为安全”的规定。在我国咖啡因则被列入国家管制的精神药品范围。从咖啡到咖啡因的发现之旅，体现了人类从自然现象中得到启发，通过不断深入的研究而最终形成药物的科学过程。

2. 知识拓展

超限抑制

超限抑制是指当刺激物过强、过多或作用时间过久时，神经细胞不但不能引起兴奋，反而会发生抑制。它能使神经细胞免于因兴奋过度而耗尽，因而又称为保护性抑制。人在过度疲劳时的睡眠就是超限抑制的表现。

中枢兴奋药过量会引起整个中枢神经系统兴奋，发生惊厥并产生惊厥后抑制，也属于超限抑制。此时再使用任何中枢兴奋药均无效。故中枢兴奋药使用切记不能过量。

3. 问题与思考

世界三大饮料咖啡、可可和茶有何共同特点？

咖啡豆、可可和茶叶中都含有咖啡因、茶碱和可可碱，在化学上均属甲基黄嘌呤类生物碱，但比例各异。之所以成为世界性饮料，是因为它们都含有可振奋精神、祛除疲劳的共同成分，只不过西方人青睐咖啡，东方人喜欢茶。

（雷　娜　淤泽溥）

第十九章　影响自体活性物质的药物

基本知识模块

自体活性物质（autacoid）又称局部激素，广泛存在于体内许多组织中，以旁分泌方式到达邻近部位。它们在局部合成后，不进入血液循环，主要在合成部位附近产生特定的生理效应或病理反应。自体活性物质包括组胺、前列腺素、白三烯、5-羟色胺、P 物质、激肽类、内皮素、一氧化氮和腺苷等。

第一节　组胺及抗组胺药

一、组胺

组胺（histamine）是最早发现的自体活性物质，广泛存在于人体各组织，以皮肤、支气管黏膜、肠黏膜中浓度较高。通常以非活化状态储存在肥大细胞和嗜碱性粒细胞中，理化因素及变态反应均能使组胺从结合部位释放出来，与靶细胞上的组胺受体结合从而发挥生物效应，参与变态反应和炎症等病理过程。组胺本身无治疗用途，仅作为诊断用药和药理学研究的工具药。组胺受体有 H_1 亚型、H_2 亚型、H_3 亚型，组胺受体分布及效应见表 19-1。

表 19-1　组胺受体分布及效应

受体类型	分布组织	效应
H_1	支气管、胃肠道	收缩
	小血管、皮肤血管	扩张
	毛细血管	通透性增加
	心房、心室	收缩增强
	房室结	传导减慢
H_2	胃壁细胞	分泌增加
	血管	扩张
	心室	收缩增加
	窦房结	心率加快
H_3	中枢与周围组胺能神经末梢突触前膜	负反馈性调节组胺释放

【药理作用】

1. 兴奋心肌　组胺加强心肌收缩力，加快心率，但减慢房室传导，大剂量可诱发心律失常。

2. 兴奋腺体　组胺激动胃壁细胞膜上 H_2 受体，使胃酸、胃蛋白酶分泌增加；也能促进唾液腺、胰腺和支气管腺体的分泌，但作用较弱。

3. 收缩非血管平滑肌　组胺激动支气管平滑肌细胞膜上 H_1 受体，使支气管平滑肌收缩，引起支气管痉挛，哮喘患者尤为敏感。大剂量引起胃肠平滑肌收缩，可致腹泻。

4. 舒张血管平滑肌　激动血管平滑肌 H_1 受体、H_2 受体，使小动脉、小静脉扩张，降低外周阻力，回心血量减少，血压下降。大剂量组胺可引起血压持续下降，甚至休克。激动血管平滑肌 H_1 受体，能扩张毛细血管，使毛细血管的通透性增加，导致局部水肿。皮内注射小剂量组胺，可出现“三重反应”：首先，毛细血管扩张，出现局限性红斑；其次，毛细血管通透性增强，在红斑基础上形成水肿性丘疹；最后，通过轴索反射致小动脉扩张，在丘疹周围形成风团。

【临床应用】

1. 麻风病的辅助诊断　麻风病患者因皮肤神经受损，“三重反应”常不完全。

2. 胃液分泌机能检查　晨起空腹皮下注射组胺 0.25～0.5mg，无胃酸分泌则为真性胃酸缺乏症，见于胃癌及恶性贫血。

【不良反应】较多，常见头痛、颜面潮红、体位性低血压等，支气管哮喘者禁用。

二、组胺受体激动药

倍他司汀

【作用与用途】倍他司汀（betahistine）是 H_1 受体激动药，可扩张血管，对内耳血管、椎基底动脉和冠脉作用明显，能增加心脑及耳蜗和前庭的血流量，用于梅尼埃病、急性缺血性脑血管疾病，以及多种原因引起的头痛。

【不良反应】较少，偶有恶心、头晕、心悸、皮肤瘙痒、胃部不适等症状。消化性溃疡病患者慎用，支气管哮喘患者禁用。

三、组胺受体阻断药

组胺受体阻断药（antihistaminic）能竞争性地阻断组胺受体，阻止已释放的组胺与受体结合，产生与组胺生理作用相反的药理作用，也被称为抗组胺药，分为 H_1 受体阻断药、H_2 受体阻断药和 H_3 受体阻断药。H_1 受体阻断药主要用于控制过敏症状，如呼吸道过敏症状和皮肤过敏症状；H_2 受体阻断药则主要用于抑制胃液分泌过多；H_3 受体发现较晚，其阻断药主要是抑制交感神经传导和抑制大脑血管的扩张，其临床重要性尚在研究中。

（一）H_1 受体阻断药

从第一个抗组胺药开发至今，已有 50 余种 H_1 受体阻断药供临床应用。本类药物的药理作用和临床应用基本相似，根据应用的时间先后和有无中枢抑制、抗胆碱作用分为两代。20 世纪 80 年代以前的为第一代，多数中枢抑制作用强，且具有抗胆碱作用，常用药物有苯海拉明、氯苯那敏、异丙嗪、美喹他嗪、曲吡那敏等；20 世纪 80 年代以后的为第二代，因不易透过血脑屏障，故无中枢抑制和抗胆碱作用或作用较弱，代表药有特非那定、阿司咪唑、西替利嗪、氯雷他定、依巴斯汀、左卡巴斯汀等。

【体内过程】 H_1 受体阻断药口服易吸收，2～3h 血药浓度达高峰，通常持续 4～6h，某些药物作用时间更长。大部分药物经肝代谢为活性代谢产物，因此作用时间持久，经肾排泄，多数以降解产物的形式从尿液排出。

【药理作用】

1. 抗组胺 H_1 受体效应　组胺 H_1 受体阻断药可以抑制组胺诱导的支气管、胃肠道和子宫平滑肌的收缩，对组胺引起的局部毛细血管通透性增加和水肿的形成也有很强的抑制作用，部分拮抗组胺引起的血管扩张和血压下降。完全对抗组胺的作用需同时给予 H_1 受体和 H_2 受体阻断药。

2. 抑制中枢　此类药多数可通过血脑屏障，可以不同程度地抑制中枢神经系统，产生镇静催眠作用，尤以第一代药物苯海拉明和异丙嗪作用最强。产生中枢抑制作用的原因，可能是中枢 H_1 受体被阻断，拮抗了内源性组胺介导的觉醒反应。第二代 H_1 受体阻断药，H_1 受体选择性高，且不易透过血脑屏障，故无明显的中枢抑制作用（无镇静、嗜睡的不良反应），代表药物有氯雷他定、阿司咪唑、特非那定、西替利嗪等。

3. 防晕止吐　苯海拉明、异丙嗪等具有止吐和防晕作用，可能与其中枢抗胆碱作用有关。第二代 H_1 受体阻断药无抗胆碱作用。

【临床应用】

1. 皮肤黏膜变态反应性疾病　H_1 受体阻断药对过敏性鼻炎、急性荨麻疹等疗效较好，常选用无镇静作用的第二代 H_1 受体阻断药。对昆虫咬伤所致的皮肤瘙痒和水肿有良好效果。对血清病、药疹和接触性皮炎也有一定疗效。对支气管哮喘疗效差，对过敏性休克无效。

2. 晕动病和呕吐　用于晕动病、妊娠呕吐及恶性肿瘤化疗或放疗后继发的恶心和呕吐，常用药物为苯海拉明、异丙嗪、茶苯海明等。

3. 失眠　第一代常见抗组胺药异丙嗪和苯海拉明有中枢抑制作用，可短期用于失眠症。

【不良反应】 第一代药物的镇静、嗜睡、乏力等中枢抑制现象，以苯海拉明和异丙嗪最为显著，驾驶员或高空作业者工作期间不宜使用。此外尚有消化道反应及头痛和口干、厌食、便秘或腹泻等不良反应。第二代药物无中枢抑制作用，但临床发现特非那定和阿司咪唑有心脏毒性，在应用第二代药物时，应注意观察心脏的毒副作用。

氯苯那敏（基）

氯苯那敏（chlorphenamine），又名扑尔敏，为第一代抗组胺药物，能竞争性阻断 H_1 受体，抗组胺作用强，阻止过敏反应，易透过血脑屏障，可抑制中枢神经系统，产生镇静催眠作用和抗胆碱作用。也有平喘和镇咳作用。口服后 15～60min 起效，3～6h 达峰浓度，主要经肝代谢。中间代谢产物无药理活性，经尿液、粪便及汗液排泄。临床用于治疗各种过敏性疾病，与解热镇痛药合用治疗感冒时伴有喷嚏、流鼻涕、流泪等过敏症状，近年来临床研究证明扑尔敏对某些哮喘患者有满意疗效。常见不良反应有头痛、口干、瞌睡、乏力等，肝损害较为罕见。白天工作，尤其是驾驶、操作精密仪器或高空作业的人，不可服用该药。

氯雷他定（基）

氯雷他定（loratadine），又名开瑞坦、克敏能，是一种强力的新长效三环类抗组胺药。具有选择性地拮抗外周组胺 H_1 受体的作用，而对中枢神经系统的 H_1 受体亲和力弱，对乙酰胆碱受体或肾上腺素受体无作用，抗组胺活性长达 18～24h，口服吸收迅速，在体内广泛分布和代谢，其主要代谢产物有抗组胺活性，多日给药无蓄积。可用于过敏性鼻炎，急、慢性荨麻疹及其他过敏性皮肤病的治疗。不良反应偶见头痛、疲乏、口干和皮疹，严重者可引起过敏性休克、肝损害和心脏毒性等。

（二）H_2 受体阻断药

H_2 受体阻断药是一类能选择性阻断 H_2 受体，抑制胃酸分泌，主要用于消化性溃疡的药物，如西咪替丁、雷尼替丁、法莫替丁等。H_2 受体阻断药详见第二十六章。

第二节　膜磷脂代谢产物类药物及拮抗药

膜磷脂可衍生两大类自体活性物质：二十碳烯酸类（eicosanoids）和血小板活化因子（platelet activating factor，PAF）。二十碳烯酸类具有广泛的生物活性，构成庞大的化合物家族，主要包括前列腺素类（prostaglandins，PGs）、血栓素类（thromboxanes，TXs）和白三烯类（leukotrienes，LTs）。花生四烯酸的代谢途径及药物作用环节见第十七章图 17-1。

一、前列腺素及血栓素

【药理作用】前列腺素除第十七章介绍过的具有致热、致痛和致炎作用外，它和血栓素对平滑肌（血管、呼吸道、消化道和生殖器官）、血小板及神经系统也有广泛影响。

1. 血管平滑肌　　TXA_2 和 $PGF_{2\alpha}$ 具有缩血管作用，对静脉血管作用尤为明显；TXA_2 是平滑肌细胞的有丝分裂原，能促进血管平滑肌细胞的增生。PGI_2 主要由内皮细胞合成，通过与 PGE_2 共同激活腺苷酸环化酶，使 cAMP 升高，松弛小动脉。

2. 内脏平滑肌　　PGE_1、PGE_2 和 PGI_2 使呼吸道平滑肌松弛，TXA_2 和 $PGF_{2\alpha}$ 则可使其收缩。对于胃肠道平滑肌，PGE_2 和 $PGF_{2\alpha}$ 收缩纵肌，PGI_2 和 $PGF_{2\alpha}$ 收缩环肌，PGE_2 松弛环肌。PGE_2 和 $PGF_{2\alpha}$ 收缩子宫平滑肌。

3. 血小板　　PGE_1 和 PGI_2 有抑制血小板聚集作用，TXA_2 有强烈促其聚集的作用。

4. 神经系统　　PGE_1 和 PGE_2 经脑室给药，能升高体温。包括灵长类在内的多种动物，脑室注入 PGD_2 可产生自然睡眠。PGE 能促进生长激素、催乳素、促甲状腺激素、促肾上腺皮质激素、卵泡刺激素和黄体生成素的释放。

【临床应用】天然 PGs 药物具有代谢快、作用广泛、合成难、易导致不良反应等缺点，一些合成 PGs 药物已用于治疗心血管系统、消化系统和生殖系统疾病。

（一）PGs 心血管药物

前列地尔

前列地尔（alprostadil，PGE_1）具有直接扩张血管和抑制血小板聚集的作用，可增加血流量，改善微循环。PGE_1 与抗高血压药、血小板聚集抑制剂有协同作用。

依前列醇

依前列醇（epoprostenol）又名前列环素（cycloprostin，PGI_2），具有明显的舒张血管和抑制血小板聚集作用，可抑制血小板与非生物表面黏附，是目前最强的抗凝血药（见第二十五章）。

（二）PGs 抗消化性溃疡药物

米索前列醇和恩前列素

米索前列醇（misoprostol）和恩前列素（enprostil）分别为 PGE_1 和 PGE_2 的衍生物，二者作用相似，具有抑制胃酸分泌和保护胃黏膜作用（见第二十六章）。

（三）PGs 生殖系统药物

PGE_2 和 $PGF_{2\alpha}$ 药物及其衍生物地诺前列酮（dinoprostone，PGE_2）和卡前列素（carboprost，15-甲基-$PGF_{2\alpha}$）可用于催产、引产和人工流产（见第二十八章）。

二、白三烯及拮抗药

对呼吸系统而言，白三烯（leukotriene，LT）可引起支气管收缩、黏液分泌增加和肺水肿，其中，LTC_4、LTD_4、LTE_4 对呼吸道有强大的收缩作用。心血管系统方面，LT 具有负性肌力作用，可引起心输出量和血容量减少。LT 为人体内重要的炎症介质。LTB_4 对单核细胞和巨噬细胞具有趋化作用，促进白细胞向炎症部位游走聚集，产生炎症介质、释放溶酶体酶，引起病理性炎症。

白三烯受体拮抗药因能选择性抑制白三烯活性，阻断白三烯所致的血管通透性增加、气道嗜酸性粒细胞浸润及支气管痉挛等作用，主要用于支气管哮喘患者的预防和治疗。主要有孟鲁司特、扎鲁司特等（见第二十七章）。

第三节　5-羟色胺类药物及拮抗药

5-羟色胺（5-hydroxytryptamine，5-HT，血清素，serotonin）作为自体活性物质，约占全身 90%，合成和分布于肠嗜铬细胞，通常与 ATP 等物质一起储存于嗜铬细胞颗粒内。从颗粒内释放的 5-HT 弥散到血液中，被血小板摄取和储存，储存量约占全身 5-HT 的 8%。中枢神经系统的 5-HT 占全身总量的 1%～2%。5-HT 不能透过血脑屏障，中枢与外周的 5-HT 在代谢和功能上具有相对独立性。5-HT 作为神经递质，主要存在于下丘脑和松果腺，参与睡眠、体温、痛觉和血压等多种生理功能调节。脑内 5-HT 异常可能与精神病、偏头痛等多种脑功能和行为异常有关。5-HT 必须通过相应受体的介导才能产生作用，因此 5-HT 通过激动不同的 5-HT 受体亚型发挥其不同的药理作用。

一、5-羟色胺及 5-HT 受体激动药

5-羟色胺

【药理作用】

1. 心血管系统　5-羟色胺（5-hydroxytryptamine，5-HT）在不同部位通过不同受体亚型介导可产生收缩或舒张血管作用。5-HT 激动 5-HT_{2A} 受体，引起血管收缩，肺、肾血管收缩明显；5-HT 激动 5-HT_1 受体，使小血管明显扩张，包括心脏血管和骨骼肌血管；5-HT 激动 5-HT_3 受体，引起心脏负性频率作用。

2. 兴奋平滑肌　5-HT 激动 5-HT_2 受体或激动肠壁内神经节细胞 5-HT_4 受体，可引起胃肠道平滑肌收缩，使胃肠道张力增加、肠蠕动加快。

3. 促进血小板聚集　5-HT 激动血小板 5-HT_2 受体，可引起血小板聚集。

4. 中枢神经系统　5-HT 注入动物侧脑室，引起镇静、嗜睡，并影响体温调节和运动功能。

5-HT 无临床应用价值，但其受体的选择性激动药和拮抗药有一定的临床应用价值。

5-HT 受体激动药

舒马普坦（sumatriptan）高度选择性激动血管 5-HT_{1D} 受体，可引起颅内血管收缩，用于偏头痛和丛集性头痛，是目前治疗急性偏头痛疗效最好的药物。每次服用 100mg，30min 后头痛开始缓解，每天不超过 300mg。最常见的不良反应是感觉异常，可引起心肌缺血。禁用于缺血性心脏病患者。

二、5-羟色胺受体拮抗药

赛庚啶和苯噻啶

赛庚啶（cyproheptadine）和苯噻啶（pizotifen，新度美安）均能选择性阻断 5-HT_2 受体，还可阻断 H_1 受体并具有较弱的抗胆碱作用。可用于预防偏头痛发作和治疗荨麻疹等皮肤黏膜过敏性疾病。赛庚啶口服每次 2mg，早晚各一次；苯噻啶口服每次 0.5～1mg，1～3 次/d。不良反应有口干、嗜睡等。青光眼、前列腺肥大及尿闭患者禁用。驾驶员及高空作业者慎用。由于兴奋下丘脑摄食中枢，使食欲增加，体重增加。

美西麦角

美西麦角（methysergide，二甲基麦角新碱）为 5-HT_2 受体拮抗药，对子宫平滑肌影响小，用于偏头痛的预防和搏动性头痛的治疗。

昂丹司琼

昂丹司琼（ondansetron）能选择性阻断 5-HT_3 受体，具有强大的镇吐作用。主要用于化疗、放疗引起的恶心、呕吐；预防和治疗手术与癌症患者化疗伴发的恶心、呕吐。

由于该药的高度选择性作用，因此无其他止吐药的副作用，如锥体外系反应、过度镇静等。不良反应多见头痛、腹部不适、便秘、口干、皮疹，偶见支气管哮喘或过敏反应、短暂性无症状转氨酶增加。

酮色林

酮色林（ketanserin）是典型的5-HT_{2A}受体拮抗药，可降低高血压患者的血压，作用强度类似β受体阻断药或利尿药。舌下含服25min起效，静脉或肌内注射5～30mg可用于治疗高血压危象。不良反应是镇静、头昏、眩晕、口干、胃肠功能紊乱和体重增加。

总结记忆模块

1. 知识要点

1）组胺为广泛存在于人体组织的自体活性物质，通过作用于靶细胞膜上的特异性受体产生生物效应，组胺受体有H_1、H_2和H_3三种亚型。组胺在临床上主要作为诊断用药。抗组胺药分为H_1受体阻断药和H_2受体阻断药，H_1受体阻断药主要用于变态反应性疾病，按有无中枢抑制作用又分为第一代和第二代。

2）膜磷脂衍生的二十碳烯酸类具有广泛的生物活性，包括前列腺素和血栓素类、白三烯类。前列腺素主要用于治疗心血管系统、消化系统和生殖系统疾病；白三烯受体拮抗药主要用于支气管哮喘患者的预防和治疗。

3）5-HT受体拮抗药主要用于偏头痛、止吐及高血压。

2. 药物比较　两代H_1受体阻断药比较见表19-2。

表19-2　两代H_1受体阻断药比较

比较项目	第一代	第二代	
代表药物	苯海拉明、异丙嗪、氯苯那敏、曲吡那敏	阿司咪唑、氯雷他定、特非那定、西替利嗪	非索非那定、地氯雷他定、去甲阿司咪唑、左西替利嗪
特点	受体选择性差；中枢活性强，有抗胆碱作用	H_1受体选择性高；无明显中枢抑制作用，镇静作用弱或无镇静作用，无抗胆碱作用	
不良反应	镇静、嗜睡、乏力、头痛、口干等	诱发心脏毒性	无心脏毒性

3. 复习记忆

（1）复习指南　先了解组胺受体的分类及生物效应，再按受体-效应的思路分析H_1受体阻断药的作用和临床应用。结合表19-2，比较两代H_1受体阻断药的特点，就易掌握抗组胺药。膜磷脂代谢产物类药物结合第十七章学过的花生四烯酸的代谢途径和第二十八章第二节内容综合理解才全面。

（2）助记方法　歌诀法。

H_1受体阻断药

扑尔敏，赛庚啶，苯海拉明异丙嗪，

防晕止吐抗过敏，拮抗组胺与胆碱；
息斯敏，开瑞坦，二代药物不嗜睡。

拓展提高模块

1. 研究史话

组胺的研究简史

组胺被确认为细胞间信息传递物质已经有一个多世纪了。1910 年，英国著名的药理学家 Henry Dale 率先对组胺进行了研究，他和 Barger 确认了组胺在麦角（ergot）提取物中的存在，随后他证实了组胺是体内活性物质之一并阐述了组胺的作用。1927 年，Feldberg 发现在过敏反应中组胺可以从肺组织中释放，诱导支气管明显收缩。1929 年，Popielski 观察到了组胺的另一个作用：促进胃酸分泌。在这些实验中，组胺都储存在组织的肥大细胞中，虽然也曾怀疑组胺的储存可能不只局限于肥大细胞，然而直到 20 世纪 80 年代，对于非肥大细胞源性组胺的储存和功能几乎一无所知。

在中枢神经系统，对于组胺的研究要远远落后于对其他胺类物质的研究。1943 年，Kwiatkowski 等发现组胺在灰质中的含量要比白质中高；1959 年，White 首次发现了组胺可在脑内合成。到 1970 年，随着对组胺和组氨酸脱羧酶放射免疫检测技术的发展，脑内组胺的研究又重新被重视。利用这种灵敏的检测技术研究发现，在中枢神经系统，组胺很可能是一种神经递质。1974 年，Garbarg 等通过损毁实验首次证明了在哺乳类动物中枢神经系统有组胺能神经元的存在。利用生物化学和电生理检测技术证实了在脑内有三种组胺受体的存在，最近利用原位杂交组织化学等技术在大鼠和人的中枢又检测到了组胺 H_4 受体 cDNA 阳性信号的表达，中枢组胺能神经元的功能逐渐被发现。

2. 知识拓展

P 物质

P 物质（substance P，SP）是一种由 11 个氨基酸残基组成的神经多肽，SP 作为神经递质主要分布于中枢神经系统，而分布于胃肠道等外周组织既是递质，又是局部激素。

SP 通过作用于血管内皮细胞，促进其释放一氧化氮，产生强大的血管舒张作用，降压作用明显；与其他血管舒张剂不同，SP 对静脉则是收缩，也能引起胃肠道、子宫和支气管平滑肌的强烈收缩，还可刺激唾液分泌及排钠利尿。在炎症反应中，SP 可引起肥大细胞脱颗粒，并刺激巨噬细胞合成和释放溶解酶及 LTC_4、PGD_2、TXB_2 等花生四烯酸代谢物。SP 还参与炎症反应中的组织修复过程，使成纤维细胞、平滑肌细胞和内皮细胞增殖。

SP 主要通过激动 G 蛋白偶联受体神经激肽（neurokinin1，NK_1）受体发挥作用。阿瑞匹坦（aprepitant）是第一个批准用于治疗化疗药物引起的呕吐的 NK_1 受体拮抗药，也可用于手术后呕吐的预防。口服生物利用度约为 60%，经肝 CYP3A4 代谢 ，$t_{1/2}$ 为 9～13h。福沙匹坦（fosaprepitant）为阿瑞匹坦的前药，需注射给药。

3. 问题与思考

为何 H_1 受体阻断药对支气管哮喘无效？

过敏性支气管哮喘，不仅仅是组胺引起，其他自体性物质也能引起，并且 H_1 受体阻断药作用缓慢，因此，对支气管哮喘严重发作和严重的血管神经性水肿引起的喉头水肿应首选生理性拮抗药肾上腺素、异丙肾上腺素和氨茶碱等。

（雷　娜　淤泽溥）

第二十章　利尿药与脱水药

基本知识模块

第一节　利　尿　药

利尿药（diuretics）是一类作用于肾，促进电解质和水的排出，使尿量增多的药物。临床主要用于心源性、肝性、肾性水肿和高血压等某些非水肿性疾病的治疗。

一、肾的泌尿生理及利尿药的作用机制

尿的生成过程包括肾小球的滤过、肾小管的重吸收和分泌。利尿药对这两个过程均可产生影响。

（一）肾小球的滤过

血液流经肾小球，除蛋白质和血细胞外，其他成分均可经肾小球滤过而形成原尿。正常人每天生成的原尿可达 180L 左右，但每天排出终尿仅 1～2L，说明 99%的水、钠被肾小管重吸收。有些药物（如强心苷、氨茶碱）能通过增加肾血流量和肾小球滤过率，使原尿增多，但由于存在球-管平衡的调节机制，终尿量增加并不多，只能产生较弱的利尿作用。

（二）肾小管的重吸收和分泌

肾小管是利尿药作用的重要部位，抑制肾小管重吸收 1%，尿量可增加一倍。根据各段肾小管对 Na^+、Cl^-和水等重吸收的特点将肾小管分为以下不同部位（图 20-1）。

1. 近曲小管　　原尿中 85%的 $NaHCO_3$、40%的 NaCl、葡萄糖、氨基酸在此段被重吸收。该段 Na^+主要通过钠泵和 H^+-Na^+交换的方式被重吸收。近曲小管上皮细胞内的 H^+来自 H_2CO_3，而 H_2CO_3 则由碳酸酐酶催化 CO_2 和 H_2O 而生成。乙酰唑胺可通过抑制碳酸酐酶，减少 H^+的生成，抑制 H^+-Na^+交换，促进 Na^+排出而产生利尿作用。但由于受近曲小管以下各段肾小管代偿性重吸收增加的影响，乙酰唑胺的利尿作用较弱，因此现已少作利尿药使用。

2. 髓袢升支粗段　　此段重吸收原尿中 30%～35%的 Na^+，且不伴有水的重吸收。在该段管腔膜上存在着 Na^+-K^+-$2Cl^-$共同转运（co-transport）载体，将 Na^+、K^+、Cl^-重吸收进入细胞内。高效利尿药能选择性地阻断该转运载体，因而也称为髓袢利尿药（loop

diuretics)。重吸收进入肾小管壁细胞内的 Na^+可通过基侧膜的 Na^+-K^+-ATP 酶主动转运至组织间液，细胞内的 Cl^-可通过基侧膜的 Cl^-通道进入组织间液。细胞内的 K^+经管腔膜上的 K^+通道再循环返回管腔，由于 K^+反流至管腔，管腔内正电位上升，驱动 Mg^{2+}和 Ca^{2+}的重吸收。因此，髓袢利尿药不仅增加 NaCl 的排出，也增加 Mg^{2+}和 Ca^{2+}的排出（图 20-2）。

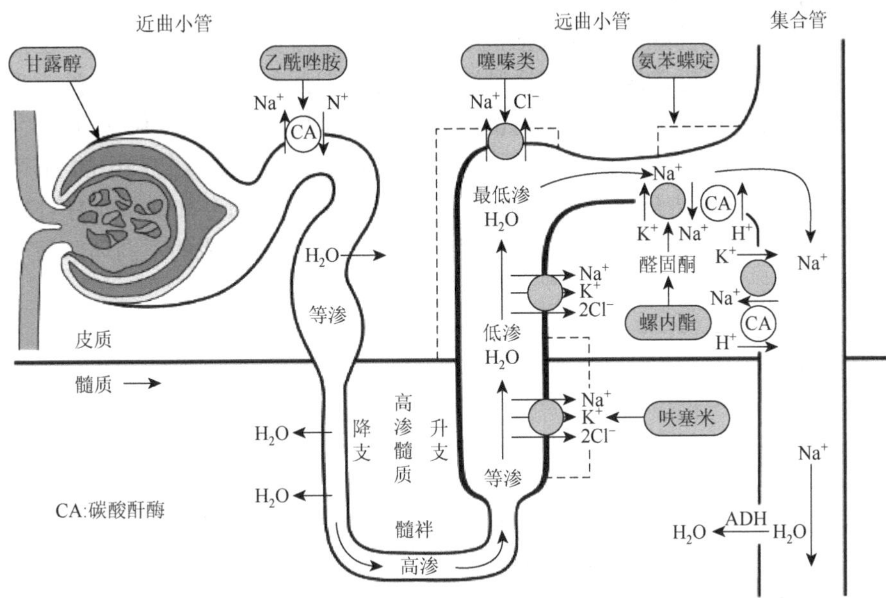

图 20-1 肾小管各段对水和电解质重吸收及利尿药作用部位示意图

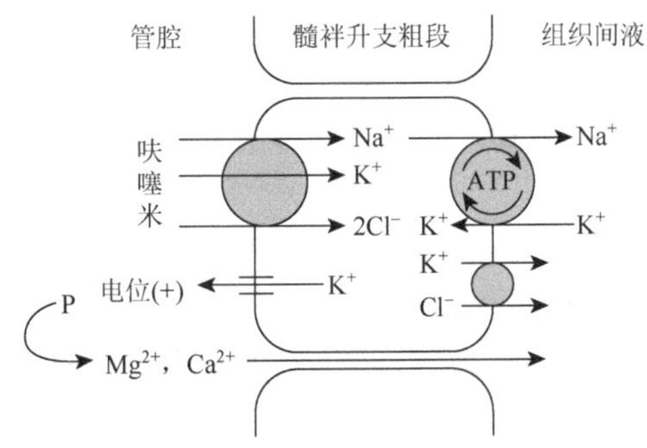

图 20-2 髓袢升支粗段的离子转运及呋塞米的作用靶点

由于此段 Na^+重吸收的同时几乎不伴有水的重吸收，因此管腔内的原尿随着 Na^+、Cl^-的重吸收而被逐渐稀释，此即尿液的稀释过程。同时，被转运到髓质间液的 Na^+、Cl^-与尿素一起，形成此段髓质间液的高渗。当低渗尿流经处于髓质高渗区的集合管时，在抗利尿激素（antidiuretic hormone，ADH）的影响下，大量水被重吸收，形成高渗尿，此即尿液的浓缩过程。高效利尿药通过抑制 Na^+-K^+-$2Cl^-$共同转运载体，不但抑制了尿液的稀释过程，而且抑制了肾对尿液的浓缩过程，从而排出大量低渗尿，故利尿作用强大（图 20-1）。

3. 远曲小管和集合管　此段重吸收原尿中约 10%的 Na^+。

1）远曲小管近端对 Na^+重吸收的方式主要通过 Na^+-Cl^-共同转运载体（Na^+-Cl^- cotransporter），但转运速率较髓袢升支粗段慢。中效利尿药噻嗪类主要抑制远曲小管的 Na^+-Cl^-共同转运载体，只影响尿液的稀释过程，产生中等强度的利尿作用。

2）远曲小管远端和集合管腔膜存在着 Na^+通道和 K^+通道，管腔液中的 Na^+经 Na^+通道进入细胞内，而细胞内的 K^+经 K^+通道排入管腔液，形成 K^+-Na^+交换。此过程主要受醛固酮的调节，低效利尿药螺内酯通过拮抗醛固酮，间接抑制 K^+-Na^+交换，产生排钠留钾利尿作用。低效利尿药氨苯蝶啶等则通过直接抑制 Na^+通道，减少 Na^+和水的重吸收而利尿。由于作用于此部位的药物均能排钠留钾而利尿，因此又称为留钾利尿药。

3）远曲小管和集合管还可分泌 H^+，并进行 H^+-Na^+交换，进入管腔中的 H^+可与肾小管上皮细胞产生的 NH_3 结合，生成 NH_4^+ 从尿中排出，阿米洛利可抑制该处 H^+-Na^+交换。

利尿药通过作用于肾小管的不同部位（图 20-1），影响尿生成的不同环节而产生强弱不等的利尿作用。

二、常用利尿药

（一）高效利尿药

也称为髓袢利尿药，常用药物有呋塞米、依他尼酸、布美他尼、托拉塞米等。

呋塞米（典）（基）

【体内过程】呋塞米（furosemide，速尿）口服吸收迅速，生物利用度约为 60%，约 30min 起效，1～2h 达高峰，持续 6～8h。静脉注射 5～10min 起效，30min 达高峰，$t_{1/2}$ 约为 1h，肾功能不全时可延长至 10h，血浆蛋白结合率约为 98%。大部分以原型经近曲小管有机酸分泌系统分泌，随尿排出，反复给药不易蓄积。由于吲哚美辛和丙磺舒与此药相互竞争近曲小管有机酸分泌途径，同用时会影响后者的排泄。

【药理作用】

1. 利尿　作用强大、迅速而短暂。由于利尿时 Na^+、K^+、Cl^-的排出增多，易引起低血钾、低盐综合征及低氯性碱中毒。此外还促进 Ca^{2+}、Mg^{2+}排出，并可使尿酸排出减少。

2. 扩张血管　扩张全身静脉血管，减少回心血量，降低左室充盈压，减轻肺水肿。扩张肾血管，降低肾血管阻力，增加肾血流量。对心衰患者，在其利尿作用发生前就能产生有效的血管扩张作用。

【临床应用】

1. 严重水肿　治疗心源性、肝性、肾性水肿均有效，主要用于其他利尿药无效的顽固性水肿和严重水肿。

2. 急性肺水肿和脑水肿　静脉注射呋塞米治疗急性肺水肿的主要机制是：①扩张血管，降低外周阻力，减轻心脏负荷；②强大的利尿作用使血容量减少，回心血量也减少，左室舒张末期压力因而降低。治疗脑水肿则是由于利尿后血液浓缩，血浆渗透压增高，而利于脑水肿的消除。

3. 急、慢性肾衰竭　可增加尿量和K^+的排出，改善急性肾衰竭早期的少尿；通过强大的利尿作用可冲洗肾小管，防止其萎缩和坏死，故可用于急性肾衰竭早期的防治。大剂量可治疗慢性肾衰竭，使尿量增加。但禁用于无尿患者。

4. 加速毒物排出　配合输液，其强大的利尿作用可加速毒物排泄，主要用于经肾排泄的药物中毒抢救，如巴比妥类、水杨酸类、溴化物、碘化物等急性中毒。

5. 高钙血症及高钾血症　通过抑制Ca^{2+}及K^+重吸收，降低血钙及血钾。

【不良反应】

1. 水与电解质紊乱　长期用药，利尿过度可引起低血容量、低血钠、低血钾、低血镁及低氯性碱中毒。低血钾可增加强心苷对心脏的毒性，对肝硬化者可诱发肝昏迷，应及时补钾或加服留钾利尿药。

2. 耳毒性　表现为眩晕、耳鸣、听力下降、暂时性耳聋。呈剂量依赖性，应避免与氨基糖苷类抗生素等有耳毒性的药物合用。

3. 胃肠道反应　可致恶心、呕吐、上腹不适及腹泻，大剂量可致胃肠道出血。口服或静脉注射均可发生。

4. 高尿酸血症　该药和尿酸均通过肾有机酸转运系统排泄，产生竞争性抑制，长期用药可减少尿酸排泄而致高尿酸血症。

5. 其他　过敏，表现为皮疹、嗜酸性粒细胞增多、间质性肾炎等，还可引起高血糖，偶致骨髓抑制。严重肝肾功能不全、糖尿病、痛风者及小儿慎用。

依他尼酸（典）

依他尼酸（ethacrynic acid，利尿酸）的药动学、作用机制、用途、不良反应、禁忌证均同呋塞米。但不良反应较重，偶致永久性耳聋，毒性较大，现已少用。

布美他尼（典）（基）

布美他尼（bumetanide，丁氧苯酸）的利尿作用起效快、作用强、毒性低、用量小、脂溶性高、口服吸收快而完全，0.5～1h 显效，1～2h 达高峰，$t_{1/2}$为 1～1.5h，作用维持 4h。

该药作用机制、用途和不良反应同呋塞米，排钾作用小于呋塞米，耳毒性发生率稍低，但仍应避免与有耳毒性的药物同用。

布美他尼还能扩张血管，增加肾血流量，降低肺和全身的动脉阻力，降低右心房压力和左心室舒张末期压，改善肺循环。

（二）中效利尿药

噻嗪类（thiazides）是临床广泛应用的一类口服利尿药和基础降压药，本类药物的基本结构由杂环苯并噻二嗪与一个磺酰胺基（—SO_2NH_2）组成（图 20-3），在 2、3、6 位代入不同基团可得到一系列的衍生物。代表药物是氢氯噻嗪（hydrochlorothiazide，双氢克尿噻）。其他还有氯噻嗪（chlorothiazide）、氯噻酮（chlortalidone）、苄氟噻嗪（bendroflumethiazide）、环戊噻嗪（cyclopenthiazide）、三氯噻嗪（trichlormethiazide）等。本类药物

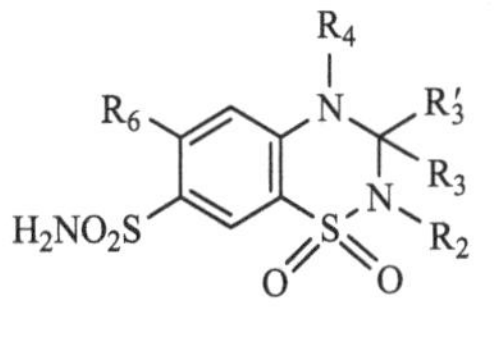

图 20-3　噻嗪类基本结构

的作用部位及作用机制相同，药理作用相似，效能基本一致，毒性小，安全范围较大，差别仅在于效价强度不同，但均能达到相似效果。

其他类似噻嗪类的利尿药有吲达帕胺（indapamide）、美托拉宗（metolazone）、喹乙宗（quinethazone），它们虽不属于噻嗪类，但作用与噻嗪类相似。

氢氯噻嗪（典）（基）

【体内过程】 口服生物利用度为71%±15%。口服后1h显效，2～4h达高峰，可持续12～18h。可通过胎盘进入胎儿体内。血浆蛋白结合率为64%，主要以原型从近曲小管分泌，自尿排出。$t_{1/2}$为（2.5±0.2）h。尿毒症患者对氢氯噻嗪清除率下降，半衰期延长。

【药理作用】

1\. 利尿　作用温和而持久，由于转运至远曲小管的Na^+增加，促进了Na^+-K^+交换，K^+的排出也增加，长期服用可引起低血钾。长期或大量用药还可引起低镁血症。此外，能增强远曲小管对Ca^{2+}的重吸收，使Ca^{2+}从肾排出减少。

2\. 抗利尿　使尿崩症患者尿量明显减少，其抗利尿确切机制还不很清楚。

3\. 降压　用药初期通过利尿作用减少血容量而降压，后期因排钠较多，降低血管平滑肌对儿茶酚胺等加压物质的敏感性而降压（见第二十一章）。

【临床应用】

1\. 轻、中度水肿　各类轻、中度水肿的首选药。对心源性水肿疗效好，肾功能不良者对肾性水肿疗效差。对肝性水肿与螺内酯合用有协同作用，可避免血钾过低诱发肝昏迷。但本药由于可抑制碳酸酐酶，减少H^+分泌，可使NH_3排出减少，血氨升高，有加重肝昏迷的危险，应慎用。

2\. 高血压　轻、中度高血压可单用或与其他降压药合用。

3\. 尿崩症　用于肾性尿崩症及升压素无效的垂体性尿崩症。

4\. 其他　用于高尿钙伴肾结石者，可抑制高尿钙引起的肾结石。

【不良反应】

1\. 电解质紊乱　长期用药可引起低血钾、低血镁、低氯性碱中毒及低血钠。合用留钾利尿药可减轻低血钾。

2\. 代谢异常　具体如下：①血糖升高，与剂量有关，停药后可恢复，糖尿病患者应慎用。②高脂血症，出现三酰甘油及低密度脂蛋白（LDL）增加，高密度脂蛋白（HDL）减少，高脂血症患者不宜使用。③高尿酸血症，因竞争性抑制尿酸从肾小管分泌，增加近曲小管对尿酸的重吸收，故痛风者慎用。

3\. 过敏　偶有过敏性皮疹、粒细胞减少、血小板减少、溶血性贫血等过敏反应。

（三）低效利尿药

1\. 醛固酮受体拮抗药

螺内酯（典）（基）

螺内酯（spironolactone）又称安体舒通（antisterone），是人工合成的甾体化合物。

【药理作用】 螺内酯及其代谢产物的结构均与醛固酮相似，可与醛固酮竞争远曲小管远端和集合管细胞质内的醛固酮受体，拮抗醛固酮的排钾保钠作用，促进 Na^+和水的排出。其作用特点为：①作用弱，起效慢，维持时间长。口服后 1d 起效，2～3d 达高峰，停药后作用可持续 2～3d。②作用的发挥依赖于体内醛固酮的水平，对伴有醛固酮升高的顽固性水肿，如肝硬化腹水，利尿作用较明显。

【临床应用】用于醛固酮增多的顽固性水肿，因利尿作用弱，较少单用，常与噻嗪类利尿药合用；治疗充血性心力衰竭（CHF），患者血中醛固酮浓度可增高 20 倍，螺内酯与血管紧张素转化酶抑制剂（ACEI）合用可同时降低血管紧张素Ⅱ（AngⅡ）和醛固酮水平，阻止 CHF 患者的心肌重构（见第二十三章）；也用于原发性醛固酮增多症。

【不良反应】不良反应较少，久用可致高血钾。还有性激素样副作用，如男性乳房发育、女性多毛、月经不调等，停药后可消失。肾功能不全及血钾过高者禁用。

依普利酮

依普利酮（eplerenone）为选择性醛固酮受体拮抗药，对盐皮质激素有高度选择性，对雌激素和雄激素影响较小，从而克服了螺内酯的促孕及抗雄激素的副作用，临床主要用于高血压和心力衰竭的治疗。

2. 肾小管上皮细胞钠通道抑制药

氨苯蝶啶(典)(基)

氨苯蝶啶（triamterene）作用于远曲小管远端和集合管，通过阻滞管腔膜上的钠通道，减少 Na^+的重吸收，同时抑制 K^+的分泌，从而产生排钠留钾利尿作用。口服 2h 起效，6h 血药浓度达峰值，作用维持 12～18h，$t_{1/2}$为 2～4h，无尿者可达 10h 以上。临床治疗各类水肿，单用疗效较差，常与噻嗪类合用。不良反应较少，久用可致高血钾。偶见嗜睡及恶心、呕吐、腹泻等消化道症状。严重肝、肾功能不全，有高血钾倾向者禁用。

阿米洛利(典)(基)

阿米洛利（amiloride，氨氯吡咪）作用部位与氨苯蝶啶相同，利尿作用比氨苯蝶啶强。单次口服起效时间为 2h，6～8h 达高峰，作用持续 24h 左右，$t_{1/2}$为 6～9h。适应证同氨苯蝶啶，常与噻嗪类合用。单独使用，可致高血钾，偶尔引起低血钠、轻度代谢性酸中毒和胃肠道反应。无尿、肾功能损害、糖尿病、酸中毒和低血钠患者慎用。

3. 碳酸酐酶抑制药

乙酰唑胺(典)(基)

乙酰唑胺（acetazolamide）通过抑制碳酸酐酶的活性而抑制 HCO_3^- 的重吸收，促进 HCO_3^-、K^+和水的排出，利尿作用弱，现已不作为利尿药使用。本品也可抑制肾以外的碳酸酐酶依赖性 HCO_3^- 的转运，抑制睫状体向房水分泌 HCO_3^-，抑制脉络丛向脑脊液分泌 HCO_3^-，从而可减少房水和脑脊液的生成量，是治疗多种类型青光眼的有效药物。通过减少脑脊液的生成，降低脑脊液及脑组织 pH，对急性高山病所出现的无力、头晕、头痛、失眠有治疗作用，对要到高原地区或登山者，提前 24h 口服乙酰唑胺有预防作用。

第二节 脱 水 药

脱水药（dehydrant agent）又称渗透性利尿药（osmotic diuretic），能提高血浆渗透压而使组织脱水。一般而言，脱水药应具备以下特点：①静脉注射后不易透过毛细血管进入组织，迅速提高血浆渗透压；②易经肾小球滤过，但不易被肾小管重吸收，可在肾小管形成高渗透压而具有渗透利尿作用；③在体内不易被代谢。本类药物包括甘露醇、山梨醇、高渗葡萄糖等。

甘露醇（典）（基）

甘露醇（mannitol）是一种已六醇结构，相对分子质量为 180，可溶于水，临床上用其 20%的高渗水溶液。

【药理作用】

1. 脱水　口服不吸收，可造成渗透性腹泻，用于从胃肠道消除毒性物质。静脉注射不易从毛细血管渗入组织，能迅速提高血浆渗透压，使组织间液水分向血浆转移，产生组织脱水作用。静脉滴注后 20min，颅内压和眼压显著下降，2～3h 作用达高峰，持续 6～8h。

2. 利尿　静脉注射后产生的脱水作用，可使循环血量增加，并提高肾小球滤过率。甘露醇在肾小管内几乎不被吸收，使原尿渗透压升高，肾小管对水的重吸收减少。更为重要的是该药还可间接抑制 Na^+-K^+-$2Cl^-$共同转运载体，使 Na^+、Cl^-等重吸收减少而增加尿量。

【临床应用】

1. 脑水肿及青光眼　是降低颅内压安全有效的首选药，也用于青光眼急性发作和患者术前应用，降低眼压。

2. 预防急性肾衰竭　少尿时，通过脱水作用可减轻肾间质水肿，同时维持足够尿量，使肾小管内有害物质稀释，防止肾小管萎缩坏死。此外，可改善肾血流，从而达到预防急性肾衰竭的目的。

【不良反应】少见。静脉注射太快可引起一过性头痛、眩晕、视力模糊及注射部位疼痛。禁用于慢性心功能不全者、尿闭者，因甘露醇可以增加循环血容量而加重心脏负荷。活动性颅内出血者禁用。

山梨醇（典）

山梨醇（sorbitol）是甘露醇的同分异构体，作用与临床应用同甘露醇，进入体内后大部分在肝内转化为果糖，故作用较弱。易溶于水，价廉，一般用 25%的高渗液。

高渗葡萄糖

50%的高渗葡萄糖（hypertonic glucose）也有脱水和渗透性利尿作用，但因其可部分地从血管弥散进入组织中，且被代谢，故作用弱而不持久。主要用于脑水肿和急性肺水肿，单独使用治疗脑水肿易产生反跳现象，一般与甘露醇交替使用。

总结记忆模块

1. 知识要点

1）利尿药根据效能的高低可分为高效、中效和低效三类，以呋塞米为代表的高效利尿药通过抑制髓袢升支粗段 Na^+-K^+-$2Cl^-$共同转运载体，使 Na^+、Cl^-重吸收减少，既降低肾的稀释功能，也影响肾的浓缩功能，利尿作用强大；以氢氯噻嗪为代表的中效利尿药通过抑制远曲小管近端的 Na^+-Cl^-共同转运载体，减少 Na^+、Cl^-的重吸收，只影响肾的稀释功能，利尿作用中等；低效利尿药螺内酯为醛固酮受体拮抗药，氨苯蝶啶和阿米洛利为 Na^+-K^+交换抑制剂。利尿药临床主要用于心源性、肝性、肾性水肿的治疗。

2）脱水药通过提高血浆渗透压使组织脱水，代表为甘露醇，主要用于脑水肿及青光眼的治疗。

2. 药物比较　　常用利药尿比较见表 20-1。

表 20-1　常用利尿药比较

分类	代表药	作用机制	临床应用
高效	呋塞米	抑制髓袢升支粗段 Na^+-K^+-$2Cl^-$共同转运载体	严重水肿，急性肺水肿和脑水肿，急、慢性肾衰竭，排毒，高钙血症及高钾血症
中效	氢氯噻嗪	抑制远曲小管近端的 Na^+-Cl^-共同转运载体	轻、中度水肿，高血压，尿崩症
低效	螺内酯	拮抗远曲小管远端和集合管醛固酮受体	轻、中度水肿，常与噻嗪类合用

3. 复习记忆

（1）复习指南　　首先从药物的作用部位入手，了解三类药物对尿生成影响的不同，从而理解三类药物利尿强弱的差别，如高效利尿药影响尿液的浓缩和稀释，而中效利尿药只影响尿液的稀释。结合表 20-1，记住药物的作用机制和临床应用。

（2）助记方法　　歌诀法。

利尿药

利尿药分强中弱，作用于肾钠排出；
严重水肿肾衰竭，宜选速尿来救急；
中效双克常用到，心性水肿效果好，
留钾利尿弱效差，各型水肿伍用它；
强效谨防“四一症”，弱效注意钾过剩。

注：“四一症”指强效利尿药的四低一高症（低血容量、低血钾、低血钠、高尿酸血症）和中效利尿药的四高一低症（高血氨、高血糖、高尿素氮血症、高尿酸血症、低血钾）。

拓展提高模块

1. 研究史话

利尿药的发展

最早的利尿药是维也纳心脏病专家卡尔·费里德里希·温克巴赫于 1919 年在其诊所里研制出来的，这个诊所的一个名叫阿尔费雷德·福格尔的医科学生发现用胂凡钠明治疗一个梅毒患者时，该患者产生了极强烈的排尿反应。后来赫希斯特公司根据这个发现于 1924 年试制出了利尿药汞撒利。汞撒利为有机汞强效利尿药，作用强大而持久。由于汞剂可产生肾刺激症状甚至引起肾小管退化和坏死，毒性较大，使用 30 余年后被噻嗪类化合物所取代。

1937 年发现服用氨基苯磺酰胺（aminobenzene sulfonamide，一种早期的磺胺类抗菌药）可出现代谢性酸血症及严重的碱性尿，经研究证实是磺胺类药物抑制了肾的碳酸酐酶活性所致，这一发现促进了磺胺类利尿作用的深入研究。

1953 年发现噻二唑类衍生物乙酰唑胺可通过抑制碳酸酐酶活性而产生利尿作用，虽然该药利尿作用弱，但是开创了现代利尿药研究的新纪元，此后，为了寻求活性更强的碳酸酐酶抑制剂，合成了双氯磺酰胺（dichlorphenamidum），这是第一个噻嗪类化合物，但研究者发现该化合物对碳酸酐酶抑制作用很弱，其利尿作用主要通过抑制远曲小管近端 NaCl 的重吸收，1957 年第一个噻嗪类商品药氯噻嗪（chlorothiazide）问世，后在氯噻嗪基础上修饰得到氢氯噻嗪，其利尿效价比氯噻嗪高 10 多倍，以氯噻嗪为先导化合物，先后合成了一系列氯噻嗪类利尿药，是 20 世纪 50 年代利尿药研究的重大突破。

第二次世界大战以后，赫希斯特公司的药物学家穆沙弗克研制出了利尿作用更为强大的药物呋塞米，这是在研究作用更强、副作用更少的噻嗪类利尿药时发现的另一类作用靶点不同的高效利尿药。

1965 年，科学家发明了螺内酯，30 年后第二个抗醛固酮药依普利酮批准上市。

2. 知识拓展

螺内酯试验

螺内酯能在肾远曲小管竞争性拮抗醛固酮的排钾效应，但并不抑制醛固酮的合成与分泌，对肾小管也无直接作用。原发性醛固酮增多症患者给予螺内酯后，可使肾小管排钾减少，排钠增加，血钾升高，血钠降低。本试验可诊断有无醛固酮分泌增多，但不能鉴别原发性与继发性醛固酮增多。

3. 问题与思考

如何证明螺内酯的作用依赖于体内醛固酮的存在？

螺内酯是人工合成的抗醛固酮药。可与醛固酮竞争远曲小管远端和集合管细胞质内的醛固酮受体，拮抗醛固酮的排钾保钠作用，促进 Na^+和水的排出。对伴有醛固酮升高的顽固性水肿作用明显。醛固酮是盐皮质激素，来源于动物的肾上腺皮质，动物切除肾上腺后，体内将无醛固酮分泌，在没有激动剂存在的情况下，螺内酯自然无效。

为什么氢氯噻嗪既可产生利尿作用，又能产生抗利尿作用？

氢氯噻嗪通过抑制远曲小管近端的 Na^+-Cl^-共同转运载体，从而抑制了 NaCl 的重吸收，影响尿液的稀释过程，产生中等强度的利尿作用，对尿崩症患者，氢氯噻嗪反而可明显减少其尿量，其抗利尿确切机制还不很清楚，这可理解为药物的双向调节作用。

（曹　东　淤泽溥）

第二十一章　抗高血压药

基本知识模块

高血压是以体循环动脉血压增高为主要表现的一种常见的临床综合征，是严重危害人类健康的常见病和多发病，是我国人群脑卒中和冠心病发病及死亡的主要危险因素。我国人群高血压患病率仍呈增长态势，目前全国高血压患者已达 2 亿人，每年由于高血压过早死亡的有 150 万人；但高血压的知晓率、治疗率和控制率仍较低，控制高血压可遏制心脑血管疾病发病及死亡的增长态势，抗高血压药（antihypertensive drug）又称降压药（hypotensive drug），是一类能够降低外周血管阻力，使动脉血压下降，治疗高血压的药物。药物控制高血压是目前治疗高血压的主要手段。

人群中血压水平呈连续正态分布，血压升高的划分并无明确界限，因此高血压的临床诊断标准是根据流行病学数据来确定的。我国现采用国际上统一的高血压诊断标准（表 21-1）。按照该标准，高血压的定义为：在未使用降压药物的情况下，非同日 3 次测量血压，收缩压≥140mmHg 和/或舒张压≥90mmHg。患者既往有高血压史，目前正在使用降压药物，血压虽然低于 140/90mmHg，也诊断为高血压。根据血压升高水平，又进一步将高血压分为 1 级、2 级和 3 级（表 21-1）。

表 21-1　血压水平分类和定义

分类	收缩压/mmHg		舒张压/mmHg
正常血压	＜120	和	＜80
正常高值	120～139	和/或	80～89
高血压	≥140	和/或	≥90
1 级高血压（轻度）	140～159	和/或	90～99
2 级高血压（中度）	160～179	和/或	100～109
3 级高血压（重度）	≥180	和/或	≥110
单纯收缩期高血压	≥140	和	＜90

注：当收缩压和舒张压分属于不同级别时，以较高的分级为准

高血压可分为原发性和继发性两大类，约有 10%的患者为继发性高血压，如继发于肾动脉狭窄、嗜铬细胞瘤、妊娠中毒症等。约 90%的患者发病原因及机制尚未完全阐明，称为原发性高血压，也称高血压病。高血压的最大危害是导致心脏、脑、肾等重要器官的

损害，总体上高血压人群平均寿命较正常人群缩短 15～20 年。国内外的实践证明，高血压是可以预防和控制的疾病，合理应用抗高血压药，不仅能控制血压，改善症状，延缓动脉粥样硬化的形成和发展，还能明显减少脑卒中及心脏病事件，提高患者生存质量，降低病死率，延长寿命。

高血压的药物治疗始于 20 世纪 40 年代，并在近几十年中有了显著进展。目前，抗高血压药的研究正朝着高效、长效、高选择性、多器官保护、低副作用的方向发展。

第一节　抗高血压药的分类

影响动脉血压调节的基本因素有外周血管阻力、心脏功能和血容量。这些因素主要通过交感神经系统和肾素-血管紧张素系统（renin-angiotensin system，RAS）的调控来保持血压的相对稳定。虽然高血压的病因及发病机制尚未完全阐明，但这两个系统活动增强被认为是导致高血压的主要因素。目前使用的抗高血压药，可通过多种方式影响这两个系统的多个血压调节的环节而发挥降压作用（图 21-1）。

抗高血压药根据其作用部位，可分为以下五类。

（一）交感神经抑制药

1. 中枢性降压药　可乐定、莫索尼定等。
2. 神经节阻断药　樟磺咪芬、美卡拉明等。
3. 抗去甲肾上腺素能神经药　利血平、胍乙啶等。
4. 肾上腺素受体阻断药

（1）α_1 受体阻断药　哌唑嗪、特拉唑嗪等。

（2）β 受体阻断药　普萘洛尔、美托洛尔等。

（3）α 受体和 β 受体阻断药　拉贝洛尔等。

（二）钙通道阻断药

硝苯地平、氨氯地平等。

（三）血管扩张药

1. 直接扩张血管药　硝普钠、肼屈嗪等。
2. 钾通道开放药　吡那地尔、米诺地尔等。
3. 其他扩血管药　酮色林、西氯他宁等。

（四）利尿降压药

氢氯噻嗪等。

（五）肾素-血管紧张素系统抑制药

1. 血管紧张素转化酶抑制剂　　卡托普利、依那普利等。
2. 血管紧张素Ⅱ受体阻断药　　氯沙坦等。
3. 肾素抑制药　　阿利吉仑。

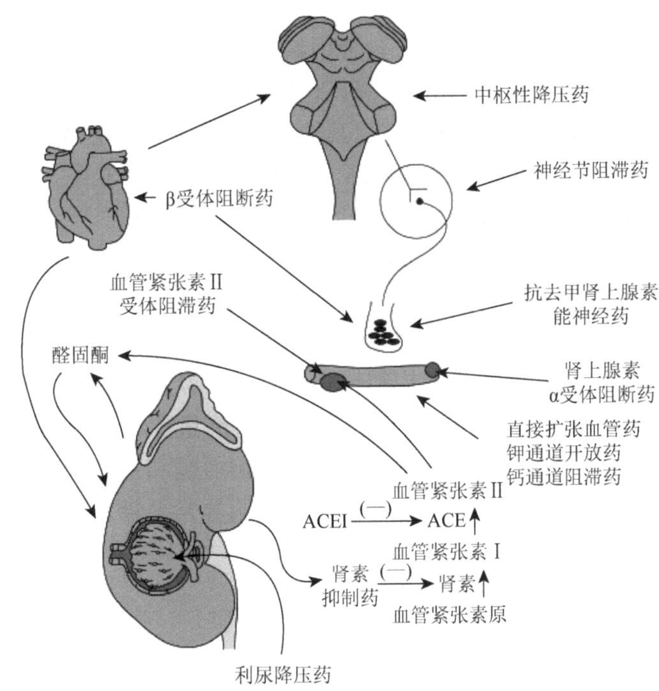

图 21-1　各类抗高血压药的主要作用环节

第二节　常用抗高血压药

根据 WHO 和国际高血压联盟颁布的《高血压治疗指南》，主要选择利尿药、β 受体阻断药、钙通道阻断药（CCB）、血管紧张素转化酶抑制剂（ACEI）、血管紧张素Ⅱ受体拮抗药（ARB）和 α 受体阻断药 6 类作为一线药物。《中国高血压防治指南》（2018 修订版）推荐前五类药物，以及由这五类药物组成的固定配比复方制剂可作为降压治疗的初始用药或长期维持用药，单药或联合治疗。

一、利尿降压药

噻嗪类利尿药为治疗高血压的基础药物，可降低高血压并发症的发生率和病死率。高血压危象时可短期使用呋塞米等高效利尿药。顽固性高血压可考虑使用醛固酮拮抗药螺内酯。许多降压药在长期使用过程中，可引起不同程度的水钠潴留，影响降压效果。合用利尿药能消除水钠潴留，加强降压效果。

氢氯噻嗪[典][基]

降压作用确切、温和、持久，降压过程平稳，可使收缩压与舒张压成比例地下降，对卧位和立位血压均能降低。长期应用不易发生耐受性，并可增强其他降压药的作用。现认为，排钠利尿，使细胞外液及血容量减少是利尿药初期的降压机制；长期应用使体内轻度缺钠，小动脉平滑肌细胞内低钠，进而通过 Na^{+}-Ca^{2+}交换机制，降低细胞内钙，使血管平滑肌对去甲肾上腺素等加压物质的反应性减弱，并能诱导血管壁产生激肽、PGE_2 等扩血管物质。

可单用于轻度高血压或与其他降压药合用治疗各类高血压，单独使用时剂量应尽量小，12.5mg 即有降压作用，超过 25mg 时降压作用不一定增强，反而可能使不良反应发生率增加。联合用药可增强降压作用，并防止其他药物引起的水钠潴留。本药长期大剂量使用可致低血钾，引起血脂、血糖及尿酸升高（见第二十章第一节）。本药还能增高血浆肾素活性，合用 β 受体阻断药或 ACEI 可避免或减少此不利影响。

吲达帕胺[基]

吲达帕胺口服吸收迅速，生物利用度为 93%，血浆蛋白结合率大于 75%，血浆半衰期为 14～18h。吲达帕胺通过抑制远曲小管起始部对 NaCl 的重吸收，增加尿液中钠和氯的排泄量，并且在一定程度上增加钾和镁的排泄量，从而发挥利尿作用（见第二十章第一节），产生降压作用的剂量明显小于利尿作用的剂量。该药还具有钙拮抗作用，能逆转左心室肥厚，对心脏和肾具有保护作用，不影响血糖和血脂代谢。用于各种类型高血压，可明显减少脑卒中再发风险，尤适宜伴有血脂异常及糖尿病的患者。副作用是低钾血症，但不常见。

二、钙通道阻断药

钙通道阻断药（calcium channel blocker，CCB）通过阻断血管平滑肌细胞上的钙离子通道水平选择性地阻断钙离子进入细胞内，从而减少细胞内的钙离子浓度，进而影响细胞功能。现已被广泛用于治疗高血压、心绞痛、心律失常、充血性心力衰竭等心血管疾病（见第二十二章至第二十四章）。

钙通道阻断药主要作用于 L 型钙通道，按结构可分为二氢吡啶和非二氢吡啶两类，前者对血管平滑肌有选择性，较少影响心脏；后者对血管和心脏均有影响。临床上应用较为广泛的为二氢吡啶类，自 20 世纪 80 年代以来一直用于治疗高血压。

本类药物的基本作用是抑制细胞外 Ca^{2+}的内流，使血管平滑肌细胞内缺乏足够的 Ca^{2+}，导致血管平滑肌松弛、血管扩张、血压下降。降压作用特点为：①降压时不减少心脏、脑、肾的血流，有些药物还可以改善这些器官的血液供应，如尼莫地平、尼索地平可分别增加脑、冠脉血流；②可逆转高血压患者的心肌肥厚，但效果不如 ACEI，对缺血心肌有保护作用，高血压合并心肌梗死患者长期使用维拉帕米可降低死亡率；③有排钠利尿作用，与直接扩血管药合用，在降压时不引起水钠潴留；④一般不影响脂质代谢及葡萄糖耐量，依拉地平、尼群地平还可轻度提高 HDL。代表药物是硝苯地平。其他用于高血压治疗的钙通道阻断药还有尼群地平、氨氯地平、非洛地平、尼卡地平和拉西地平等。

硝苯地平（典）（基）

硝苯地平（nifedipine）口服 30～60min 起效，1～2h 达降压高峰，作用持续 3h；舌下含用 2～3min 起效，喷雾吸入 5min 内起效，持续 6～8h。降压时伴有反射性心率加快，心输出量增加，血浆肾素活性增高，但较直接扩血管药作用弱。

为一线抗高血压药，对各型高血压均有效，尤以低肾素型高血压疗效好，可单用或与利尿药、β 受体阻断药、ACEI 合用，以增强疗效，减少不良反应。目前推荐使用该药的控释剂或缓释剂，可减少血药浓度波动，减轻迅速降压造成的反射性交感活性增加，降低不良反应的发生率，延长作用时间，减少用药次数。

不良反应一般较轻，常见面部潮红、头痛、眩晕、心悸、踝部水肿，踝部水肿是毛细血管前血管扩张所致，非水钠潴留。本品的短效制剂有可能加重心肌缺血，伴心肌缺血的高血压患者慎用。

氨氯地平

氨氯地平（amlodipine）具有高度的血管选择性，起效较慢，渐进降压，半衰期长，作用平稳而持久，因此由扩血管作用引起的头痛、面红、心率加快等症状不明显。口服吸收好，生物利用度高，$t_{1/2}$ 长达 40～50h，每日只需服药一次，降压作用可维持 24h，血药浓度较稳定，可减少因血压波动而产生的器官损伤。用于各型高血压。不良反应与硝苯地平相似，但发生率低。

非洛地平

非洛地平（felodipine）作用强度与硝苯地平相似，血管选择性高，降压作用平稳。口服吸收好，但首过消除明显，生物利用度仅为 15%，口服后半衰期约为 25h，主要经肝代谢、消除，多数药物以代谢产物形式从尿液排出，少量的药物从粪便排出。用于轻、中度高血压，每日口服 1 次，能在 24h 内较好控制血压。也可用于缺血性心脏病。不良反应有头痛、眩晕、面红、踝部肿胀、疲乏等。

三、肾上腺素受体阻断药

交感神经系统对血压的调节是通过 α 和 β 肾上腺素受体介导的，对这两种受体的单独阻断或联合阻断均可产生降压作用。

1. α_1 受体阻断药　　本类药物降压时不加快心率，对肾素分泌、肾血流量及肾小球滤过率无明显影响。长期用药还可降低血清总胆固醇和 LDL、极低密度脂蛋白（VLDL），升高 HDL，有利于防止动脉粥样硬化。对糖耐量无影响，可用于伴糖尿病的高血压患者。代表药为哌唑嗪。

哌唑嗪

哌唑嗪（prazosin）是人工合成的喹啉哌嗪类衍生物。能选择性阻断突触后膜 α_1 受体，对具有负反馈作用的突触前膜 α_2 受体无影响。舒张小动脉和静脉血管平滑肌，外周阻力下降，回心血量减少，产生中等偏强的降压作用。用于轻、中度高血压及伴有肾功能障碍者，重度高血压需合用利尿药或 β 受体阻断药，也用于嗜铬细胞瘤的治疗。此外，还用于治疗中、重度充血性心功能不全（见第二十三章）及良性前列腺肥大。

不良反应有眩晕、疲乏、鼻塞、口干、尿频、头痛、嗜睡及胃肠道反应等，一般无须停药。约有50%的患者发生“首剂现象”，即患者首次用药的90min内出现体位性低血压，表现为心悸、晕厥、意识消失。若首次剂量减为0.5mg，在临睡前服用可避免其发生。长期用药能致水钠潴留，可加用利尿药。

特拉唑嗪

特拉唑嗪（terazosin）降压作用较弱，用于轻中度高血压。尚可降低前列腺及膀胱出口平滑肌的紧张度，可用于良性前列腺肥大。

2. β受体阻断药　β受体阻断药除用于治疗心律失常、心绞痛外，也是疗效确切的抗高血压药，以普萘洛尔、美托洛尔、倍他乐克为常用，其他β受体阻断药阿替洛尔、纳多洛尔等也常用。

普萘洛尔

普萘洛尔口服给药起效缓慢，连用2周以上才产生降压作用。收缩压、舒张压均降低。与利尿药及血管扩张药合用降压效果更明显。不引起体位性低血压，也不易产生耐药性，为一线抗高血压药。

目前认为普萘洛尔可能的降压机制为：①阻断心脏β_1受体，使心肌收缩力减弱，心率减慢，心输出量减少而发挥作用；②阻断肾小球旁器部位的β_1受体，减少肾素分泌，从而抑制肾素-血管紧张素系统；③阻断去甲肾上腺素能神经突触前膜β_2受体，消除正反馈作用，减少去甲肾上腺素的释放，降低外周交感神经活性；④阻断血管运动中枢的β受体，从而抑制外周交感神经张力而降压；⑤促进具有扩血管作用的前列环素生成。

普萘洛尔适用于轻、中度高血压，对伴有心输出量偏高或血浆肾素活性增高者，以及伴有快速型心律失常、冠心病、脑血管病变者更适宜。长期使用不能突然停药，以免诱发或加重心绞痛。支气管哮喘、严重左心室衰竭及重度房室传导阻滞者禁用。不良反应见第十章。

普萘洛尔无内在拟交感活性，可使三酰甘油（TG）和VLDL升高，HDL下降。血脂代谢异常者可改用对血脂无明显影响和有内在拟交感活性的β受体阻断药（如吲哚洛尔）。

3. α受体和β受体阻断药

拉贝洛尔

拉贝洛尔（labetalol，柳胺苄心定）能竞争性阻断α_1受体和β受体，其阻断β受体的作用为阻断α_1受体作用的5～10倍，对α_2受体无作用。对β_1受体和β_2受体无明显选择性，对β_2受体还具有内在拟交感活性。在等效剂量下，其心率减慢作用比普萘洛尔弱，降压作用出现较快。本药阻断α_1受体和对β_2受体的部分激动而致的血管扩张作用也是其降压及抗心绞痛的作用机制之一。降压作用温和，用于各型高血压及高血压伴有心绞痛的患者。静脉注射可以治疗高血压危象，注射后最大降压作用在5min内产生，可持续6h，血压控制后可改用口服维持。不良反应见第十章。

同类药物还有卡维地洛（见第十章），用于轻中度高血压，药效可维持24h。

四、肾素-血管紧张素系统抑制药

RAS在血压调节及体液的平衡中起到十分重要的作用，RAS过度激活可诱导高血压、心肌肥大等病理过程，从而成为抗高血压药物研究的热点。作用于该系统的药物主要影响ACE、血管紧张素Ⅱ受体（AT_1）和肾素。除循环中存在 RAS 外，组织中也存在独立的RAS。心血管组织中的 RAS 在心血管重构、动脉粥样硬化及再狭窄等的发生和发展过程中起重要作用。RAS 抑制药的作用环节见图 21-2。

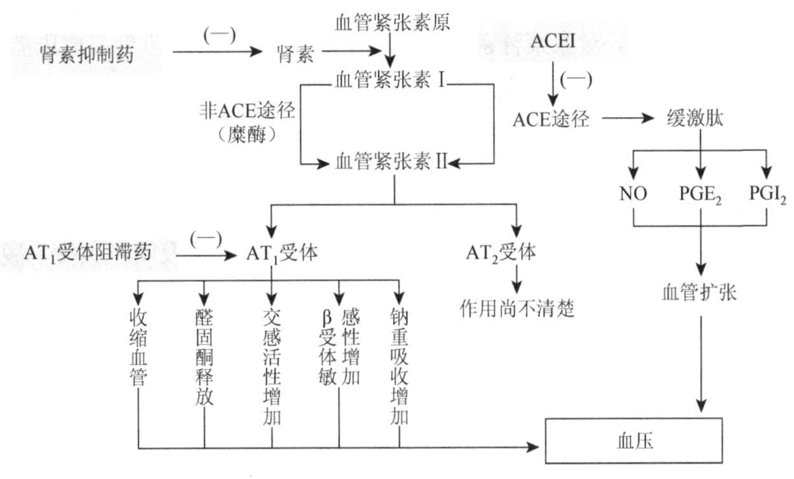

图 21-2　RAS 抑制药的作用环节

（一）血管紧张素转化酶抑制剂

血管紧张素Ⅱ（angiotensinⅡ，AngⅡ）对心血管功能有重要的调节作用，是一种很强的血管收缩剂。卡托普利是 1981 年首先用于治疗高血压的血管紧张素转化酶抑制剂（ACEI），是本类药物中第一个口服有效的药物，该药的诞生是高血压药物治疗史上的重要里程碑。其后来又合成了 20 种左右高效、长效而且不良反应较少的 ACEI，常用的有依那普利、赖诺普利、培哚普利等。本类药物具有良好的靶器官保护作用和心血管终点事件预防作用。

本类药物作用特点为：①降压时不伴有反射性心率加快，对心排血量无明显影响；②可防止或逆转高血压患者的血管壁增厚、心肌肥大和心肌重构；③能增加肾血流量，保护肾；④能改善胰岛素抵抗，不引起电解质紊乱和脂质代谢改变；⑤不易产生耐受性。

卡托普利（典）（基）

【体内过程】卡托普利口服易吸收，生物利用度约为 75%。血浆蛋白结合率约为 30%，胃肠道食物可减少其吸收，宜在饭前 1h 空腹服用。部分在肝代谢，主要从尿排出，40%～50%为原型药物。肾功能不全者药物有蓄积，$t_{1/2}$ 为 2～3h，乳汁中有少量分泌，不透过血脑屏障。

【药理作用】卡托普利抑制血管紧张素转化酶（ACE），使血管紧张素Ⅰ转化为血管紧张素Ⅱ，降低循环与组织中 RAS 活性。主要作用机制为：①抑制循环和血管局部 RAS 的AngⅡ形成；②减少缓激肽降解，缓激肽是血管内皮 L-精氨酸-NO 途径的重要激活剂，可发挥强大的扩血管效应，此外，缓激肽还可刺激细胞膜磷脂游离出花生四烯酸（AA），促进前列腺素合成，增强扩血管效应；③抑制肾中 AngⅡ的生成，使醛固酮分泌减少，促进水钠排泄。本药口服后 15～30min 血压开始下降，1～1.5h 达降压高峰，持续 8～12h，剂量超过 25mg 时可延长作用时间。

【临床应用】

1. 各型高血压　对原发性高血压及肾性高血压均有效，为一线药物。降压作用与患者的血浆肾素水平密切相关，对血浆肾素活性高者疗效更好。对中、重度高血压需合用利尿药。

2. 充血性心力衰竭　现已作为治疗 CHF 的基础药物，能降低 CHF 患者的病死率（见第二十三章）。

【不良反应】每日剂量在 150mg 以下时不良反应少见，应从小剂量开始使用。主要不良反应有高血钾、低血压。ACEI 抑制激肽酶，使缓激肽、P 物质堆积，可引起咳嗽；还可引起血管神经性水肿等，久用可降低血锌而出现皮疹、味觉及嗅觉改变、脱发等。高血钾者和妊娠初期禁用。

（二）血管紧张素Ⅱ受体阻断药

循环中 AngⅡ的生成以 ACE 作用为主，而组织中的 AngⅡ的生成则以糜酶（chymase）作用为主。由于 ACEI 不能抑制 AngⅡ生成的非 ACE 途径，因此不能完全阻止组织中 AngⅡ生成。而血管紧张素Ⅱ受体阻断药可在受体水平直接阻断 AngⅡ的作用，与 ACEI 相比，选择性更强，不影响缓激肽的降解，对 AngⅡ的拮抗作用更完全，不良反应较 ACEI 少，而成为继 ACEI 后的新一代肾素-血管紧张素系统抑制药。

血管紧张素Ⅱ受体（AT）主要有 AT_1 和 AT_2 两种亚型。AT_1 受体主要分布在心血管、肾、肺及神经，对心血管功能的稳定有调节作用。AT_2 受体主要分布在肾上腺髓质，生理作用尚不完全清楚。

早期的 AT 受体阻断药为肽类，代表药为肌丙抗增压素（saralasin），由于经静脉给药，$t_{1/2}$ 极短，限制了其临床应用，近年来合成了多种选择性强、可供口服的 AT 受体阻断药，如氯沙坦、缬沙坦（valsartan）、厄贝沙坦（irbesartan）等。

氯沙坦

氯沙坦（losartan）为第一个用于临床的非肽类 AngⅡ受体阻断药。

【体内过程】口服易吸收，首过效应明显，生物利用度约为 33%，达峰时间约为 1h，$t_{1/2}$ 为 2h。部分在体内转变为活性代谢产物 EXP3174，后者的 $t_{1/2}$ 为 6～9h，作用比氯沙坦强 10～40 倍。氯沙坦每日服药一次，作用可维持 24h。

【药理作用】氯沙坦可选择性地与 AT_1 受体结合，阻断 AngⅡ引起的血管收缩及促进醛固酮分泌的作用，从而降低血压。长期用药还能抑制左室心肌肥厚和血管壁增厚，并可增加尿酸排泄（其他作用见自体活性物质药理）。

【临床应用】各型高血压，效能与依那普利相似，对多数患者每日服一次，每次 50mg，即可有效控制血压。用药 3～6d 可达最大降压效果。

【不良反应】较 ACEI 少，主要有头晕、高血钾和与剂量相关的体位性低血压。孕妇及哺乳期妇女禁用。

厄贝沙坦

厄贝沙坦（irbesartan）是长效、强效的 AT_1 受体阻断药，对 AT_1 受体的选择性比 AT_2 受体高近 10 000 倍。降压作用比氯沙坦的活性代谢产物 EXP3174 稍强。口服易吸收，生物利用度为 60%～80%，血浆蛋白结合率为 90%，$t_{1/2}$ 为 11～15h。一次口服 150mg，用药后 3～4h 达峰值，降压作用可持续 24h 以上。单用或与其他抗高血压药合用，适用于高血压合并糖尿病性肾病患者，能减轻肾损害，减少尿蛋白，增加肌酐清除率。

（三）肾素抑制药

肾素处在 RAS 的源头，催化血管紧张素原形成 Ang Ⅰ。肾素抑制药通过抑制肾素活性，使 Ang Ⅰ 生成减少，进而使 Ang Ⅱ 水平降低，血压下降，成为一类新型抗高血压药。但以前使用的药物瑞米吉仑和依那吉仑为肽类肾素抑制药，存在生物利用率低、易被蛋白酶水解等缺点，临床应用受限。

阿利吉仑

阿利吉仑（aliskiren）是 2007 年批准的首个非肽类肾素抑制药，该药作用较强，口服有效，在降压的同时增加有效肾血流量。适用于各型高血压，单用降压疗效与 AT_1 受体阻断药相当，降压疗效持久，与氢氯噻嗪或氨氯地平合用可增强降压疗效，降低不良反应。

第三节　其他抗高血压药

一、交感神经抑制药

（一）中枢性降压药

可乐定

可乐定（clonidine，可乐宁）为咪唑类衍生物，化学名为二氯苯胺咪唑啉。

【药理作用】

1. 降压　　作用中等偏强，静脉注射给药可引起血压短暂升高（激动外周 α_1 受体），随后血压持续下降。口服仅出现降压效应而无升压作用。作用机制：①主要通过激动血管运动中枢突触后膜 α_2 受体和延髓腹外侧核吻侧端的 I_1-咪唑啉受体，降低外周交感张力；②激动脑内阿片受体，促进内源性阿片肽的释放；③激动外周交感神经突触前膜 α_2 受体及其相邻的咪唑啉受体，通过负反馈抑制去甲肾上腺素的释放。

2. 镇静镇痛　　激动中枢 α_2 受体，产生镇静作用，延长巴比妥类的催眠作用时间。可乐定还有镇痛作用，该作用可被纳洛酮所拮抗。

此外，本药还能抑制胃肠道分泌和运动，对肾血流量、肾小球滤过率及血脂代谢无明显影响。

【临床应用】目前较少单独使用，常用于其他降压药无效的中度高血压，对兼有溃疡病的高血压及肾性高血压尤为适宜，与利尿剂合用有协同作用。也可作为吗啡类镇痛药成瘾者的戒毒药，还可用于戒烟。其溶液滴眼可治疗开角型青光眼。

【不良反应】常见口干、嗜睡和便秘，其他有头痛、眩晕、腮腺肿痛、鼻黏膜干燥、阳痿、抑郁、浮肿、体重增加和心动过缓等。合用利尿药可减少水肿等水钠潴留现象。突然停药可引起交感神经亢进的停药综合征，再用可乐定或用酚妥拉明可取消。故需要逐渐减量后再停药。不宜用于高空高速作业者。

莫索尼定和利美尼定

莫索尼定（moxonidine）和利美尼定（rilmenidine）主要通过激动延髓腹外侧核吻侧端的 I_1-咪唑啉受体而发挥降压作用，其降压作用不被 α_2 受体阻断药所阻断。现将此类主要作用于咪唑啉受体的药物称为第二代中枢性降压药。优点为口服吸收好，作用持久，降压作用与噻嗪类利尿药、β 受体阻断药、ACEI 相当，主要用于轻、中度高血压。口干、嗜睡等不良反应较可乐定少，无停药反跳现象。

（二）神经节阻断药

通过阻断交感神经节而降血压，作用快而强。但因副交感神经节同时被阻断，故不良反应多而严重，而且易发生体位性低血压和耐受性。目前已基本不用，仅偶尔用于高血压危象、高血压脑病等危急情况，以及外科手术中的控制性降压，以减少手术中出血。代表药物为樟磺咪芬（trimethaphan，阿方那特）及美卡拉明（mecamylamine，美加明）。

（三）外周交感神经抑制药

利血平（典）（基）

利血平（reserpine，利舍平）是蛇根木（印度萝芙木）根中的主要生物碱，国产萝芙木提取的总生物碱的制剂称为降压灵（verticilum）。利血平能与囊泡膜上的胺泵（Mg^{2+}-ATP 酶）呈难逆性结合，抑制其摄取去甲肾上腺素和多巴胺，耗竭递质而产生降压作用。作用缓慢而持久。因不良反应较多，现已不单独使用，仅作为一些传统的抗高血压药复方制剂的成分。

二、血管扩张药

（一）直接扩张血管药

本类药物通过直接作用于小动脉，松弛血管平滑肌，降低外周血管阻力而降压。由于不抑制交感神经活性，降压时可反射性兴奋交感神经，还可激活血浆肾素活性，引起水钠潴留，从而减弱其降压效果，常合用利尿药和 β 受体阻断药可提高疗效，减少不良反应。

硝普钠（典）（基）

口服不吸收，须静脉给药才有效。通过释放 NO 直接舒张小动脉和静脉，降压作用强、起效快、维持时间短。30s 内即可出现血压下降，2min 达到高峰，停药后 5min 内失效。可通过调节静脉滴注速度维持血压于所需水平。主要用于高血压急症、充血性心力衰竭和麻醉时使血压降低以减少手术中出血。不良反应主要由过度扩张血管所致，可出现头胀痛、面部潮红、恶心、呕吐、出汗和心悸等。血压控制后应及早换用其他口服降压药，避免用药时间过长及剂量过大。

肼屈嗪

直接扩张小动脉平滑肌，对容量血管和静脉平滑肌无明显作用。对舒张压的作用强于收缩压，通过降低外周阻力而降压。降压作用快而较强，口服后20～30min显效。一次给药维持12h，降压的同时伴有反射性交感神经兴奋，使心率加快，心输出量增加，从而减弱其降压作用。降压时还伴有血浆肾素活性增高及水钠潴留。由于不良反应多，现已不单用，可与抗交感神经药或利尿药合用，治疗中度高血压。

该药有两类不良反应，一类是由血管扩张及其反射性反应产生，如头痛、面红、黏膜充血、心动过速，并可诱发心绞痛和心力衰竭；另一类由免疫反应引起，大剂量长期应用（6个月以上）可产生红斑狼疮样综合征，每日用量在200mg以下则很少发生。一旦发生，应停药并用皮质激素治疗。其他还有胃肠道反应、感觉异常、麻木，偶见药热、荨麻疹。冠心病、心绞痛、心动过速者禁用，妊娠早期慎用。

（二）钾通道开放药

钾通道开放药（potassium channel opener）又称钾通道激活药（potassium channel activator）或钾外流促进药，是一类新型的血管扩张药。本类药物通过激活血管平滑肌细胞膜ATP敏感性钾通道，使K^+外流增加，导致细胞膜超极化，膜兴奋性降低，血管平滑肌舒张而降低血压。常用药物有米诺地尔、吡那地尔、二氮嗪等。

米诺地尔（典）（基）

米诺地尔（minoxidil）通过开放ATP敏感性K^+通道，促进K^+外流，使细胞膜超极化，电压依赖性钙通道难以激活，阻止Ca^{2+}内流，导致血管舒张而降压。

【药理作用】米诺地尔对离体血管平滑肌无松弛作用，需经肝代谢转变为活性代谢产物而起效。降压同时伴有心率加快、心输出量增加，这可能与血管扩张后反射性兴奋交感神经有关。

【体内过程】口服易吸收，生物利用度为90%，给药1h后血药浓度达峰值，但降压作用出现较晚，可能与活性代谢物生成时间有关。代谢产物从尿液排出，$t_{1/2}$约为4h。

【临床应用】主要用于治疗难治性的重度高血压，常与利尿药和β受体阻断药合用，以避免水钠潴留和交感神经的反射性兴奋。

【不良反应】主要有水钠潴留、心悸，长期用可引起多毛症。

吡那地尔

吡那地尔（pinacidil）口服易吸收，达峰时间约为1h，生物利用度约为57%。经肝代谢，代谢产物仍有降压活性，强度约为原药的1/4。$t_{1/2}$为1～3h。能使收缩压和舒张压均下降，作用强于哌唑嗪。用药后1～3h血压下降到最低值，维持6h。主要用于轻、中度高血压。与利尿药和β受体阻断药合用可提高疗效，减轻水肿及心悸。不良反应主要为水钠潴留及头痛、嗜睡、乏力、心悸、心电图T波改变、体位性低血压、颜面潮红、多毛症等。

（三）其他扩血管药

1. 5-羟色胺（5-HT）受体拮抗药

酮色林

酮色林（ketanserin）口服生物利用度约为50%，$t_{1/2}$约为14h。本药能选择性阻断5-HT_2受体，抑制5-HT诱发的血管收缩，降低外周阻力，产生降压作用。对组胺H_1受体和α受体也有较弱的阻断作用。对正常人心率和血压影响很小，对高血压患者可降低外周阻力，肾血管阻力降低更为明显。本药可降低血清总胆固醇（TC）、TG、LDL和升高HDL，而对糖代谢无明显影响。用于各期高血压及高血压危象。不良反应有头晕、疲乏、浮肿、口干、胃肠不适、体重增加和心电图Q-Tc延长。

2. 前列环素合成促进药

沙克太宁

沙克太宁（cicletanine）可促进平滑肌细胞合成具有扩血管作用的前列环素，还可降低细胞内Ca^{2+}水平，松弛血管平滑肌而降低血压。此外还有H_1受体阻断作用，轻度的利尿作用和抑制血管平滑肌细胞增殖的作用。用于轻、中度高血压。偶见胃肠道反应，乏力、尿频等。

3. 内皮素受体拮抗药

波生坦

波生坦（bosentan）是一种非选择性内皮素受体拮抗药，它可以与内皮素受体ET_A和ET_B结合，发挥拮抗内皮素的作用，从而扩张血管，使血压下降。口服吸收好，生物利用度为50%，$t_{1/2}$为5.4h，血浆蛋白结合率大于98%，在肝代谢，90%以上的药物经胆汁消除，不到3%的原药随尿液排出。临床试验证实，用波生坦（2000mg/d）治疗4周，可降低动态舒张压约10mmHg，相当于依那普利20mg的疗效。

第四节　抗高血压药的应用原则

降压药物治疗的目的是通过降低血压，有效预防心脏、脑、肾等并发症发生；控制高血压的疾病进程，预防高血压急症、亚急症等重症高血压发生。提高生活质量，延长生命。为达到这一目标，应用抗高血压药物时应遵循以下原则。

1. 有效治疗与终身治疗　有效治疗要求将血压控制在140/90mmHg以下，可大幅度减少并发症的发生。原发性高血压病因不明，无法根治，一经确诊，经非药物治疗无效就需要终身药物治疗。

2. 平稳降压　血压不稳定可导致器官损伤，在血压水平相同的高血压患者中，血压波动性高者，靶器官损伤严重。故应尽可能选用一天一次给药而有持续24h降压作用的长效药物，以有效控制夜间血压与晨峰血压。若使用中、短效制剂，则需每天2～3次用药，以平稳控制血压。

3. 保护靶器官　降压是手段，保护靶器官是目的。在高血压治疗中须考虑逆转或阻止靶器官损害。目前认为对靶器官保护作用较好的药物是 AT_1 受体阻断药、ACEI 及长效钙通道阻断药。

4. 联合用药　可增强降压效果，减少药物用量，减轻副作用，甚至可以相互抵消某些副作用。在低剂量单药治疗疗效不满意时，可联合使用两种降压药物，不同作用机制的药物一般能取得协同降压效果。WHO 推荐常用抗高血压药二联组合方案（图 21-3）。若仍无效，可三联用药。应注意同类药物一般不联用。

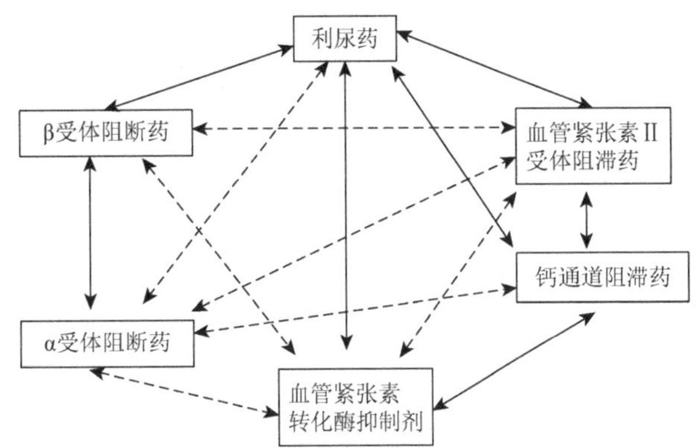

图 21-3　常用抗高血压药二联组合方案

图中实线表示有临床试验证据，虚线表示临床试验证据不足或是慎用

5. 治疗方案个体化　根据患者具体情况和耐受性及个人意愿或长期承受能力，选择适合患者的降压药物。

总结记忆模块

1. 知识要点

1）抗高血压药根据其作用部位，可分为交感神经抑制药、钙通道阻断药、血管扩张药、利尿降压药和肾素-血管紧张素系统抑制药五大类；国内临床常用的一线药物包括 CCB、ACEI、ARB、噻嗪类利尿药和β受体阻断药。

2）高血压药物治疗目标是最大限度地降低心血管并发症发生与死亡的总体危险。提高患者生存质量，降低病死率，延长寿命。

2. 药物比较　常用 ACEI 比较见表 21-2。

表 21-2　常用 ACEI 比较

药物	脂溶性	生物利用度/%	达峰时间/h	$t_{1/2}$/h	起效时间/h	持续时间/h	代谢脏器
卡托普利	中	70	1～1.5	2～3	0.25	8～12	肝、肾
依那普利	中	40	4～6	11	1	12～24	肝
赖诺普利	中	25	6	12	1	24～36	肾
喹那普利	中	10～25	1	0.8	1	24	肾

续表

药物	脂溶性	生物利用度/%	达峰时间/h	$t_{1/2}$/h	起效时间/h	持续时间/h	代谢脏器
培哚普利	低	65～70	4～8	24	1	24	肾
雷米普利	低	50～60	4～6.5	5	1～2	＞24	肾
福辛普利	高	36	2～4	11.5	1	＞24	肝、肾

3. 复习记忆

（1）复习指南　首先复习生理学中血压形成和影响血压的因素，便于对抗高血压药作用机制的理解。虽然高血压的病因和发病机制目前尚未完全清楚，但是交感神经系统和RAS 系统兴奋性过高是两个比较公认的发病因素。抗高血压药主要通过影响这两个系统来发挥降压作用，它们可通过多种方式直接或间接影响血压调节的环节而发挥降压作用。例如，交感神经冲动从中枢传导到外周的各个环节，都可用药物进行干预；血压升高的效应器官是血管，从不同环节扩张血管的药物均可降低血压；最后影响 RAS 系统的药物也可从多个环节降低血压。借助图 21-1 就容易记住各类药物。

（2）助记方法　歌诀法。

抗高血压药

中枢降压可乐定，传导途中美加明；
对抗末梢利血平，受体阻断哌唑嗪；
直扩血管肼屈嗪，钙阻断药有地平；
强扩动静硝普钠，钾道开放二氮嗪；
利尿降压氯噻嗪，ACEI 卡普利；
拮抗 AT 用沙坦，肾素抑制用吉仑。

拓展提高模块

1. 研究史话

第二代中枢降压药的发现

可乐定为第一代中枢降压药，于 1961 年合成，20 世纪 70 年代用于临床。人们对于其降压作用机制进行了长期的研究，其降压机制是通过以下一系列实验逐渐认识的：①动物实验证明，微量可乐定注入椎动脉或小脑延髓池均可引起降压，但同等量作静脉注射却并不降压，据此推测，引起降压作用的部位在中枢。②分层切除脑组织发现，在脑桥以下横断脑干后可乐定仍产生降压作用，在延髓下横断脑干则降压作用消失，据此推测其降压作用在延髓。③可乐定的降压作用可被 α_2 受体阻断药育亨宾所取消，却不受 α_1 受体阻断药的影响，也不受破坏去甲肾上腺素突触前膜药物 6-羟基多巴胺的影响。这提示，可乐定作用于突触后膜的 α_2 受体。

由于可乐定常伴有嗜睡等副作用，且少数患者在突然停药后可出现短时的交感神经功能亢进现象，促使人们寻找新的中枢降压药，后合成了可乐定的类似物莫索尼定，研究发

现其较少激动 α_2 受体，副作用发生率和严重性均显著减少。在对可乐定和莫索尼定作用机制的进一步研究中，认识到一种新型受体——咪唑啉受体，它参与体内许多重要的生理功能，如血压的调节。根据其与配体结合力的不同，分为 I_1 和 I_2 两个亚型。后续研究证明可乐定引起血压下降的机制是激动了延髓腹外侧核吻侧端的 I_1-咪唑啉受体，降低外周交感张力致血压下降。而其激动中枢 α_2 受体则是其引起镇静等副作用的原因。

正是对可乐定降压作用机制的不懈探求，导致以莫索尼定为代表的第二代中枢性降压药的发现。故药物作用机制的研究不仅可阐明药物是如何发挥作用的，还有助于发现新药。

2. 知识拓展

高血压诊断标准的新变化

2017 年 11 月，美国心脏学会（AHA）和美国心脏病学会（ACC）等学会联合发表了《2017 美国成人高血压预防、检测、评估和管理指南》，将血压≥130/80mmHg 作为高血压诊断标准，血压 120～129/＜80mmHg 为血压升高，血压 120/80mmHg 为正常血压。该指南依据血压水平及动脉粥样硬化性心血管疾病（ASCVD）发生风险来进行治疗，对已发生心血管疾病（CVD）或 10 年动脉粥样硬化性心血管疾病（ASCVD）风险≥10%、血压≥130/80mmHg 的患者即应启动降压药物治疗，无 CVD 且 10 年 ASCVD 风险＜10%、平均血压≥140/90mmHg 的患者即应启动降压药物治疗，血压控制目标统一为＜130/80mmHg。该指南体现了早期干预的重要性，更强调了生活方式和非药物治疗手段干预，早诊断早干预早获益，这是一项具有临床意义的重要举措。而我国目前高血压控制的主要问题是需加快提高以血压＜140/90mmHg 为降压标准的高血压控制率，以减少我国高血压并发症的数量。虽然美国高血压的诊断标准未得到其他国家指南的认同，但其对高血压防治战线要前移的理念得到了广泛的接受。

3. 问题与思考

酚妥拉明为什么不用于降血压？

酚妥拉明是非选择性 α 受体阻断药，既能阻断 α_1 受体，又能阻断 α_2 受体。虽然阻断突触后膜血管平滑肌 α_1 受体，可使血管扩张，血压降低，但是由于其同时可阻断神经末梢突触前膜 α_2 受体，促进去甲肾上腺素的释放，对降压不利。此外，酚妥拉明还能兴奋心脏，使心肌收缩力增强，升高收缩压。故其不用于治疗高血压。

（曹　东　淤泽溥）

第二十二章　抗心律失常药

基本知识模块

心律失常（arrhythmia）是指心动节律和频率发生异常，分为缓慢型和快速型两种。缓慢型心律失常包括窦性心动过缓、房室传导阻滞等，常用阿托品和异丙肾上腺素等药物治疗；快速型心律失常主要包括室上性和室性早搏、心动过速、心房纤颤、心房扑动、心室颤动等。心律失常可严重影响心脏泵血功能，须及时治疗。本章介绍治疗快速型心律失常的药物。抗心律失常药可控制心律失常，但使用不当也可导致心律失常。合理使用抗心律失常药必须熟悉心律失常的电生理学基础、发生机制及药物作用机制。

第一节　心律失常的电生理学基础

一、正常心肌电生理

心脏的正常兴奋活动起源于窦房结，顺次经过心房、房室结、房室束和浦肯野纤维，最后到达心室肌细胞，产生各种心肌细胞协调平衡的跨膜离子流和动作电位，从而引起心脏正常的节律性收缩。

（一）正常心肌膜电位

膜电位是指细胞膜两侧的电位差，包括安静时的静息电位和兴奋时的动作电位。

1. 静息电位　　心肌细胞在静息状态时，膜内电位负于膜外，约为–90mV，形成内负外正的极化状态，称为静息电位，由 K^+快速外流形成。

2. 动作电位　　心肌细胞兴奋时，发生除极和复极，形成动作电位。按其发生顺序，分为 5 个时相（图 22-1）。

（1）0 相（除极期）　　对于快反应细胞（心房肌、心室肌、浦肯野纤维），Na^+经细胞膜快钠通道快速内流，膜电位由静息时的–90mV 上升至 30mV。慢反应细胞（窦房结、房室结），则由 Ca^{2+}较慢的内流所致。

（2）1 相（快速复极初期）　　膜电位由 30mV 迅速降到 0mV 左右，由 Cl^-内流和 K^+外流所致。

（3）2 相（缓慢复极期）　　此期的复极过程缓慢，基本停滞在 0mV 左右，又称平台期，主要由 Ca^{2+}和少量 Na^+内流，同时有 K^+外流及 Cl^-内流所致，是多种离子流入、流出细胞相互平衡的结果。

（4）3 相（快速复极末期）　膜电位由 0mV 迅速降到−90mV，复极临近静息电位水平时心肌对 K^+的通透性加大，K^+快速外流，膜电位恢复到静息电位水平。

动作电位从 0 相到 3 相的时间称为动作电位时程（action potential duration，APD）。APD 与心肌不应期长短密切相关。

（5）4 相（静息期）　此期膜电位虽然已恢复到极化状态，但细胞内外离子分布却与除极前不同，细胞内 Na^+多 K^+少。此时需通过 Na^+-K^+-ATP 酶的作用，排出 Na^+并摄入 K^+，恢复静息状态时的离子分布。此后又可开始新的 APD。

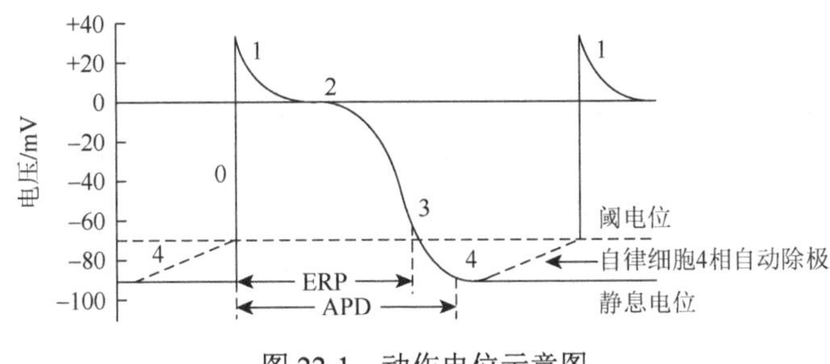

图 22-1　动作电位示意图

（二）心肌细胞电生理特性

1. 自律性及其影响因素　心脏的自律细胞在没有外来刺激的作用下，自发地发生节律性兴奋的特性称为自律性。具有自律性的细胞在复极化达到最大舒张电位（maximum diastolic potential，MDP）后，立即开始自动缓慢除极化，当达到阈电位时，即引起又一次动作电位的发生。影响自律性的因素主要是 4 相自动除极的速率、MDP 水平和阈电位水平。

2. 传导性及其影响因素　心肌细胞传导兴奋的特性称为传导性。动作电位沿细胞膜扩散的速度可作为衡量传导性的指标。膜反应性是指膜电位水平与其所激发的 0 相除极最大速率（V_{max}）之间的关系，是决定传导速度的重要因素。一般膜电位负值越大，0 相除极上升速率越快，动作电位振幅越大，兴奋的传导则越快。

3. 兴奋性及其影响因素　兴奋性是指细胞受到刺激后产生动作电位的能力，可用刺激阈值大小作为指标。兴奋性受静息电位、阈电位及有效不应期的影响。心肌细胞从除极开始到复极膜电位恢复到−60mV 的一段时程内，刺激不能引起动作电位，称为有效不应期（effective refractory period，ERP）。它反映了参与除极的通道恢复有效开放所需的最短时间。一般来讲，ERP 长则兴奋性低，不易发生快速型心律失常。ERP 与 APD 长短的变化基本一致，即 APD 延长，ERP 也延长，但两者的变化程度可有不同（以 ERP/APD 值表示，值越大，兴奋性越低）。例如，ERP 的延长程度大于 APD，即 ERP/APD 的值加大，心肌在一个动作电位时程中对刺激不起反应的时间相对延长，则兴奋性降低。

二、心律失常发生的电生理学机制

心肌组织因疾病、自主神经功能失调、电解质紊乱等引起细胞跨膜离子转运障碍和心肌电生理紊乱时，可使心肌冲动形成异常或（和）冲动传导异常，从而产生心律失常。

（一）冲动形成异常

1. 自律性升高　机制如下：①自律细胞动作电位 4 相自动除极速率加快或 MDP 减小（水平上移），都会使自律性升高致冲动形成增多，引起快速型心律失常；②非自律细胞（心房肌、心室肌）的静息膜电位如小于–60mV，也可发生 4 相自动除极，表现出异常自律性，并可引起异位节律。临床常见引起自律性升高的因素主要有体内儿茶酚胺增多、电解质紊乱（低血钾、高血钙）、心肌缺血缺氧及损害等。

2. 后除极与触发活动　后除极是指在一个动作电位中，继 0 相除极后又遇到强刺激时所发生的除极。根据后除极出现的时间分为早后除极（early after-depolarization，EAD，发生于动作电位复极 2 或 3 相）和迟后除极（delayed after-depolarization，DAD，发生于动作电位完全复极或接近完全复极时）。后除极振幅较小，频率较快，膜电位不稳定，可引起单个、多个或一连串的振荡电位，即触发活动（图 22-2）。触发活动可引起房性或室性快速型心律失常，EAD 发生在心肌细胞复极过程显著延长时，诱因有低血钾、药物的作用、浦肯野纤维损伤等，药物所致尖端扭转型室性心动过速（伴 Q-T 间期延长）与之有关。DAD 的发生与心肌细胞内 Ca^{2+}浓度增高有关，如强心苷类药物中毒。

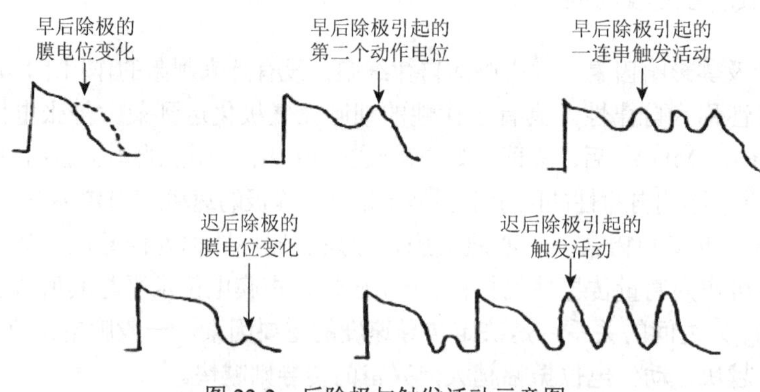

图 22-2　后除极与触发活动示意图

（二）冲动传导异常

冲动传导异常包括单纯性传导异常和折返激动。

1. 单纯性传导异常　包括传导减慢、传导阻滞、传导速度不一致等，均可导致心律失常。

2. 折返激动　指冲动沿环形通路返回至原处而反复运行的现象。形成折返激动的条件是心肌组织存在解剖上或功能上的环形通路，正常时，冲动沿浦肯野纤维 A、B 两支分别下传至心室肌，激发除极和收缩后，彼此消失在对方的 ERP 中（图 22-3A）。产生折返激动的主要机制是环形通路上发生单向传导阻滞，则冲动沿 A 支下传到心室肌后，经 B 支病变部位逆行上传并折返至 A 支，若此时 A 支的 ERP 已过，则冲动就可再次沿 A 支下传至心室肌，形成折返激动。此外，相邻心肌细胞的 ERP 长短不一致也是形成折返的机制之一。若 B 支的 ERP 延长，冲动到达时可落在 ERP 中而不能下传；然而冲动可沿 A 支下传，当其折回到 B 支处，因 B 支的 ERP 已过，于是可逆行通过 B 支折返至 A 支（图 22-3B）。单次折返引起一次早搏，连续折返可引起阵发性心动过速，多个微型折返同时发生可引起扑动或颤动。

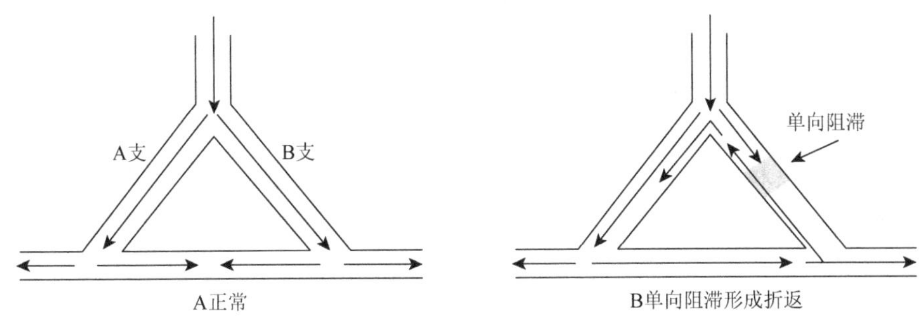

图 22-3　折返激动示意图

第二节　抗心律失常药的作用机制及分类

一、抗心律失常药的作用机制

抗心律失常药主要通过降低心肌自律性、消除折返、延长 ERP 及减少后除极和触发活动而发挥抗心律失常作用。

1. 降低心肌自律性　这一作用机制主要有以下两方面。

（1）减慢 4 相自动除极化速率　对快反应细胞抑制 4 相 Na^+内流（如奎尼丁），对慢反应细胞抑制 4 相 Ca^{2+}内流（如维拉帕米），从而使 4 相自动除极化速率减慢，自律性降低。

（2）增大最大舒张电位　药物通过促进 K^+外流，使 MDP 负值加大，与阈电位的距离加大，4 相自动除极化所需时间延长而降低自律性（如利多卡因）。

2. 消除折返　药物消除折返激动的机制主要有以下两方面（图 22-4）。

（1）消除单向阻滞　药物通过促进 K^+外流，使静息膜电位增大，0 相除极速率加快，改善和促进传导，从而消除单向阻滞（如苯妥英钠、利多卡因）。

（2）变单向阻滞为双向阻滞　药物通过抑制 Na^+内流，使 0 相除极速率减慢，导致单向阻滞变为双向阻滞而消除折返（如奎尼丁）。

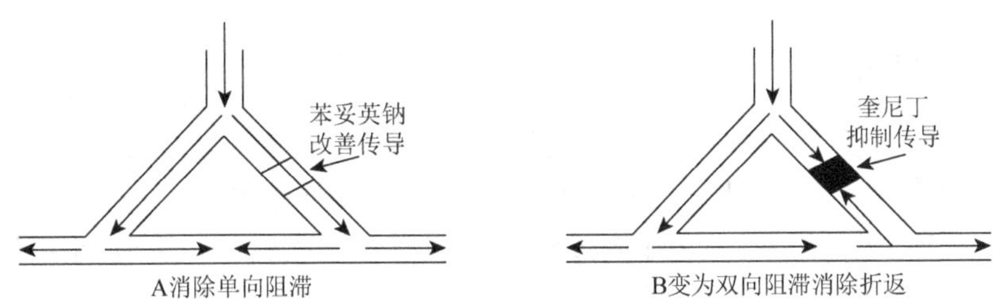

图 22-4　药物消除折返示意图

3. 延长 ERP　使折返激动落入 ERP 中而被取消。

（1）*绝对延长 ERP*　APD 和 ERP 延长，但延长 ERP 更显著，使 ERP/APD 的值加大，称为 ERP 的绝对延长，如奎尼丁、胺碘酮。

（2）*相对延长 ERP*　APD 和 ERP 均缩短，但缩短 APD 更显著，故 ERP/APD 的值也加大，称为 ERP 的相对延长，如利多卡因、苯妥英钠。

此外，促使相邻细胞不均一的 ERP 趋于均一，也有助于消除折返。例如，延长 ERP 的药物，尤其对 ERP 明显缩短的心肌细胞，延长其 ERP 的作用显著；反之，缩短 ERP 的药物，对 ERP 较长的心肌细胞，缩短其 ERP 的作用显著。

4. *减少后除极和触发活动*　例如，药物通过促进和加速复极，减少 EAD 的发生；钙通道阻断药（如维拉帕米）降低心肌细胞内 Ca^{2+}浓度，从而有效地减少 DAD 的发生等。

二、抗心律失常药的分类

依据药物对心肌电生理的影响，将抗心律失常药分为四大类。

Ⅰ类钠通道阻断药，根据钠通道复活时间常数（药物对钠通道产生阻断作用到阻断作用解除的时间，用 $\tau_{recovery}$ 表示）的长短，又分三个亚类。

$Ⅰ_a$类适度阻断钠通道（$\tau_{recovery}$=1～10s），代表药物有奎尼丁、普鲁卡因胺等。

$Ⅰ_b$类轻度阻断钠通道（$\tau_{recovery}$＜1s），代表药物有利多卡因、苯妥英钠等。

$Ⅰ_c$类重度阻断钠通道（$\tau_{recovery}$＞10s），代表药物有普罗帕酮等。

Ⅱ类 β 肾上腺素受体阻断药，代表药物有普萘洛尔、美托洛尔等。

Ⅲ类延长动作电位时程药，代表药物有胺碘酮等。

Ⅳ类钙通道阻断药，代表药物有维拉帕米、地尔硫䓬等。

第三节　常用抗心律失常药

一、Ⅰ类钠通道阻断药

（一）$Ⅰ_a$类

本类药物主要通过适度抑制 Na^+内流，降低自律性，减慢传导速度；不同程度地抑制 K^+外流和 Ca^{2+}内流，延长 APD 和 ERP 而抗心律失常。

奎尼丁[典]

奎尼丁（quinidine）为 1918 年从金鸡纳树的树皮中提取得到的生物碱类化合物，是奎宁的旋光异构体（右旋体）（图 22-5），有广谱抗心律失常作用。

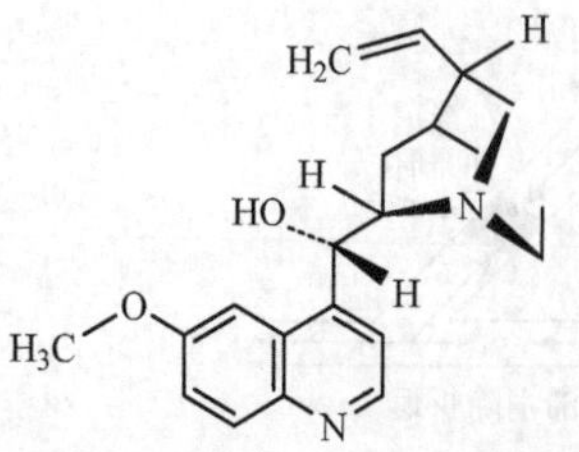

图 22-5　奎尼丁的化学结构

【体内过程】口服胃肠道吸收好，生物利用度为 70%～80%，血药浓度 1～2h 达峰，血浆蛋白结合率约为 80%，组织中的浓度远高于血浆，心肌中的药物浓度最高。口服后 30min

起效，作用持续 6h。$t_{1/2}$ 为 5～7h。主要经肝羟基化代谢，代谢产物仍有生物活性；主要经肾排泄，20%以药物原型经肾排出。

【药理作用】适度阻滞钠通道，抑制 Na^+内流；也可抑制 K^+外流，较高浓度时也抑制 Ca^{2+}内流。

1. 降低自律性　治疗浓度奎尼丁因可抑制 4 相 Na^+内流，使心房肌、心室肌和浦肯野纤维舒张期自动除极减慢而降低自律性，对心房肌作用最强；对正常窦房结几乎没有影响，但对病态窦房结综合征时可明显降低其自律性。

2. 减慢传导速度　抑制 0 相 Na^+内流，减慢心房肌、心室肌、浦肯野纤维的冲动传导，使病变区单向传导阻滞转变为双向传导阻滞，从而消除折返激动。轻度抑制 Ca^{2+}内流，轻微减慢房室结冲动传导。

3. 延长有效不应期　抑制 2 相 Ca^{2+}内流和 3 相 K^+外流，延长 ERP 和 APD，ERP 的延长作用更显著，ERP/APD 值增加，可使异位激动和折返激动落入 ERP 中而被消除，使复极和 ERP 不均一的病变心肌 ERP 趋于一致，减少折返激动的形成。

4. 其他　竞争性地阻滞 M 受体，产生阿托品样作用，可减轻其前述的抑制房室传导的作用；阻滞 α 受体和直接扩张血管作用使血压降低；大剂量时抑制 2 相 Ca^{2+}内流使心肌收缩力减弱，产生负性肌力作用。

【临床应用】广谱抗心律失常，可用于心房纤颤、心房扑动、室上性及室性心动过速的转复和预防，频发的室上性及室性期前收缩的治疗。在治疗心房纤颤、心房扑动时，因奎尼丁的 M 受体阻滞作用增加窦性频率和加快房室传导，所以应先用强心苷或钙通道阻断药抑制房室传导控制心室率，然后再用奎尼丁治疗；目前临床上多采用电转律法，但奎尼丁仍有应用价值，转复后用奎尼丁可维持窦性心律，防止复发。

【不良反应】奎尼丁有效血药浓度为 3～6μg/ml，中毒血药浓度为 8μg/ml，安全范围较窄，约有 1/3 的患者发生不良反应。

1. 胃肠道反应　恶心、呕吐、腹泻等，多见于用药初期。

2. 心血管反应

（1）低血压　负性肌力和扩张血管作用易引起低血压。

（2）心律失常　中毒量可引起多种心律失常，如房室和心室内传导阻滞，因心室复极明显延迟而发生尖端扭转型室性心动过速（发作前 Q-T 间期过度延长，发作时 QRS 波围绕等电位线扭转，心室率 200～250 次/min），并可出现伴有惊厥的意识突然丧失，即奎尼丁晕厥，发生率为 2%～8%。当窦房结功能低下时，可引起心动过缓或停搏。

3. 金鸡纳反应　表现为耳鸣、头痛、视力模糊，谵妄、精神失常。

4. 栓塞　心房有微血栓时，用奎尼丁纠正房颤后心肌收缩力增强，易引起血栓脱落致栓塞性疾病。

普鲁卡因胺（典）（基）

普鲁卡因胺（procainamide）为普鲁卡因的衍生物（图 22-6）；口服易吸收。作用与奎尼丁相似但较弱，可降低心肌自律性、减慢房室传导、延长大部分心脏组织的 APD 和 ERP，抑制心肌收缩力但作用弱于奎尼丁，无明显的 α 受体及 M 受体阻滞作用。对室上性和室性心律失常均有效，主要用于治疗室性心动过速，静脉注射或滴注用于抢救危急病例。不良反应常见厌食、恶心、呕吐；大剂量可致窦性停搏、房室阻滞等心脏抑制作用，静脉注射可出现低血压；长期应用可引起红斑狼疮样综合征及白细胞减少。

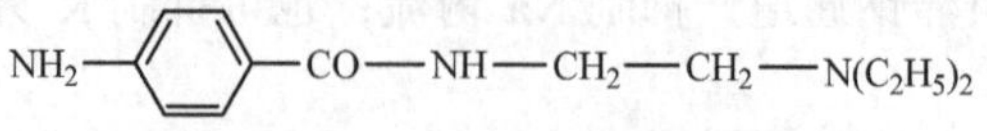

$$NH_2-C_6H_4-CO-NH-CH_2-CH_2-N(C_2H_5)_2$$

图 22-6　普鲁卡因胺的化学结构

（二）I_b 类

本类药物主要轻度阻滞钠通道，抑制 0 相 Na^+内流而降低自律性；轻度促进 K^+外流，缩短 APD 和 ERP，以缩短 APD 更显著，所以 ERP/APD 值增加。

利多卡因(典)(基)

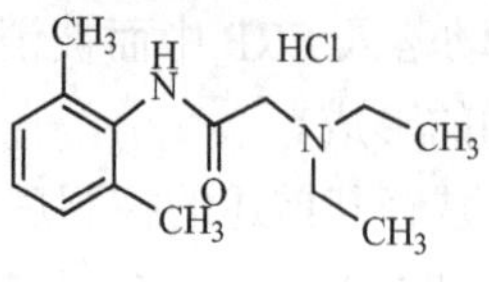

利多卡因（lidocaine）为局部麻醉药，1963 年开始用于心律失常的治疗（图 22-7）。

图 22-7　盐酸利多卡因的化学结构

【体内过程】首过效应明显，血浆蛋白结合率约为 70%，有效血药浓度为 1～5μg/ml，体内分布广泛，主要在肝代谢，5%～10%以原型经肾排出，$t_{1/2}$ 约为 2h。

【药理作用】选择性作用于浦肯野纤维和心室肌，对心房肌和窦房结无明显影响。

1. 降低自律性　可轻度抑制动作电位 4 相 Na^+内流、促进 K^+外流，降低浦肯野纤维的自律性，提高心室肌的阈电位水平和致颤阈。

2. 改变传导速度　治疗量对浦肯野纤维传导的影响：①当心肌缺血，细胞外液血钾浓度升高时，可抑制 Na^+内流，减慢传导，使单向阻滞变为双向阻滞而消除折返。②当心肌受损部分除极，细胞外液血钾浓度降低时，可促进 K^+外流，加快传导，消除单向阻滞而中止折返。

3. 相对延长 ERP　促进 3 相 K^+外流，缩短心室肌和浦肯野纤维 ERP 和 APD，缩短 APD 更显著，使 ERP/APD 值加大，从而消除折返。

【临床应用】适用于心肌梗死、洋地黄中毒、锑剂中毒、外科手术等所致的室性早搏、室性心动过速和心室纤颤的治疗。

【不良反应】治疗剂量多见嗜睡、头痛、视力模糊等中枢神经系统反应；静脉注射剂量过大或过快时可见窦性心动过缓、窦性停搏、房室传导阻滞、血压下降，眼球震颤是利多卡因中毒的早期常见信号。

【禁忌证】严重窦房结功能障碍，Ⅱ、Ⅲ度房室传导阻滞，双束支阻滞。

【药物相互作用】与西咪替丁等肝药酶抑制剂合用，其经肝代谢减慢，血药浓度升高，不良反应加重；与苯巴比妥、苯妥英钠、利福平等肝药酶诱导剂合用，可使其代谢加快，血药浓度降低；与普萘洛尔合用可致窦性停搏。

苯妥英钠(典)(基)

苯妥英钠（phenytoin sodium）作用与利多卡因相似（图 22-8），可阻滞钠通道降低浦肯野纤维自律性，相对延长 ERP；与强心苷竞争 Na^+-K^+-ATP 酶，改善房室传导，抑制强心苷中毒所致 DAD。主要用于治疗室性心律失常，对强心苷中毒所致室性心律失常疗效显著，可作为首选药物；对其他原因引起的室性心律失常疗效不如利多卡因。静脉注射剂量过大或过快时可见心血管抑制毒性；此外尚可引起牙龈增生等不良反应。

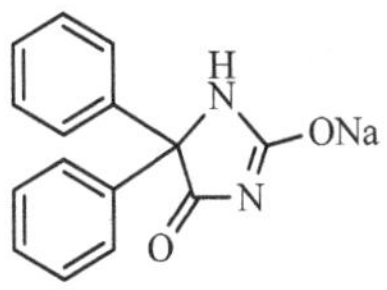

图 22-8　苯妥英钠的化学结构

美西律（典）（基）

美西律（mexiletine）又称为慢心律，化学结构及药理作用类似利多卡因（图 22-9），口服生物利用度约为 90%，$t_{1/2}$ 为 9～12h。多用于防治急性心肌梗死、Q-T 间期延长综合征、洋地黄中毒、二尖瓣脱垂等引起的室性心律失常。不良反应多见胃肠道反应及中枢神经系统反应；心血管反应相对少见。

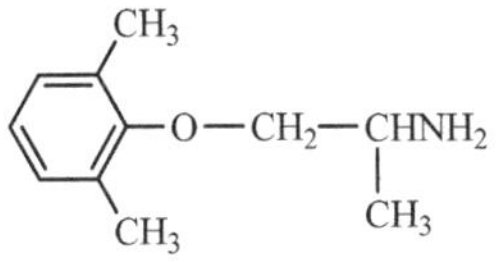

图 22-9　美西律的化学结构

（三）Ⅰc类

本类药物主要影响浦肯野细胞，可重度阻滞钠通道，明显抑制 Na^+内流，降低自律性和传导性；对 K^+通道无明显作用，对复极过程影响较小。

普罗帕酮（典）（基）

普罗帕酮（propafenone，心律平）化学结构类似普萘洛尔（图 22-10），于 1977 年用于抗心律失常，为广谱抗心律失常药。

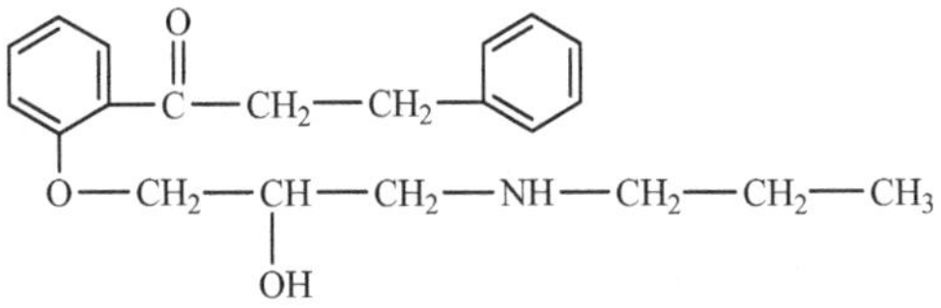

图 22-10　普罗帕酮的化学结构

【体内过程】口服吸收完全，用药初期首过效应明显，生物利用度低于 20%；长期给药后，首过效应减弱，生物利用度接近 100%。口服后 30min 起效，2～3h 作用达到峰值，作用持续约 11h，$t_{1/2}$ 为 2.4～11.8h。主要经肝代谢，99%以代谢物形式经肾排泄。

【药理作用】明显抑制 0 相 Na^+内流，降低浦肯野纤维、心室和心房传导速度，轻度延长 ERP、APD；明显抑制 4 相 Na^+内流，降低浦肯野纤维及心室肌细胞自律性；轻度阻滞钙通道和 β 受体，使心肌收缩力减弱。

【临床应用】广谱抗心律失常，用于防治室性或室上性异位搏动、室性或室上性心动过速、预激综合征、电转复律后室颤发作等，疗效确切，起效迅速，作用时间持久，对冠心病、高血压所引起的心律失常有较好的疗效。

【不良反应】常见的不良反应有恶心、呕吐、味觉改变、头晕等。心血管反应有心律失常、房室传导阻滞、心功能不全、低血压等。

【禁忌证】窦房结功能低下、Ⅱ或Ⅲ度房室传导阻滞、双束支传导阻滞、心源性休克、肝肾功能障碍者禁用。

【应用注意】与其他抗心律失常药合用时，因对心脏抑制作用加强，心脏不良反应加重，如出现窦房性或房室性传导高度阻滞，可静脉注射乳酸钠、阿托品、异丙肾上腺素或间羟肾上腺素等解救；可使地高辛、华法林的清除率降低，血药浓度升高，作用增强，合用时应注意调整剂量。

其他 I_c 类药还有氟卡尼（flecainide）、恩卡尼（encainide）、劳卡尼（lorcainide）等，药理作用与普罗帕酮相似，但致心律失常作用明显，临床已少用。

二、Ⅱ类 β 肾上腺素受体阻断药

目前用于抗心律失常的 β 肾上腺素受体阻断药主要包括普萘洛尔（propranolol）、美托洛尔（metoprolol）、阿替洛尔（atenolol）、纳多洛尔（nadolol）、吲哚洛尔（pindolol）和艾司洛尔（esmolol）等，主要通过阻滞 β 受体，对抗 β 受体介导的心脏 Na^+、K^+、Ca^{2+} 电流异常激活而发挥抗心律失常作用。

普萘洛尔（典）（基）

普萘洛尔（propranolol，心得安）是临床上最早应用的 β 受体阻断药，具有抗高血压、抗心绞痛和抗心律失常等作用（图 22-11）。

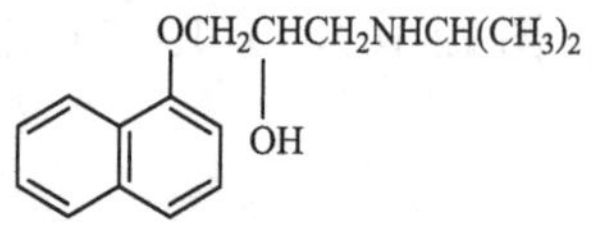

$OCH_2CHCH_2NHCH(CH_3)_2$ (OH)

图 22-11　普萘洛尔的化学结构

【药理作用】交感神经兴奋时，儿茶酚胺释放增多，激动心脏 β_1 受体，使心肌自律性升高，传导速度加快，不应期缩短，易引起快速型心律失常。普萘洛尔阻滞心脏 β_1 受体，可发挥以下作用：抑制 4 相自动除极，降低窦房结、心房内传导组织及浦肯野纤维的自律性，消除儿茶酚胺引起的后除极和触发活动；大剂量时，抑制 0 相 Na^+内流，降低房室结及浦肯野纤维冲动传导速度，延长房室结 ERP。

【临床应用】主要用于治疗心房纤颤、心房扑动及阵发性室上性心动过速等室上性心律失常，焦虑、甲亢等引起的窦性心动过速；室性心动过速有效但一般宜慎用，运动和情绪激动引起者及期前收缩疗效较好。急性心肌梗死患者长期使用可减少心律失常的发生及再梗死率，降低病死率。

阿替洛尔（典）（基）和艾司洛尔

阿替洛尔（atenolol）为长效 β_1 受体阻断药，$t_{1/2}$ 约为 7h，主要用于室上性心律失常的治疗，减慢房颤和房扑时的心室率；对室性心律失常也有效。艾司洛尔（esmolol）为超短效 β_1 受体阻断药，$t_{1/2}$ 约为 9min，可抑制窦房结、房室结的自律性和传导性，主要用于室上性心律失常，控制房颤、房扑时的心室率。

三、Ⅲ类延长动作电位时程药

本类药物主要阻断多种钾通道，减少 K^+外流，明显抑制心肌复极过程，延长 ERP 和 APD，对动作电位幅度和去极化速率影响小，又称钾通道阻断药。

胺碘酮（典）（基）

胺碘酮（amiodarone，乙胺碘呋酮）化学结构类似甲状腺素（图 22-12），原为抗心绞痛药，1976 年发现有抗心律失常作用，1980 年开始用于治疗心律失常。起效较慢，早年为了缩短起效时间和提高疗效，胺碘酮所用剂量偏大，导致不良反应发生率较高，临床应用受到限制；调整剂量和给药方案后临床应用广泛，兼具Ⅰ、Ⅱ、Ⅳ类抗心律失常药的电生理作用，抗心律失常疗效较好。

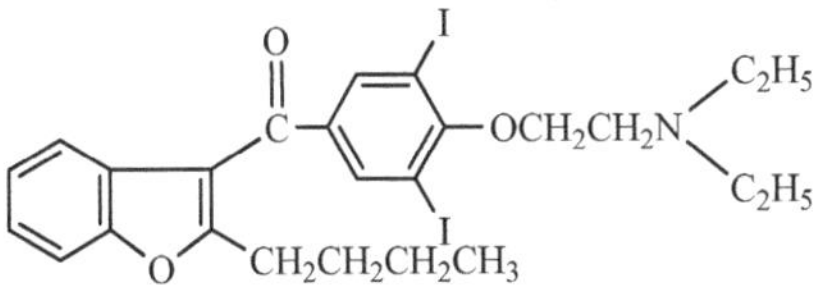

图 22-12　胺碘酮的化学结构

【体内过程】口服吸收缓慢且不完全，生物利用度约为 45%；体内分布广泛，在含脂肪丰富的组织中较多；$t_{1/2}$ 为 14～26d；连续服药 1 周起效，3 周作用达峰，停药后作用可维持 1 个月左右，静脉注射 10min 起作用，可维持 1～2h；主要经肝代谢为去乙基胺碘酮，在体内蓄积而发挥抗心律失常作用，经胆汁和粪便排泄。

【药理作用】明显阻断心肌细胞 K^+通道抑制复极过程，显著延长房室结、心房肌、心室肌和浦肯野纤维的 APD 和 ERP，作用较其他类抗心律失常药强；适度阻滞 Na^+、Ca^{2+} 通道，降低窦房结和浦肯野纤维自律性，降低房室结、旁路及浦肯野纤维传导速度；轻度非竞争性阻断 α 受体，扩张外周血管及冠状动脉，增加冠脉血流量，减少心肌耗氧量。此外尚可轻度非竞争性阻断 β 受体，抑制甲状腺激素与相应受体结合。

【临床应用】广谱抗心律失常。可用于各种室上性和室性心律失常，对心房扑动、心房纤颤和室上性心动过速疗效好，对预激综合征所致者效果更好。因可减少心肌耗氧量，在急性心肌缺血、急性心肌梗死或心功能不全等重症情况合并房颤时可首选。

【不良反应】常见不良反应有食欲减退、恶心、呕吐和便秘等胃肠道反应，严重者偶见肺纤维化，预后严重；胺碘酮分子中含碘，可致甲状腺功能紊乱和角膜棕黄色颗粒沉着，通常不影响视力，停药后自行恢复。上述不良反应与剂量过大或用药时间长短有关，若在负荷量后改用较小剂量维持，可减少发生率，饭后服药可减少胃肠道反应发生率。对碘过敏者、甲状腺功能失调者，心动过缓、房室传导阻滞、Q-T 间期延长综合征者禁用。

【药物相互作用】与其他延长 Q-T 间期的药物合用，有诱发尖端扭转型室性心动过速的危险；与 β 受体阻断药、非二氢吡啶类钙通道阻断药合用可升高后者血浓度；与地高辛合用，对窦房结和房室结的抑制作用加重；与排钾利尿药合用，因加重低血钾而易发生心律失常。

索他洛尔（典）

索他洛尔（sotalol）口服吸收快，生物利用度近100%，主要以原型经肾排泄。$t_{1/2}$为12～15h。抑制K^+外流，明显延长复极过程，使APD和ERP均显著增加；非选择性强效阻断β受体，降低自律性，减慢房室结传导。可用于各种心律失常，包括心房纤颤、心房扑动、室上性心动过速、预激综合征伴发的室上性心动过速、室性期前收缩、室性心动过速、心室颤动及急性心肌梗死所并发的严重心律失常。不良反应多与β受体阻断作用有关，可见心动过缓、低血压、支气管痉挛等，发生率较低；剂量过大可明显延长Q-T间期，诱发尖端扭转型室性心动过速，应避免与排钾利尿药合用。

决奈达隆

决奈达隆（dronedarone）是对胺碘酮进行结构修饰所得的化合物，结构相似但不含碘，对甲状腺等器官的毒性明显降低。主要用于心房纤颤和心房扑动患者维持窦性心律。最近认为决奈达隆可能增加严重心衰和左心收缩功能不全患者的死亡风险。

多非利特

多非利特（dofetilide）是新近开发的特异性钾通道（I_{Kr}）阻断药，仅阻断I_{Kr}钾通道而无其他药理作用，其延长动作电位时程的作用具有翻转使用依赖性，因此易诱发尖端扭转型室性心动过速。长期口服可维持心房颤动复律后的窦性心律，主要以原型经肾排泄。

四、Ⅳ类钙通道阻断药

本类药物通过阻断心肌上的钙通道，抑制依赖于Ca^{2+}的慢反应细胞的电生理活动，产生抗心律失常作用，常用维拉帕米、加洛帕米、法利帕米和地尔硫䓬等。

维拉帕米（典）（基）

维拉帕米（verapamil，异搏定，戊脉安）为罂粟碱衍生物（图22-13），1962年作为冠脉扩张剂开始应用，可阻滞钙通道用于治疗心律失常、高血压、肥厚梗阻型心肌病和心绞痛等疾病。

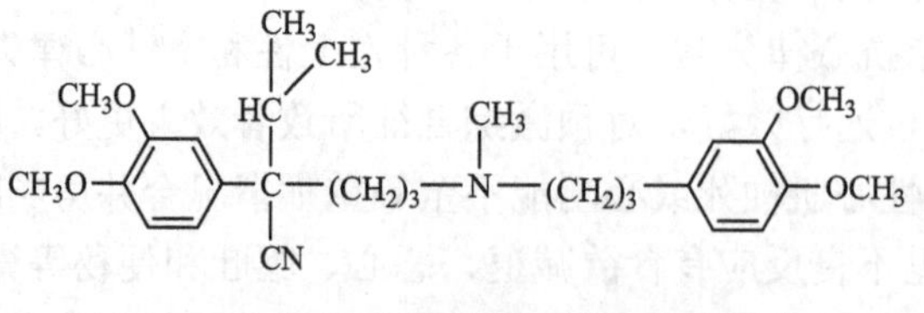

图22-13　维拉帕米的化学结构

【体内过程】口服吸收迅速，但因首过效应明显而生物利用度低（10%～35%）。服后0.5～1h起效，作用维持6h左右。静脉注射剂量仅为口服量的1/10，注射后立即起效，但仅维持20min左右。血浆蛋白结合率约为90%，大部分在肝代谢，肝功能不良者消除减慢。

【药理作用】阻断心肌细胞钙通道，抑制Ca^{2+}内流，降低窦房结和房室结4相自动除极速率从而降低其自律性，减少或取消后除极和触发活动；抑制0相除极，降低窦房结和房室结传导速度，变单向阻滞为双向阻滞而消除折返，终止房室结折返激动，控制心房纤颤、心房扑动时的心室率；明显延长房室结 APD 和 ERP，高浓度时也影响浦肯野纤维。此外尚可抑制血小板聚集；轻度阻断血管平滑肌细胞钙通道，扩张冠脉和外周血管。

【临床应用】是阵发性室上性心动过速的首选治疗药物，对房室结折返性心律失常疗效较好，多在静注数分钟内中止发作。对心房纤颤和心房扑动可减慢心室率，但合并预激综合征者，因不影响旁路传导，可使更多的来自心房的冲动经旁路传入心室，致心室率加快，甚至诱发室颤，故禁用。对房性心动过速也有良好疗效。对冠心病、高血压伴发心律失常者尤其适用。

【不良反应】静脉注射过快或剂量过大可引起心动过缓、房室传导阻滞甚至心脏停搏，也可引起血压下降，诱发心力衰竭，多见于合用或近期用过 β 受体阻断药的患者。其他不良反应有恶心、呕吐、便秘、头痛、眩晕、面部潮红等。

【禁忌证】病态窦房结综合征、心力衰竭、Ⅱ和Ⅲ度房室传导阻滞、心源性休克及低血压患者禁用。

【相互作用】与 β 受体阻断药合用，易诱发低血压、心动过缓、心力衰竭甚至心脏停搏，两药应用须间隔 2 周以上；与奎尼丁合用可发生体位性低血压；与地高辛合用，可使后者清除减少，血浓度升高，应减少两药各自用量或地高辛剂量减少 35%～50%；与其他降压药合用，有协同降压作用。

五、其他类型的抗心律失常药

腺苷

腺苷（adenosine）可激动腺苷受体，激活乙酰胆碱敏感性钾通道，促进 K^+外流，使细胞膜超极化而降低窦房结、心房肌和房室结的自律性；抑制 cAMP 激活的 L 型钙通道，减少 Ca^{2+}内流而减慢房室传导，延长房室结有效不应期，抑制交感神经兴奋引起的迟后除极。主要用于迅速中止折返性室上性心动过速。腺苷 $t_{1/2}$ 约为 10s，应快速静脉注射给药，防止其在到达心脏发挥作用之前即被腺苷脱氨酶灭活。不良反应主要为胸闷、呼吸困难，静脉注射过快时可出现心动过缓、传导阻滞及短暂心脏停搏。支气管哮喘、病态窦房结综合征和房室传导阻滞禁用。

总结记忆模块

1. 知识要点　冲动形成异常或冲动传导异常可引起心律失常，抗快速型心律失常药相应地通过两方面的作用发挥抗心律失常作用：①降低心肌自律性，减少后除极和触发活动而抑制异常冲动形成；②改变心肌冲动传导而取消折返激动。

常用抗心律失常药分四类：Ⅰ类为钠通道阻断药，其中Ⅰ$_b$类的利多卡因对室性心律失常疗效显著，特别适用于急性心肌梗死引起的室性心律失常等危急病例；Ⅰ$_c$类的普罗帕酮广谱抗心律失常，但致心律失常作用明显。Ⅱ类为 β 受体阻断药，代表药物有普萘洛尔、美托洛尔和阿替洛尔。Ⅲ类药主要通过阻断钾通道而明显延长动作电位时程，代表药物有胺碘酮，目前临床应用较广泛。Ⅳ类药为钙通道阻断药，代表药物有维拉帕米，可首选用于治疗阵发性室上性心动过速。

2. 药物比较　本类药物比较见表 22-1。

表 22-1　常用抗心律失常药物比较

分类		代表药	作用特点及用途
Ⅰ类	$Ⅰ_a$类	奎尼丁	适度阻断钠通道，抑制 Na^+内流；也可抑制 K^+外流，较高浓度时也抑制 Ca^{2+}内流。广谱抗心律失常，可用于房颤、房扑、室上性及室性早搏和心动过速的治疗。在治疗房颤和房扑时，先用强心苷或钙通道阻断药抑制房室传导，控制心室率后再用奎尼丁治疗。本药安全范围窄，中毒时可引起多种心律失常，因房室和心室内传导阻滞，心室复极明显延迟而诱发尖端扭转型室性心动过速
	$Ⅰ_b$类	利多卡因	抑制 4 相 Na^+内流，促进 K^+外流，从而降低浦肯野纤维自律性，改变浦肯野纤维传导速度并相对延长 ERP 而消除折返。仅用于治疗室性心律失常，常首选治疗急性心肌梗死引起的室性心律失常，对强心苷中毒所致者也有效
	$Ⅰ_c$类	普罗帕酮	抑制 0 相及 4 相 Na^+内流的作用强于奎尼丁，还有较弱的 β 受体阻断作用和钙通道阻断作用。适用于室性、室上性心律失常及预激综合征伴心动过速者，是广谱抗心律失常药。临床近年应用表明，该药疗效确切，起效迅速，作用时间持久
Ⅱ类		普萘洛尔	阻滞心脏 $β_1$ 受体而降低传导组织自律性，抑制儿茶酚胺引起的后除极而防止触发活动。适用于因交感神经过度兴奋引起的各种心律失常的治疗
Ⅲ类		胺碘酮	主要阻滞心肌细胞膜钾通道，也可阻断钠、钙通道，非竞争性轻度阻滞 α 受体、β 受体。广谱抗心律失常，对各种室上性和室性心律失常有效，对房扑、房颤和室上性心动过速疗效较好，对合并预激综合征者有效率达 90%以上。对冠心病并发的心律失常较适用
Ⅳ类		维拉帕米	阻断心肌细胞膜钙通道，抑制 Ca^{2+}内流。常首选静脉注射治疗阵发性室上性心动过速，对强心苷中毒迟后除极引起的室性早搏也有效。对冠心病、高血压伴发心律失常者较适用

3. 复习记忆

（1）复习指南　了解心律失常的电生理机制对于掌握抗心律失常药的作用机制非常重要，要先复习生理学已学习过的跨膜电位、静息电位、动作电位的概念，特别是动作电位的 5 个时相是哪些离子跨膜所致；熟悉心肌的电生理特性（自律性、兴奋性和传导性）及影响因素；了解各种不应期（绝对不应期、有效不应期和相对不应期）的概念；进而掌握心律失常发生的电生理学机制及药物抗心律失常药的机制。

（2）助记方法　歌诀法。

抗心律失常药的选用

缓慢失常阿托品，室律不齐多卡因；
房颤房扑地高辛，心苷中毒苯妥英；
维拉帕米室上速，广谱作用胺碘酮。

拓展提高模块

1. 研究史话

奎宁和奎尼丁的研究

奎宁（quinine），俗称金鸡纳霜，是茜草科植物金鸡纳树及其同属植物树皮中的主要生物碱类成分，是最早应用的抗疟疾天然化合物。虽然早在 17 世纪就已知道金鸡纳树的树皮可以治疗发热和疟疾，但是直到 1820 年才由法国化学家佩尔蒂埃（Pelletier）与卡凡杜（Caventou）从金鸡纳树的树皮中提取得到奎宁，又称为金鸡纳碱，于 1850 年左右推广使用，可杀灭红细胞内期的良性及恶性疟原虫，控制疟疾症状。

机体对奎宁的代谢主要发生在喹啉环的 2 或 2′位羟化（图 22-14），代谢产物抗疟疾作用明显减弱，如果将其封闭可获得有两个手性中心四个旋光异构体的甲氟喹(mefloquine)，其四个旋光异构体均有相同的抗疟疾活性，可杀灭疟原虫裂殖体，为目前临床在用的高效抗疟药。

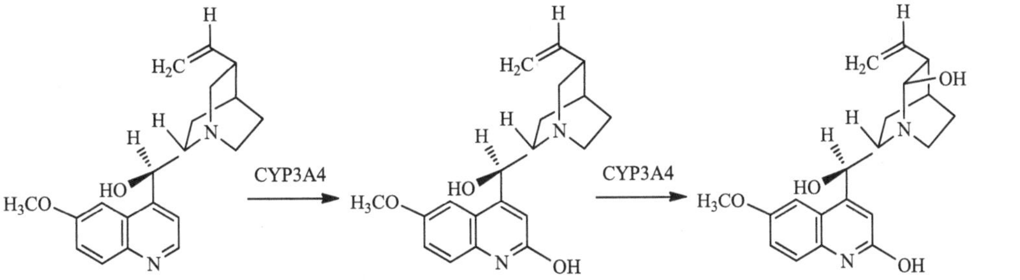

图 22-14　奎宁的体内代谢

第二次世界大战期间，美国 Sterling Winthrop 公司以奎宁结构为引导，认为具有胺基侧链的异喹啉化合物是奎宁等抗疟药的基本药效基团，因此在异喹啉 4 位侧链引入二乙基戊二胺合成了氯喹（chloroquine），用于疟疾急性发作的治疗，控制疟疾症状效果良好，在战后成为抗疟最重要的药物之一。

奎宁具有左旋光性，构型为 3R，4S，8S，9R，其立体化学构象如果发生改变，得到非对映异构体奎尼丁（quinidine），构型为 3R，4S，8S，9S，具有右旋光性（图 22-15）。1918 年从金鸡纳树的树皮中提取得到了奎尼丁，其可适度阻滞心肌钠通道，抑制 Na^+内流；也可抑制 K^+外流，较高浓度时也抑制 Ca^{2+}内流，有广谱抗心律失常作用。奎尼丁也有较强的抗疟作用，对氯喹敏感的耐药恶性疟原虫的活性比奎宁强 2～3 倍，在体内也有相同的结果，但是奎尼丁抑制心脏的作用和降血压作用均比奎宁强，因此主要用于抗心律失常。

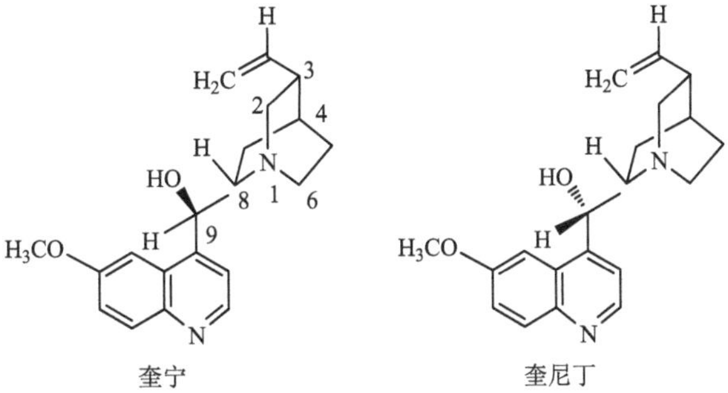

奎宁
(3R，4S，8S，9R)

奎尼丁
(3R，4S，8S，9S)

图 22-15　奎宁和奎尼丁的化学结构

由此可见，一种药物的左旋体和右旋体，尽管化学结构相同，但用于人体时可产生完全不同的药理作用，因而 1992 年美国 FDA 规定，新的手性药物上市之前必须分别对左旋体和右旋体进行药效和毒性试验，否则不允许上市。

2. 知识拓展

抗心律失常药的致心律失常作用

抗心律失常药使用后加重患者原有的心律失常或引起新的心律失常现象，称为抗心律失常药的致心律失常作用（proarrhythmia），其中部分显然与抗心律失常药本身的作用特点有关，称为原发性致心律失常作用，如 β 受体阻断药减慢心率，胺碘酮延长 Q-T 间期等；而另一些则与血药浓度过高、药物相互作用、电解质紊乱或心肌缺血等有关，称为继发性致心律失常作用。药物致心律失常的电生理机制包括冲动形成异常和冲动传导异常，在前者，主要有早后除极的触发活动，如 $Ⅰ_a$ 类药延长 APD 与复极，容易引起 2、3 相中电位振荡；在后者，药物可因减慢或抑制传导而引起折返，Ⅰ、Ⅲ类药可能引发之，其中 $Ⅰ_b$ 类因与结合部位解离迅速而较少引起。在慢反应细胞中，则Ⅳ类药能抑制或减慢传导。

近年来报道 $Ⅰ_c$ 类氟卡尼等药有致心律失常作用并增加病死率后，由此引起人们重视抗心律失常药治疗效益与风险的关系，临床应用时已更趋慎重。近年来对急性心肌梗死而无严重心律失常者，建议不用Ⅰ类药，必要时选用Ⅱ类药。对一般心律失常也以少用 $Ⅰ_a$、$Ⅰ_c$ 类为宜。

3. 问题与思考

哪些抗心律失常药有致心律失常作用？

几乎所有的抗心律失常药均有一定的致心律失常作用，因此应用抗心律失常药时应充分注意药物的不良反应，尤其是致心律失常作用。$Ⅰ_a$ 类药奎尼丁和Ⅲ类药索他洛尔、溴苄铵等易致尖端扭转型室性心动过速；$Ⅰ_c$ 类药恩卡尼、氟卡尼等易致持续性室性心动过速；β 受体阻断药、钙通道阻断药等易致室上性心律失常。

（何晓山　淤泽溥）

第二十三章　抗慢性心功能不全药

基本知识模块

第一节　概　　述

慢性心功能不全又称充血性心力衰竭（congestive heart failure，CHF），是多种病因导致心脏泵血功能降低，表现为组织灌流不足、体循环和（或）肺循环淤血为主要特征的一种临床综合征，是各类心脏疾病发展的终末阶段。

一、CHF 时神经内分泌和心肌结构的变化

1. 交感神经系统激活　　CHF 时心输出量减少，交感神经反射性兴奋，可加强心肌收缩力，加快心率，在早期发挥一定的代偿作用。但长期交感神经系统激活，一方面可使后负荷增加，促使心肌肥厚，诱发心律失常甚至猝死；另一方面还可导致 β 受体下调，使心肌 β 受体对儿茶酚胺不敏感。此外，交感神经兴奋使 NA 释放增加还可直接导致心肌细胞凋亡、坏死。

2. 肾素-血管紧张素-醛固酮系统（RAAS）的激活　　CHF 时肾血流量减少，RAAS 激活，可使 AngⅡ形成增加和醛固酮释放增多，导致全身小动脉强烈收缩和水钠潴留，增加心脏负荷，加重心衰。RAAS 的激活还可引起心肌肥厚和心肌重构，后者是指心室空间构象和生物学效应的病理学改变，多表现为局部或大部分心室壁或/和心房壁增厚、质量增加，心肌纤维化，心肌顺应性下降，心室壁的僵硬度增加。现已公认心肌重构是 CHF 发生发展的基本病理生理过程，是许多严重心血管疾病发展为心力衰竭的最后共同通路。

3. 其他改变　　具体如下。①不利因素：精氨酸升压素（arginine vasopressin，AVP）、内皮素、肿瘤坏死因子、肾上腺髓质素分泌增多，可分别产生血管收缩、促进心肌肥厚和心肌重构、细胞凋亡等作用，使病情恶化。②有利因素：心房钠尿肽（atrial natriuretic peptide，ANP）和脑钠肽（brain natriuretic peptide，BNP）、前列环素分泌增多，产生舒张血管、减少水钠潴留的作用。

二、CHF 药物治疗模式的演变

随着对 CHF 病理生理了解的逐渐深入，CHF 药物治疗模式也发生了明显的演变：从 20 世纪 20 年代的心脏模式（主要使用洋地黄类强心药）到 50～60 年代心肾模式（洋地黄类+利尿药），再到 70～80 年代的心循环模式（洋地黄类+利尿药+血管扩张药），

90 年代至今主要采用神经内分泌综合调控模式（强心药+利尿药+β 受体阻断药+ACEI 及 AT_1 受体阻断药）。现代治疗目标不仅限于缓解症状，同时还致力于防止并逆转心肌肥厚，延长寿命，降低病死率和提高生活质量。

三、CHF 治疗药物的分类

1. 肾素-血管紧张素-醛固酮系统抑制药

（1）血管紧张素转化酶抑制剂（ACEI） 卡托普利、依那普利等。

（2）血管紧张素Ⅱ受体（AT_1）阻断药 氯沙坦、缬沙坦等。

（3）抗醛固酮药 螺内酯。

2. 减轻心脏负荷药

（1）利尿药 氢氯噻嗪、呋塞米、螺内酯等。

（2）血管扩张药 硝酸甘油、肼屈嗪、硝普钠、哌唑嗪。

（3）钙通道阻断药 尼卡地平、氨氯地平、非洛地平。

3. β 受体阻断药 美托洛尔、比索洛尔、卡维地洛、布新洛尔。

4. 正性肌力药

（1）强心苷类 地高辛、毛花苷 C、毒毛花苷及洋地黄毒苷。

（2）非强心苷类正性肌力药 磷酸二酯酶抑制剂氨力农、米力农。β 受体激动药多巴胺、多巴酚丁胺、异波帕胺。钙增敏剂左西孟旦。

第二节 肾素-血管紧张素-醛固酮系统抑制药

20 世纪 90 年代以来，血管紧张素转化酶抑制剂（ACEI）和血管紧张素Ⅱ受体（AT_1）阻断药是抗心衰药物治疗的最重要进展之一，两者通过降低代偿性升高的肾素-血管紧张素系统的活性，扩张血管以减轻心脏负荷，改善血流动力学，还能抑制 CHF 时的心肌重构，改善心肌的顺应性和舒张功能，缓解或消除症状，改进患者生活质量，降低病死率。

一、血管紧张素转化酶抑制剂

目前用于治疗 CHF 的 ACEI 有卡托普利（captopril）、依那普利（enalapril）（见第二十一章）等。

【治疗 CHF 的作用机制】

1. 减轻心脏负荷 通过抑制 ACE，减少循环 AngⅠ向 AngⅡ的转化，降低 AngⅡ含量；同时还能抑制激肽水解酶，减少缓激肽的降解，提高缓激肽在血中的含量，进而促进一氧化氮（NO）及前列环素（PGI_2）的生成而扩张血管，降低心脏后负荷，也可减少 AngⅡ引起的醛固酮生成，减轻水钠潴留，降低心脏前负荷。

2. 改善血流动力学 能降低全身血管阻力，增加心输出量；降低左室舒张末压及容积，改善心舒张功能，降低肾血管阻力，增加肾血流量，增加肾小球滤过率，增加尿量，缓解 CHF 症状。

3. 防止和逆转心肌肥厚及血管壁增生　不影响血压的小剂量长期应用（大于6个月）能有效阻止或逆转心肌重构、心肌纤维化、心肌肥厚及血管壁增生，提高心肌及血管的顺应性。

4. 保护血管内皮细胞　ACEI 能逆转血管内皮细胞的功能损伤，改善血管舒张功能，抗氧自由基损伤。多数 ACEI 还能抗动脉粥样硬化，提高血管顺应性。

5. 降低交感神经的活性　AngⅡ通过作用于交感神经突触前膜血管紧张素Ⅱ受体（AT_1），促进去甲肾上腺素释放，促进交感神经节的神经传递，AngⅡ还可作用于中枢神经系统的 AT_1 受体，促进中枢交感神经的传递，ACEI 可减少 AngⅡ生成，间接降低交感神经过度兴奋对心脏的损害。

【临床应用】

1. CHF　ACEI 是治疗 CHF 的基础药物，对各阶段 CHF 均有作用。与利尿药、地高辛合用，作为治疗 CHF 的一线药物广泛用于临床。

2. 高血压　ACEI 是治疗高血压的首选药物之一。

3. 糖尿病肾病　无论有无高血压，均能阻止肾功能恶化。

二、血管紧张素Ⅱ受体（AT_1）阻断药

氯沙坦[基]（losartan）、缬沙坦[基]（valsartan）等均能直接阻断 AngⅡ与其受体的结合，对 ACE 和非 ACE 途径产生的 AngⅡ都有拮抗作用，能有效地抑制血管收缩，抑制醛固酮效应，降低血压，逆转心肌肥大和心血管重构，降低患者的再住院率和死亡率。其抗 CHF 的效果类似 ACEI，但因不影响缓激肽代谢，不易引起咳嗽及血管神经性水肿等不良反应。与 ACEI 合用，作用于 RAAS 的不同环节，可增强疗效。

三、抗醛固酮药

CHF 时血中醛固酮浓度可明显增高 20 倍以上，大量醛固酮除保钠排钾外，尚有明显的促生长作用，引起心房、心室和大血管的重构，加速心衰的恶化。在常规治疗的基础上，加用螺内酯（spironolactone）可明显降低 CHF 的病死率，防止左室肥厚时心肌间质纤维化，改善血流动力学和临床症状，螺内酯与 ACEI 合用有协同作用。

依普利酮（eplerenone）对醛固酮受体有高度选择性，可避免螺内酯的性激素样副作用，是治疗 CHF 安全有效的药物。

第三节　减轻心脏负荷药

一、利尿药

CHF 患者多有体内水钠潴留。由于血容量增加，加重了心脏的前负荷；由于血管壁平滑肌细胞内 Na^+含量增加，通过 Na^+-Ca^{2+}交换，增加了细胞内 Ca^{2+}含量，使血管平滑肌张力升高，外周阻力加大，加重了心脏的后负荷。利尿药可促进 Na^+和水的排出，从而减

轻心脏的负荷，有利于改善 CHF 患者的心功能，在心衰的治疗中起着重要作用，目前仍作为治疗 CHF 的一线药物。

对轻度 CHF，单独使用噻嗪类多能收到良好疗效，对中、重度 CHF 或单用噻嗪类疗效不佳者，可选用强效髓袢利尿药呋塞米（furosemide）等，此类药物应用时应注意补钾。螺内酯既可拮抗醛固酮的作用，又可减少钾的丢失，可与噻嗪类或髓袢利尿药合用。各利尿药的特点及应用注意见第二十章。

二、血管扩张药

对于应用正性肌力药和利尿药无效的难治病例，应用血管扩张药，适当减轻心脏的前、后负荷，有助于改善心脏功能，缓解症状，但未能降低病死率。各种血管扩张药对动脉、静脉的扩张作用有所不同，应根据患者血流动力学变化选用（表 23-1）。其他内容详见第二十一章和第二十四章第一节。

表 23-1　常用于治疗 CHF 的血管扩张药

药物	扩血管	应用
硝酸甘油(典)(基)	V	前负荷加重为主，肺淤血明显者
肼屈嗪(典)	A	后负荷加重为主，或有肾功能不全者。但长期单独应用疗效差
硝普钠(典)(基)	V、A	前后负荷均加重者，常用于急性心肌梗死及高血压时的 CHF
哌唑嗪(典)(基)	V、A	前后负荷均加重者，易快速耐受现象

注：A 表示动脉；V 表示静脉

三、钙通道阻断药

钙通道阻断药通过抑制 Ca^{2+}的跨膜内流，对外周血管和冠状动脉有较强的扩张作用，故可减轻左室负荷，改善心功能；常用于治疗伴有高血压、心绞痛或肥厚型心肌病所致的 CHF。但它所具有的负性肌力作用可加重 CHF，造成不良后果，甚至增加死亡率。因此不把钙拮抗药作为常规 CHF 治疗药物。第二代钙通道阻断药，如尼卡地平(典)(基)（nicardipine）无明显的负性肌力、负性频率及负性传导作用，第三代钙通道阻断药，如氨氯地平（amlodipine）、非洛地平(基)（felodipine）还可降低交感神经活性，它们对 CHF 治疗的价值还有待今后临床试验进一步评估。

第四节　β 受体阻断药

β 受体阻断药对心脏有抑制作用，曾将 CHF 列为其禁忌证之一。20 世纪 70 年代中期，大规模临床试验证实，早期应用 β 受体阻断药可降低 CHF 患者的病死率，提高其生活质量，改善症状，目前已被列为 CHF 的常规治疗药物。

【治疗 CHF 的机制】

1. 抑制交感神经过度激活　交感神经系统和 RAAS 的过度激活是 CHF 最重要的神经-体液变化，β 受体阻断药通过阻断心脏 β 受体，拮抗过量儿茶酚胺对心脏的毒性，避免心肌细胞坏死，改善心肌重构，减少肾素分泌，抑制 RAAS，防止高浓度 AngⅡ对心脏的损害，上调 β 受体数量并改善其对儿茶酚胺的敏感性。

2. 抗心律失常和抗心肌缺血　可降低 CHF 患者的病死率和猝死率。

【临床应用】用于 CHF 的 β 受体阻断药有选择性 β_1 受体阻断药，如美托洛尔（典）（基）（metoprolol）、比索洛尔（基）（bisoprolol），兼有 β_1 受体、β_2 受体和 α_1 受体阻断作用的制剂，如卡维地洛（基）（carvedilol）、布新洛尔（bucindolol）。以扩张型心肌病疗效最好，应小剂量开始逐渐增加剂量，与 ACEI、利尿药、强心苷合用有协同作用。

【禁忌证】①支气管痉挛性疾病；②心动过缓（心率＜60 次/min）及低血压；③二度及以上房室传导阻滞（除非已安装起搏器）；④有明显体液潴留，需大量利尿者，暂时不能用；⑤急性心力衰竭患者，包括难治性心力衰竭者。

第五节　正性肌力药

一、强心苷类

强心苷类（cardiac glycosides）是一类主要作用于心脏，能增强心肌收缩力的苷类药物，主要用于治疗 CHF 及某些心律失常，临床应用已超过 200 年，现对其疗效价值尚有争论，认为该类药物能改善症状，降低总住院率，但不降低总病死率。

常用药物有地高辛（典）（基）（digoxin）、毛花苷 C（典）（基）（lanatoside C，西地兰，cedilanid）、毒毛花苷 K（典）（基）（strophanthin K，毒毛旋花子苷 K）及洋地黄毒苷（典）（digitoxin）等，其中地高辛最为常用。

【体内过程】常用强心苷的体内过程不同，故起效快慢、作用久暂有别。地高辛的口服生物利用度为 60%～80%，个体差异显著。不同片剂产品的吸收率变动在 20%～80%，临床应用时应注意调整剂量，在体内代谢较少，主要被还原为二氢地高辛，而后者的生成有赖于肠道内细菌的存在。大部分以原型经肾排出，$t_{1/2}$ 为 33～36h。肾功能不全者清除减慢，易中毒，应适当减量。毛花苷 C 和毒毛花苷 K 均须静脉用药，绝大部分以原型经肾排泄，显效快，作用时间短。

【药理作用】

1. 对心脏的作用

（1）正性肌力作用　强心苷选择性地加强心肌收缩性，特点为：①使心肌纤维缩短速度加快，最大张力提高，心肌收缩敏捷有力，导致收缩期缩短，舒张期相对延长，有利于冠状动脉对心肌供血；②用药后因心排空完全，室壁张力降低和心率减慢，心肌耗氧量降低部分超过因收缩力加强而增加的部分，衰竭心脏总耗氧量降低；③对 CHF 患者，强心苷可通过反射性兴奋迷走神经，降低外周阻力，增加心输出量，解除心衰症状。对正常人心输出量并不增加，这是由于强心苷对正常人可直接收缩血管，增加外周阻力，限制了心输出量的增加。

强心苷正性肌力作用的基本机制是增加心肌细胞内 Ca^{2+} 含量。现认为心肌细胞膜上的钠钾泵（sodium potassium pump），又称 Na^+-K^+-ATP 酶，是强心苷受体，强心苷与该受体结合，抑制酶活性，使心肌细胞内 Na^{+}浓度增加，K^{+}浓度降低，激活 Na^{+}-Ca^{2+}交换机制，导致 Na^{+}外流增加，Ca^{2+}内流增加；或 Na^{+}内流减少，Ca^{2+}外流减少，最终致使心肌细胞内游离 Ca^{2+}浓度升高，进一步促使肌质网 Ca^{2+}释放，使细胞内游离 Ca^{2+}增多，心肌收缩力加强（图 23-1）。

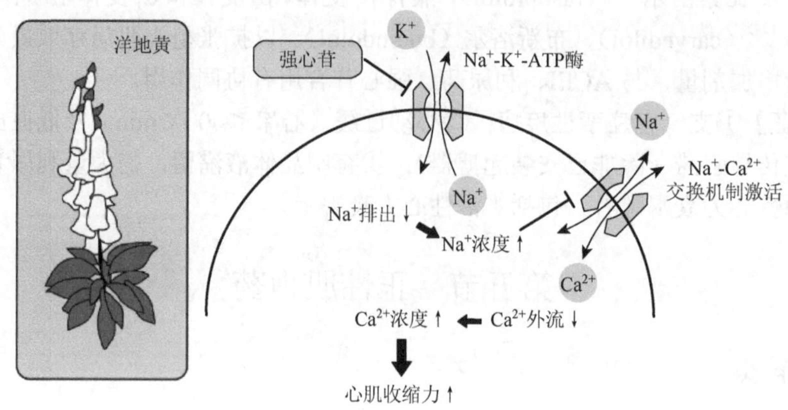

图 23-1　强心苷作用机制示意图

现认为 Na^{+}-K^{+}-ATP 酶活性被强心苷抑制 20%左右时，发挥正性肌力作用；酶活性抑制大于 30%时，可能出现中毒反应；当达到或超过 60%时，可产生明显毒性反应，此时心肌细胞内钙超载，心肌难以松弛而加重心功能不全。此外，心肌细胞内明显低钾，心肌细胞自律性提高，易致心律失常。

（2）负性频率作用　强心苷对正常心率影响小，对心率快及伴有房颤的 CHF 患者可明显减慢心率。此作用继发于正性肌力作用，因心输出量增加，反射性兴奋迷走神经所致。此外，强心苷还可恢复窦弓压力感受器的敏感性，直接兴奋迷走神经，提高窦房结对乙酰胆碱的敏感性。阿托品可对抗强心苷过量所引起的心动过缓和传导阻滞，也说明其负性频率作用与迷走神经有关。

（3）对心肌电生理的影响　该药对心肌电生理的影响比较复杂，有对心肌细胞的直接作用和间接通过迷走神经的反射作用；还与用药剂量、心肌部位、心肌状态等有关。强心苷对心肌电生理的作用见表 23-2。

表 23-2　强心苷对心肌电生理的作用

电生理特性	窦房结	心房	房室结	浦肯野纤维
传导性			减慢	
自律性	降低			增高
有效不应期		缩短		缩短

（4）对心电图的影响　治疗量强心苷最早引起 T 波低平甚至倒置，S-T 段降低呈鱼钩状（动作电位复极化 2 相缩短），此为临床判断是否应用强心苷的依据（图 23-2）。随

后可见 P-R 间期轻度延长（房室传导减慢），Q-T 间期缩短（心室 ERP 和 APD 缩短）。强心苷中毒时，可出现各种心律失常的心电图变化。

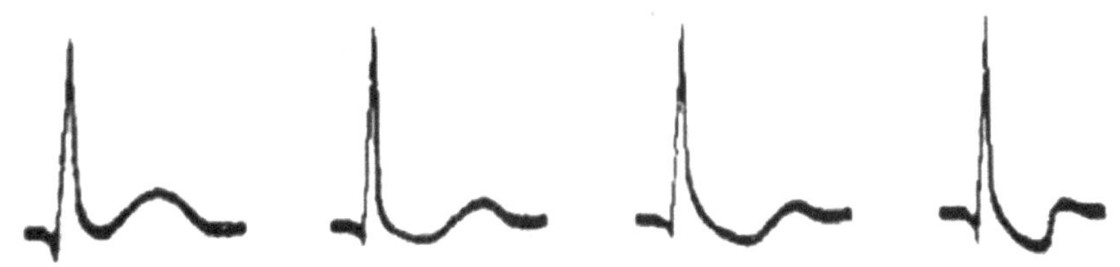

洋地黄引起ST-T变化，逐渐形成特征性的ST-T改变（鱼钩型）

图 23-2　强心苷引起心电图 ST-T 改变示意图

2. 利尿　强心苷通过增加心输出量，使肾血流量增加而对 CHF 患者产生利尿作用，还通过抑制肾小管上皮细胞膜 Na^+-K^+-ATP 酶而抑制肾小管对 Na^+的重吸收，排钠利尿。

3. 对神经系统的作用　治疗量的强心苷降低心率和减慢房室传导也与兴奋迷走神经中枢、敏化窦弓压力感受器等作用有关。中毒量的强心苷可兴奋延髓催吐化学感受区而引起呕吐，还可增强交感神经兴奋性导致快速心律失常。

4. 抑制肾素-血管紧张素-醛固酮系统（RAAS）　强心苷可使血浆肾素活性降低，减少血管紧张素Ⅱ的生成及醛固酮的分泌，从而产生对心脏的保护作用。

【临床应用】

1. CHF　对多种原因引起的 CHF 都有治疗作用，但对不同原因所致 CHF 的治疗效果不同：对伴心房颤动且心室率快者疗效最好；对高血压、心脏瓣膜病、先天性心脏病所致者疗效较好；对继发于甲状腺功能亢进、重度贫血等患者，由于心肌能量代谢障碍而疗效较差；对肺源性心脏病、活动性心肌炎等有心肌缺氧和损害者，不仅疗效差，还易发生强心苷中毒；对机械因素所致者，如缩窄性心包炎、严重二尖瓣狭窄等，因心室舒张和充盈受限而疗效很差或无效。

2. 某些心律失常

（1）心房颤动　通过抑制房室传导，使较多的心房冲动不能下传到心室，从而减慢心室率，改善心室的泵血功能，增加心输出量。

（2）心房扑动　通过缩短心房不应期，引起更频繁的折返激动，使心房扑动转为心房颤动，进而通过治疗心房颤动的机制产生疗效。部分患者停用强心苷后，因骤然减少折返激动，可恢复窦性心律。

（3）阵发性室上性心动过速　通过提高迷走神经兴奋性可使之终止。

【不良反应及防治】强心苷的安全范围小，一般治疗量已接近中毒量的 60%。多种因素均可诱发强心苷中毒，如低血钾、低血镁、高血钙、心肌缺血缺氧、肾功能不全等，所以中毒的发生率高。

1. 不良反应的主要表现

（1）心脏反应　是中毒最严重的反应，各种心律失常都有可能出现。其中室性早搏最多见且早见，室性心动过速和室颤最为严重。

（2）胃肠道反应　较常见，是中毒的早期反应，可有厌食、恶心、呕吐、腹泻、腹痛等。

（3）中枢神经系统反应　可有眩晕、头痛、失眠、谵妄、幻觉等，偶见惊厥。视觉障碍为强心苷中毒的特征，可表现为黄视、绿视及视物模糊。

2. 不良反应的预防与治疗

（1）预防　纠正各种诱发或加重强心苷中毒的因素，如使用排钾利尿药时，应适当补钾等。使用强心苷时要密切观察中毒先兆和心电图变化，如出现一定数目的室性早搏、窦性心动过缓及视觉障碍，应及时停用强心苷及各种有排钾作用的药物。监测血药浓度，有助于中毒的预防和及早发现。

（2）治疗　发现中毒应立即停用强心苷和排钾利尿药等。对于快速型心律失常，如室性早搏、室性心动过速，应及时补钾，轻者可口服氯化钾，重者可在心电图及血钾监测下缓慢静脉滴注氯化钾（肾功能不全、高钾血症、严重房室传导阻滞者不宜用钾盐），并可选用苯妥英钠、利多卡因等抗心律失常药。静脉注射地高辛抗体 Fab 片段，可有效地救治强心苷中毒（每 80mg Fab 片段能拮抗 1mg 地高辛）。对于缓慢型心律失常，如房室传导阻滞、窦性心动过缓等可用阿托品治疗。

【临床应用】

1. 全效量法　此为强心苷的传统用法，即先在短期内给予足够的剂量，即全效量（又称负荷量或“洋地黄化量”），以达到有效血药浓度，获得治疗上的最大效应（全效），然后逐天补充体内消除的药量，即维持量。全效量又分为速给法和缓给法，速给法适用于病情急、两周内未用过强心苷者，在 24h 内达到全效量；缓给法适用于病情不急的患者，在 3～4d 达到全效量。

2. 每天维持量法　地高辛的 $t_{1/2}$ 为 36h，每天给予维持量（0.25mg），经 6～7d 可获治疗效果，此给药法又称地高辛逐天恒量给药法，适用于病情不急的患者。此法的优点是明显降低全效量法的高中毒率。

强心苷的用药剂量应个体化，即使对同一患者也应根据病情不同及伴发病调整剂量。

二、非强心苷类正性肌力药

非强心苷类正性肌力药主要有磷酸二酯酶抑制剂和 β 受体激动药等，但长期使可引起室性心律失常的发生率和死亡率升高，故不宜作为 CHF 的常规用药。

（一）磷酸二酯酶抑制剂

代表药为氨力农[基]（amrinone）和米力农（milrinone）。它们均为双吡啶类衍生物，兼具正性肌力和血管扩张作用。

【药理作用】一般认为是抑制了磷酸二酯酶Ⅲ，该酶催化 cAMP 的降解，抑制磷酸二酯酶Ⅲ则可使细胞内 cAMP 的浓度增加，激活 cAMP 依赖的蛋白激酶，开放电压依赖性钙通道，使 Ca^{2+}内流增加，内流的 Ca^{2+}促进肌质网释放 Ca^{2+}，Ca^{2+}与收缩蛋白相互作用，产生正性肌力效应。cAMP 也提高肌球蛋白 ATP 酶的活性和收缩性。心肌收缩后，cAMP

也刺激肌质网摄取钙。因此，cAMP 可以直接调节正常心肌的收缩性和舒张性，产生正性肌力和正性松弛性的作用。平滑肌细胞内 cAMP 增加的结果，则可能刺激肌质网摄钙而使血管平滑肌松弛，血管扩张。

【临床应用】治疗急性心功能不全时有效，但现有资料证明它们对严重 CHF 的治疗并无很好的疗效，反而对其生存有害。其减少生存率的机制尚不清楚，可能与其促进心律失常的发生有关。

【不良反应】长期应用，不良反应发生率高，以恶心、呕吐等胃肠道反应较常见，此外也可发生血小板减少及肝损害，尤以口服用药多见。但静注给药可能产生严重心律失常。

（二）β 受体激动药

这类药物的共同特点是：通过兴奋心脏的 β_1 受体和 β_2 受体，以及血管平滑肌上的 β_2 受体和 DA 受体，分别产生正性肌力和血管扩张作用。本类药物虽能短期改善 CHF 患者的血流动力学，但长期观察并不能提高患者的生存率。

常用制剂有多巴胺[(典)(基)]（DA）、多巴酚丁胺[(典)(基)]（dobutamine），以及新的选择性 DA_1 受体激动药，如异波帕胺（ibopamine）等。

应用时必须注意以下几点：①其安全性和有效性尚待观察，不适用于 CHF 的常规治疗，较轻的 CHF 多不使用；②与强心苷类不同，此类药物的不同制剂，其血流动力学效应有很大差异，故宜在血流动力学监护下用药；③有诱发心律失常和心绞痛的潜在危险，是其最大的缺点；④长时间应用，可因 β 受体向下调节而产生耐受性，使疗效降低。

（三）钙增敏剂

钙增敏剂是一类作用于心肌细胞收缩蛋白水平的强心药。通过增加肌钙蛋白对钙离子的敏感性而增加心肌收缩力，是一类新型非苷类强心药。特点是强心时不增加心肌细胞内钙离子浓度，不增加心肌耗氧量，可避免细胞内肌超载所带来的心律失常、细胞损伤等不良后果，还能明显改善血流动力学参数。左西孟旦（levosimendan）2005 年已在美国上市。

总结记忆模块

1. 知识要点

1）CHF 是多种病因所致心脏“泵”功能降低，不能排出足够的血液以满足全身代谢的临床综合征，主要表现为动脉系统缺血，静脉系统淤血。CHF 发生时交感神经系统和 RAAS 均被激活。

2）CHF 的一线治疗药物已由原来的强心苷类转变为目前的 RAAS 抑制药、利尿药、β 受体阻断药、扩血管药及非苷类正性肌力药。

2. 药物比较　常用抗慢性心功能不全药比较见表 23-3。

表 23-3 常用抗慢性心功能不全药比较

分类	代表药	作用特点及用途
ACEI	卡托普利	阻止 AngⅡ生成，发挥扩张血管、改善血流动力学、阻止逆转心血管重构。用于高血压、心力衰竭、糖尿病肾病和其他肾病
利尿药	氢氯噻嗪	排钠利尿，减轻心脏负荷。用于心源性、肝性、肾性水肿，注意电解质紊乱
β受体阻断药	美托洛尔	阻断 $β_1$ 受体，降低交感神经活性。主要用于高血压、冠心病、心绞痛、心力衰竭、心律失常、甲亢
强心苷	地高辛	正性肌力和负性频率作用。主要用于心力衰竭、某些心律失常

3. 复习记忆

（1）复习指南　首先记住抗慢性心功能不全药的分类。RAAS 抑制药有三类，ACEI 类以卡托普利、依那普利为代表，结尾均为普利，基本作用是阻止 AngⅡ生成，AT_1 受体阻断药以氯沙坦为代表，结尾均为沙坦，直接阻断 AT_1 受体，两类药物均通过影响 AngⅡ而发挥作用，所以应在理解 AngⅡ多环节作用的基础上记忆这两类药物。醛固酮受体拮抗药螺内酯可结合利尿药内容比较记忆。β受体阻断药应结合传出神经系统和其他心血管系统药物一起记忆，在治疗心力衰竭方面主要围绕降低代偿性亢进的交感神经活性，拮抗过量儿茶酚胺对心脏的毒性，从长远的角度治疗心力衰竭，以扩张型心肌病疗效最好。传统的强心苷类以地高辛代表，基本作用是正性肌力和负性频率作用，主要用于以收缩功能障碍为主的心力衰竭，应注意其对心脏的毒性。

（2）助记方法　归纳法：强心苷小结（6 个“三”）。

1）三个作用：正性肌力作用、负性频率作用、负性传导作用。

2）三个用途：CHF、房颤和房扑、阵发性室上性心动过速。

3）三组中毒表现：胃肠道反应、中枢神经系统反应、心脏反应。

4）抢救中毒三种措施：停药、补钾、抗心律失常药。

5）三种常用制剂：慢效、中效、速效。

6）三种给药方法：速给法、缓给法、每天维持量法。

拓展提高模块

1. 研究史话

洋地黄的研究简史

洋地黄类药物是治疗心力衰竭历史最悠久的药物。人类从毛花洋地黄植物提取出的药物地高辛治疗心脏病已经有 200 多年的历史了。1785 年，植物学家和医生威瑟林（William Withering，1741—1799）听说有位农妇能用一种家传的秘方治疗水肿病，效果奇好，便开始对其进行系统的研究。他从农妇由 20 多种药物组成的秘方中发现真正起作用的只有紫花洋地黄。他将洋地黄的花、叶、蕊等不同部分，分别制成粉剂、煎剂、酊剂、丸剂，比较其疗效，结果发现，以开花前采得的叶子研成的粉剂效果最好，还确定了用药的最适剂量，他用洋地黄共治疗了 163 名患者，积累了大量经验。1785 年，他出版了《毛地黄的说明及其医药用途：浮肿病以及其他疾病的实用评价》一书，为洋地黄成为一种强心药开辟了先河并使用至今。威瑟林医生于1799年去世，在他的墓碑上刻着一朵毛花洋地黄花。

洋地黄类药物在治疗CHF时治疗量已经接近于中毒量，直接使用洋地黄植物的剂量很难准确掌握。1874年，德国优秀的药物学家施密德伯格（Oswaldd Schmiedebrg，1838—1921）从洋地黄植物中提纯了洋地黄毒苷，并证明是有效的强心成分。洋地黄起初是在毛地黄叶的粉末中得到，现已从玄参科和夹竹桃科植物中分离得到300余种强心苷。现代临床上常用的强心药地高辛，就是从毛花洋地黄中提取的有效成分；毒毛花苷K，是从绿毒毛旋花的种子中提取的各种苷的混合物；西地兰，则是毛花苷丙的脱乙酰基衍生物，作用迅速，对急性心力衰竭的抢救作用极佳，是急救室必备的药品。民间治疗水肿的紫花洋地黄通过研究发现其消水肿是通过强心而实现，从而成为治疗CHF重要的药物，说明了药理学研究的必要性和重要性，洋地黄消水肿不是通过利尿，而是通过强心。还说明探究药物的作用及物质基础，不仅为临床准确用药提供依据，还可为临床量化用药，避免过量产生毒性提供依据。

2. 知识拓展

血管紧张素受体脑啡肽酶抑制剂

《2018中国心力衰竭诊断和治疗指南》将已经被纳入欧美指南的创新药血管紧张素受体脑啡肽酶抑制剂（ARNI）列为Ⅰ类推荐，以替代ACEI/ARB。代表药物entresto是由缬沙坦和sacubitril组成的复方制剂。其一方面通过缬沙坦来抑制RAAS的异常激活，另一方面通过脑啡肽酶抑制剂sacubitril来阻断钠尿肽降解，脑啡肽酶可促进机体内源性血管活性物质的降解，包括利钠肽（心钠素、脑钠肽、C型利钠尿肽）、缓激肽和肾上腺髓质素。二者协同，舒张血管，促进尿钠排泄，增强对心脏的保护作用，最终对心力衰竭发挥更好的疗效。在临床试验中，entresto疗效显著超越标准治疗药物依那普利，且安全性更好。该药被认为是近10年来心脏病学领域最重要的进展之一。

3. 问题与思考

以前为CHF禁忌使用的β受体阻断药为何现成为了CHF的常规治疗药物？

由于β受体阻断药对心脏有抑制作用，以前曾将其列为CHF的禁用药物。后研究发现CHF患者长期交感神经系统和肾素-血管紧张素-醛固酮系统被激活，可导致心肌增生肥厚，形成恶性循环。

β受体阻断药可拮抗交感神经活性，拮抗过量儿茶酚胺对心脏的毒性，避免心肌细胞坏死，改善心肌重构，减少肾素分泌，抑制RAAS，防止高浓度AngⅡ对心脏的损害，上调β受体数量，改善β受体对儿茶酚胺的敏感性，还可通过抗心律失常和抗心肌缺血降低CHF患者的病死率。但其适应证是有选择性的，对扩张型心肌病疗效最好，应早期应用，长期应用，小剂量开始逐渐增加剂量，在充分使用ACEI、利尿药、强心苷基础上使用。但对重度CHF仍为其禁忌证。

（曹　东　淤泽溥）

第二十四章　抗心绞痛药与抗动脉粥样硬化药

基本知识模块

第一节　抗心绞痛药

一、概述

心绞痛是冠状动脉供血不足导致的心肌急剧的、暂时的缺血与缺氧综合征，是冠心病常见的临床症状，表现为突发性心前区及胸骨后阵发性绞痛或闷痛。其病理生理机制是冠状动脉粥样硬化引起管腔狭窄，心肌供血不足导致心肌氧的供需平衡失调，心肌缺血、缺氧的代谢产物乳酸、丙酮酸、K^+等在心肌局部堆积，刺激心肌自主神经传入纤维引起疼痛。

心绞痛临床上主要分为三种类型：①劳累性心绞痛。疼痛由体力劳累、情绪激动等增加心肌需氧量的情况所诱发，休息或舌下含用硝酸甘油后迅速消失，包括稳定型心绞痛（stable angina pectoris）、初发型心绞痛（initial onset angina pectoris）、恶化型心绞痛（accelerated angina pectoris）。②自发性心绞痛。疼痛发生与体力或脑力活动引起心肌需氧量增加无明显关系，与冠状动脉血流贮备量减少有关。疼痛程度较重，时限较长，不易为含用硝酸甘油所缓解。包括卧位型心绞痛（angina decubitus）、变异型心绞痛（variant angina pectoris）、急性冠状动脉功能不全（acute coronary insufficiency）、梗死后心绞痛（postinfarction angina pectoris）。③混合性心绞痛。在心肌需氧量增加或无明显增加时均可发生疼痛，为冠状动脉狭窄使冠状动脉血流贮备量减少，而这一血流贮备量的减少又不固定，经常波动性地发生进一步减少所致。临床上将初发型、恶化型及自发性心绞痛统称为不稳定型心绞痛。

心肌的血氧供给来自冠脉循环，取决于冠脉血流量和动静脉氧分压差。冠脉循环由冠状动脉、毛细血管和静脉组成。冠状动脉的分支的起始部分走行于心脏表面的心外膜下，称为输送血管（conductance vessel），可调节冠脉血流，且不受心肌收缩压迫的影响。冠状动脉继续分支为小动脉、微动脉垂直穿入心肌层，分布于心内膜下形成交通网，供应心肌和心内膜下的血液。冠脉血管的这种“工”字形分支方式易受心肌收缩的挤压，使心内膜下区域易于发生缺血、缺氧。

决定心肌耗氧量的因素为：①心室壁张力与心肌耗氧量成正比。心室壁张力与心室内压力、心室容积成正比，与心室壁的厚度成反比。即当收缩期动脉血压增高、心室容积增大时，均可通过心室壁张力的增加引起心肌耗氧量的增多。②心率与心肌耗氧量成正比。当心肌处于射血期时，心室壁张力最大，如心脏的射血期（每搏射血时间×心率）延长，可通过增加心室壁的张力而使心肌耗氧量增多。③心肌收缩力与心肌耗氧量成正比。当心肌收缩力增加或收缩速度加快时，均可使心肌的机械做功增加而使心肌耗氧量增多。

综上所述，能舒张冠状动脉，解除冠脉痉挛，促进侧支循环的形成而增加心肌供氧；舒张静脉，减少回心血量，舒张外周小动脉，降低动脉血压，降低心室壁张力，减慢心率，抑制心肌收缩力从而降低心肌需氧的药物均具有抗心绞痛的作用。目前临床使用的抗心绞痛药主要通过减轻心脏工作负荷，降低心肌需氧量或者是扩张冠脉，促进侧支循环和血液重新分布，以增加心肌供氧量，从而缓解心绞痛。

近年来的研究表明，冠状动脉粥样硬化斑块的形成、血栓形成和血小板聚集是诱发不稳定型心绞痛的重要因素，故在临床上使用抗血栓药、抗血小板药也有助于心绞痛的缓解。ACEI 可通过血管保护作用而抗冠状动脉粥样硬化、抗血小板聚集和改善心肌张力等，有益于心绞痛治疗。

二、常用抗心绞痛药

常用抗心绞痛药的分类及作用环节见图 24-1。

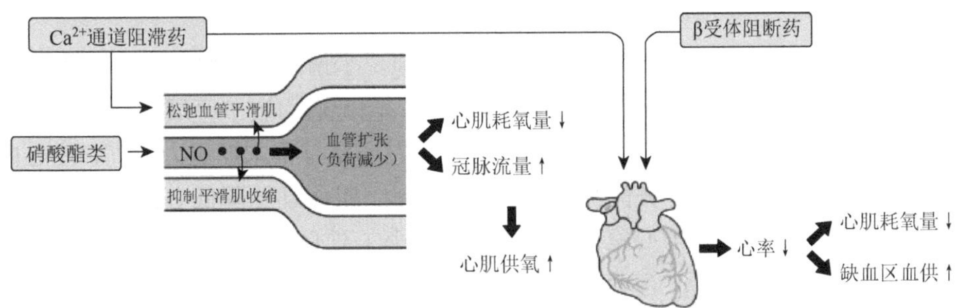

图 24-1　常用抗心绞痛药的分类及作用环节

（一）硝酸酯类

硝酸酯类（nitrate esters）常用药物包括硝酸甘油（nitroglycerin）、硝酸异山梨酯（isosorbide dinitrate）、单硝酸异山梨酯（isosorbide mononitrate）、硝酸戊四醇酯（pentaerythritol tetranitrate）。它们均有硝酸多元酯结构，作用相似，仅显效快慢和维持时间不同，其中以硝酸甘油最为常用。

【体内过程】硝酸酯类口服首过效应强，生物利用度低（10%～20%），且起效慢，故临床不宜口服。此类药物舌下含服吸收好，可避免首过消除，生物利用度高，故舌下含服比口服剂量明显减少，且起效快。硝酸酯类药动学特点见表 24-1。

表 24-1　硝酸酯类药动学特点

药物	给药途径	剂量/mg	起效时间/min	$t_{1/2}$/min	持续时间
硝酸甘油	舌下	0.15～0.6	1～3	4.4	0.5h
	口服	6.5～19.5	30～60		4～6h

续表

药物	给药途径	剂量/mg	起效时间/min	$t_{1/2}$/min	持续时间
硝酸甘油	静滴	0.75～3/h	立即		
	经皮	2～5/cm^2	15		
硝酸异山梨酯	舌下	2.5～10	5～10	45	1.5～2h
	口服	5～30	30～60		4～6h
硝酸戊四醇酯	舌下	10	10～20		2～4h
	口服	10～30	40		4～6h
亚硝酸异戊酯	吸入	0.2～0.5ml	0.5		5～10min

【药理作用】主要通过扩张血管而发挥抗心绞痛作用。本类药物舒张全身静脉和动脉，对静脉舒张作用较动脉强，对较大的冠状动脉也有明显的舒张作用。

1. 降低心肌耗氧量　具体如下：①小剂量扩张静脉，使回心血量减少，心室容积缩小而降低心室壁张力，减少心肌耗氧量。②稍大剂量扩张动脉，降低心脏射血阻力，减少心脏做功，同时射血阻力降低又可使心排血完全，左室内压下降，心室壁张力下降而降低心肌耗氧量。

2. 改善缺血区心肌供血　通过下列方式实现：①增加心内膜下的血液供应。由于心内膜血管是由心外膜血管垂直穿过心肌延伸而来，因此心内膜下区域的血液灌注易受心室壁张力及心室内压的影响，心绞痛急性发作时，左心室舒张末期压力增高，使心内膜下区域缺血加重。硝酸酯类能扩张静脉使回心血量减少，扩张动脉降低心脏射血阻力而使排血充分，结果使左心室容积与心室壁张力下降，减小了对心内膜下血管的压力，因而增加了心内膜下区域的血液供应。②选择性扩张心外膜较大的输送血管。因心肌缺血区小动脉受缺氧代谢产物腺苷等影响而高度扩张，而非缺血区血管阻力相对较高，本类药物对较大的血管产生舒张后，增加对缺血区的血液灌注。③开放侧支循环。可刺激侧支生成或开放侧支循环，以增加缺血区的血液供应（图 24-2）。

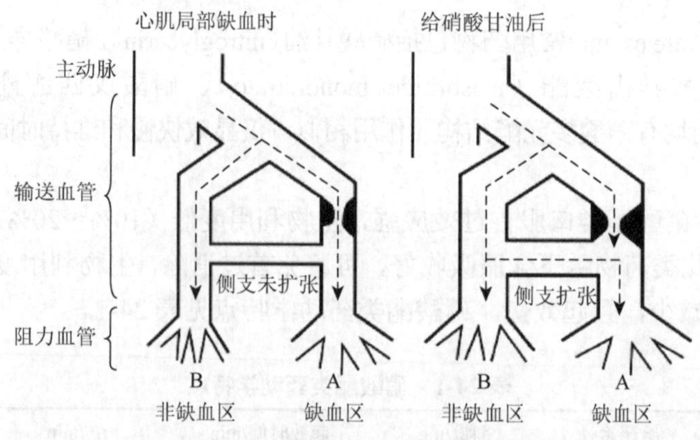

图 24-2　硝酸甘油改善缺血区心肌供血

3. 保护缺血的心肌细胞　硝酸酯类释放 NO，促进内源性 PGI_2、降钙素基因相关肽（calcitonin gene-related peptide，CGRP）等物质释放，这些物质对心肌细胞具有保护作用。此外，硝酸酯类本身及释放出的 NO 还能抑制血小板聚集和黏附，具有抗血栓形成的作用，有利于由冠状动脉粥样硬化所引起的心绞痛的治疗。

【作用机制】硝酸酯类作为前体药（prodrug），在血管平滑肌（VSM）细胞内经谷胱甘肽 S 转移酶（glutathione S-transferase）催化释放出一氧化氮（NO），即内皮源性舒张因子（endothelium derived relaxing factor，EDRF）而舒张血管。硝酸酯类是 NO 的供体，不需借助于血管内皮细胞产生 NO 即可产生扩张血管作用，故对血管内皮受损的病变血管仍可产生扩张作用。

【临床应用】硝酸酯类既可用于缓解心绞痛急性发作，又能作为预防用药，也可用作诊断性的治疗，对稳定型心绞痛者为首选药。①预防发作时，则选用硝酸异山梨酯或单硝酸异山梨酯口服，也可选用硝酸甘油贴剂等。②控制急性发作，应舌下含服或气雾吸入，如需多次含服可采用口服制剂，选用硝酸异山梨酯口服、单硝酸异山梨酯缓释片及透皮制剂。③发作频繁的重症心绞痛患者，首选硝酸甘油静脉滴注，症状减轻后改为口服给药。④急性心肌梗死早期应用可缩小心室容积，降低前壁心肌梗死的病死率，减少心肌梗死并发症的发生。⑤心功能不全的治疗，急性左心衰时采用静脉给药，慢性心功能不全可采用长效制剂，需与强心药物合用。

本类药物与 β 受体阻断药比较，无加重心衰和诱发哮喘的危险；与钙通道阻断药比较，无心脏抑制作用。

【不良反应与注意事项】常见由血管扩张所继发的搏动性头痛，皮肤潮红，眼压升高和颅内压增高。因此，颅脑外伤及颅内出血者禁用，青光眼患者应慎用。大剂量可见体位性低血压，故低血容量者禁用。剂量过大使血压过度下降，可引起冠脉灌注压过低，且可反射性兴奋交感神经，使心率加快、心收缩力增加而增加心肌耗氧量，从而加重心绞痛。超剂量可引起高铁血红蛋白血症。

连续应用 2～3 周可出现耐受性，同类药之间存在交叉耐受性。停药 1～2 周恢复。减少药物剂量，延长给药间隔时间（每天停药时间应当在 8h 以上），补充含巯基的药物卡托普利、甲硫氨酸可能对抗耐药性的发生。

（二）β 受体阻断药

普萘洛尔、美托洛尔、阿替洛尔为临床最常用的抗心绞痛药物，其抗心绞痛作用机制如下。

1. 降低心肌的耗氧量　心绞痛发作时交感神经活性增强，心肌局部和血液中儿茶酚胺的含量增高，激动 β 受体，增加心肌收缩力、加快心率和收缩血管，使心脏做功增加，其结果增加了心肌耗氧量。应用 β 受体阻断药后，其 β_1 受体的阻断作用可使心率减慢，心脏舒张期延长而增加冠脉灌流时间；抑制心肌收缩力，降低血压，减少心脏做功，降低心肌耗氧量而发挥抗心绞痛作用。但心肌收缩力减弱，使射血时间延长，心排血不完全，心室容积扩大而增加心肌耗氧量，与硝酸酯类药物合用可提高疗效，减少不良反应。

2. 改善心肌代谢　心肌缺血时，肾上腺素分泌增加，使游离脂肪酸（FFA）增多。

FFA 代谢消耗大量的氧而加重心肌缺氧。β 受体的阻断作用可使 FFA 的水平下降，减少心肌对其摄取，通过加强糖代谢，使心肌耗氧量降低。

3. 增加缺血区血液供应　β 受体阻断药使非缺血区的血管阻力增高，而缺血区的血管则由于缺氧呈现代偿性扩张状态，促使血液更多地流向缺血区；减慢心率而延长心脏的舒张期，增加冠脉的灌注时间，有利于血液向缺血区流动。

4. 促进氧合血红蛋白解离　增加全身组织包括心脏的供氧。

【临床应用】对稳定型心绞痛和不稳定型心绞痛，可减少发作次数，对伴有高血压和快速性心律失常效果更好。对变异型心绞痛，因本类药物阻断 β 受体后，使 α 受体作用占优势，易致冠脉痉挛，从而加重心肌缺血症状，不宜应用。心动过缓、低血压、严重心功能不全、哮喘或慢性阻塞性肺疾病患者禁用。长期应用 β 受体阻断药由于受体向上调节，如果突然停药，可出现反跳现象，使心动过速、心绞痛加重，甚至出现室性心律失常、心肌梗死或猝死。因此长期应用 β 受体阻断药，应逐渐减量停药。

（三）钙通道阻断药

常用抗心绞痛钙通道阻断药（calcium channel blocker）有维拉帕米（verapamil）、硝苯地平（nifedipine）、地尔硫䓬（diltiazem）、普尼拉明（prenylamine）及哌克昔林（perhexiline）等。

【药理作用与机制】细胞内 Ca^{2+}浓度的升高可引起心肌和血管平滑肌的收缩加强、心脏做功增加等而增加心耗氧。阻断 Ca^{2+}内流可使血管扩张和心收缩力减弱而使心肌耗氧量减少。其抗心绞痛作用机制如下。

1. 降低心肌耗氧量　阻滞 Ca^{2+}内流入血管平滑肌细胞，使外周血管扩张，外周阻力降低，减轻心脏后负荷；阻滞 Ca^{2+}内流入心肌细胞，使心肌收缩力减弱，自律性降低，心率减慢；阻滞 Ca^{2+}进入神经末梢，抑制递质释放，从而对抗交感神经活性增高所引起的心肌耗氧量增加。上述三方面综合结果使心肌耗氧量降低。

2. 增加心肌的血液供应　通过阻滞 Ca^{2+}内流入血管平滑肌细胞、直接松弛血管平滑肌和刺激血管内皮细胞合成和释放 NO，使冠脉舒张，以增加心肌血液供应；也可通过开放侧支循环，增加对缺血区的血液灌注；拮抗心肌缺血时儿茶酚胺诱导的血小板聚集，有利于保持冠脉血流通畅。

3. 保护缺血的心肌细胞　心肌缺血或再灌注时细胞内“钙超载”可造成心肌细胞尤其是线粒体功能严重受损。钙通道阻断药可由于阻断 Ca^{2+}内流而减轻“钙超载”，起到保护心肌细胞的作用。

【临床应用】钙通道阻断药对冠状动脉痉挛所致的变异型心绞痛者最为有效，也可用于稳定型和不稳定型心绞痛。本类药物对支气管平滑肌不但无收缩作用，而且具有一定程度的扩张作用，故对伴有哮喘和阻塞性肺疾病患者更为适用。因本类药物能扩张外周血管，故可用于伴有外周血管痉挛性疾病的心绞痛者。各药特点如下。

硝苯地平

扩张冠脉血管作用强，心肌抑制作用较弱，对房室传导无影响。血压下降可反射性地加快心率，增加心肌耗氧量，合用β受体阻断药可对抗。对伴有房室传导阻滞的患者较安全，不易诱发心衰。解除冠脉痉挛作用强，故对变异型心绞痛的效果好；也可用于稳定型心绞痛；对不稳定型心绞痛，可因心率加快而加重心肌缺血，使应用受到限制，也可用于高血压和心衰。

维拉帕米

抑制房室传导作用强，扩张冠脉血管作用较强，但弱于硝苯地平，较少引起低血压，抗心律失常作用明显。与β受体阻断药合用可明显抑制心肌收缩力和传导速度，应慎用。可用于稳定型和不稳定型心绞痛，特别适用于伴有心律失常的心绞痛患者，也可治疗心律失常和高血压。

地尔硫䓬

其作用强度介于硝苯地平和维拉帕米之间，选择性扩张冠脉，对外周血管作用较弱；具有减慢心率、抑制传导作用和非特异性拮抗交感作用。对冠脉痉挛引起的变异型心绞痛疗效好，对不稳定型心绞痛疗效较好。应用时较少引起低血压，并且可降低心肌梗死后心绞痛的发病率。

（四）其他抗心绞痛药

1. 尼可地尔（nicorandil）　为K^+通道开放药，可使K^+外流增加，膜超极化。抑制Ca^{2+}内流。临床主要用于变异型心绞痛。

2. 吗多明（molsidomine）　代谢物作为NO的供体，释放出NO。作用机制与硝酸酯类相似，临床采用舌下含服或喷雾吸入治疗稳定型心绞痛及心肌梗死伴高充盈压患者。

3. 曲美他嗪（trimetazidine）　通过调节心肌能源底物，抑制脂肪酸氧化，改善心肌缺血及左心功能，缓解心绞痛。

4. 雷诺嗪（ranolazine）　用于其他抗心绞痛药无效的慢性心绞痛。作用机制尚不清楚。

第二节　抗动脉粥样硬化药

动脉粥样硬化（atherosclerosis，AS）是心脑血管疾病共同的病理学基础，是心肌梗死和脑梗死的主要病因。目前认为高脂蛋白血症是AS发生的主要原因。抗动脉粥样硬化药（antiatherosclerotic drug）通过调血脂、抗氧化、补充多烯脂肪酸、保护动脉内皮等环节防治AS。

一、调血脂药

血脂是血浆所含脂类的总称，包括游离胆固醇（free cholesterol，FC）、胆固醇酯（cholesterol ester，CE）、三酰甘油（triglyceride，TG）和磷脂（phospholipid，PL）等。血脂在血浆中与载脂蛋白（apoprotein，Apo）结合，形成易于转运和代谢的血浆脂蛋白，根据所含脂类和蛋白质不同，血浆脂蛋白可分为乳糜微粒（CM）、极低密度脂蛋白（VLDL）、中间密度脂蛋白（IDL）、低密度脂蛋白（LDL）和高密度脂蛋白（HDL）。

血浆脂质浓度超过正常高限称为高脂血症；血浆脂蛋白超过正常值高限称为高脂蛋白血症。WHO 将高脂蛋白血症分为 5 型 6 类（表 24-2）。

表 24-2　高脂蛋白血症分型及特点

类型	升高的脂蛋白	TC	TG	动脉硬化危险程度
Ⅰ	CM	+	+++	较低
Ⅱa	LDL	++	–	高度
Ⅱb	LDL+VLDL	++	++	高度
Ⅲ	VLDL	++	++	中度
Ⅳ	VLDL	+	++	中度
Ⅴ	CM+VLDL	+	++	较低

注：–表示不升高；+表示轻度升高；++表示中度升高；+++表示重度升高

能降低 VLDL、LDL、TC、TG 或升高 HDL 的药物统称为调血脂药。按其作用环节可分为以下三类。

（一）主要影响胆固醇合成的药物（HMG-CoA 还原酶抑制剂）

人体内胆固醇有两个来源：外源性胆固醇来自饮食，占体内总胆固醇的 30%左右，其余 70%为内源性胆固醇，在肝合成。3-羟-3-甲戊二酸单酰辅酶 A（3-hydroxy-3-methylglutaryl-coenzyme A，HMG-CoA）还原酶是胆固醇合成的限速酶，被抑制后可阻断内源性胆固醇的合成，是一类强效降胆固醇药物。因该类药物英文名称均含有“statin”，常简称为他汀类药物。

临床常用的有洛伐他汀（lovastatin，美降脂）、辛伐他汀（simvastatin）、普伐他汀（pravastatin）、氟伐他汀（fluvastatin）、阿托伐他汀（atorvastatin）、瑞舒伐他汀（rosuvastatin）等。为目前治疗 TC 和 LDL 升高的首选药物。能显著降低冠心病的发病率和死亡率，减少心脑血管事件的发生。

【体内过程】氟伐他汀口服吸收完全而迅速，不受食物的影响，其他药物口服吸收不完全，且易受食物的影响。除普伐他汀外，大多与血浆蛋白结合率较高。普伐他汀和氟伐他汀本身为具有药理活性的开环羟酸结构，而洛伐他汀和辛伐他汀本身为相应开环羟酸的内酯，无药理活性，经肝代谢使内酯环开环，生成具有活性的开环羟酸。洛伐他汀主要经胆汁排泄，其他药物大部分经肝代谢灭活，小部分经肾原型排泄。

【药理作用】

1. 调血脂　本类药物结构与 HMG-CoA 相似，通过竞争性抑制 HMG-CoA 还原酶，阻断胆固醇的合成。同时因肝细胞内胆固醇的降低，促使 LDL 受体蛋白上调，血浆中 LDL 经 LDL 受体途径代谢为胆汁酸排出体外，从而降低血浆 LDL 水平。胆固醇合成减少，也促使肝合成载脂蛋白 B 减少，降低 VLDL，升高 HDL。又因 VLDL 含大量三酰甘油，故三酰甘油浓度也随之降低。

2. 抗动脉粥样硬化　除调血脂作用外，本类药物还具有提高血管平滑肌对扩张血管物质的反应性、抑制血管平滑肌细胞（VSMC）增殖、迁移和促进其凋亡、减少动脉壁泡沫细胞的形成、抑制巨噬细胞和单核细胞的黏附与分泌功能、抑制血小板聚集等作用，这些作用也有助于抗动脉粥样硬化。

【临床应用】用于治疗原发性高胆固醇血症、杂合子家族性高胆固醇血症和Ⅲ型高脂蛋白血症。也用于糖尿病和肾病综合征引起的高脂血症。

【不良反应】轻微，部分患者有轻度胃肠道反应、头痛或皮疹。少数患者可出现血清转氨酶和碱性磷酸酶升高。有些患者发生肌痛，伴有肌酸激酶升高，个别患者发生横纹肌溶解。

（二）主要影响胆固醇吸收的药物（胆汁酸螯合剂）

本类药物是一类阴离子交换树脂，口服不被吸收，在肠道与胆汁酸螯合在一起，促进胆汁酸从肠道排除，故又称为胆汁酸螯合剂。常用药物有考来烯胺（cholestyramine）、考来替泊（colestipol）、依折麦布（ezetimibe）等。

本类药物可明显降低血浆 TC 和 LDL，轻度增高 HDL，对 TG 无明显影响。由于阻断了胆汁酸的重吸收，可加速肝中胆固醇向胆汁酸转化及血浆 LDL 向肝内转移。主要用于 TC 和 LDL 升高为主的高脂蛋白血症。对高 TG 血症无效，对 TC 及 TG 水平都高的混合型高脂蛋白血症，需合用其他调血脂药。

不良反应较多，常见因树脂异味引起恶心、胃肠不适及腹胀、便秘等。长期应用，干扰叶酸、脂溶性维生素及镁、铁、锌的吸收。考来烯胺因以氯化物形式应用，可引起高氯性酸血症。此外，树脂还可影响多种药物吸收，合用时应错开服药时间。

（三）主要影响脂蛋白合成、转运及分解的药物

1. 苯氧酸类（贝特类）　氯贝丁酯（clofibrate，安妥明）为最早应用的苯氧酸类，因增加胆石症发病率且不良反应多而严重，现已基本淘汰。新型高效低毒的同类常用药物有非诺贝特（fenofibrate）、苯扎贝特（bezafibrate）、环丙贝特（ciprofibrate）、吉非贝齐（gemfibrozil）等。主要用于高 TG 血症。因多数药物译名中含“贝特”二字，又称为贝特类调血脂药。

非诺贝特[典]

非诺贝特（fenofibrate）又称力平之，为第二代苯氧酸类药物。

【体内过程】口服吸收迅速而完全。血浆蛋白结合率高，$t_{1/2}$约为 22h。大部分与葡萄糖醛酸结合后经肾排出，仅少部分以原型经肾排出。

【药理作用】作用于过氧化物酶体增殖物激活受体（peroxisome proliferators activated receptor，PPAR），增加脂蛋白脂酶的基因表达而发挥作用。能明显降低血浆 TG、VLDL，降 TC 和 LDL 作用较弱，还能轻度升高 HDL。

【临床应用】是治疗高 TG 增高为主的高脂血症的首选药，对Ⅲ型高脂蛋白血症及混合型高脂蛋白血症也有较好疗效。

【不良反应】有腹痛、腹泻、恶心等胃肠道反应，一般较轻。偶有皮疹、一过性转氨酶升高等。

2. 烟酸类　烟酸（nicotinic acid）又名尼克酸，为水溶性 B 族维生素，具有广谱调血脂作用，可抑制脂肪酶活性，减少游离脂肪酸释放，使 TG 合成受阻；增加脂蛋白脂酶活性，加速 VLDL 和 TG 水解，降低 VLDL 和 TG。用于治疗Ⅱ、Ⅲ、Ⅳ、Ⅴ型高脂蛋白血症。可引起皮肤潮红、瘙痒等，服药前 30min 服用阿司匹林可缓解；也可引起恶心、呕吐、腹泻等胃肠刺激症状；大剂量可引起高血糖和高尿酸血症及肝功能异常。

阿普莫司

阿普莫司（acipimox）为烟酸的衍生物，降脂作用机制与烟酸类似，但作用更强、更持久。可使血浆 TG 显著降低，抑制肝脂肪酶活性，从而减少 HDL 分解。合用胆汁酸结合树脂可加强其降 LDL 作用。可用于Ⅱ～Ⅴ型高脂血症的治疗，也适用于 2 型糖尿病伴有高脂血症的患者。不良反应少而轻微，偶见红斑、瘙痒、热感、上腹不适、头痛、乏力。

二、抗氧化剂

氧自由基可氧化修饰 LDL，从而促进动脉粥样硬化形成与发展。抗氧化剂能防止氧自由基的产生和脂蛋白的氧化修饰，起到抗动脉粥样硬化形成的作用。

普罗布考（典）

普罗布考（probucol，丙丁酚）为强效抗氧化剂，同时具有降脂作用。调血脂作用较弱，而抗氧化作用较强，对动脉粥样硬化呈现良好的防治效应。

【体内过程】口服吸收不规则，餐后服用可增加吸收。用药后 24h 达血药浓度峰值，1～3d 出现最大效应，$t_{1/2}$ 为 6～10h。主要分布于脂肪组织。停药后仍可保留数月。大部分以原型从粪便排出。

【药理作用】

1. 抗氧化　抑制 LDL 氧化修饰和泡沫细胞的形成，延缓和消退动脉粥样硬化斑块。
2. 调血脂　可降低血中 TC 和 LDL，对 TG 和 VLDL 无明显影响。

【临床应用】主要与其他调血脂药物合用治疗高胆固醇血症，并可预防冠心病。

【不良反应】约 10%的患者有腹泻、腹痛、腹胀、恶心。偶有嗜酸性粒细胞增多、感觉异常、血管神经性水肿。个别患者心电图 Q-T 间期延长。

维生素 E

维生素 E（vitamin E）本身无降血脂作用，但有很强的抗氧化作用。其苯环的羟基易失去电子或 H^+，以清除氧自由基和过氧化物，同时也可通过抑制磷脂酶 A_2 和脂加氧酶，减少氧自由基的生成，中断过氧化物和丙二醛（malondialdehyde，MDA）生成。维生素 E 能防止脂蛋白氧化修饰生成 Ox-LDL，进而防止 Ox-LDL 引起的上述多种病变。另外，维生素 E 在体内生成的生育醌又可被维生素 C 或氧化还原系统复原而继续发挥作用。可作为 AS 的辅助用药。

三、多烯脂肪酸类

多烯脂肪酸是指有两个或两个以上不饱和键结构的脂肪酸，也称多不饱和脂肪酸

（polyunsaturated fatty acid，PUFA）。主要有 α-亚麻酸（α-linolenic acid），二十碳五烯酸（eicosapentaenoic acid，EPA）和二十二碳六烯酸（docosahexaenoic acid，DHA）等长链PUFA，含于海洋生物藻、鱼及贝壳类中。口服 EPA、DHA 或富含 EPA 与 DHA 的鱼油，可明显降低血浆 TG、VLDL，TC 和 LDL 也下降，HDL 有所升高。并能抑制血小板聚集，降低全血黏度，延长出血时间。*n*-6 PUFA 包括亚油酸（linoleic acid）、γ-亚麻酸（γ-linolenic acid）和月见草油（evening primrose oil），主要含于玉米油、葵花子油、红花油、亚麻子油等植物油中，降脂作用较弱。可用于防治动脉粥样硬化及相关疾病。

四、保护动脉内皮药

各种因素损伤血管内皮，改变其通透性，引起白细胞和血小板黏附，并释放各种活性因子，导致内皮进一步损伤，最终促使动脉粥样硬化斑块形成。因此保护血管内皮免受各种因子损伤，是抗动脉粥样硬化的重要措施。

硫酸软骨素 A

硫酸软骨素 A（chondroitin sulfate A）是一类含有硫酸基的多糖，从动物脏器或藻类中提取或半合成而得，有抗多种化学物质致动脉内皮损伤的作用。其具有大量负电荷，结合在血管内皮表面，能防止白细胞、血小板及有害因子的黏附，因而对血管内皮有保护作用，对平滑肌细胞增生有抑制作用，对血管再造术后再狭窄也能起到预防作用。

总结记忆模块

1. 知识要点

1）硝酸酯类抗心绞痛与体内释放出 NO 扩张血管作用有关，可用于预防心绞痛发作、控制急性发作及重症频繁发作。

2）β 受体阻断药主要通过抑制心收缩力和减慢心率，降低耗氧而治疗心绞痛，可减少发作次数，对伴有高血压和快速性心律失常者效果更好。

3）钙拮抗药通过抑制心脏，降低耗氧；舒张冠脉、开放侧支循环，增加心肌供氧；减轻心肌细胞“钙超载”而保护心肌细胞等机制抗心绞痛。

4）抗动脉粥样硬化药通过调血脂、抗氧化、补充多烯脂肪酸、保护动脉内皮等环节防治 AS。

2. 药物比较　　三类抗心绞痛药比较见表 24-3。

表 24-3　三类抗心绞痛药比较

作用	硝酸酯类	β 受体阻断药	硝酸酯类+钙拮抗药 +β 受体阻断药
动脉压	降低	降低	严重降低
心率	反射性加快	减慢	降低
心肌收缩力	反射性增强	减弱	抑制或不变
射血时间	缩短	延长	不变

续表

作用	硝酸酯类	β受体阻断药	硝酸酯类+钙拮抗药+β受体阻断药
舒张期灌流时间	缩短	延长	延长
左室舒张末压	降低	升高	不变或降低
心脏容积	缩小	增长	不变或缩小

3. 助记方法

（1）歌诀法

抗心绞痛药

氧供失衡心绞痛，降耗扩冠可解除；
防治药物分三类，硝酯洛尔钙阻滞。

硝酸甘油

硝酸甘油舌下含，一氧化氮来帮忙；
扩张血管增血供，久用耐受勿过量。

β受体阻断药

洛尔治疗心绞痛，变异类型不能用；
降耗改善心供血，停药逐渐减剂量。

（2）归纳法　硝酸甘油的不良反应。

记住：硝酸甘油的多数不良反应是由其血管扩张作用引起。硝酸甘油引起血管扩张部位和表现见表24-4。

表24-4　硝酸甘油引起血管扩张部位和表现

扩张部位	表现及意义
颜面血管扩张	皮肤潮红副作用
眼内血管扩张	眼压升高，青光眼患者慎用
颅内血管扩张	颅内压增高，颅脑外伤、颅内出血者禁用
下肢血管扩张	体位性低血压，低血容量者禁用
全身血管扩张	血压过度下降，反射性兴奋交感神经而增加心肌耗氧量加重心绞痛

拓展提高模块

1. 研究史话

硝酸甘油抗心绞痛作用机制的阐明

1977年，穆拉德（Murad）发现硝酸甘油等有机硝酸酯类必须代谢为一氧化氮后才能发挥扩张血管的药理作用。弗奇戈特（Furchgott）及其合作者在1980年发现乙酰胆碱对血管的作用与血管内皮细胞是否完整有关，乙酰胆碱仅能引起内皮细胞完整的血管扩张，由此弗奇戈特推测内皮细胞在乙酰胆碱的作用下产生了一种新的信使分子，这种信使分子作用于平滑肌细胞，使血管平滑肌舒张，从而扩张血管。弗奇戈特将这种未知的信使分子命名为内皮源性舒张因子（endothelium derived relaxing factor，EDRF）。长期研究亚硝基化合物药理作用的伊格纳罗（Ignarro）与弗奇戈特合作，针对 EDRF 的药理作用及化学本质进行了一系列实验，发现 EDRF 就是 NO。NO 激活可溶性鸟苷酸环化酶，使 cGMP 升高而扩张血管。由于这一发现，弗奇戈特、伊格纳罗及穆拉德获得了 1998 年诺贝尔生理学或医学奖。

硝酸酯类抗心绞痛的作用机制困扰了医学家、药理学家百余年，在近一个世纪的时间里，在认识上曾经历多次反复，直到 20 世纪 80 年代才因为弗奇戈特、伊格纳罗及穆拉德这三位美国药理学家的出色工作得以解决。

2. 知识拓展

反式脂肪酸

反式脂肪酸（*trans* fatty acid，TFA）是一类含有反式双键的非共轭不饱和脂肪酸，天然的反式脂肪酸在反刍动物的脂肪、乳汁中存在；而食品中其最主要的来源则为氢化油，氢化油包括人造奶油、起酥油、色拉油等。由于价格便宜，能使食物外形美观、口感松软，氢化油被广泛用于制作蛋糕、面包、饼干等西点；在薯条等快餐中也含有反式脂肪酸。

反式脂肪酸与天然顺式不饱和脂肪酸作用相反，多项研究证实，反式脂肪酸可升高 TG、TC、LDL 水平，降低 HDL 水平，并能增高 TC/HDL、LDL/HDL 和载脂蛋白 Apo B/Apo A 的值，同时还能减小 LDL 的体积。这些血脂谱异常改变，会促进动脉粥样硬化的形成。另外，反式脂肪酸有致炎作用，并可引起血管内皮细胞损伤，从而促进动脉粥样硬化的形成和发展。流行病学研究发现，反式脂肪酸的摄入可增加冠心病的发病风险。

由于反式脂肪酸对健康存在的潜在危害，国际机构、各国政府和学术团体均已提出消费警示或立法限制食物中反式脂肪酸的含量。2015 年 6 月 16 日，美国 FDA 宣布，将在 3 年内完全禁止在食品中使用人造反式脂肪酸，以助降低心脏疾病发病率。随着我国居民膳食模式的改变，反式脂肪酸的人群摄入量呈增加趋势，因此，我国需完善相关法规，加强关于反式脂肪酸的科普教育，让民众客观地认识其危害，减少对反式脂肪酸的摄入。

3. 问题与思考

硝酸甘油是作用于体循环还是作用于冠脉？

1867 年，Landre Brunton 发现吸入亚硝酸异戊酯能缓解心绞痛发作，认为其抗心绞痛作用与降压和减轻心脏负荷有关。此后动物实验证明硝酸甘油有扩张冠脉的作用，而认为其抗心绞痛作用是扩张冠脉、增加冠脉流量所致。1959 年，Gorlin 证明硝酸甘油对实验动物及正常人仅有短暂的增加冠脉流量的作用，对冠心病患者，舌下含服硝酸甘油不能扩张已硬化及代偿性扩张的血管，不能增加其冠脉流量。1972 年 Ganz 及 Marcus 发现，在用心房起搏方法诱发心绞痛的患者中，经心导管冠脉内注射 0.075mg 硝酸甘油，仅有部分人冠脉流量有短暂（平均 26s）明显增加，但并不能终止心绞痛发作；而静脉注射硝酸甘油，血压下降，冠脉流量减少，而心绞痛可以缓解。因此提出硝酸甘油抗心绞痛的作用机制不在冠脉循环而在体循环。但以后有学者提出 Ganz 及 Marcus 冠脉内注射的硝酸甘油所用剂量较大，可使冠脉的阻力血管也扩张，减少了缺血区的冠脉血流，因此，认为其实验结果尚不能否定硝酸甘油扩张较大冠脉的治疗作用。而后的研究也进一步肯定了冠脉痉挛仍是心肌缺血的重要病因。应用放射性微球法证明硝酸甘油能增加缺血区的血液量，微型氧电极也测得硝酸甘油可使心内膜/心外膜氧分压值上升。因而重新认识了扩张冠脉在抗心肌缺血中的意义。

硝酸甘油长期应用为什么会产生耐受性？

硝酸甘油的耐受机制尚不完全清楚，现认为主要有以下两种机制：①血管耐受。血管平滑肌细胞使硝酸甘油转化为 NO 发生障碍，可能在细胞内生成 NO 的过程中需要巯基，硝酸甘油使巯基氧化，造成血管平滑肌细胞内膜巯基耗竭所致，故补充含巯基的药物卡托普利、甲硫氨酸可能对抗耐药性的发生。②伪耐受。为非血管机制，可能因为硝酸甘油类使血管内压力迅速下降，使机体通过代偿，增强交感活性，释放去甲肾上腺素，激活肾素-血管紧张素系统，使水钠潴留，血容量及体重增加。

（淤泽溥　杨　阳）

第二十五章　作用于血液系统的药物

基本知识模块

第一节　概　述

作用于血液系统的药物是指用于调节和控制血液流动性，维持机体正常血液循环的药物。血液系统担负着运输氧、二氧化碳和营养物质、维持内环境稳态和防御保护等功能。血液在血管内保持液态流动，血细胞数量和功能的稳定及血容量的维持是发挥血液生理功能的重要条件。血细胞数量或功能的改变及血液流动性的改变可导致多种疾病，如造血功能障碍出现贫血，凝血功能低下可引起出血，凝血功能亢进可导致血栓。掌握这类药物需了解血液的基本组成及血液凝固、抗凝血和纤维蛋白溶解的过程。

一、血液的基本组成

血液由血浆和血细胞组成，血细胞包括红细胞、白细胞和血小板，其中红细胞占绝大部分，各类血细胞数量或功能改变也可导致血液系统功能障碍，如各类贫血、粒细胞减少等。血浆是血液的液体部分，由水、蛋白质、脂类、无机盐和大量化合物组成。若大量失血或大面积烧伤可至血容量降低，血压下降，甚至出现休克。

二、血液的凝固、抗凝系统与纤维蛋白溶解系统

生理状态下机体内血液凝固、抗凝血和纤维蛋白溶解过程维持动态平衡以保证血液在循环系统中处于流动状态。一旦该平衡被打破，就会出现出血性或血栓性疾病。

1. 血液的凝固　有许多凝血因子参与，共 12 种（表 25-1）。血液凝固过程分三个阶段：①凝血酶原激活物形成。内源性或外源性凝血途径，通过一系列凝血因子的相继激活，最后使因子Ⅹ激活为Ⅹa，Ⅹa、因子Ⅴ、Ca^{2+}和血小板第Ⅲ因子（PF_3）结合形成凝血酶原激活物。②凝血酶原转变为凝血酶。因子Ⅱ（凝血酶原）被凝血酶原激活物激活成Ⅱa（凝血酶）。③纤维蛋白原转变为纤维蛋白。因子Ⅰ（纤维蛋白原）在Ⅱa 作用下转变为Ⅰa（纤维蛋白），然后形成交联纤维蛋白凝块（图 25-1）。

表 25-1　国际命名的凝血因子

因子编号	名称	因子编号	名称
Ⅰ	纤维蛋白原	Ⅲ	组织凝血激酶（组织因子）
Ⅱ	凝血酶原	Ⅳ	Ca^{2+}

续表

因子编号	名称	因子编号	名称
Ⅴ	前加速素	Ⅹ	Stuart-Prower 因子
Ⅶ	前转变素	Ⅺ	血浆凝血激酶前质
Ⅷ	抗血友病因子	Ⅻ	接触因子
Ⅸ	血浆凝血激酶	XⅢ	纤维蛋白稳定因子

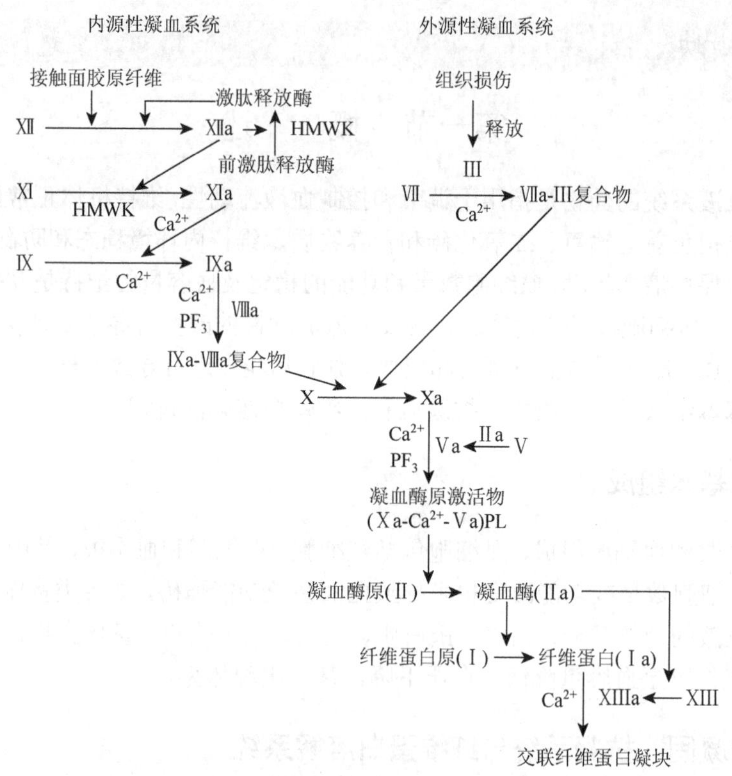

图 25-1　血液凝固的过程

HMWK. 高分子量激肽原；PL. 血小板膜磷脂

2. 抗凝系统　血浆中的抗凝物质包括抗凝血酶III（antithrombin III，AT-III）和蛋白质 C（protein C，抗凝蛋白 C）等。AT-III主要由肝细胞合成，肺、脾、肾、心脏、肠、脑和血管内皮细胞也能合成。AT-III是丝氨酸蛋白酶抑制蛋白（serine protease inhibitor），其结构中含有精氨酸残基，能作用于以丝氨酸为活性中心的凝血因子Ⅱa、Ⅸa、Ⅹa、Ⅺa 和Ⅻa 等，与这些因子活性中心的丝氨酸残基结合，形成 1∶1 的复合物，从而使上述凝血因子失活，产生抗凝作用。

3. 纤维蛋白溶解系统　在生理条件下，血液凝固过程中生成的难溶性的纤维蛋白（fibrin）在纤溶酶（plasmin）的作用下再次液化溶解，称为纤维蛋白溶解（fibrinolysis），简称纤溶。包括两个阶段：①纤溶酶原（plasminogen）的激活。人体多种组织和体液中含有纤溶酶原激活因子，某些细菌也能产生激活因子，如链激酶和葡激酶。在激活因子的作用下，纤溶酶原生成纤溶酶。②纤维蛋白溶解。纤溶酶特异性催化纤维蛋白中由精氨酸或赖氨酸残基的羧基构成的肽键水解，生成一系列的纤维蛋白降解产物，使血凝块溶解。

第二节　抗凝血药

抗凝血药（anticoagulant）是一类干扰凝血因子、阻止血液凝固的药物，主要用于血栓栓塞性疾病的预防与治疗。

肝素（典）（基）

肝素（heparin）因首先源于动物的肝而得名，含有长短不一的酸性黏多糖。主要由硫酸-D-葡萄糖胺、硫酸-L-艾杜糖醛酸、硫酸-D-葡萄糖胺及D-葡萄糖醛酸中两种双糖单位交替连接而成，是一相对分子质量为3000～35 000的混合物。含有大量硫酸基和羧基，带大量负电荷呈强酸性。药用肝素是从猪小肠和牛肺中提取而得。

【体内过程】肝素是带大量负电荷的大分子，口服不被吸收，肌内注射易导致血肿。故常须静脉给药，60%集中于血管内皮，大部分经网状内皮系统被破坏，极少以原型从尿排出。肝素抗凝活性 $t_{1/2}$ 与给药剂量有关，静脉注射100U/kg、400U/kg、800U/kg，抗凝活性 $t_{1/2}$ 分别为1h、2.5h和5h。肺栓塞、肝硬化患者 $t_{1/2}$ 延长。

【药理作用】

1. 抗凝作用　肝素在体内、体外均具有抗凝作用。凝血因子Ⅱa、Ⅸa、Ⅹa、Ⅺa、Ⅻa的活性中心含丝氨酸残基，都属丝氨酸蛋白酶。生理情况下，AT-Ⅲ分子上的精氨酸残基与这些酶活性中心的丝氨酸残基结合，封闭酶的活性中心，使酶失活。带负电荷的肝素可与带正电荷的AT-Ⅲ的赖氨酸残基形成可逆性复合物，使AT-Ⅲ发生构型的改变，更充分地暴露出其活性中心，AT-Ⅲ则以精氨酸残基迅速与丝氨酸蛋白酶活性中心的丝氨酸残基结合，从而加速AT-Ⅲ对Ⅱa、Ⅸa、Ⅹa、Ⅺa、Ⅻa等的灭活。肝素可加速此过程达1000倍以上。

2. 其他作用　肝素有降脂作用，能使血管内皮释放脂蛋白脂酶，水解乳糜微粒及VLDL。但停药后易发生“反跳”，使血脂回升。还能抑制凝血酶诱导的血小板聚集。

【临床应用】

1. 血栓栓塞性疾病　防止血栓形成与扩大，如深静脉血栓、肺栓塞、脑栓塞及急性心肌梗死。

2. 弥散性血管内凝血（DIC）　应早期应用，防止因纤维蛋白原及其他凝血因子耗竭而发生继发性出血。

3. 体外抗凝　心血管手术、心导管检查、血液透析等抗凝。

【不良反应】应用过量易引起自发性出血。一旦发生，立即停用，注射带有正电荷的鱼精蛋白（protamine），每1mg鱼精蛋白可中和100U肝素。部分患者应用肝素2～14d可出现血小板缺乏，与肝素引起的血小板聚集作用有关。应用过程中应监测活化部分凝血酶原时间（APPT），使其维持在正常值的1.5～2.5倍（通常在50～80s）。连续应用肝素3～6个月，可引起骨质疏松，产生自发性骨折。也可引起皮疹、药热等过敏反应。

【禁忌证】严重肝或肾功能不全、消化性溃疡、恶性高血压、内脏肿瘤、脑出血病史、DIC 的纤溶亢进期、血友病、亚急性细菌性心内膜炎、围产期妇女、近期外伤或手术者禁用。

低分子量肝素[基]

低分子量肝素（low molecular weight heparin，LMWH）是普通肝素经化学分离方法制备的一种短链制剂。相对分子质量为 4000～5000。与普通肝素相比，具有以下特点：①抗因子Ⅹa 选择性强，对其他凝血因子作用弱；②较少引起血小板减少；③抗凝血作用强；④生物利用度高、$t_{1/2}$ 长，是普通肝素的 2～4 倍；⑤引起出血并发症少。不良反应有出血、血小板减少、低醛固酮血症伴高钾血症、过敏反应和暂时性转氨酶升高等。

香豆素类

香豆素是一类含有 4-羟基香豆素基本结构的物质，口服参与体内代谢后发挥抗凝作用，故称口服抗凝药。主要药物有华法林[典][基]（warfarin，苄丙酮香豆素）、醋硝香豆素（acenocoumarol，新抗凝）和双香豆素（dicoumarol）等（图 25-2）。它们的药理作用相同。

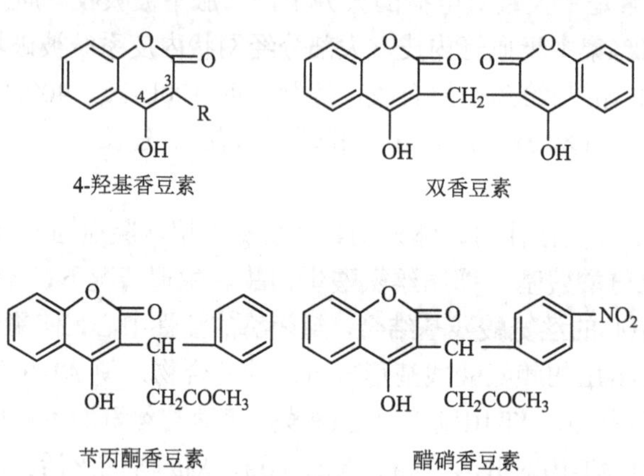

4-羟基香豆素　　双香豆素

苄丙酮香豆素　　醋硝香豆素

图 25-2　香豆素类的化学结构

【体内过程】华法林和醋硝香豆素口服吸收迅速而完全，双香豆素的吸收易受食物的影响；三种药的血浆蛋白结合率高，主要在肝及肾中代谢。均经肾排泄。$t_{1/2}$ 为 8～60h。能透过胎盘屏障，双香豆素和醋硝香豆素还可见于母乳中。

【药理作用】香豆素类是维生素 K 拮抗药，在肝内抑制维生素 K 由环氧化物向氢醌型转化，从而阻止维生素 K 的反复利用，影响含有谷氨酸残基的凝血因子Ⅱ、Ⅶ、Ⅸ、Ⅹ的羧化作用，使这些因子停留于无凝血活性的前体阶段，从而影响凝血过程（图 25-3）。对已形成的上述因子无抑制作用，因此抗凝作用出现时间较慢。一般需 8～12h 后发挥作用，1～3d 达到高峰，停药后抗凝作用尚可维持数天。双香豆素抗凝作用慢而持久，持续 4～7d。华法林作用出现较快，持续 2～5d。

【临床应用】用途与肝素相同，可防止血栓形成与发展。也可作为心肌梗死辅助用药。口服有效，作用时间较长。但作用出现缓慢，剂量不易控制。也用于风湿性心脏病、髋关节固定术、人工置换心脏瓣膜等手术后防止静脉血栓发生。

【不良反应】剂量应根据凝血酶原时间控制在 25～30s（正常值为 12s）进行调节。过量易发生出血，可用维生素 K 对抗，必要时输新鲜血浆或全血。禁忌证同肝素。其他不良反应有胃肠道反应、过敏等。

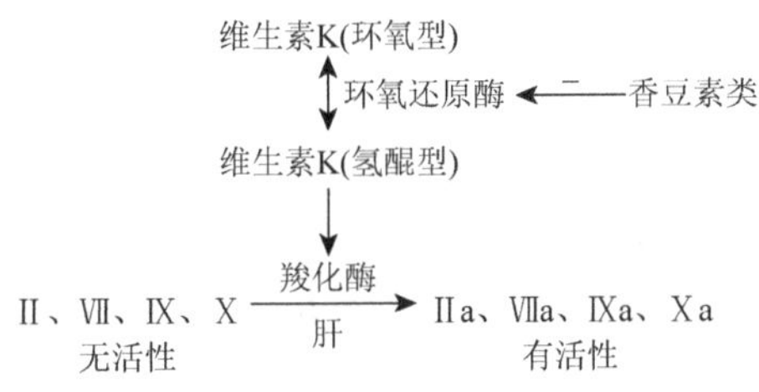

图 25-3 维生素 K 和香豆素类作用机制

第三节 抗血小板药

血小板的基本生理功能是黏附、聚集、释放和分泌颗粒内容物（如 ADP），是血栓形成的重要因素之一。血小板内游离的花生四烯酸（arachidonic acid，AA）经环氧合酶（cyclooxygenase，COX）的作用可生成前列腺素 H_2（PGH_2），PGH_2 在血栓素 A_2（thromboxane A_2，TXA_2）合成酶作用下进一步生成 TXA_2（参见第十七章图 17-1），TXA_2 是目前已发现的最强的血管收缩剂和血小板聚集剂之一。而在血管内皮细胞等部位 AA 经 COX 和前列环素（prostacyclin，PGI_2）合成酶的作用生成的 PGI_2，则是血小板功能的抑制剂。PGI_2 能激活腺苷酸环化酶，迅速增加血小板内 cAMP 浓度，降低血小板的敏感性。相反，ADP、TXA_2、肾上腺素和凝血酶等可使升高的 cAMP 水平降低而诱导血小板的聚集。

抗血小板药（antiplatelet drug）是一类能减少血小板聚集、抑制血栓形成的药，根据其作用机制，可分为以下四类。

一、影响血小板代谢酶的药物

1. 环氧合酶抑制剂　通过抑制 COX，减少 TXA_2 生成。

阿司匹林[(典)(基)]

阿司匹林（aspirin）与 COX 活性部分丝氨酸残基发生不可逆性乙酰化反应而抑制该酶活性，使 TXA_2 合成减少。对血小板功能亢进所致的血栓栓塞性疾病疗效肯定，对急性心肌梗死或不稳定型心绞痛患者，可降低梗死率及死亡率，也可降低一过性脑缺血的发生率和死亡率（见第十七章）。

2. TXA_2 抑制剂　通过减少 TXA_2 生成和阻断 TXA_2 受体发挥作用。

利多格雷

利多格雷（ridogrel）抑制 TXA_2 合成酶作用较强，减少 TXA_2 生成，并能中度阻断 TXA_2 受体。与阿司匹林比较，对血小板血栓和冠状动脉血栓作用强，对降低急性心肌梗死再栓塞、反复心绞痛及缺血性中风发生率较强，但对急性心肌梗死的血管梗死率、复灌率及增强链激酶的纤溶作用等与阿司匹林相当。不良反应少，仅有轻度胃肠道反应，易耐受。

同类药物有匹考他胺（picotamide）和奥扎格雷（ozagrel），作用较利多格雷弱，但不良反应轻。

二、增加血小板内 cAMP 的药物

依前列醇

依前列醇（epoprostenol，PGI_2）为人工合成的 PGI_2，能激活血小板中的腺苷酸环化酶而使 cAMP 浓度增高。既能抑制 ADP、胶原和 AA 等多种诱导剂引起的血小板聚集与分泌，又能扩张血管，有抗血栓形成作用。PGI_2 极不稳定，$t_{1/2}$ 仅为 3～5min。在体内迅速转化为稳定的代谢产物 6-酮-PGF_1，但在肺内不被灭活。采用静脉滴注，主要用于体外循环以防止血小板减少、微血栓形成和出血。给药过程中常见血压下降、心率加速、头痛、眩晕。

双嘧达莫[（典）（基）]

双嘧达莫（dipyridamole）又名潘生丁（persantin），对 ADP、胶原与低浓度凝血酶诱导的血小板聚集有抑制作用，体内和体外均有抗血栓作用，通过抑制磷酸二酯酶，使 cAMP 增高，也能抑制腺苷摄取，进而激活血小板腺苷酸环化酶使 cAMP 浓度增高。单独应用作用较弱。与华法林合用防止心脏瓣膜置换术后血栓形成。

三、抑制血小板活化的药物

氯吡格雷[（基）]

氯吡格雷（clopidogrel）为强效血小板抑制剂，能抑制 ADP、AA、胶原、凝血酶和血小板活化因子等所引起的血小板聚集。口服吸收良好，主要用于预防脑中风、心肌梗死及外周动脉血栓性疾病的复发，疗效优于阿司匹林。不良反应有恶心、呕吐、中性粒细胞下降等。同类药物噻氯匹定（ticlopidine），作用与氯吡格雷相似。

四、血小板膜糖蛋白 GPⅡb/Ⅲa 受体拮抗药

阿昔单抗

阿昔单抗（abciximab，c7E3Fab，ReoPro）通过阻断血小板膜糖蛋白 GPⅡb/Ⅲa 受体而抑制血小板聚集。临床用于急性心肌梗死、溶栓治疗、不稳定型心绞痛和血管成形术后再梗死等。有出血危险，应严格控制剂量。

第四节　纤维蛋白溶解药

纤维蛋白溶解药（fibrinolytic drug）可直接或间接激活纤溶酶原成为纤溶酶，促进纤维蛋白溶解，故又称为溶栓药（thrombolytic drug）。纤维蛋白溶解药按问世先后分为三代：第一代有链激酶（streptokinase，SK）、尿激酶[（典）（基）]（urokinase，UK）；第二代有组织型纤溶酶原激活剂（tissue-type plasminogen activator，t-PA），又称阿替普酶

（alteplase）、阿尼普酶（anistreplase）、沙芦普酶（saruplase）等；第三代旨在通过基因工程技术改良天然溶栓药结构，增强溶栓选择性、减少出血、延长 $t_{1/2}$，正在研制的有改造野生型 t-PA、组建嵌合型溶栓剂（chimerical plasminogen activator）、单抗体导向溶栓剂、葡激酶（staphylokinase）等。常用纤维蛋白溶解药见表 25-2。

表 25-2　常用纤维蛋白溶解药

药物	来源	作用机制	作用特点与不良反应
链激酶	C 组 β-溶血性链球菌培养液分离或基因重组技术制备	与纤溶酶原结合形成 SK-纤溶酶原复合物，促进纤溶酶原转变为纤溶酶	①具有抗原性，可引起发热、寒战、头痛等过敏反应；②对血栓和血浆中纤溶酶原无选择性，可引起出血；③作用时间短，$t_{1/2}$ 为 23min
尿激酶	胚胎肾细胞培养液分离或基因重组技术制备	使纤溶酶原从 Arg560～Val561 处断裂而生成纤溶酶	①不具有抗原性，无过敏反应；②对血栓和血浆中纤溶酶原无选择性，可引起出血；③作用时间短，$t_{1/2}$ 为 15min
组织型纤溶酶原激活剂	人胎盘中提取纯化或基因重组技术制备	使血栓中纤维蛋白发生构型改变，易于与纤溶酶原结合激活纤溶酶原成为纤溶酶	①选择性激活血栓中纤溶酶原；②大剂量可引起出血；③作用时间短，$t_{1/2}$ 为 3～8min
阿尼普酶	为链激酶与乙酰化纤溶酶原的复合物	体内缓慢脱酰化后激活纤溶酶原成为纤溶酶	①选择性激活血栓中纤溶酶原；②大剂量可引起出血；③起效较缓慢，作用时间较长，$t_{1/2}$ 为 90～105min
葡激酶	金黄色葡萄球菌培养液分离或基因重组技术制备	与纤溶酶原结合形成葡激酶-纤溶酶原激活物，促进纤溶酶原转变为纤溶酶	①选择性激活血栓中纤溶酶原；②大剂量可引起出血；③抗原作用弱于链激酶；④对富含血小板的血栓和已收缩的血栓溶栓作用强

本类药物具有以下特点：①对血浆和血栓中纤溶酶原选择性低，溶解血栓的同时可呈现全身纤溶状态而易引起出血。其中 t-PA、阿尼普酶和葡激酶等第二、第三代药对血栓中纤溶酶原选择性比链激酶和尿激酶相对强，但大剂量也可引起出血。②作用时间短，$t_{1/2}$ 多在 25min 以下，但阿尼普酶因能在体内缓慢脱酰基而生效，故作用时间较长，$t_{1/2}$ 为 90～105min。③临床主要用于血栓栓塞性疾病，如急性心肌梗死、脑栓塞、肺栓塞、深静脉血栓、眼底血栓等。其中 UK 价格昂贵，仅用于对 SK 过敏或耐受者。④对新形成的血栓疗效好，对陈旧性血栓溶解作用差。一般认为血栓形成 6h 内溶栓效果好。

第五节　止　血　药

止血药是用于治疗凝血因子缺乏、纤溶功能过强或血小板减少等原因所致出血的药物。

维生素 K（典）（基）

维生素 K（vitamin K）广泛存在于自然界，基本结构是甲萘醌，其中维生素 K_1（phytomenadione）存在于绿色植物中，维生素 K_2（menaquinone，甲基萘醌）来自肠道细菌或腐败鱼粉，两者均为脂溶性维生素，需胆汁协助吸收；维生素 K_3（menadione sodium bisulfite，亚硫酸氢钠甲萘醌）、维生素 K_4（menadiol diacetate，醋酸甲萘氢醌）是人工合成品，为水溶性维生素。

【药理作用】维生素 K 是 γ-羧化酶的辅酶，在肝内参与凝血因子Ⅱ、Ⅶ、Ⅸ、Ⅹ前体的功能活化过程。在氢醌型维生素 K 存在的条件下，γ-羧化酶使这些凝血因子前体物的氨基末端谷氨酸残基 γ 羧化，成为凝血因子。同时氢醌型维生素 K 转变为环氧型维生素 K，后者又可经环氧还原酶（vitamin K epoxide reductase）的作用被还原为氢醌型维生素K，继续参与羧化反应（图25-3）。香豆素类可抑制此酶活性。

【临床应用】维生素K缺乏引起的出血：口服抗凝血药、广谱抗生素、梗阻性黄疸、胆瘘、慢性腹泻和广泛肠段切除后吸收不良所致的低凝血酶原血症，以及新生儿维生素K产生不足所致的出血，可口服、肌内注射和静脉注射给药。但对先天性或严重肝病所致的低凝血酶原血症无效。

【不良反应】维生素K_1静脉注射速度过快可出现颜面潮红、呼吸困难、胸闷、血压剧降等类似过敏反应的症状，故应避免快速注射，应该缓慢滴注。维生素K_3的不良反应较多，口服易出现胃肠道反应，肌内注射引起疼痛，较大剂量维生素K_3可引发新生儿、早产儿溶血性贫血和高胆红素血症等。对葡萄糖-6-磷酸脱氢酶缺乏的患者也可诱发溶血。

氨甲环酸[典][基]和氨甲苯酸[基]

【药理作用】氨甲环酸（tranexamic acid，AMCHA）和氨甲苯酸（p-aminomethylbenzoic acid，PAMBA），化学结构与赖氨酸相似（图 25-4），低剂量时能竞争性抑制纤溶酶原与纤维蛋白的结合，阻止纤溶酶原的活化；高剂量时则直接抑制纤溶酶的活性，并减少纤维蛋白的降解而产生止血作用。因此属于抗纤溶剂（antifibrinolysin）。

H_2NH_2C—⬡—COOH　　H_2NH_2C—⬡—COOH

AMCHA　　PAMBA

图25-4　氨甲环酸和氨甲苯酸的化学结构

【临床应用】主要用于预防和治疗由纤溶亢进而引起的出血，如含有纤溶酶原激活物的器官（肝、肺、前列腺、尿道和肾上腺等）手术或创伤后、应用t-PA或纤溶药物过量等。也可用于血友病患者手术前后的辅助治疗。由于本药主要经尿路排出，还可抑制尿激酶对尿路中血凝块的作用，因此前列腺和泌尿系统手术时慎用。

【不良反应】最常见的是胃肠道反应、头晕、耳鸣、瘙痒、红斑等。快速静脉给药可引起体位性低血压、多尿、心律失常、惊厥及心脏或肝的损伤。本药可致血栓形成。肾功能不全者慎用，DIC早期和血栓形成者禁用。

第六节　抗 贫 血 药

贫血是指循环血液中血红蛋白含量和（或）红细胞数量低于正常范围下限的病理现象。临床常见贫血有由铁缺乏导致的缺铁性贫血、由叶酸或维生素B_{12}缺乏导致的巨幼细胞贫血和骨髓造血功能降低所致的再生障碍性贫血。需根据贫血类型选择相应的抗贫血药进行治疗。

铁　剂

铁是人体必需的元素，是构成血红蛋白、肌红蛋白及组织酶系，如过氧化物酶、细胞色素C等所必需的。当机体铁的摄入量不足，或胃肠道吸收障碍、慢性失血造成铁缺乏时，可影响血红蛋白的合成而引起贫血，此种贫血红细胞呈小细胞低色素性，应及时补充铁剂。

常用的有：口服铁剂包括硫酸亚铁[典][基]（ferrous sulfate）、琥珀酸亚铁[基]（ferrous

succinate）、枸橼酸铁铵（ferric ammonium citrate）；注射铁剂包括右旋糖酐铁（典）（基）（iron dextran）、山梨醇铁（iron sorbitex）等。

【体内过程】口服铁剂或食物中的外源性铁都以亚铁形式在十二指肠和空肠上段吸收。胃酸、维生素 C、食物中果糖、半胱氨酸等有助于铁的还原，可促进吸收。胃酸缺乏及食物中高磷、高钙、鞣酸等物质使铁沉淀，有碍吸收。四环素等与铁络合，也不利于吸收。食物中肉类的血红素中铁吸收最佳，蔬菜中铁吸收较差。铁的吸收与体内贮存铁多少有关。吸收进入肠黏膜的铁根据机体需要或直接进入骨髓供造血使用，或与肠黏膜脱铁铁蛋白结合以铁蛋白（ferritin）的形式贮存其中。体内铁的转运需要运铁蛋白（transferrin）。它是相对分子质量为 76 000 的 β_1 糖蛋白，有 2 个铁结合位。细胞膜上有运铁蛋白受体，铁-运铁蛋白复合物与受体结合，通过受体调节的胞饮作用进入细胞，铁分离后，去铁的运铁蛋白被释出细胞外继续发挥作用。铁主要通过肠黏膜细胞脱落，以及胆汁、尿液、汗液而排出体外。

【药理作用】铁是红细胞成熟阶段合成血红素的必需物质。吸收到骨髓的铁吸附在有核红细胞的细胞膜上并进入细胞内线粒体，与原卟啉结合后形成的血红素再与珠蛋白结合，即形成血红蛋白。

【临床应用】预防和治疗缺铁性贫血，尤其对营养不良、生长发育期需求增加和慢性失血引起者。口服铁剂一周，血液中网织红细胞即可上升，10～14d 达高峰，2～4 周后血红蛋白明显增加。达正常值需 1～3 个月。为使体内铁贮存恢复正常，待血红蛋白正常后还需减半量继续服药 2～3 个月。

硫酸亚铁吸收良好，最常用。枸橼酸铁铵为三价铁，吸收差，但可制成糖浆供小儿应用。缺铁性贫血原则上使用口服铁剂进行治疗，注射铁剂仅限于少数严重贫血、口服铁剂胃肠道反应严重及铁剂吸收障碍者应用。

【不良反应】口服铁剂对胃肠道有刺激性，可引起恶心、腹痛、腹泻。饭后服用可以减轻。也可引起便秘，因铁与肠腔中硫化氢结合，减少了硫化氢对肠壁的刺激作用。小儿误服 1g 以上铁剂可引起急性中毒，表现为坏死性胃肠炎、呕吐、腹痛、血性腹泻、休克、呼吸困难，甚至死亡。急救措施为以磷酸盐或碳酸盐溶液洗胃，并以特殊解毒剂去铁胺（deferoxamine）注入胃内以结合残存的铁。

叶酸（典）（基）

叶酸（folic acid）是由蝶啶环、对氨基苯甲酸及谷氨酸三部分组成（图 25-5），属水溶性 B 族维生素。广泛存在于动物、植物性食品中，少量由回肠细菌合成，人体必须从食物中获取。

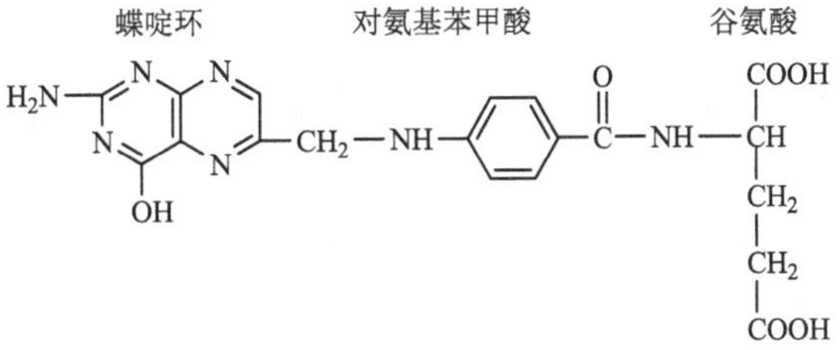

蝶啶环　对氨基苯甲酸　谷氨酸

图 25-5　叶酸的化学结构

【药理作用】食物中的叶酸进入体内后，在二氢叶酸（DHFA）还原酶作用下形成具有活性的四氢叶酸（THFA），作为甲基（$—CH_3$）、甲酰基（—CHO）等一碳基团的传递体。这些一碳基团由丝氨酸、组氨酸、甘氨酸和甲硫氨酸等产生后，即以叶酸作为载体，参与体内多种生化代谢（图 25-6），包括：①嘌呤核苷酸的从头合成；②从脱氧尿苷酸（dUMP）合成脱氧胸苷酸（dTMP）；③促进某些氨基酸的互变。当叶酸缺乏时，上述代谢障碍，其中最为明显的是 dTMP 的合成受阻，导致细胞核中 DNA 合成减少，细胞分裂与增殖减少。但由于对 RNA 和蛋白质合成影响较少，细胞的 DNA/RNA 值降低，出现细胞增大、细胞质丰富、细胞核中染色质疏松分散。对红细胞的影响最为明显，表现为巨幼细胞贫血；消化道上皮增殖受阻，表现为舌炎、腹泻等。

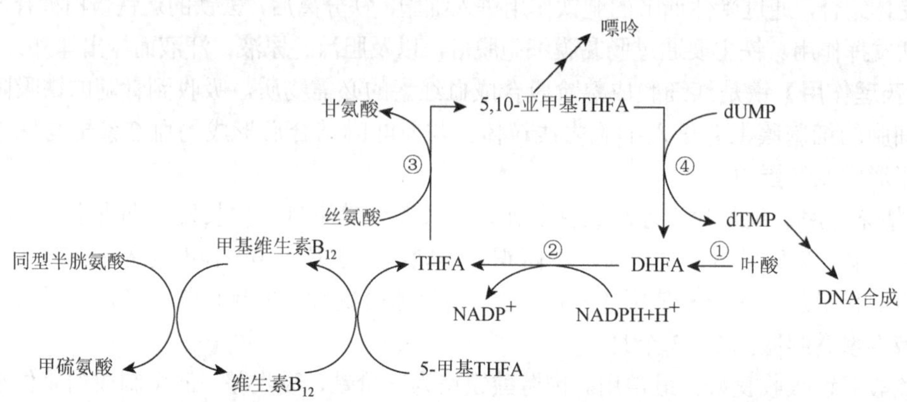

图 25-6　叶酸和维生素 B_{12} 的作用

①DHFA 合成酶；②DHFA 还原酶；③丝氨酸羟甲基转移酶；④dTMP 合成酶

【临床应用】作为补充治疗，用于各种原因所致的巨幼细胞贫血。与维生素 B_{12} 合用效果更好。对叶酸对抗剂甲氨蝶呤、乙胺嘧啶、甲氧苄氨嘧啶等所致的巨幼细胞贫血，由于二氢叶酸还原酶的抑制，应用叶酸无效，需用甲酰四氢叶酸钙（calcium leucovorin）治疗。对维生素 B_{12} 缺乏所致的恶性贫血，大剂量叶酸治疗可纠正血相，但不能改善神经症状。故治疗时以维生素 B_{12} 为主，叶酸为辅。

维生素 B_{12}（典）（基）

【体内过程】维生素 B_{12} 必须与胃壁细胞分泌的糖蛋白，即“内因子”结合才能免受胃液消化而进入空肠吸收。胃黏膜萎缩所致的“内因子”缺乏可影响维生素 B_{12} 吸收，引起恶性贫血。吸收后有 90%贮存于肝，其余则由胆汁排泄，主要从肠道排出，可形成肠肝循环，注射时则大部分由肾排出。

【药理作用】维生素 B_{12} 为细胞分裂和维持神经组织髓鞘完整所必需的。体内维生素 B_{12} 主要参与下列两种代谢过程（图 25-6）。

1. 促进四氢叶酸循环利用　同型半胱氨酸甲基化形成甲硫氨酸需有甲基维生素 B_{12} 参与。该甲基是维生素 B_{12} 自 5-甲基四氢叶酸得来，然后转给同型半胱氨酸，5-甲基四氢叶酸则转变成四氢叶酸，促进四氢叶酸循环利用。故维生素 B_{12} 缺乏会引起叶酸缺乏症状。

2. 维持髓鞘神经功能的完整性　甲基丙二酰辅酶 A 变为琥珀酰辅酶 A 而进入三羧酸循环，需有 5′-脱氧腺苷钴胺参与。维生素 B_{12} 缺乏，甲基丙二酰辅酶 A 积聚，导致异常脂肪酸合成，影响正常神经髓鞘脂质合成，出现神经症状。

【临床应用】主要用于恶性贫血及巨幼细胞贫血。也可作为神经炎、神经萎缩等神经系统疾病和肝病的辅助治疗。

促红细胞生成素

促红细胞生成素（erythropoietin，EPO）是由肾近曲小管管周间质细胞产生，由 166 个氨基酸组成的糖蛋白激素，分子量约为 34kDa。EPO 与红系干细胞的表面 EPO 受体结合，刺激红系干细胞生成，促成红细胞成熟，使网织红细胞从骨髓中释出，增加红细胞和血红蛋白。此外，EPO 能促进肌肉中氧气生成，从而使肌肉更有劲、增加训练耐力和训练负荷，属于国际奥林匹克委员会规定的违禁药物（兴奋剂）。现临床应用的为重组人红细胞生成素（rhEPO）。主要用于治疗肾性贫血，肾衰血液透析引起的贫血，肿瘤化疗、艾滋病或药物等引起的贫血。不良反应有红细胞上升过快和血黏滞度增高所致的高血压，肾透析患者可有血凝增加，某些患者有血栓形成，少数患者可有皮肤反应和关节疼痛。

第七节　增白细胞药

维生素 B_4、鲨肝醇等作为增白细胞药应用多年，但疗效较差。基因重组及克隆技术则为集落刺激因子的生产和应用创造了条件。

非格司亭

非格司亭（filgrastim），又称重组人粒细胞集落刺激因子，是粒细胞集落刺激因子（granulocyte colony stimulating factor，G-CSF）基因重组而成。G-CSF 是由血管内皮细胞、单核细胞和成纤维细胞合成的糖蛋白。通过受体机制促进中性粒细胞成熟；促进成熟的粒细胞从骨髓释出；增强中性粒细胞趋化及吞噬等功能。用于肿瘤化疗、放疗和自体骨髓移植所致的中性粒细胞缺乏；对艾滋病或先天性中性粒细胞缺乏也有效；可升高中性粒细胞数量，减少感染发生率。一般剂量患者耐受良好，可有胃肠道反应、肝功能损害和骨痛等。长期静脉滴注可引起静脉炎。有药物过敏史及肝、肾、心功能严重障碍者慎用。

沙格司亭和莫拉司亭

粒细胞/巨噬细胞集落刺激因子（granulocyte-macrophage colony-stimulating factor，GM-CSF）在 T 淋巴细胞、单核细胞、成纤维细胞和血管内皮细胞中均有合成。刺激粒细胞、单核细胞、巨噬细胞和巨核细胞等多种细胞的集落形成和增生，促进成熟细胞的释放，并增加粒细胞的功能。对红细胞增生也有间接影响。

临床使用的沙格司亭（sargramostim）和莫拉司亭（molgramostim）为人重组 GM-CSF（rhGM-CSF）。主要用于骨髓移植，恶性肿瘤放疗、化疗，再生障碍性贫血或艾滋病等引起的粒细胞缺乏症。不良反应有发热、骨及肌肉疼痛、皮下注射部位红斑。首次静脉滴注时可出现潮红、呕吐、呼吸急促、低血压等。严重的不良反应为心功能不全、支气管痉挛、室上性心动过速、颅内高压、肺水肿和晕厥等。

第八节 血容量扩充剂

本类药物主要用于大量失血或失血浆所致的低血容量休克，以扩充血容量，维持器官的血液灌注。其共同特点是具有一定的胶体渗透压、体内消除慢、无毒、无抗原性。

右旋糖酐（典）（基）

右旋糖酐（dextran）是高分子葡萄糖聚合物，包括右旋糖酐 10、右旋糖酐 40 和右旋糖酐 70，其平均相对分子质量分别为 10 000、40 000、70 000。本药静脉注射后不透过血管，可提高血浆胶体渗透压，扩充血容量，作用强度和维持时间随分子量降低而下降和缩短；还可通过稀释血液等机制降低血液的黏滞度，减少血小板的黏附和聚集，小分子量作用较中、高分子量强。也有渗透利尿作用。临床主要用于休克的抢救和预防手术后血栓形成及治疗某些血栓栓塞性疾病。不良反应表现有皮肤过敏，个别可出现过敏性休克；输注量过大，则可由于血液过度稀释、携氧功能降低而导致组织供氧不足、凝血障碍和低蛋白血症。充血性心衰和血容量过多者禁用，严重血小板减少、凝血障碍者慎用。

总结记忆模块

1. 知识要点

1）肝素通过促进 AT-Ⅲ灭活Ⅱa、Ⅸa、Ⅹa、Ⅺa、Ⅻa 因子而抗凝，口服不吸收，常静注给药，起效快、作用时间短，用于血栓栓塞性疾病、DIC 和体外抗凝。香豆素类结构似维生素 K，通过抑制维生素 K 环氧还原酶，阻止Ⅱ、Ⅶ、Ⅸ、Ⅹ因子合成而抗凝，口服吸收完全、起效慢、作用时间长、仅体内有抗凝作用，用于血栓栓塞性疾病，纤维蛋白溶解药可直接或间接激活纤溶酶原成为纤溶酶，促进纤维蛋白溶解而溶解血栓，大剂量可引起出血，作用时间短，对新形成的血栓疗效好，主要用于血栓栓塞性疾病。

2）维生素 K 是凝血因子前体物 γ-羧化酶的辅酶，在肝内参与凝血因子Ⅱ、Ⅶ、Ⅸ、Ⅹ的合成，主要治疗维生素 K 缺乏所致的出血。氨甲环酸和氨甲苯酸阻止纤溶酶原活化成为纤溶酶，减少纤维蛋白的降解，用于预防和治疗由纤溶亢进而引起的出血，但大剂量可引起血栓形成。

3）抗血小板药物中，阿司匹林抑制 COX，减少 TXA_2 生成；利多格雷抑制 TXA_2 合成酶，减少 TXA_2 生成并阻断 TXA_2 受体；双嘧达莫抑制磷酸二酯酶，减少 cAMP 降解，增加血小板内 cAMP 的含量；氯吡格雷和噻氯匹定干扰血小板活化，抑制血小板聚集和黏附；阿昔单抗阻断血小板膜糖蛋白 GPⅡb/Ⅲa 受体，抑制血小板聚集。

4）铁剂主要治疗缺铁性贫血，叶酸和维生素 B_{12} 主要治疗恶性贫血和巨幼细胞贫血。右旋糖酐可提高血浆胶体渗透压，扩充血容量，降低血液的黏滞度，减少血小板的黏附和聚集，临床主要用于休克的抢救和预防手术后血栓形成及治疗某些血栓栓塞性疾病。

2. 药物比较　　肝素与香豆素类比较见表 25-3。

表 25-3　肝素与香豆素类比较

特征	肝素	香豆素类
基本结构	黏多糖硫酸酯（带大量负电荷）	4-羟基香豆素
口服	不吸收（常静脉给药）	吸收完全
抗凝机制	促进 AT-Ⅲ灭活Ⅱa、Ⅸa、Ⅹa、Ⅺa、Ⅻa 因子	结构似维生素 K，抑制维生素 K 环氧还原酶，阻止Ⅱ、Ⅶ、Ⅸ、Ⅹ因子合成
体内抗凝	有效	有效
体外抗凝	有效	无效
起效	快，静注立即起效，10min 内血液凝固时间、凝血酶时间和凝血酶原时间明显延长	慢，口服 12～24h 起效，1～3d 作用达高峰
作用时间	短，3～4h	长，2～5d
中毒解救	鱼精蛋白（带正电荷）	维生素 K
临床应用	血栓栓塞性疾病、DIC、体外抗凝	血栓栓塞性疾病

3. 复习记忆

（1）复习指南　本章知识的学习必须以血液系统的生理知识为基础，首先复习血液的基本组成，血细胞生理、血液的凝固、抗凝与纤维蛋白溶解系统相关内容，以便对抗贫血药、增白细胞药、抗凝血药、抗血小板药、纤维蛋白溶解药、止血药、血容量扩充剂作用机制的理解。其中抗贫血药（铁剂、叶酸和维生素 B_{12}），抗凝血药（肝素和香豆素类，可借助表 25-3 记忆），止血药（可借助下文歌诀记忆）是重点。

（2）助记方法　歌诀法。

止血药

凝血酶原缺乏症，选用维 K 来纠正；
Ⅱ、Ⅶ、Ⅸ、Ⅹ合成多，肝功不良减效果。
纤溶亢进出血症，氨甲苯酸可纠正；
作用较强毒性低，血栓形成要注意。

拓展提高模块

1. 研究史话

三叶草致牛羊出血之谜——双香豆素的发现

20 世纪 20 年代初，加拿大和美国北部的农场主发现许多牛羊得了一种奇怪而又相似的疾病，外伤或者小小的手术都会导致牛羊出血不止而死去，似乎这是一种流行疾病，因为几乎就在同时，北美地区的大批牛羊都得了这种疾病。为查明真相，加拿大兽医弗兰克·斯科菲尔德（Frank Schofield）到处奔波进行流行病学调查，最后认为腐烂变质的三叶草是罪魁祸首，1924 年，他就此发表论文并称之为“三叶草病”。三叶草具有独特的香味，是牛羊绝佳的饲料，它还能增加土壤的氮含量，使土地肥沃，因此成为农场最受欢迎的牧草。农场主每年收割大量的牧草堆积库存，由于那一年冬天温暖而潮湿，这些三叶草发霉变质了。斯科菲尔德因此推测，是这些发霉的三叶草造成了牛羊的出血不止，他将新鲜和发霉的牧草分别喂给兔子，结果吃发霉牧草的兔子发生了异常出血，而吃新鲜牧草的兔子则安然无恙，从而证明了自己的假设，但是什么成分引起出血仍然是个谜。

1933年，威斯康星大学年仅32岁的化学副教授卡尔·保罗·林克（Karl Paul Link）查阅到斯科菲尔德关于“三叶草病”的论文后产生了极大的兴趣，他带着博士生斯塔尔曼（Stahlman）等一起，专门从发霉的三叶草中提取化合物，目标就是找到能导致血液不凝固的神奇物质。历经7年的艰辛努力，1940年终于从这些发霉的牧草中分离出了具有抗凝血作用的物质，确定了它的结构并能进行人工合成，命名为“双香豆素”。至此，人们知道了三叶草剧毒的真相，原来，三叶草含有的单个的香豆素成分并不引起出血，而一旦腐烂变质后，在霉菌的作用下发生化学反应生成了双香豆素，双香豆素分子结构与维生素K相似，它能竞争性地干扰维生素K在肝内合成凝血因子的过程而产生抗凝作用，它进入牛羊体内后导致其出血不止而死亡。此后林克和他的团队继续合成了多个双香豆素结构类似的化合物。

发现问题：牛羊出血。提出假说：发霉的三叶草造成了牛羊的出血不止。研究证实：将新鲜和发霉的牧草分别喂给兔子，吃发霉牧草的兔子发生了异常出血，从而证实了假说。结果提示“发现问题—提出假说—研究证实”已成为目前科学研究的常用方法。

来自毒鼠药的华法林

1945年，林克教授因胸膜炎休假半年，但他仍然对双香豆素念念不忘，于是在休息的日子里，一个做毒鼠药的想法萌生了。当时毒力强大的毒鼠药是氰化物，但氰化物对人的危险性太大，而且氰化物能迅速杀死老鼠，老鼠生性警惕，一旦发现同类吃过某种东西之后立刻死掉，其他老鼠就不会再碰这种食物了。因此林克认为理想的毒鼠药应当是毒力强大而又不伤害人和其他家禽，而且缓慢起效，比如老鼠今天吃了，明后天才死去，这样凭老鼠的智商就不会起疑心。

于是他把实验室自1940年以来合成的双香豆素类似化合物及相关数据反复研究，又经过三年的筛选改进，终于在1948年合成了符合要求的新型毒鼠药——华法林，之所以命名为warfarin，是由于林克的项目由威斯康星大学校友研究基金会（Wisconsin Alumni Research Foundation）资助，warf就取自首个字母而来，arin则取自香豆素（coumarin）。

1950年曾有一名美国士兵吃下毒鼠药华法林企图自杀，可他并没有很快死去，在被送去医院注射维生素K后，他完全康复了，这个意外事件证明了华法林确实对人毒性小，同时也提示人们华法林可以用于人体。华法林比双香豆素药效更强大，其抗凝作用也一样能被维生素K所阻断，更重要的是，华法林比双香豆素更加安全，于是华法林用于临床治疗的试验在医院开展起来，终于在1954年，美国FDA批准华法林作为药物用于人体。华法林很快就取代了双香豆素成为医生使用抗凝口服药的首选。可见，对突发意外事件的关注也是发现新药的途径。

2. 知识拓展

运动场上的恶魔——EPO

人工合成的EPO是20世纪80年代研制出来作为治疗肾病患者贫血症的药物，其研制者做梦也不会想到它竟然会成为运动场上的恶魔。EPO可以大幅提高运动员的携氧能力，它不像输血需要特殊的医学帮助，又没有传染的危险。注射后会较快地从人体中消失，具有隐蔽性，不容易被发现，2000 年奥运会之前，尚无准确检测 EPO 的方法。

另外，兴奋剂对人体有严重的危害性，EPO 曾导致 24 名自行车赛手的死亡，仅 2003 年，就有 8 名自行车选手滥用 EPO 导致突发心脏病而死亡，其中包括环法自行车赛的前总冠军潘塔尼。滥用兴奋剂有悖于体育运动的宗旨，国际奥委会从 1976 年开始对运动员禁用一些药物，从最初规定的 8 种，到第 24 届奥运会骤增至 100 余种。

3. 问题与思考

为什么溶栓治疗在血栓形成 6h 内效果最好？

血栓溶解程度与血栓形成时间有关，新鲜血栓易于溶解。而且，由于血栓堵塞血管，组织供血中断时间过长将造成细胞不可逆的损伤，乃至死亡。此外，缺血时间的长短还会影响再灌注损伤的程度。缺血时间短，恢复血供后可无明显的再灌注损伤；缺血时间长，恢复血供则易导致再灌注损伤。若缺血时间过长，因缺血器官会发生不可逆性损伤，甚至坏死，反而不会出现再灌注损伤。多数临床研究证实，在 6h 内进行溶栓的获益最大，但在 6～12h 溶栓也可改善预后。

（孙晓菲）

第二十六章　作用于消化系统的药物

基本知识模块

消化系统疾病为临床常见病、多发病，包括食管、胃、肠、肝、胆、胰等脏器的器质性和功能性病变。作用于消化系统的药物主要用于缓解和消除消化系统疾病的症状，包括抗消化性溃疡药和调节胃肠功能药等。

第一节　抗消化性溃疡药

消化性溃疡（peptic ulcer，PU）是指胃肠道黏膜被胃酸和胃蛋白酶消化而发生的溃疡，好发于胃和十二指肠的慢性溃疡，即胃溃疡（gastric ulcer，GU）和十二指肠溃疡（duodenal ulcer，DU）。主要表现为上腹部不适、疼痛、反酸、嗳气和呃逆等。其发病机制与黏膜局部损伤因素（胃酸、胃蛋白酶、幽门螺杆菌、乙醇、非甾体抗炎药等）和保护因素（黏液屏障、黏膜上皮良好的再生能力、胃黏膜血流等）之间平衡失调有关。抗消化性溃疡药通过减轻损伤因素、增强保护因素来促进溃疡愈合，减少并发症并防止复发，按作用机制可分为四类：抗酸药、胃酸分泌抑制药、胃黏膜保护药和抗幽门螺杆菌药。

一、抗酸药

抗酸药（antacids）为无机弱碱性化合物。口服后直接中和过多的胃酸，降低胃液酸度，抑制胃蛋白酶活性，减弱胃酸对胃、十二指肠黏膜的侵蚀和刺激，缓解消化性溃疡的症状，为溃疡面愈合创造条件。有些抗酸药，如氢氧化铝、三硅酸镁等还能形成胶状保护膜，覆盖于溃疡面和胃黏膜，达到物理保护作用。

餐后服药可延长药物的作用时间，合理用药应在餐后 1h、3h 及临睡前各服 1 次，因此每日应服药 7 次。理想的抗酸药应作用迅速而持久，不吸收、不产气、不引起腹泻或便秘，对黏膜及溃疡面有保护收敛作用。由于单一药物很难达到上述要求，因此常用复方制剂，如胃舒平、胃得乐等。由于抗酸药仅仅是直接中和已经分泌的胃酸，而不能抑制胃酸的分泌，有些甚至可能造成反跳性的胃酸分泌增加，因此抗酸药并不是治疗消化性溃疡的理想药物。常用抗酸药作用特点见表 26-1。

表 26-1　抗酸药作用特点

药物	抗酸作用强度	对溃疡的保护作用	收敛作用	对排便影响	产气作用
氢氧化镁	强	无	无	致轻泻	无
三硅酸镁	较弱	有	无	致轻泻	无

续表

药物	抗酸作用强度	对溃疡的保护作用	收敛作用	对排便影响	产气作用
氧化镁	强	无	无	致轻泻	无
氢氧化铝	较强	有	有	致便秘	无
碳酸钙	较强	无	有	致便秘	产生 CO_2
碳酸氢钠	强	无	无	无影响	产生 CO_2

二、胃酸分泌抑制药

胃酸的分泌受组胺、促胃液素和乙酰胆碱的控制。壁细胞膜上的 H_2 受体、促胃液素受体和 M 受体被相应配体兴奋后，通过第二信使激活 H^+-K^+-ATP 酶（质子泵，proton pump）。该酶位于壁细胞的管状囊泡和分泌小管上，能将 H^+从壁细胞内转运到胃腔，将 K^+从胃腔转运到壁细胞内，从而进行 H^+-K^+交换分泌胃酸。按照药物影响胃酸分泌的环节，胃酸分泌抑制药主要分为 H_2 受体阻断药、促胃液素受体阻断药、M_1 受体阻断药和质子泵抑制剂。另外，前列腺素类药物通过与前列腺素受体结合，影响腺苷酸环化酶的活性从而降低胃壁细胞 cAMP 的水平，也能抑制胃酸分泌。抑制胃酸分泌药的作用环节见图 26-1。

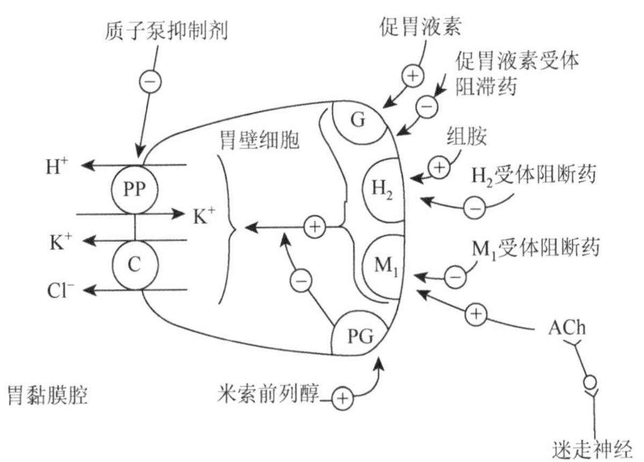

图 26-1　抑制胃酸分泌药的作用环节

PP 为质子泵；C 为壁细胞；+表示兴奋；–表示抑制

（一）H_2 受体阻断药

本类药物通过阻断胃壁细胞 H_2 受体来抑制胃酸分泌，治疗消化性溃疡具有疗程短、溃疡愈合率较高、不良反应较少的特点。该类药物发展了四代，第一代主要为西咪替丁（cimetidine），因不良反应较多现已少用；第二代代表药是雷尼替丁（ranitidine）；第三代代表药是法莫替丁（famotidine）、尼扎替丁（nizatidine）；第四代代表药是罗沙替丁（roxatidine）。

西咪替丁（典）（基）

西咪替丁（cimetidine），又名甲氰咪胍，是用于临床的第一个 H_2 受体阻断药。

【体内过程】口服易吸收，约 1.5h 达高峰，生物利用度为 60%～75%，血浆 $t_{1/2}$ 为 2h，作用维持4h。抑制肝微粒体系统，延长经肝代谢药物（如华法林、地高辛、地西泮等）的代谢时间。本药物主要经肾排泄，15%经肝代谢，部分从乳汁排泄。可透过血脑屏障和胎盘屏障。

【药理作用】

1. 抑制胃酸分泌　通过阻断壁细胞上的H_2受体，可明显抑制基础胃酸和夜间胃酸的分泌，也能抑制促胃液素、食物、胰岛素和刺激迷走神经等引起的胃酸分泌。

2. 增强免疫　西咪替丁能阻断T淋巴细胞表面的H_2受体，减少组胺诱生的抑制因子，降低抑制性T淋巴细胞活性，明显提高T淋巴细胞转化率，促进白细胞介素-2和干扰素合成，使机体产生抗体。

【临床应用】

1. 消化性溃疡　对胃溃疡的疗效不及十二指肠溃疡。多采用静脉滴注给药用于治疗胃肠道出血，尤其是胃肠黏膜糜烂引起的出血。

2. 免疫低下及抗癌辅助治疗　与西咪替丁能消除组胺的免疫抑制作用有关，还与可增强带癌动物抗体的合成能力有关。

3. 其他　还可用于与胃酸分泌增多相关的佐林格-埃利森综合征（Zollinger-Ellison syndrome，ZES）、反流性食管炎等。

【不良反应】

1. 中枢神经系统　表现为头痛、疲倦、头晕、嗜睡、视物模糊、记忆障碍、精神亢奋。

2. 消化系统　主要表现为腹泻、恶心、口腔溃疡、肝损害等，严重时可引起重度黄疸。

3. 造血系统　少数患者出现血小板减少、再生障碍性贫血、粒细胞减少。

4. 抗雄激素样作用　为双氢睾酮的竞争性抑制剂，能抑制双氢睾酮与雄激素受体结合而具有抗雄激素的作用，可抑制皮脂分泌，诱发剥脱性皮炎、皮肤干燥、皮脂缺乏性皮炎、脱发等，可出现高催乳素血症、血浆睾酮水平下降及促性腺激素水平增加，可引起男性乳房发育、性欲减退、阳痿、精子数目减少，女性乳溢。

雷尼替丁[典][基]

雷尼替丁（ranitidine）能明显抑制组胺、五肽促胃液素和氨甲酰胆碱刺激后引起的胃酸分泌，降低胃酸和胃蛋白酶的活性。其抑制胃酸分泌作用为西咪替丁的5～8倍。与肝细胞色素P450的亲和力为西咪替丁的1/10，因此较少干扰华法林、茶碱、地西泮等药物在肝内的代谢和灭活。其抗雄激素作用和促催乳素分泌的作用较弱，不引起男性乳房发育和女性溢乳。

法莫替丁[典][基]

法莫替丁（famotidine）能抑制各种刺激所引起的胃酸和胃蛋白酶分泌，且具有止血作用，可用于出血性胃炎等的治疗。其抑制胃酸分泌的作用比西咪替丁强40倍，同时对肝细胞色素P450无抑制作用，无抗雄激素作用，也无促催乳素分泌的作用，不良反应较少。

罗沙替丁

罗沙替丁（roxatidine）生物利用度为该类药物中最高，其抗胃酸分泌作用约为西咪替丁的6倍，对血清促胃液素无明显影响，具胃黏膜保护作用，无抗雄激素作用，对催乳素的分泌无影响，不影响肝药酶活性，因此对其他药物的代谢无影响。

（二）M_1受体阻断药

M_1受体阻断药较H_2受体阻断药作用弱，作用时间短。哌仑西平（pirenzepine）、替仑西平（telenzepine）等对引起胃酸分泌的M_1受体亲和力较高，对M_2、M_3受体亲和力低，在治疗剂量下仅抑制胃酸分泌，且不易通过血脑屏障，无中枢作用。其抑制胃酸分泌的作用较非选择性M受体阻断药强，而不良反应较轻（对心脏、瞳孔、唾液腺等的副作用少）。其中替仑西平的作用强于哌仑西平。

（三）促胃液素受体阻断药

丙谷胺（典）

丙谷胺（proglumide）的化学结构与促胃液素相似，因此可竞争性阻断促胃液素受体，抑制促胃液素介导的胃酸分泌，疗效较H_2受体阻断药差。同时能增加胃黏膜糖蛋白的合成，具有保护胃黏膜的作用，能促进溃疡愈合。由于其抑制胃酸分泌的作用较弱，目前临床较少用于溃疡病的治疗。

（四）质子泵抑制剂

质子泵抑制剂（proton pump-inhibitor，PPI）是弱碱性的苯并咪唑类化合物，可进入壁细胞分泌小管并在酸性（pH＜4）环境中生成活性体次磺胺或环次磺胺，活性体的硫原子与 H^+-K^+-ATP 酶上的巯基不可逆地结合，使其失活。因其抑制了胃酸分泌的最终环节H^+-K^+-ATP 酶，而成为最有效的胃酸分泌抑制药。

奥美拉唑（典）（基）

奥美拉唑（omeprazole）又名洛赛克（losec），为第一代质子泵抑制剂。

【体内过程】口服后吸收迅速，血浆蛋白结合率为95%，单次给药生物利用度为35%，重复给药，生物利用度增至70%（因胃内pH升高），血药浓度达峰时间为1～3h，$t_{1/2}$为0.5～1h。经肝代谢，85%代谢物由尿排出，尿中无药物原型，其余代谢物随粪便排出。本品为肝药酶抑制剂，可延缓华法林、地西泮、苯妥英钠等药物的代谢，合用时应注意调整剂量。

【药理作用】有强大而持久的抑制胃酸分泌的作用。在抑制胃酸分泌的同时，由于胃内pH的升高，不利于胃蛋白酶的产生，因此也可减少胃蛋白酶的分泌量。试验还证实奥美拉唑有抗幽门螺杆菌的作用，其机制与抑制幽门螺杆菌的ATP酶、干扰其代谢有关，也与抑制胃酸分泌、提升胃内pH、为其他抗菌药物发挥作用创造条件有关。此外，还证明奥美拉唑对阿司匹林、乙醇、应激引起的胃黏膜损伤有保护作用。

【临床应用】用于治疗十二指肠溃疡、佐林格-埃利森综合征，也用于治疗胃溃疡、反流性食管炎及其他药无效的顽固性消化性溃疡等。其对消化性溃疡的疗效，无论在疼痛缓解时间、溃疡愈合率，还是溃疡复发率上均优于H_2受体阻断药。治疗幽门螺杆菌阳性患者，常与阿莫西林和克林霉素或与甲硝唑和克拉霉素等抗菌药物合用，转阴率达 90%以上，明显降低复发率。

【不良反应】主要为口干、恶心、呕吐、腹胀、腹泻、便秘等消化道反应；以及头痛、头昏、嗜睡、失眠、周围神经炎等神经系统症状；偶见皮疹、血清转氨酶升高、男性乳房女性化等；长期使用质子泵抑制剂，持续抑制了胃酸的分泌，改变了胃内酸性环境，使胃内 pH 升高，胃排空延迟，降低胃内黏液的黏滞性，可能会导致细菌移位，使菌群发生改变，使胃内细菌过度增长，引起肠道感染、呼吸道感染、自发性腹膜炎等；同时，由于长期服用质子泵抑制剂，会反射性增加血浆促胃液素的浓度，而促胃液素的增多可增加胃息肉、胃癌、胃类癌和结肠癌发生的风险。

兰索拉唑（典）（基）

兰索拉唑（lansoprazole）为第二代质子泵抑制剂，单次给药生物利用度为 35%，重复给药，生物利用度增至 70%，血药浓度达峰时间约为 1.5h，$t_{1/2}$ 为 1.3～1.7h，为肝药酶抑制剂，有胃黏膜保护作用。长期服用也可反射性增加血浆促胃液素的含量。其不良反应与奥美拉唑相似，但抑制胃酸分泌作用及抗幽门螺杆菌作用均强于奥美拉唑。

泮托拉唑与雷贝拉唑

泮托拉唑（pantoprazole）与雷贝拉唑（rabeprazole）均属于第三代质子泵抑制剂。口服后吸收迅速，半衰期较短。两药抗溃疡作用与奥美拉唑相似，但泮托拉唑在 pH 为 3.5～7 的条件下较稳定。同时，研究显示，雷贝拉唑在抗胃酸分泌能力和缓解症状、治愈黏膜损害的临床效果方面远优于其他抗酸药物。两药对肝细胞色素 P450 酶的亲和力弱于奥美拉唑和兰索拉唑，因此对其他药物代谢的影响大大降低，使药物治疗变得更加安全。不良反应轻微，发生率约为 2.5%。

三、胃黏膜保护药

胃黏膜屏障包括细胞屏障和黏液-碳酸氢盐屏障。细胞屏障由胃黏膜细胞顶部的细胞膜和细胞间隙紧密连接组成；黏液-碳酸氢盐屏障是双层黏稠的、胶冻状黏液，内含碳酸氢盐和不同分子量的糖蛋白，在胃黏膜表面形成黏液不动层。细胞屏障和黏液-碳酸氢盐屏障均能防止胃酸、胃蛋白酶损伤胃黏膜细胞。当胃黏膜屏障功能受损时，可导致溃疡发作。胃黏膜保护药通过增强胃黏膜的细胞屏障和黏液-碳酸氢盐屏障，发挥治疗消化性溃疡病的作用。常用药物有前列腺素衍生物、硫糖铝和枸橼酸铋钾等。

前列腺素衍生物

前列腺素 E（PGE）和前列环素（PGI_2）均能使胃酸分泌减少，防止攻击因子损伤胃黏膜，对胃黏膜屏障具有保护作用。前列腺素 E 衍生物，如米索前列醇（misoprostol）、恩前列素（enprostil）等性质稳定，保护黏膜作用强。米索前列醇是第一个合成的 PGE_1 的衍生物，一方面在体内能与胃壁细胞基底侧的 PGE_2 受体结合，抑制腺苷酸环化酶，使 cAMP 浓度下降，从而抑制胃酸和胃蛋白酶的分泌；另一方面可与胃黏膜上皮细胞基底侧的 PGE_2 受体结合，促进黏液-碳酸氢盐分泌，提高胃黏膜对损伤因子的抵抗力，增强黏膜的屏障功能；此外，其还能增加胃黏膜血流，促进胃黏膜受损上皮细胞的重建和增殖。而恩前列素药理作用与米索前列醇类似，但其作用较米索前列醇更强，作用持续时间更长，一次用药，抑制胃酸作用可持续 12h（米索前列醇持续 3～5.5h）。此类药物不良反应为腹泻、恶心、呕吐等胃肠道反应，长期使用有引起男性不育的风险。

其他胃黏膜保护药的特点见表 26-2。

表 26-2　其他胃黏膜保护药

药物	药理作用	临床应用	不良反应
硫糖铝	形成黏性凝胶；促进 PGE_2 合成；促进胃黏液和碳酸氢盐的分泌；抗幽门螺杆菌	消化性溃疡、反流性食管炎；应激性溃疡	口干、便秘
枸橼酸铋钾	形成氧化铋胶体；抗胃蛋白酶；促进胃黏液和碳酸氢盐分泌；促进 PGE_2 释放；改善胃黏膜血流；抗幽门螺杆菌	消化性溃疡；慢性胃炎	舌、大便黑染；少数可见恶心、呕吐、便秘、腹泻
胶体果胶铋	形成保护胶体；促进胃黏液分泌；抗幽门螺杆菌	消化性溃疡	偶见恶心、便秘
替普瑞酮	促进胃黏液分泌；促进 PGE_2 合成	消化性溃疡	头痛、便秘、腹胀、腹泻、转氨酶升高等

四、抗幽门螺杆菌药

幽门螺杆菌（*Helicobacter pylori*，Hp）为革兰氏阴性厌氧菌，主要存在于胃上皮细胞表面和腺体内的黏液层，于 1983 年从慢性胃病患者的胃黏膜中成功分离。幽门螺杆菌能分泌脲酶，释放白三烯及多种有害细胞毒素，损伤胃黏膜。幽门螺杆菌是导致消化性溃疡容易复发的重要因素。常用的抗幽门螺杆菌药主要有两类：第一类为抗溃疡病药，如 H^+-K^+-ATP 酶抑制药、含铋制剂、硫糖铝等；第二类为抗菌药，如阿莫西林、甲硝唑、四环素、呋喃唑酮、庆大霉素等。目前抗幽门螺杆菌的治疗，单药疗效较差，常采用两药以上联合应用。临床上效果较好的抗菌药，如克拉霉素、阿莫西林、四环素、甲硝唑、庆大霉素等可 2～3 种药物联合（其中克拉霉素、阿莫西林、四环素不能被其各自同类的其他抗生素替代），与一种质子泵抑制剂或铋剂同时应用，组成三联或四联疗法。

第二节　调节胃肠功能药

一、助消化药

助消化药（digestant）是能促进食物的化学消化、增强食欲的药物。多为消化液的成分或促进消化液分泌的药物，临床用于消化不良、食欲不振。

1. 稀盐酸（dilute hydrochloric acid）　为 10%盐酸溶液，服后使胃内酸度增加，pH 降低，胃蛋白酶活性增强，适用于慢性胃炎、胃癌、发酵性消化不良等。常与胃蛋白酶同服。

2. 胃蛋白酶[典]（pepsin）　主要来自牛、猪、羊等动物的胃黏膜，用于胃蛋白酶缺乏症及食蛋白性食物过多导致的消化不良。常与稀盐酸同服。不宜与碱性药物配伍。

3. 胰酶[典]（pancreatin）　来自牛、猪、羊等动物的胰腺，含胰蛋白酶、胰淀粉酶及胰脂肪酶；用于胰液分泌不足引起的脂肪、蛋白质、淀粉的消化障碍。

4. 乳酶生[基]（biofermin）　为干燥活乳酸杆菌制剂，在肠内可分解糖类产生乳酸，降低 pH，抑制肠内腐败菌的繁殖，减少发酵和产气。用于伴肠胀气的消化不良效果较好。

二、止吐药和胃肠促动药

呕吐是一种复杂的机体保护性反射，是临床常见症状，呕吐可出现在多种疾病之中，如神经性呕吐、急性胃炎、幽门痉挛、肠梗阻、急性胆囊炎等。呕吐反射与呕吐中枢和催吐化学感受器有关，同时，多个受体，如 D_2、H_1、M_1 和 5-HT_3 也共同参与到呕吐反射中。对于呕吐的治疗主要采用对因治疗，对于严重的呕吐，必要时使用止吐药。

胃肠运动对胃的排空、食物残渣的推进与排泄有重要影响，若胃肠运动紊乱，则可引起呕吐、反流性食管炎、胆汁反流性胃炎等。胃肠促动药能直接或间接增进胃肠道的蠕动和收缩，促进胃肠运动，加速胃排空和肠内容物的推进，防止反流。

因止吐药中也包含胃肠促动药，所以本节一并进行介绍。常用止吐药和胃肠促动药有以下几类。

（一）止吐药

1. M 受体阻断药　例如，东莨菪碱通过阻断呕吐中枢和外周反射途径中的 M 受体，降低迷路感受器的敏感性和抑制前庭小脑通路的传导，产生防治晕动病和内耳眩晕症的作用（见第八章）。

2. H_1 受体阻断药　如苯海拉明、茶苯海明、异丙嗪等，通过中枢抗胆碱作用，可用于预防和治疗晕动病呕吐、内耳眩晕症（见第十九章）。

3. D_2 受体拮抗药　如氯丙嗪、丙氯拉嗪等，通过阻断中枢催吐化学感受器的 D_2 受体，对各种原因的呕吐都有止吐作用（见第十四章）。

4. 5-HT_3 受体拮抗药　如昂丹司琼、格拉司琼、托烷司琼等（详见本章）。

（二）胃肠促动药

1. M 胆碱受体激动药　通过激动 M 受体，增强胃肠道平滑肌的收缩力而起作用，如氨甲酰胆碱（见第六章）。

2. 胆碱酯酶抑制药　通过抑制胆碱酯酶，间接增加乙酰胆碱的含量，促使胃肠收缩，如新斯的明（见第六章）。

3. 多巴胺受体拮抗药　如甲氧氯普胺和多潘立酮（详见本章）。

4. 5-HT_4 受体激动药　如西沙必利、莫沙必利等（详见本章）。

本节主要介绍 5-HT_3 受体拮抗药和胃肠促动药。

昂丹司琼[典][基]

昂丹司琼（ondansetron），又称枢复宁、恩丹西酮，是强效的、高选择性的 5-HT_3 受体拮抗药。能通过拮抗中枢及迷走神经传入纤维 5-HT_3 受体，产生显著的止吐作用。临床用于控制癌症化疗和放疗引起的恶心和呕吐，也适用于预防和治疗手术后恶心、呕吐。但对晕动病及多巴胺受体激动药去水吗啡引起的呕吐无效。不改变血浆中催乳素的浓度。常见不良反应有头痛、疲乏、便秘或腹泻。

多潘立酮（基）

多潘立酮（domperidone）又称吗丁啉（motilium），口服后迅速吸收，30～60min 达血药浓度高峰，生物利用度较低，血浆蛋白结合率为 91%～93%，$t_{1/2}$ 为 7～8h，主要经肝代谢。不易通过血脑屏障，为较强的选择性外周多巴胺受体拮抗药，通过阻断胃肠 D_2 受体，促进食道至小肠近端的胃肠运动，防止食物反流，发挥胃肠促动及止吐作用。临床用于治疗功能性消化不良、腹胀、嗳气、胃肠功能紊乱引起的恶心呕吐、反流性食管炎、胃炎。不良反应较轻，偶见口干、头痛，男性乳房发育、溢乳（升高催乳素）等。偶可引起锥体外系反应。

甲氧氯普胺（典）（基）

甲氧氯普胺（metoclopramide）又称胃复安，能透过血脑屏障，具有中枢和外周双重作用，中枢作用表现为可阻断延髓催吐化学感受区（CTZ）的 D_2 受体而发挥强大的中枢性镇吐作用，较大剂量也能阻断 5-HT_3 受体而产生止吐作用。其外周作用表现为阻断胃肠多巴胺受体，增加胃肠平滑肌的运动，加速正向排空。临床用于肿瘤的放疗及化疗、脑外伤后遗症、急性颅脑损伤及药物所引起的呕吐。对于胃胀气性消化不良、食欲不振、嗳气、恶心、呕吐也有较好的疗效。也可用于海空作业引起的呕吐及晕车（船）。主要不良反应为锥体外系反应，嗜睡，困倦，男性乳房发育、溢乳，腹泻等。

西沙必利

西沙必利（cisapride）为 5-HT_4 受体激动药，能选择性促进肠壁肌层神经丛释放乙酰胆碱，其胃肠促动作用较强，可增强并协调从食道至肛门的全段胃肠运动。口服吸收迅速，生物利用度约为 50%，血药浓度达峰时间为 1～2h，血浆蛋白结合率为 98%，$t_{1/2}$ 为 7～10h，主要经肝代谢，随粪便及尿排出。无锥体外系反应，无催乳素释放和胃酸分泌的不良反应。临床用于治疗胃运动减弱和各种胃轻瘫；也用于治疗胃肠反流性疾病、反流性食管炎；还可治疗慢性自发性便秘和结肠运动减弱。因不良反应可致 Q-T 间期延长和尖端扭转型室性心律失常，临床已少用。

三、泻药

泻药（laxatives，cathartics）是能增加肠内水分，促进蠕动，软化粪便或润滑肠道促进排便的药物。临床主要用于功能性便秘。按作用机制分为三类，即渗透性、刺激性和润滑性泻药。

（一）渗透性泻药

硫酸镁（典）（基）

硫酸镁（magnesium sulfate）口服难吸收，在肠内形成高渗阻止水分的吸收，扩张肠道，使容积增大，促进肠道蠕动而致泻。此外，硫酸镁口服还能促进胆汁分泌，具有利胆作用，其注射给药具有降压及抗惊厥作用（Mg^{2+}对Ca^{2+}的拮抗作用）。临床利用其泻下作用排除肠内毒物、寄生虫体；利用其利胆作用治疗阻塞性黄疸、慢性胆囊炎。硫酸镁大量口服可引起反射性盆腔充血和失水，故妊娠期、月经期妇女及老人慎用。

乳果糖（典）（基）

乳果糖（lactulose）口服肠内不吸收，在结肠被细菌分解成乳酸，刺激局部渗出，引起粪便容积增加，促进肠蠕动而排便；乳酸还可抑制结肠对氨的吸收，降低血氨，故临床可用于血氨增高引起的肝昏迷。

（二）刺激性泻药

刺激结肠推进性蠕动产生泻下作用，常用药如下。

酚酞（典）（基）

酚酞（phenolphthalein）又称果导，口服后在肠道与碱性肠液反应生成可溶性钠盐，刺激肠壁黏膜，促进蠕动并抑制肠内水分吸收。酚酞作用温和、持久，服药后6～8h排出软便。临床用于慢性或习惯性便秘。连续使用可引起电解质紊乱，皮疹等过敏反应，偶可引起结肠炎、肠绞痛及出血等。

比沙可啶（典）

比沙可啶（bisacodyl）口服或直肠给药后，经肠道细菌分解转换成有活性的代谢物，对结肠黏膜产生刺激而泻下。口服6h内、直肠给药15～60min起效，排出软便。本药刺激性大，可引起腹痛、胃肠痉挛、直肠炎等。

（三）润滑性泻药

本类药是通过局部润滑肠壁、软化粪便而发挥泻下作用，其泻下作用温和，适用于老人、儿童、痔疮患者及肛门手术后排便困难患者。

液体石蜡（典）

液体石蜡（liquid paraffin）为矿物油，口服肠道不吸收，可润滑肠壁和软化粪便，使粪便容易排出。长期使用由于肠内脂溶性物质可溶解其中，因此可影响维生素A、维生素D、维生素K及钙、磷的吸收。

四、止泻药

止泻药（antidiarrheal drug）是能抑制肠道蠕动或保护肠道免受刺激而制止腹泻的药物。很多疾病都会有腹泻症状，如细菌性腹泻、炎症性腹泻、消化不良性腹泻等。治疗时主要采用对因治疗。但剧烈而持久的腹泻，会引起电解质紊乱和脱水，应在对因治疗的同时，适当给予止泻药控制症状。

1. 阿片类制剂（opium tincture）　包括阿片酊（典）（opium tincture）、复方樟脑酊（典）（tincture camphor compound），可用于严重的非细菌感染性腹泻（见第十六章）。

2. 地芬诺酯[基]（diphenoxylate，苯乙哌啶） 人工合成的哌替啶同类物，对肠道运动的作用类似阿片类，通过激动 μ 阿片受体，减少胃肠推进性蠕动而止泻，用于急慢性功能性腹泻，不良反应少，常用量很少成瘾，大剂量长期服用可引起欣快感。

3. 洛哌丁胺（loperamide，苯丁哌胺） 为氟哌啶醇衍生物。除直接抑制肠道蠕动外，还能减少肠壁神经末梢释放 ACh，减少蠕动，止泻作用强而迅速且持久。用于急慢性腹泻。不良反应轻微，少数患者发生口干和偶见便秘、恶心、眩晕及皮疹等。大剂量对中枢有抑制作用，可用纳洛酮对抗。

4. 鞣酸蛋白（tannalbin） 含鞣酸 50%左右，在肠中释放出鞣酸，与肠黏膜表面的蛋白质形成沉淀，附着在肠黏膜上，从而减轻刺激，减少炎性渗出物，起收敛止泻作用。

5. 次碳酸铋（bismuth subcarbonate） 作用同鞣酸蛋白。

6. 药用炭[典]（medicinal activated charcoal） 又称活性炭，为不溶性粉末，其颗粒小，表面积大，能吸附肠内水分、细菌、气体、毒物，起保护、止泻和阻止毒物吸收作用。

总结记忆模块

1.知识要点

1）本章药物主要分为抗消化性溃疡药和调节胃肠功能药。抗消化性溃疡药通过减少造成胃黏膜损伤的“攻击因子”，增加其“防御因子”来达到抗消化性溃疡的目的。

2）抗消化性溃疡药按作用机制可分为抗酸药、胃酸分泌抑制药（H_2 受体阻断药、M_1 受体阻断药、促胃液素受体阻断药及质子泵抑制剂）、胃黏膜保护药和抗幽门螺旋杆菌药。

3）调节胃肠功能药按作用机制又可分为助消化药、止吐药（M 受体阻断药、H_1 受体阻断药、D_2 受体拮抗药、5-HT_3 受体拮抗药）、胃肠促动药（M 胆碱受体激动药、胆碱酯酶抑制药、多巴胺受体拮抗药、5-HT_4 受体激动药）、泻药（渗透性、刺激性、润滑性泻药）及止泻药。

2. 药物比较 抑制胃酸分泌药物比较见表 26-3。

表 26-3 抑制胃酸分泌药物比较

分类	代表药	作用特点及用途
H_2 受体阻断药	西咪替丁	抑制胃酸分泌作用较 M 胆碱受体阻断药强而持久。用于胃、十二指肠溃疡及其他胃酸分泌过多的疾病，也可用于消化性溃疡及急性胃炎引起的胃出血
M_1 受体阻断药	哌仑西平	仅对引起胃酸分泌的 M_1 受体亲和力较高，主要用于胃、十二指肠溃疡，急性胃黏膜出血，胃泌素瘤
促胃液素受体阻断药	丙谷胺	抑制胃酸分泌作用较 H_2 受体阻断药弱。主要用于消化性溃疡和胃炎的治疗
质子泵抑制剂	奥美拉唑	抑制胃酸分泌作用最强，兼有抗 Hp 的作用，主要用于胃、十二指肠溃疡，反流性食管炎、佐林格-埃利森综合征及其他顽固性溃疡病

3. 复习记忆

（1）复习指南

抗消化性溃疡药为本章学习重点。抓住消化性溃疡的发病机制与损伤胃黏膜的“攻击因子”（胃酸、胃蛋白酶、幽门螺杆菌等）和保护胃黏膜的“防御因子”（胃黏膜屏障）失衡有关，从而可理解抗消化性溃疡药的分类及作用机制。从具体药物来说，重点掌握质子泵抑制剂代表药奥美拉唑，其他药物通过与奥美拉唑进行比较，即可理解和记忆本章药物。

（2）助记方法

1）歌诀法：

导泻药

硫酸镁，峻泻药，用法不同作用异；
口服泻下与利胆，排便排毒又排虫；
注射降压抗惊厥，用于子痫破伤风；
局部热敷消肿痛，未化脓者方可用；
经期孕妇应慎重，肾功减退选钠盐；
过量中毒勿惊恐，钙盐拮抗解毒用。

2）归纳法：奥美拉唑的作用可归纳为“三抑制”。①抑制 H^+-K^+-ATP 酶：阻断胃酸分泌的最后环节。②抑制胃蛋白酶：通过抑制胃酸分泌，使胃内 pH 升高，从而抑制胃蛋白酶活性。③抑制幽门螺杆菌：体内外试验均表明其有抑制幽门螺旋杆菌的作用。

拓展提高模块

1. 研究史话

西咪替丁的发现

在西咪替丁研发成功前，人们治疗消化性溃疡时，主要使用抗酸药，而单一服用抗酸药不能起到很好的治疗作用，且能造成反跳性的胃酸分泌增加。重症患者仍必须经“胃大部切除”的手术来进行治疗。因此，找到一种新的抗酸药是当务之急。很早人们就发现，组胺是产生胃酸的重要原因，如果能找到一种物质，它能代替组胺和 H_2 受体结合，而不激动 H_2 受体不就能抑制胃酸分泌了吗？

1964 年，史克公司以詹姆斯·布莱克博士为首的研究小组开始了寻找 H_2 受体的拮抗药的研究。研究小组通过改造并合成了 200 多个化合物进行反复试验，首先合成了甲硫米特，临床测试表明，甲硫米特确实具有很强的抑制胃酸分泌的作用，但是在病例中出现了粒细胞减少症。他们没有放弃，仔细查找原因，发现是化合物中的硫脲基团导致粒细胞减少。因此，研发人员继续对化合物进行结构改造，通过大量试验和艰苦卓绝的工作，终于发现了一种临床疗效好、副作用小，并且口服吸收良好的 H_2 受体的拮抗药，将其命名为西咪替丁。第一个应用于临床的 H_2 受体的拮抗药由此诞生，前后经历了 12 年之久。布莱克博士由于发现了西咪替丁和在心血管疾病上的重大贡献，在 1988 年获得了诺贝尔生理学或医学奖。

2. 知识拓展

幽门螺杆菌与消化性溃疡

溃疡病的复发是一个非常令人困扰的问题，虽然使用各种抗酸或制酸药物能促进溃疡愈合，但溃疡病的复发率高达80%。1983年，Warren和Marshall从人的胃黏膜中分离出了幽门螺杆菌，并且发现幽门螺杆菌的慢性感染破坏了黏膜对胃酸侵蚀的抵抗力，并且增加了胃酸的分泌，与消化性溃疡的发生有密切的关系。Warren和Marshall的发现引起了消化性溃疡治疗学上的改变，从此以后，人们可以用抗菌药来治疗消化性溃疡。基于他们的重大贡献，两人于2005年共同获得了诺贝尔生理学或医学奖。

目前已证明幽门螺杆菌与胃肠道疾病中的4种疾病密切相关：慢性胃炎、消化性溃疡、胃癌、胃黏膜相关淋巴组织恶性淋巴瘤。近几年来，基础和临床研究表明必须根除幽门螺杆菌才能真正达到胃和十二指肠溃疡临床治愈的目的，同时根除幽门螺杆菌也是预防胃癌的一个可行措施。

3. 问题与思考

如何理解西咪替丁的抗雄激素样作用？

西咪替丁具有非甾体抗雄激素样作用，是双氢睾酮（DHT）竞争性抑制剂，能使DHT血浆浓度下降，故可用于治疗雄激素增多样性疾病。有人用西咪替丁0.4g，每日1次，治疗前列腺增生，短期内使排尿恢复正常。国外有人用本品治疗痤疮45例，有效率为95.5%；用本品治疗女性多毛症，也可使毛发生长速度迅速减慢。

（郭沛鑫）

第二十七章　作用于呼吸系统的药物

基本知识模块

呼吸系统疾病的三大症状是咳嗽、咯痰、喘息，并常同时出现，作用于呼吸系统的药物主要有平喘药、镇咳药、祛痰药三类，它们能缓解相应症状，并能有效预防并发症的发生。

第一节　平　喘　药

支气管哮喘是一种慢性变态反应性炎性疾病。临床表现为反复发作的呼吸短促、喘息、胸部紧缩感、伴咳嗽，病理特征为气道高反应性（airway hyperresponsiveness，AHR）和慢性炎症，冷空气、灰尘、致敏原等反复刺激，感觉传入神经通过轴索反射使肥大细胞处于等待过敏原的状态，气道处于高反应状态。呼吸道黏膜因抗原刺激而产生了免疫球蛋白 E（IgE）抗体，当再次接触变应原后，肥大细胞即释放过敏物质，使支气管平滑肌痉挛性收缩而诱发哮喘。过敏和炎症是哮喘的基本病理改变，肥大细胞、嗜酸性粒细胞、淋巴细胞等多种炎症细胞浸润，释放炎性介质包括组胺、5-羟色胺（5-HT）、白三烯 B_4（LTB_4）、前列腺素 D_2（PGD_2）、血栓素 A_2（TXA_2）、肿瘤坏死因子（TNF-α）等，这些介质一方面引起支气管平滑肌痉挛性收缩，支气管黏膜充血水肿，微血管通透性增加，呼吸道腺体分泌亢进，导致气道狭窄或阻塞；另一方面呼吸道炎症时，多种细胞释放的溶酶体酶和氧自由基损伤上皮细胞，加重气道高反应性，使气道对正常不引起或仅引起轻度应答反应的非抗原性刺激物（如冷空气、灰尘）出现过度的气道收缩反应。

具有预防、缓解或消除喘息症状的药物称为平喘药。常用的平喘药分为两类。

1. 气道扩张药　　有如下几种：①β 受体激动药（adrenergic receptor agonist），如沙丁胺醇、特布他林、克仑特罗、肾上腺素、异丙肾上腺素和麻黄碱；②茶碱类（theophyllines），如氨茶碱、二羟丙茶碱；③M 受体阻断药（M-cholinergic receptor blocking agent），如异丙托溴铵、氧托品。

2. 抗炎抗过敏药　　有如下几种：①糖皮质激素类，如倍氯米松、布地奈德、曲安奈德、氟尼缩松；②磷酸二酯酶-4（PDE-4）抑制剂，罗氟司特；③炎症细胞膜稳定剂，如色甘酸钠、萘多罗米；④组胺 H_1 受体阻断药，酮替芬；⑤炎症介质拮抗药，如 5-羟色胺受体拮抗药芬司匹利、白三烯受体拮抗药孟鲁司特、5-脂加氧酶（5-lipoxygenase）抑制药齐留通（图 27-1）。

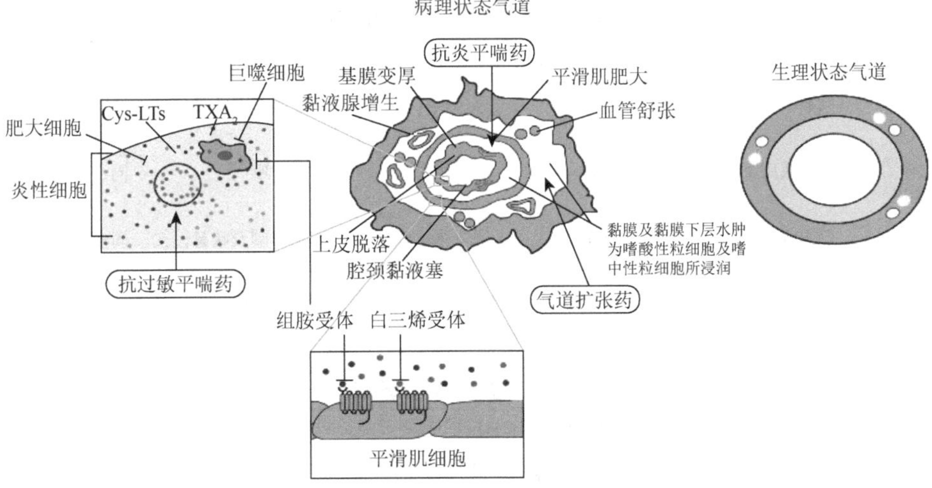

图 27-1 平喘药作用部位

一、气道扩张药

支气管平滑肌细胞内 cAMP/cGMP 的值决定支气管的功能状态，cAMP/cGMP 的值升高则支气管平滑肌松弛，肥大细胞膜稳定，过敏介质释放减少，哮喘缓解；反之，则引发哮喘。β 受体激动药可激活腺苷酸环化酶（AC），使 cAMP 生成增多；茶碱类则抑制磷酸二酯酶（PDE），使 cAMP 分解减少；M 胆碱受体阻断药可抑制鸟苷酸环化酶（GC），使 cGMP 生成减少，结果均使 cAMP/cGMP 的值升高，支气管平滑肌扩张，哮喘缓解，气道扩张药均为对症治疗药（图 27-2）。

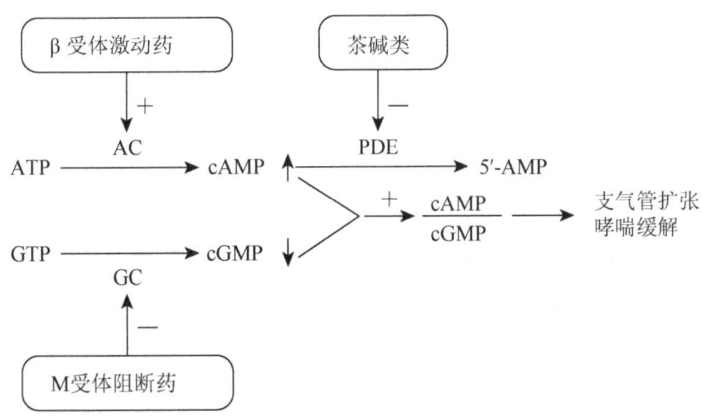

图 27-2 气道扩张药作用机制示意图

1. β 受体激动药　传统的肾上腺素和异丙肾上腺素等药物对 $β_1$ 受体和 $β_2$ 受体无选择性，兴奋心脏的不良反应明显，目前临床主要多用选择性 $β_2$ 受体激动药沙丁胺醇、特布他林、克仑特罗等，可多途径给药，具有疗效确切、不良反应相对较少、使用方便等优点，是缓解哮喘发作的主要药物。常用的 $β_2$ 受体激动药的平喘作用比较见表 27-1。

表 27-1 β_2受体激动药的平喘作用比较

药物	给药途径	作用维持时间/h	平喘特点	临床应用	不良反应
沙丁胺醇(典)(基)（舒喘灵）	气雾吸入	4～8	强、快、持久	各型哮喘及喘息性支气管炎	肌震颤、心悸、头晕、恶心
特布他林(典)(基)（博利康尼）	口服或皮下注射	4～6	快、强	各型哮喘	同沙丁胺醇
克仑特罗(典)（氨哮素）	口服或吸入	4～6	快、强、促排痰	防治哮喘及喘息性支气管炎	同沙丁胺醇
福莫特罗(基)	吸入	8～12	强于舒喘灵	同克仑特罗	同沙丁胺醇

2. 茶碱类（theophyllines） 为甲基黄嘌呤类衍生物，具有松弛支气管平滑肌、强心、利尿、兴奋中枢及促进胃酸分泌等作用。

氨茶碱(典)(基)

氨茶碱（aminophylline）为茶碱与二乙胺形成的复盐，平喘作用弱于β_2受体激动药，水中溶解度大，可制成注射剂，静脉注射或静脉点滴可迅速缓解喘息、呼吸困难等症状，主要用于支气管哮喘、心源性哮喘、慢性阻塞性肺疾病的治疗，尚有胆茶碱(典)（choline theophyllinate）、二羟丙茶碱(典)(基)（diprophylline），平喘、强心、利尿作用均弱于氨茶碱。

3. 抗胆碱药 胆碱能神经在调节呼吸道平滑肌张力方面起着重要作用，胆碱受体兴奋时，可使支气管平滑肌细胞内 cGMP 含量增高，气道张力增高，导致支气管痉挛及腺体分泌增多。

异丙托溴铵(基)

异丙托溴铵（ipratropium bromide）为阿托品的异丙基衍生物，能选择性阻断支气管平滑肌的M_1胆碱受体，其气雾剂有强大的松弛支气管作用，对慢性喘息性支气管炎疗效与沙丁胺醇相似，可作为β受体激动药的替代用品。

二、抗炎抗过敏药

1. 糖皮质激素类 本类药物用于哮喘已有 60 多年历史，主要通过强大的抗炎、抗过敏作用，抑制气道高反应性、增强支气管及血管平滑肌对儿茶酚胺的敏感性而发挥作用。为避免长期用药的全身不良反应，现主要应用新型可吸入的糖皮质激素，雾化吸入，局部抗炎作用强大，几乎无全身不良反应，用于气道扩张药不能满意控制的慢性哮喘（表 27-2）。

表 27-2 常用糖皮质激素类平喘药

药物	作用特点及临床应用	不良反应
倍氯米松(典)(基)	抗炎作用较地塞米松强数百倍，在气道局部作用较强。但起效慢，须预先用药	吸收很少，全身不良反应轻微，长期吸入可发生口腔霉菌感染，宜多漱口
布地奈德(基)	局部抗炎作用和临床应用与倍氯米松相近，用于控制或预防哮喘发作	吸入常用量无全身副作用，主要是局部不良反应，如声音嘶哑等
曲安奈德	局部抗炎作用与倍氯米松相近	同倍氯米松
氟尼缩松	局部抗炎作用与倍氯米松相近，但作用时间较长	同倍氯米松

2. 炎症细胞膜稳定剂

色甘酸钠（典）（基）

色甘酸钠（cromolyn sodium）为本类药物代表，通过稳定肥大细胞膜，阻止 Ca^{2+} 内流，抑制肥大细胞脱颗粒，减少组胺、LTB_4 等过敏介质释放，减少哮喘发作，临床主要用于哮喘的预防性用药，对已发作哮喘无效。也可用于过敏性鼻炎、溃疡性结肠炎等过敏性疾病。

3. 组胺 H_1 受体阻断药

酮替芬（典）（基）

酮替芬（ketotifen）有较强的抗组胺和抗 5-HT 作用，又可抑制过敏介质释放，还能增加 β 受体的数量并增强其功能。用于预防哮喘发作，疗效优于色甘酸钠，对儿童哮喘效果尤好。

4. 炎症介质拮抗药　由于哮喘有多种炎症介质共同参与，单一的炎症介质拮抗药作用有限。本类药物有以下几种。

（1）5-羟色胺受体拮抗药

芬司匹利

阻断由 5-HT 介导的支气管平滑肌兴奋，其扩张支气管作用介于异丙肾上腺素和茶碱之间，并有解热、镇痛、抗炎作用，可用于哮喘、慢性支气管炎的治疗。

（2）白三烯受体拮抗药

孟鲁司特

孟鲁司特（montelukast）又称顺尔宁。1 型半胱氨酰白三烯（$CysLT_1$）受体分布于人体的气道（气道平滑肌细胞和气道巨噬细胞），与哮喘和过敏性鼻炎的病理生理过程相关。孟鲁司特对 $CysLT_1$ 受体有高度的亲和性和选择性，能有效地抑制 $CysLT_1$ 与其受体结合所产生的效应。因其不良反应较低，适用于两岁及以上儿童和成人的过敏性鼻炎、哮喘的预防与长期治疗。

（3）5-脂加氧酶抑制药

齐留通

通过抑制 5-脂加氧酶（5-lipoxygenase）的活性，减少白三烯的生成，从而拮抗由白三烯所致的收缩支气管和致炎作用，可用于抗原和阿司匹林引起的哮喘。

第二节　镇　咳　药

咳嗽是呼吸系统的一种保护性反射，能促进呼吸道的痰液和异物排出，轻度咳嗽有利于排痰，但剧烈而频繁的咳嗽，可影响患者休息和睡眠，甚至引发并发症，合理应用镇咳药可缓解和改善咳嗽症状，但咳嗽多见于呼吸系统感染，对因治疗是重点。

镇咳药是一类作用于咳嗽中枢和外周，从而抑制咳嗽反射的药物。按其作用部位分为两类。①中枢性镇咳药：可选择性地直接抑制延髓咳嗽中枢而镇咳，如可待因（codeine，甲基吗啡）、喷托维林（pentoxyverine，咳必清）、右美沙芬（dextromethorphan，右甲吗喃）等。②外周性镇咳药：可抑制咳嗽反射弧中的末梢感受器、传入神经、传出神经或效应器中任何一环节而发挥镇咳作用，如苯佐那酯（benzonatate，退嗽）、苯丙哌林（benproperine，咳快好）等。喷托维林兼具中枢性及外周性镇咳作用。常用镇咳药的作用特点、临床应用和不良反应见表 27-3。

表 27-3 常用镇咳药

药物	作用特点和临床应用	不良反应
可待因（典）（基）	对延髓咳嗽中枢有高度选择性。是目前最有效的镇咳药，用于其他镇咳药无效的剧烈干咳，偶也用于中度疼痛。作用持续 4～6h	大剂量易致中枢兴奋，久用易耐受与成瘾，应控制使用。致恶心、呕吐、便秘。痰多者禁用
喷托维林（典）（基）	为人工合成的非成瘾性镇咳药，抑制咳嗽中枢而镇咳。强度为可待因的 1/3，有镇咳、麻醉及轻度阿托品样作用。用于呼吸道炎症引起的咳嗽，尤适用于小儿百日咳	偶见轻度头昏、口干、恶心、便秘。青光眼患者禁用
右美沙芬（基）	镇咳作用与可待因相当。主要用于干咳，常与抗组胺药合用	长期应用无成瘾性，不良反应少见
苯丙哌林（典）（基）	有镇咳、祛痰及平滑肌解痉作用，用于刺激性干咳	可致口干、困倦、头晕、厌食等
氯哌斯汀（基）	主要抑制咳嗽中枢，兼具组胺 H_1 受体阻断作用。镇咳作用弱于可待因，用于急性上呼吸道炎症、气道痉挛等	可致轻度口干、嗜睡，无耐受性
苯佐那酯	有较强的局麻作用，抑制牵张感受器及感觉神经末梢。用于干咳、阵咳，也用于支气管痉挛等	可致轻度嗜睡、头痛；服时勿嚼碎，以免引起口腔麻木

第三节 祛 痰 药

祛痰药（expectorant）是指能稀释痰液或降低痰液黏稠度，而使之易于咳出的药物。痰是呼吸道炎症的产物，可刺激呼吸道黏膜引起咳嗽，加重感染和喘息。合理应用祛痰药有利于改善咳嗽和哮喘症状，也有利于防止继发感染。按作用机制不同，祛痰药可分为两类：①痰液稀释药，如氯化铵（ammonium chloride）、愈创甘油醚（guaiphenesin）等；②黏痰溶解药，如乙酰半胱氨酸（acetylcysteine，痰易净）、溴己新（bromhexine，必消痰）等。另外，酶制剂如糜蛋白酶（chymotrypsin），可溶解纤维蛋白与坏死组织而降低痰液黏稠度；表面活性剂如泰洛沙泊（tyloxapol），通过雾化吸入可降低痰液的表面张力而使痰液黏稠度下降。痰液稀释药和黏痰溶解药的作用机制、作用与应用、不良反应见表 27-4。

表 27-4 常用祛痰药

药物	作用机制	作用与应用	不良反应
乙酰半胱氨酸（典）（基）	结构中的巯基（—SH）能断裂糖蛋白多肽链中的二硫键（—S—S），降低痰液黏度	溶解白色痰液和脓性黏痰；用于痰液黏稠、咳痰困难和痰液阻塞气道等患者。雾化吸入，注意排痰	有特殊臭味，易引起恶心、呕吐、呛咳及支气管痉挛，哮喘者禁用。不宜与抗生素合用
溴己新（典）（基）	裂解黏痰中的黏多糖，并抑制其合成，使痰液变稀	祛痰作用较强，尚有镇咳作用；用于慢性支气管炎、哮喘及支气管扩张症痰液黏稠不易咳出者	偶见血清谷丙转氨酶（ALT）升高。消化性溃疡及肝功能不良者慎用
氯化铵（典）	口服刺激胃黏膜，反射性促进呼吸道分泌使痰液变稀	祛痰作用较弱，主要作为祛痰合剂的组成成分，用于急性呼吸道炎症痰黏稠不易咳出者	剂量过大可致恶心、呕吐；溃疡病及肝肾功能不良者慎用
愈创甘油醚	恶心性祛痰药，刺激胃黏膜，反射性促进呼吸道分泌	祛痰作用较强，兼有抗菌作用。用于急性支气管炎、支气管扩张	偶见胃肠道反应及嗜睡

第四节　慢性阻塞性肺疾病治疗药

一、磷酸二酯酶-4（PDE-4）抑制剂

磷酸二酯酶（PDE）家族有 11 个不同的成员，即 PDE-1～PDE-11，在不同的组织和细胞中有不同的表达。它们在结构、生物化学和药理特性上互不相同。PDE-4 是细胞内特异性的 cAMP 水解酶，主要分布在炎症细胞（肥大细胞、巨噬细胞、淋巴细胞和嗜酸性粒细胞）、气道上皮细胞和平滑肌细胞内。PDE-4 与多种炎症细胞的 cAMP 水解有关。抑制 PDE-4 可减少炎症介质的释放，进而抑制慢性阻塞性肺疾病（chronic obstructive pulmonary disease，COPD）和哮喘等呼吸道疾病对肺组织造成的损伤。

罗氟司特

罗氟司特（roflumilast）是第一个被欧盟和美国批准的用于 COPD 治疗的药物。其通过抑制 PDE-4 活性，增加炎症细胞、气道上皮细胞和平滑肌内 cAMP 水平而发挥作用，能减少 TNF-α、白细胞介素-1（IL-1）的释放，抑制炎症细胞的聚集和活化，缓解气道炎症；扩张气道平滑肌，缓解气道高反应性，并能缓解气道重塑。主要用于反复发作并加重的成人重症 COPD，常与长效气道扩张药合用，也可用于慢性喘息性支气管炎的治疗，常见不良反应有腹泻、体重减轻、恶心、头痛、头晕、食欲减退。少数患者有失眠、焦虑、抑郁及自杀倾向等精神症状，中重度肝功能损害者禁用。慎用于 18 岁以下患者。

二、抗胆碱药

噻托溴铵（tiotropium bromide）与异丙托溴铵同属季铵类衍生物，具有长效抗胆碱特点，在人体气道内，与 M 受体亲和力高且与 M_1 和 M_3 受体解离缓慢，能长时间阻滞胆碱能神经所介导的支气管平滑肌收缩，对老年性哮喘，特别是高迷走神经活性的哮喘尤为适用，同时对慢性阻塞性肺疾病能改善通气功能，遏制病情恶化，提高生活质量，由于延长了对 M_1 和 M_3 受体的作用时间，减弱了对 M_2 受体的作用，因此抑制唾液分泌和瞳孔散大等不良反应较少。

总结记忆模块

1. 知识要点

1）平喘药主要用于治疗哮喘和喘息性支气管炎，目前临床上以气道扩张药和糖皮质激素类最为常用。气道扩张药有三种：β 受体激动药、茶碱类、抗胆碱药，通过作用于不同的酶，最终均提高支气管平滑肌细胞内 cAMP/cGMP 的值，使支气管平滑肌松弛，气道扩张。

2）抗炎抗过敏药以糖皮质激素类最常用，为对因治疗药，治疗哮喘的糖皮质激素类药物主要有倍氯米松、布地奈德、曲安奈德、氟尼缩松，可制成气雾剂吸入给药，局部抗炎作用强，全身不良反应少，使用方便。色甘酸钠为预防性用药，对已发作的哮喘无效。相对较新的磷酸二酯酶-4 抑制剂罗氟司特既有抗炎，又有扩张支气管的双重作用。5-羟色

胺受体拮抗药芬司匹利；白三烯受体拮抗药孟鲁司特；5-脂加氧酶抑制药齐留通从不同环节发挥抗炎抗过敏作用，也已常用于哮喘及慢性喘息性支气管炎的治疗。罗氟司特和抗胆碱药噻托溴铵对慢性阻塞性肺疾病的疗效较好。

2. 复习记忆

（1）复习指南　平喘药的重点是气道扩张药和糖皮质激素类，气道扩张药从名称可知其基本作用是扩张支气管，改善哮喘发作时的喘息、呼吸困难，为对症治疗药，可分为四类，其中 β 受体激动药、茶碱类、抗胆碱药三类的作用机制应首先记住它们都是通过提高 cAMP/cGMP 的值而使支气管扩张的，再记住三类药物所作用的三种酶。抗炎抗过敏药，以糖皮质激素类较常用，主要用于反复发作的顽固性哮喘患者，其平喘机制主要是抗炎、抗过敏，为对因治疗药，临床的常用的是倍氯米松、布地奈德、曲安奈德、氟尼缩松等局部抗炎作用强、气雾剂吸入给药、全身不良反应少的药物。相对较新的 5-羟色胺受体拮抗药芬司匹利；白三烯受体拮抗药孟鲁司特；5-脂加氧酶抑制药齐留通从多环节发挥抗炎抗过敏作用，也已常用于哮喘及慢性喘息性支气管炎的治疗。罗氟司特和噻托溴铵主要用于 COPD。

（2）助记方法　歌诀法。

镇咳药

中枢镇咳可待因，无痰干咳效果灵；
呼吸抑制易成瘾，安全有效咳必清。

祛痰药

恶心祛痰氯化铵，兴奋迷走稀释痰；
黏痰溶解痰易净，硫键断裂痰变性；
前药口服后局部，合理选用不延误。

平喘药

平喘药物氨茶碱，抑制磷酸二酯酶；
松弛气管平滑肌，急慢哮喘可防治；
强心利尿兴奋脑，控制用量很重要。

拓展提高模块

1. 研究史话

陈克恢和麻黄碱

陈克恢（1898—1988），现代中药药理学的创始人，1898 年 2 月 26 日出生于上海郊区农村，幼年丧父，5 岁时由舅父周寿南（中医）教他读书写字，学习四书五经，1916 年中学毕业后，考入当时美国用庚子赔款成立的留美预备学校清华学堂，两年后毕业，赴美国威斯康星大学插班于药学系三年级，于 1920 年毕业。他舅父是中医，他幼年时常在中药房里读书玩耍，因而对中药感兴趣，去美国时即立志想用现代科学方法研究中药，1923 年，因母亲病重回到北京，受聘任北京协和医学院药理系助教直到 1925 年，其间，得到系主任史米特（Schmidt）的支持从数百种常用中药中选了麻黄为第一个研究对象，他几周内即从麻黄中分离出左旋麻黄碱，当时只知道它能扩大瞳孔，不知道其他药理作用，他仅用了 6 个月就得到不少成果，并在美国实验生物学与医学学会北京分会上做了初步报告。他发现给麻醉了的狗或毁脑脊髓的猫静脉注射麻黄碱 1～5mg 可使颈动脉压长时间升高，心肌收缩力增强，使血管（特别是内脏血管）收缩，支气管舒张，能使离体子宫很快收缩，对中枢神经有兴奋作用，滴入眼内引起瞳孔散大。这些作用都和肾上腺素相同，所不同的是口服有效，且作用时间长，毒性较低。1924 年，他发表了关于麻黄碱药理作用的第一篇论文。1927 年，他获医学博士学位（M.D.），并晋升为副教授。陈克恢还分析了世界各地产的麻黄，发现只有中国和东南亚地区产的含左旋麻黄碱。从此，礼来药厂每年从中国进口大量麻黄用于麻黄碱的生产，以适应临床需要。这种状况持续了 19 年，直到第二次世界大战时，两位德国化学家用发酵法将苯甲醛与甲基胺缩合，成功地合成了左旋麻黄碱。更重要的是，陈克恢和他的同事进一步研究了很多结构与麻黄碱类似化合物的药理作用，从而推动了无数交感胺类化合物的合成。这些研究不仅发现了很多新药可用于呼吸系统疾病、鼻充血、疲劳、肥胖症和发作性睡病等的治疗，也为后来 α 受体及 β 受体阻断药的研究和开发打下了基础。这项研究是从天然产物中寻找先导化合物，进行优化、开发新药的一个典范，也为研究和开发祖国医药宝库指明了道路，陈克恢对麻黄的研究，开创了中药药理学研究的先河。

2. 知识拓展

瘦肉精究竟为何物

瘦肉精事件发生后引起了社会的广泛关注，瘦肉精究竟为何物？其实它是 β 肾上腺素受体激动药类化合物的俗称，如克仑特罗、沙丁胺醇、莱克多巴胺等十几种治疗哮喘的平喘药，因克仑特罗效价高、价格低廉最为常用。在猪、牛等动物饲料里加入较大剂量的瘦肉精可促进蛋白质合成，加速脂肪的转化和分解，提高瘦肉率。过量的瘦肉精残留在动物肉内被人摄入，可引起中毒，主要症状有面色潮红、头晕、心悸、胸闷、肌肉震颤、呼吸急促等，甚至出现心律失常等交感神经兴奋的症状，因此世界上没有任何机构批准克仑特罗作为饲料添加剂。近年来，莱克多巴胺在国外正在成为盐酸克仑特罗的合法替代品。莱克多巴胺在很小剂量时就能显著增加猪肉的瘦肉率。而且莱克多巴胺在猪体内的代谢很快，半衰期只有大约 4h，残留量低，对人的毒性也非常低，美国 FDA 批准盐酸莱克多巴胺作为饲料添加剂使用，在猪肉中的残余量不可超过 50ppb（1ppb=10 亿分之一）。世界卫生组织建议莱克多巴胺在猪肉中的残余量不可超过 40ppb。目前有 20 多个国家允许使用盐酸莱克多巴胺，宰后检测严格，而在中国则被禁止使用。

3. 问题与思考

为何抗组胺药苯海拉明等不用于支气管哮喘？

这是因为支气管哮喘的发生有肥大细胞、嗜酸性粒细胞、淋巴细胞等多种炎症细胞浸润，释放多种炎性介质包括组胺、5-羟色胺（5-HT）、白三烯 B_4（LTB_4）、前列腺素 D_2（PGD_2）、血栓素 A_2（TXA_2）、肿瘤坏死因子（TNF-α）等，引起支气管平滑肌痉挛性收缩，单一的组胺 H_1 受体阻断药很难起效。

（曹　东　淤泽溥　赵玉雪）

第二十八章　子宫平滑肌兴奋药

基本知识模块

子宫兴奋药（oxytocic）是一类能选择性地兴奋子宫平滑肌，引起子宫收缩的药物。常用药物分三类：垂体后叶激素类、前列腺素类和麦角生物碱类。

第一节　垂体后叶激素类

缩宫素（典）（基）

缩宫素（oxytocin）是垂体后叶激素的主要成分之一，在丘脑下部神经内分泌细胞合成，临床上主要用于催产、引产，故又称催产素（pitocin）。该药为多肽类物质，可从牛、猪的脑垂体后叶中提取，其提取液中主要含有缩宫素和微量的升压素。现也可人工合成，临床应用的缩宫素多为人工合成品（不含升压素），故无升压作用。

【体内过程】口服易被消化液所破坏，口服无效。临床上常肌注、静注或鼻黏膜给药。鼻黏膜给药虽方便，但作用弱；肌注吸收良好，3～5min 起效，维持 20～30min；静注起效快，维持时间短，需多次给药；可透过胎盘屏障，大部分经肝肾破坏，少部分以结合的形式经肾排泄。

【药理作用】

1. 兴奋子宫　　缩宫素可直接兴奋子宫平滑肌，使收缩力加强，频率加快。作用强度与用药剂量和子宫生理状态有关。小剂量（2～5U）的缩宫素使子宫体产生节律性的收缩，同时松弛子宫颈，其收缩性质与正常分娩相似，有利于胎儿顺利娩出；大剂量（5～10U）的缩宫素则使子宫产生持续的强直性收缩，不利于胎儿娩出，甚至可导致胎儿窒息和子宫破裂。子宫平滑肌对缩宫素的敏感性受体内性激素水平的调控，雌激素能提高子宫平滑肌对其敏感性，而孕激素则降低其敏感性。在妊娠早期，孕激素分泌水平高，子宫对缩宫素不敏感，可保证胎儿安全发育；妊娠后期，体内雌激素水平升高，子宫对缩宫素的敏感性增强，临产时最敏感，有利于胎儿娩出，故此时只需小剂量缩宫素即可达到催产、引产目的。

缩宫素通过激动子宫平滑肌上的缩宫素受体产生兴奋作用，该受体为 G 蛋白偶联的膜受体，其密度随妊娠过程不断增加，并与子宫对缩宫素的敏感性平行，至临产时达高峰。

2. 促进排乳　　乳腺腺泡被具有收缩性的肌上皮细胞包绕，肌上皮细胞对缩宫素高度敏感，因此缩宫素能使乳腺腺泡周围的肌上皮细胞收缩，促进乳汁排泄。

3. 松弛血管平滑肌　　大剂量缩宫素能短暂地松弛血管平滑肌，引起血压下降。

4. 抗利尿　　由于其化学结构与抗利尿激素（又称升压素）类似，有轻度的抗利尿作用。

【临床应用】

1. 催产和引产　　只适用因宫缩无力而难产时，用小剂量的缩宫素催产。对于死胎、过期妊娠或因患严重疾病需提前终止妊娠的患者，可用大剂量缩宫素引产。

2. 产后止血　　产后出血时，应立即皮下或肌内注射较大剂量的缩宫素，使子宫强直性收缩，压迫子宫肌层血管止血。因其作用时间短，需加用麦角生物碱制剂维持疗效。

【不良反应及用药注意】不良反应较少，因生物制品的缩宫素含有杂质，偶见过敏反应。大剂量使用，可产生抗利尿作用，如果输液过多或过快，可出现水潴留和低血钠情况。缩宫素作催产、引产时须严格掌握剂量和适应证，避免过量引起子宫强直性收缩，导致胎儿窒息或子宫破裂。凡产道异常、胎位不正、头盆不称、先兆子宫破裂，以及三次妊娠以上的经产妇或有剖腹产史者禁用。

垂体后叶激素（基）

垂体后叶激素（pituitrin）是从猪、牛的垂体后叶中提取的粗制品，内含缩宫素和升压素，它对子宫平滑肌的选择性不高，兴奋子宫的作用已逐渐被缩宫素代替。升压素（又称抗利尿激素）能与肾集合管上的升压素 V_2 受体结合，增加集合管对水分的再吸收，使尿量减少，临床可用于治疗尿崩症。较大剂量的升压素还可收缩血管，用于治疗肺出血等。因其也能收缩冠脉，故冠心病、心绞痛、心力衰竭患者禁用。不良反应有心悸、胸闷、恶心、腹痛及过敏反应。

第二节　前列腺素类

前列腺素（prostaglandin，PG）对心血管系统、消化系统和生殖系统均有广泛的生理和药理作用。作为子宫兴奋药应用的 PG 类药物主要有地诺前列酮（dinoprostone，PGE_2）、地诺前列素（dinoprost，$PGF_{2\alpha}$）和卡前列素（carboprost，15-甲基-$PGF_{2\alpha}$）等。

【药理作用】PG 对妊娠各期子宫均有收缩作用，其中 PGE_2 和 $PGF_{2\alpha}$ 在分娩中具有重要意义。

1）PGE_2 和 $PGF_{2\alpha}$ 对妊娠各期子宫都有兴奋作用，分娩前的子宫尤为敏感，对妊娠初期、中期子宫的收缩作用强于缩宫素。

2）PGE_2 和 $PGF_{2\alpha}$ 引起子宫收缩的特性与正常分娩相似，在增强子宫体节律性收缩的同时，尚能使子宫颈松弛。

【临床应用】可用于终止早期或中期妊娠，还可用于足月引产，发生良性葡萄胎时可用于排除宫腔内异物。

PGE_2 制成阴道栓剂高位送入阴道，应用于 2～3 个月妊娠的流产；$PGF_{2\alpha}$ 对妊娠早期引产需用较大剂量，易导致严重不良反应；15-甲基-$PGF_{2\alpha}$ 活性较 $PGF_{2\alpha}$ 高 10 倍，作用时间长，副作用小，终止妊娠后能很快恢复月经和生育功能，用于终止妊娠和宫缩无力导致的产后顽固性出血。

【不良反应】恶心、呕吐、腹痛、腹泻等消化道兴奋症状。$PGF_{2\alpha}$ 能兴奋支气管平滑肌，哮喘患者禁用；PGE_2 可升高眼压，青光眼患者不宜用。引产时的禁忌证和注意事项同缩宫素。

地诺前列酮

地诺前列酮（dinoprostone，PGE_2）在整个孕期均可引起子宫收缩，作为阴道栓剂催产药应用于 2～3 个月妊娠的流产，一般使用剂量为 20mg，每隔 3～5h 一次，预计流产时间为 17h。

卡前列素

卡前列素（carboprost，15-甲基-$PGF_{2\alpha}$）兴奋子宫平滑肌的作用较地诺前列素（dinoprost，$PGF_{2\alpha}$）高 20～100 倍，有扩张子宫颈和刺激子宫收缩的双重作用。作用时间长，不良反应少，主要用于终止妊娠和宫缩无力导致的产后顽固性出血。15-甲基-$PGF_{2\alpha}$ 对下丘脑-垂体-卵巢轴几乎无影响，是一种很有希望的避孕药。

第三节　麦角生物碱类

麦角生物碱（基）

麦角是寄生于黑麦及其他禾本科植物上的一种麦角菌的干燥菌核。麦角中含有多种生物碱，均为麦角酸的衍生物。麦角生物碱（ergot alkaloid，EA）按化学结构可分为两类。①胺生物碱类：以麦角新碱、甲基麦角新碱为代表。易溶于水，对子宫兴奋作用快而强，但作用持续时间较短。②肽生物碱类：包括麦角胺和麦角毒素。难溶于水，对血管有显著收缩作用，起效缓慢，但维持时间较长。

【药理作用】

1. 兴奋子宫　　麦角生物碱类能选择性兴奋子宫，作用强度也取决于子宫的生理状态。其特点是：①对妊娠子宫敏感，尤其是对临产前或新产后的子宫最敏感；②与缩宫素不同，它们的作用强而持久，剂量稍大可引起子宫强直性收缩，对子宫体和子宫颈的兴奋作用无明显差别，因此，禁用于催产和引产，只适用于产后止血和子宫复原。其中麦角新碱的作用最为显著。

2. 收缩血管　　肽生物碱类，特别是麦角胺，能直接收缩动脉、静脉血管；大剂量长期应用可损伤血管内皮细胞，导致血栓或肢端干性坏疽。

3. 阻断 α 受体　　肽生物碱类有阻断 α 受体的作用，使肾上腺素的升压作用翻转。只引起不良反应，无应用价值。麦角新碱无此作用。

【临床应用】

1. 子宫出血　　产后、刮宫或其他原因引起的子宫出血，可用麦角新碱治疗。

2. 子宫复原　　产后子宫复原缓慢或复原不全，易引起失血过多或感染，应促进子宫收缩及时止血，加速子宫复原。

3. 偏头痛　　麦角胺能收缩脑血管，减少脑动脉搏动所致的头痛，用于偏头痛的诊断和急性发作时治疗。治疗偏头痛时可以单用或与咖啡因合用。

【不良反应】注射麦角新碱可引起恶心、呕吐及血压升高，伴有妊娠高血压的产妇应慎用；麦角流浸膏中含有麦角胺和麦角毒素，长期使用可损害血管内皮，导致血栓或坏疽；偶见过敏反应，严重者出现血压下降、呼吸困难。麦角制剂禁用于催生和引产；血管硬化及冠心病患者忌用。

总结记忆模块

1.知识要点

1）子宫平滑肌兴奋药分三类：垂体后叶激素类、前列腺素类和麦角生物碱类。

2）垂体后叶激素类的代表药物为缩宫素，小剂量引起子宫节律性收缩，用于催产和引产；大剂量引起子宫强直性收缩，用于产后子宫出血或产后子宫复原。前列腺素对子宫的作用不受性激素水平影响。麦角新碱作用剂量稍大可引起子宫强直性收缩，禁用于催产和引产。

2. 复习记忆

（1）**复习指南**　抓住影响子宫平滑肌作用的两个因素：药物剂量和子宫的生理状况，借助图 28-1 和图 28-2 就易将本章药物掌握。

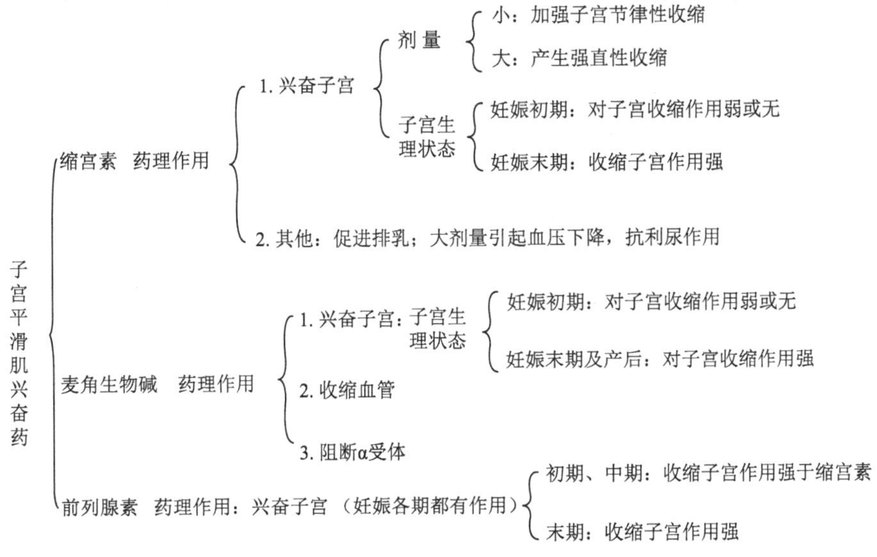

图 28-1　子宫平滑肌兴奋药作用小结

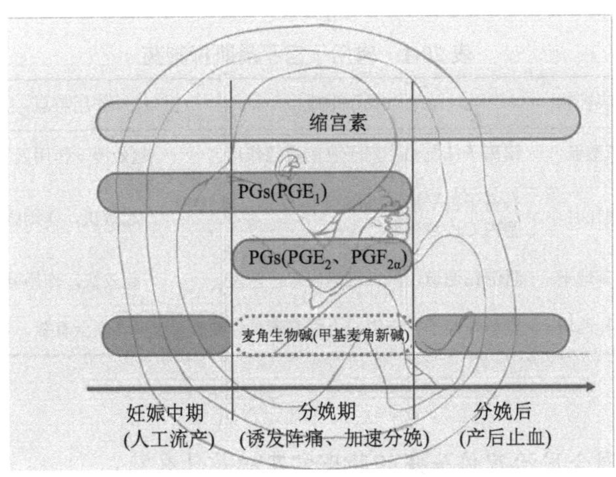

图 28-2　子宫平滑肌兴奋药适用期比较图

（2）助记方法　见图 28-1 和图 28-2。

拓展提高模块

1.研究史话

麦角生物碱的发现

麦角是寄生在黑麦、小麦、高粱等禾本科植物上的一种真菌的干燥菌核，菌核中含有麦角生物碱。人或牲畜若误食了被菌核污染的黑麦或其他粮食作物，会引发坏疽性麦角中毒或痉挛性麦角中毒，然后发生死亡。

早在 2000 多年前，妊娠妇女因误服麦角而发现麦角菌有加速分娩的作用，接生婆利用该菌来接生在民间已被广泛应用。但直到 1582 年，小剂量麦角菌能产生强烈子宫收缩这一情况才被 Adam Lonicer 在其著作 *Kreuterbuch* 中提出，到了 1808 年，美国医生 John Stearns 进一步提出麦角菌可作为临床“加速分娩”的补救药物之一。麦角菌作为子宫兴奋药应用于临床开始变得非常流行。此后不久，临床使用麦角菌造成的死胎和产妇死亡的报道日益增多，有学者提出应将该药的拉丁名“分娩药粉”改为“死亡粉剂”。该情况引起纽约医学会的注意并开始调查，调查结果发现，死胎和产妇死亡数量的增加与医生忽略了使用麦角菌的注意事项“由障碍引起的分娩延长应避免用麦角菌加速分娩”有关。1824 年，纽约哥伦比亚大学的霍萨克教授提出使用麦角菌应严格控制其适应证，只用于产后出血过多症，这一建议被医生普遍接受。从此，麦角菌作为药物的地位便得到了确认，并分别载入《美国药典》和《伦敦药典》中。

2. 知识拓展

子宫平滑肌抑制药

子宫平滑肌抑制药又称抗分娩药，是一类能抑制子宫收缩、松弛子宫平滑肌的药物，主要用于防治早产或治疗痛经。目前临床应用较多的子宫平滑肌抑制药有硫酸镁、β_2 肾上腺素受体激动药、钙拮抗药和缩宫素受体拮抗药等。各类子宫平滑肌抑制药的代表药物、作用机制和临床应用见表 28-1。

表 28-1　常用子宫平滑肌抑制药

分类	代表药物	作用机制	作用特点	临床应用
硫酸镁	硫酸镁	镁离子拮抗 Ca^{2+}对子宫的收缩作用	起效慢，作用温和	防治早产和子痫发作
β_2 肾上腺素受体激动药	利托君	兴奋子宫平滑肌细胞膜 β_2 受体，降低细胞内 Ca^{2+}浓度	起效快，作用强	防治早产
钙拮抗药	硝苯地平	阻滞钙通道，降低细胞内 Ca^{2+}浓度	起效快，作用强	防治早产
缩宫素受体拮抗药	阿托西班	竞争性与子宫平滑肌上缩宫素受体结合	安全有效	防治早产

3. 问题与思考

麦角胺与咖啡因合用治疗偏头痛的药理学基础是什么？

麦角胺可收缩脑血管，降低动脉搏动的幅度，缓解头痛；咖啡因也可收缩脑血管，与麦角胺合用后可使麦角胺的吸收增加，血药峰浓度提高。故通常将两药合用治疗偏头痛。

（雷　娜　何芳雁）

第二十九章　肾上腺皮质激素类药物

基本知识模块

第一节　概　　述

肾上腺皮质激素（adrenocortical hormone）是由肾上腺皮质合成与分泌的各种激素的总称，属甾体化合物。肾上腺皮质由外向内依次分为球状带、束状带及网状带三层，分别分泌三种激素：①盐皮质激素（mineralocorticoid），包括醛固酮（aldosterone）和去氧皮质酮（desoxycortone）等；②糖皮质激素（glucocorticoid），包括氢化可的松（hydrocortisone）和可的松（cortisone）等；③性激素，包括雄激素（脱氢表雄酮）和少量雌激素（雌二醇）。临床常用的皮质激素是指糖皮质激素。

【化学结构与构效关系】肾上腺皮质激素的基本结构为甾核，甾核 A 环的 C_3 酮基、C_4 与 C_5 之间的双键、C_{20} 羰基是保持其生理功能所必需的结构（图 29-1）。其中，糖皮质激素甾核 C 环 C_{11} 有氧或羟基，D 环的 C_{17} 上有 α-羟基，因而对糖代谢活性较强，水、盐代谢作用较弱；盐皮质激素甾核 C 环 C_{11} 无氧（如去氧皮质酮），或虽有氧但与 C_{18} 结合成半缩醛式（如醛固酮），D 环的 C_{17} 上无 α-羟基，因而其对水、盐代谢有较强的作用，对糖代谢的作用很弱。肾上腺皮质激素的生理活性与化学结构密切相关，据此人们对此类药物进行改造，人工合成一系列的皮质激素类药物，以提高临床疗效，减轻不良反应。

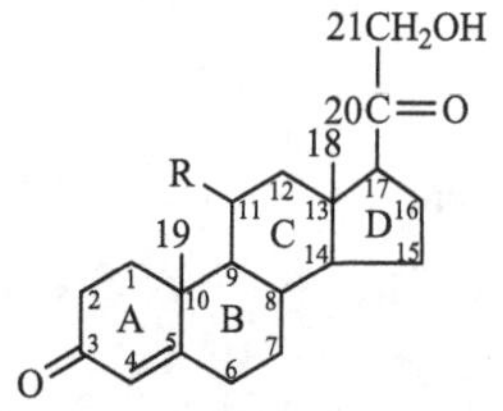

图 29-1　肾上腺皮质激素基本化学结构

第二节　糖皮质激素

糖皮质激素作用广泛而复杂，且随剂量变化而不同。生理状态下分泌的糖皮质激素主要调节机体的糖、蛋白质、脂肪三大物质代谢。应激时，机体分泌大量糖皮质激素以适应内外环境变化所产生的强烈刺激。超生理剂量（药理剂量）的糖皮质激素有抗炎、抑制免疫等多种药理作用，不适当使用或长期大剂量使用会导致多种不良反应和并发症。

【分泌调节】糖皮质激素的基础分泌及应激状态下的分泌均受下丘脑-垂体-肾上腺（HPA）轴的调节。糖皮质激素的基础分泌具有日间节律：上午 8～10 时氢化可的松血药浓度达高峰，随后逐渐下降，午夜 12 时血药浓度最低，在非应激状态下成人氢化可的松的每日分泌量为 10～20mg。在应激状态下，其分泌量可达正常的 10 倍左右。糖皮质激素可通过负反馈调节作用于腺垂体和下丘脑，抑制促肾上腺皮质激素（adrenocorticotropic hormone，ACTH，促皮质素）和促肾上腺皮质激素释放激素（corticotropin-releasing hormone，CRH）的分泌，以维持循环血液中糖皮质激素的正常水平（图 29-2）。

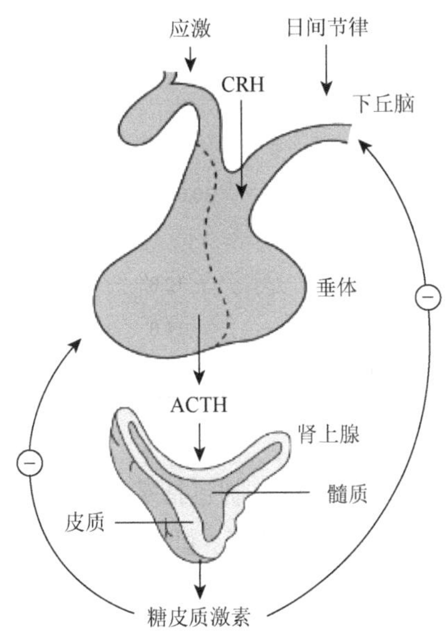

图 29-2　下丘脑-垂体-肾上腺（HPA）轴的调节

【体内过程】所有糖皮质激素类药物均为脂溶性药物，注射、口服均易吸收。口服可的松或氢化可的松后经 1～2h 达血药浓度峰值，作用持续 8～12h。氢化可的松进入血液后约 90%与血浆蛋白结合，其中 80%与皮质类固醇结合球蛋白（corticosteroid-binding globulin，CBG）结合，10%与白蛋白结合，游离型约占 10%。CBG 在肝内合成，雌激素对其有明显促进作用；肝、肾疾病时 CBG 合成减少，游离型药物增多，作用增强。糖皮质激素主要经肝代谢，与硫酸或葡萄糖醛酸结合后由尿排出。可的松和泼尼松要在酶的作用下生成氢化可的松和泼尼松龙才具有活性，因而严重肝功能不全患者应选用氢化可的松和泼尼松龙。当与肝药酶诱导剂，如苯巴比妥、苯妥英钠和利福平等合用时，应加大糖皮质激素用量。常用糖皮质激素类药物比较见表 29-1。

表 29-1　糖皮质激素类药物比较

类别	血浆 $t_{1/2}$/min	药理活性			抗炎等效剂量/mg
		抗炎作用（比值）	糖代谢（比值）	水盐代谢（比值）	
短效类					
氢化可的松(典)(基)	90	1.0	1.0	1.0	20.00
可的松	90	0.8	0.8	0.8	25.00

续表

类别	血浆 $t_{1/2}$/min	药理活性			抗炎等效剂量/mg
		抗炎作用（比值）	糖代谢（比值）	水盐代谢（比值）	
中效类					
泼尼松[典][基]	120～180	4.0	3.5	0.8	5.00
泼尼松龙[典]	120～180	4.0	4.0	0.8	5.00
甲泼尼龙	＞200	5.0	10.0	0.5	4.00
曲安西龙[典]	＞200	5.0	5.0	0	4.00
长效类					
地塞米松[典][基]	＞300	25.0	30.0	0	0.75
倍他米松[典]	＞300	25.0	30.0～35.0	0	0.75
外用					
氟氢可的松	＞200	16.0	12.0	75.0	4.00
氟轻松[典][基]	＞200	40.0	17.0	强	4.00
倍氯米松		200.0			

注：表内数字，仅作参考

【作用机制】糖皮质激素作用的主要机制包括基因效应和非基因效应。

1. 基因效应　主要由糖皮质激素受体（glucocorticoid receptor，GR）介导。GR广泛存在于机体各种组织细胞中，分为GRα和GRβ两种亚型，GRα活化后产生经典的激素效应，而GRβ作为GRα的拮抗体发挥作用。在糖皮质激素未进入细胞内时，GRα主要与伴侣蛋白-热休克蛋白（heat shock protein，Hsp）90、Hsp70、免疫亲和蛋白和辅助分子伴侣p23等以多蛋白复合体的形式存在。当糖皮质激素进入细胞内与GRα结合后，其构象发生改变，从蛋白复合体中解离，在核定位序列的介导下转入核内，以二聚体的形式与糖皮质激素应答元件（glucocorticoid response element，GRE）或负性糖皮质激素应答元件（negative glucocorticoid response element，nGRE）结合，引起特定基因表达的增加或减少，进而发挥广泛的生理和药理作用。

2. 非基因效应　因为影响基因表达和合成蛋白质需要一定时间，所以基因效应的发挥需要数小时之久，难以解释诸如大剂量糖皮质激素的抗过敏效应等快速作用，于是人们提出了糖皮质激素还存在非基因效应。该效应的特点是起效迅速，与细胞膜类固醇受体、非基因的生化效应影响细胞能量代谢、细胞质受体的受体外成分介导的信号通路相关。虽然糖皮质激素的基因效应和非基因效应机制不同，但两者之间也存在交互调节。

【生理效应】生理剂量的糖皮质激素主要是调节机体三大物质代谢和水盐代谢，可促进糖原异生、减少机体组织对葡萄糖的利用、促进蛋白质分解、促进脂肪分解及重分布和调节水盐代谢，使机体在有害刺激和环境改变时具有抵抗应激刺激的能力。

长期大剂量给予糖皮质激素时对物质代谢的影响可产生许多不良反应，有些不良反应，如高血糖、负氮平衡和骨质疏松会对机体造成较严重的损害，限制了本类药物在临床上的应用。

【药理作用】

1. 抗炎　对物理性、化学性、免疫性及病原生物性等多种因素所引起的炎症均有强大的、非特异性抑制作用，且可抑制炎症全过程。在炎症早期，能增高血管的紧张性、降低毛细血管的通透性，同时抑制白细胞浸润及吞噬反应、减少炎症因子的释放，从而改善红、肿、热、痛等症状；在炎症后期，通过抑制毛细血管和成纤维细胞的增生，抑制胶原蛋白和黏多糖的合成及肉芽组织增生，防止粘连及瘢痕形成，减轻炎症后遗症。但炎症反应是机体的一种防御性反应，糖皮质激素在抑制炎症、减轻症状的同时，也可能致感染扩散，延缓创口愈合。

2. 免疫抑制与抗过敏作用　对免疫系统的多个环节都有抑制作用。可抑制巨噬细胞对抗原的吞噬和处理，阻碍淋巴母细胞的增殖，加速致敏淋巴细胞的破坏和解体，诱导淋巴细胞凋亡，干扰补体参与的免疫反应。动物实验表明，糖皮质激素小剂量主要抑制细胞免疫，大剂量可抑制体液免疫。抑制由于抗原-抗体反应引起的肥大细胞脱颗粒作用，进而减少组胺、5-羟色胺、过敏性慢反应物质、缓激肽等过敏介质的释放，抑制因过敏反应而产生的病理变化，从而减轻过敏症状。

3. 抗内毒素　能提高机体对细菌内毒素的耐受力，减轻细胞损伤，缓解毒性症状。对严重的感染中毒性高热，常具有迅速而良好的退热作用。可能与其能抑制体温中枢对致热原的反应，稳定溶酶体膜，减少内热原的释放有关。但对细菌外毒素无作用。

4. 抗休克　可用于各种严重休克，尤其是感染中毒性休克。一般认为抗休克的机制除抗炎和抗内毒素作用外，还和以下因素有关：①降低血管对缩血管活性物质（如肾上腺素、去甲肾上腺素）的敏感性，使微循环血流动力学恢复正常；②稳定溶酶体膜，减少心肌抑制因子（myocardial-depressant factor，MDF）的形成；③扩张痉挛收缩的血管、加强心肌收缩力。

5. 其他作用

（1）允许作用　糖皮质激素对某些生理代谢反应和应激调节起支持作用，它虽不能直接作用于器官、组织或细胞而产生作用，但其存在为另一种激素的生理效应创造了条件。例如，糖皮质激素可增强儿茶酚胺的缩血管作用和胰高血糖素的升血糖作用。

（2）血液与造血系统　能刺激骨髓造血机能，使红细胞和血红蛋白含量增加。大剂量可使血小板增多、提高纤维蛋白原含量；刺激骨髓中的中性粒细胞释放入血液循环而使中性粒细胞数增多，但会降低其游走、吞噬、消化及糖酵解等功能。另外，可使淋巴组织萎缩，而降低血液中淋巴细胞、嗜酸性粒细胞和单核细胞的数量。

（3）中枢神经系统　可提高中枢的兴奋性，可出现欣快、激动、失眠等症状，偶可诱发精神失常；且能降低大脑的电兴奋阈、诱发癫痫，大剂量能致儿童惊厥。

（4）消化系统　可增加胃酸及胃蛋白酶的分泌、增强食欲、促进消化。同时，由于对蛋白质代谢的影响，胃黏液分泌减少，上皮细胞更换率减低，使胃黏膜自我保护与修复能力削弱。故长期应用超生理剂量的糖皮质激素有可能诱发或加重溃疡。

【临床应用】

1. 严重感染或炎症

（1）严重急性感染　主要用于中毒性感染或同时伴有明显毒血症者，如中毒性菌痢、暴发型流行性脑膜炎、中毒性肺炎及败血症等。在应用足量有效抗菌药物作对因治疗的前提下，利用糖皮质激素增强机体抗应激刺激能力、抑制炎症、减轻中毒反应等可用作辅助治疗。病毒性感染因目前缺乏有效的抗病毒药物，一般不用激素，否则糖皮质激素导致机体的防御功能下降，可引起感染加重、扩散或继发感染。但当严重病毒感染已对生命构成威胁时（如严重传染性肝炎、麻疹、乙型脑炎），可短期用本类药物迅速控制症状，防止并发症和后遗症。

（2）炎症及其后遗症　对某些重要脏器或要害部位的炎症，如风湿性心瓣膜炎、损伤性关节炎、虹膜炎、角膜炎、睾丸炎及烧伤后瘢痕挛缩等，可早期应用糖皮质激素以避免组织粘连或瘢痕形成而影响功能。有角膜溃疡者禁用。

2. 免疫相关疾病

（1）自身免疫性疾病　严重风湿热、风湿性心肌炎，风湿性及类风湿性关节炎、全身性红斑狼疮、结节性动脉周围炎、多发性皮肌炎、硬皮病、自身免疫性溶血性贫血和肾病综合征等可选用糖皮质激素，但只能缓解症状，停药后易复发。一般采用综合疗法，不宜单用，以免引起不良反应。

（2）过敏性疾病　对荨麻疹、血管神经性水肿、过敏性鼻炎、支气管哮喘和过敏性休克等过敏性疾病的严重病例或其他药物无效时，可应用本类药物作辅助治疗。

（3）器官移植排斥反应　对异体器官移植手术后所产生的免疫性排斥反应，也可使用糖皮质激素。若与环孢素A等免疫抑制剂合用，疗效更好，并可减少两药的剂量。

3. 休克　对感染中毒性休克的治疗，可及早、短时间内突击使用糖皮质激素，尽可能在抗菌药物之后使用，停药则在撤去抗菌药物之前；对过敏性休克，可与首选药肾上腺素合用；对低血容量性休克，在补液、补电解质或输血后效果不明显时可合用；对心源性休克须结合病因治疗。

4. 血液病　可治疗急性淋巴细胞白血病、再生障碍性贫血、粒细胞减少症、血小板减少症和过敏性紫癜等。能改善症状，但停药后易复发。

5. 皮肤病及眼部炎症　局部用药可治疗多种炎症性皮肤病，如湿疹、肛门瘙痒、接触性皮炎、银屑病等。严重病例可配合全身给药。也可用于眼前部炎症，如结膜炎、角膜炎、虹膜炎，有角膜溃疡者禁用。

6. 替代疗法　原发性慢性肾上腺皮质功能减退症（艾迪生病）、脑垂体前叶功能减退及肾上腺次全切除术后给予适当剂量以维持正常生理作用，用作糖皮质激素缺乏的替代治疗。

【不良反应】

1. 长期大剂量应用引起的不良反应

（1）医源性肾上腺皮质功能亢进　又称类肾上腺皮质功能亢进综合征。由长期过量使用激素导致的物质代谢和水盐代谢紊乱，表现为满月脸、水牛背、向心性肥胖、皮肤变薄、多毛、水肿、低血钾、高血压、糖尿病等（图29-3）。一般停药后症状可自行消退，必要时对症治疗。

（2）诱发或加重感染　因糖皮质激素无抗病原体作用，且可抑制正常免疫，长期应用可诱发感染或使潜在病灶扩散，特别是在原有疾病已使抵抗力降低的患者中更易发生，如白血病、再生障碍性贫血、肾病综合征等。

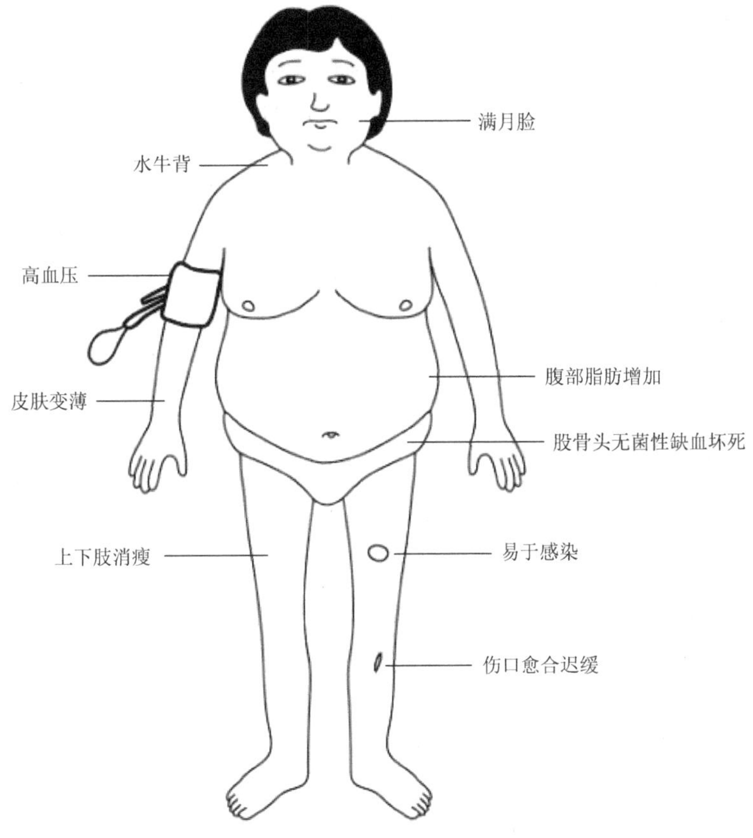

图 29-3　糖皮质激素不良反应

（3）消化系统并发症　因可促进胃酸、胃蛋白酶的分泌并抑制胃黏液分泌、降低胃肠黏膜的屏障作用，加之抑制蛋白质合成，故可诱发或加剧胃、十二指肠溃疡，甚至造成消化道出血或穿孔。对少数患者可诱发胰腺炎或脂肪肝。

（4）心血管系统并发症　水钠潴留和血脂升高，可引起高血压和动脉粥样硬化。

（5）骨质疏松、伤口愈合迟缓　由于促进蛋白质分解、抑制其合成及增加钙、磷排泄，长期使用可致骨质疏松，且多见于儿童、绝经期妇女和老人，严重者可发生自发性骨折。此外，大剂量糖皮质激素可引起高脂血症，脂肪栓塞使血管栓塞，造成股骨头无菌性缺血坏死。糖皮质激素抑制蛋白质合成，可使伤口愈合迟缓。

（6）影响生长发育　抑制生长激素分泌并造成负氮平衡，可造成儿童生长发育迟缓，对孕妇可增加胎盘功能不全、新生儿体重减少及死胎的发生率，偶可致畸胎。

（7）神经精神异常　可诱发癫痫或精神病，儿童大量应用可致惊厥。

2. 停药反应

（1）医源性肾上腺皮质功能不全　长期大剂量应用可负反馈抑制 HPA 轴的调节，使 ACTH 分泌减少，致使肾上腺皮质萎缩、功能减退。突然停药或减量过快，特别是当遇到感染、创伤、手术等严重应激情况时，因糖皮质激素合成与分泌不足，出现肾上腺皮质功能不全或肾上腺危象。表现为恶心、呕吐、乏力、低血压和休克等，需及时抢救。肾上腺皮质功能的恢复时间多数患者需要数月，个别患者需要一年或更长。

（2）反跳现象和停药症状　长期用药时减量太快或突然停药导致原病复发或加重称为“反跳现象”。也可出现原有疾病所没有的症状，如发热、肌肉痛、关节痛、疲乏无力等，称为“停药症状”。

【禁忌证】严重的精神病、癫痫、严重高血压、创伤或手术修复期、骨折、糖尿病、孕妇、角膜溃疡、肾上腺皮质功能亢进、抗菌药物不能控制的感染（如水痘、麻疹、霉菌感染、活动性消化性溃疡）、新近胃肠吻合术等。适应证和禁忌证并存时，应全面分析，权衡利弊，慎重决定。一般病情危急的适应证，虽有禁忌证存在，仍不得不用，待危急情况过去后，尽早停药或减量。对慢性疾病，尤其需要大量激素时，必须严格掌握适应证。

【用法和疗程】生理剂量和药理剂量的糖皮质激素具有不同的作用，应按不同治疗目的和不同糖皮质激素的药效学、药动学特点，选择适当剂量和给药途径，以达到最佳的治疗作用并减少不良反应。针对不同疾病，糖皮质激素的疗程不同，一般可分为以下几种情况。

1. 替代治疗　用于治疗肾上腺皮质功能不全，需终身服药。

2. 短程治疗　疗程小于 1 个月，包括应激性治疗。适用于感染或变态反应类疾病，如结核性脑膜炎及胸膜炎、剥脱性皮炎或器官移植急性排斥反应等。短程治疗须配合其他有效治疗措施，停药时须逐渐减量至停药。

3. 中程治疗　疗程 3 个月以内。适用于病程较长且多器官受累性疾病，如风湿热等。生效后减至维持剂量，停药时需要逐渐递减。

4. 长程治疗　疗程大于 3 个月。适用于器官移植后排斥反应的预防和治疗及反复发作、多器官受累的慢性自身免疫病，如系统性红斑狼疮、溶血性贫血、系统性血管炎、结节病、大疱性皮肤病等。维持治疗可采用每日或隔日给药，停药前也应逐步过渡到隔日疗法后逐渐停药。由于糖皮质激素的分泌具有昼夜节律性，临床用药可配合此节律服药，以减少对肾上腺皮质功能的影响。因此维持量有两种用法：①每日晨给药法，即每日早晨 7～8 时 1 次给药，宜用短效制剂，如可的松、氢化可的松等；②隔日晨给药法，即每隔一日早晨 7～8 时给药，将 2d 总药量 1 次顿服，多用中效制剂，如泼尼松、泼尼松龙等。

5. 冲击治疗　疗程多小于 5d。适用于危重症患者的抢救，如暴发型感染、过敏性休克、严重哮喘持续状态、过敏性喉头水肿、狼疮性脑病、重症大疱性皮肤病、重症药疹、急进性肾炎等。冲击治疗须配合其他有效治疗措施，可迅速停药，若无效，大部分情况下不可在短时间内重复冲击治疗。

糖皮质激素的给药途径包括口服、肌内注射、静脉注射或静脉滴注等全身用药，以及吸入、局部注射、点滴和涂抹等局部用药。因局部用药可在给药部位保留高度活性、对 HPA 轴抑制及其他全身不良反应较少，而成为呼吸系统疾病、皮肤病等的一线治疗用药。例如，吸入型糖皮质激素是哮喘长期治疗的首选药物，大多数慢性持续哮喘患者吸入小剂量糖皮质激素（相当于每天使用 400μg 的布地奈德）即可较好地控制症状。

第三节　盐皮质激素

盐皮质激素主要有醛固酮（aldosterone）和去氧皮质酮（desoxycortone）两种，对维持机体正常的水、电解质代谢起着重要作用。主要作用于肾的远曲小管和集合管，促进 Na^{+}、Cl^{-}的重吸收和 K^{+}、H^{+}的排出。盐皮质激素的分泌受肾素-血管紧张素系统和血钠、血钾水平的调节。去氧皮质酮潴钠作用只有醛固酮的 1%～3%，但远较氢化可的松大。主要用于慢性肾上腺皮质功能减退症，临床常与氢化可的松等药合用作为替代疗法。治疗慢性肾上腺皮质功能减退症和醛固酮缺乏症，以纠正患者失钠、失水和钾潴留等，恢复水和电解质的平衡。长期使用可致水钠潴留、血压升高和低血钾。

第四节　促皮质素和皮质激素抑制药

一、促皮质素

促肾上腺皮质激素（ACTH，促皮质素），是由 39 个氨基酸组成的多肽，由垂体前叶嗜碱性细胞合成分泌，其合成和分泌受 CRH 调节。其功能是促进肾上腺皮质合成和分泌糖皮质激素、维持肾上腺皮质正常的形态和功能。ACTH 缺乏将导致肾上腺皮质萎缩、分泌功能减退。

一般在 ACTH 给药后 2h，肾上腺皮质才开始分泌氢化可的松，难以应急。ACTH 已知的治疗作用完全可采用恰当剂量的糖皮质激素来实现，因此促皮质素临床主要用于诊断脑垂体前叶-肾上腺皮质功能状态，以及检测长期使用糖皮质激素患者停药前后的皮质功能水平，以防止因停药而发生皮质功能不全。ACTH 口服后在胃内被胃蛋白酶和胃酸破坏而失效，只能注射应用。偶见过敏反应。

二、皮质激素抑制药

皮质激素抑制药能阻断皮质激素的生物合成，临床常用的有氨鲁米特和酮康唑等。

氨鲁米特（典）

氨鲁米特（aminoglutethimide，氨苯哌啶酮）对胆固醇转变为孕烯醇酮的裂解酶系具有抑制作用，从而阻断类胆固醇生物合成的第一个反应，抑制胆固醇转变成 20α-羟基胆固醇，对氢化可的松和醛固酮的合成产生抑制作用。能有效减少肾上腺肿瘤和 ACTH 过度分泌时氢化可的松的增多。在外周组织中，它能通过阻断芳香化酶而抑制雌激素的生成，从而减少雌激素对乳腺癌的促进作用，起到抑制肿瘤生长的效果。

酮康唑（典）

酮康唑（ketoconazole）是一种抗真菌药，其机制是阻断真菌类固醇的合成。但由于哺乳类动物组织对其敏感性远较真菌低，因此它对人体类固醇合成的抑制作用仅在高剂量时才会出现。目前，酮康唑主要用于治疗肾上腺皮质功能亢进和前列腺癌。

总结记忆模块

1. 知识要点

1）肾上腺皮质激素的分类：盐皮质激素、糖皮质激素和性激素。

2）生理剂量的糖皮质激素主要有调节糖、蛋白质和脂肪三大物质代谢，维持水和电解质平衡的作用。超生理剂量的糖皮质激素除影响物质代谢外，还具有抗炎、抑制免疫反应、抗内毒素、抗休克等多种药理作用。临床主要应用于肾上腺皮质功能不全、严重感染或炎症、自身免疫性疾病及休克等的治疗。

3）糖皮质激素的不良反应包括医源性肾上腺皮质功能亢进、医源性肾上腺皮质功能不全、反跳现象、诱发和加重溃疡、消化系统和心血管系统并发症、骨质疏松、神经精神异常等。

2. 药物比较　见表 29-1。

3. 复习记忆

（1）复习指南　本章重点药物糖皮质激素的生理药理作用、临床应用和不良反应内容较多，记忆的方法是抓住其生理和药理作用，进而推导其临床应用及不良反应，将知识点串联，如图 29-4 所示。

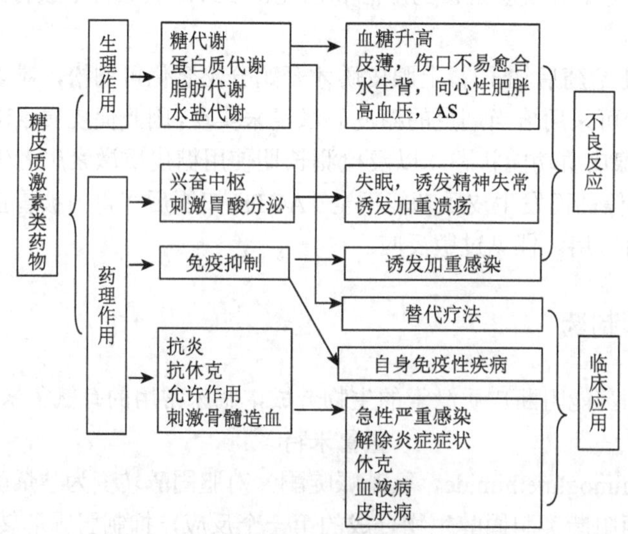

图 29-4　糖皮质激素类药物知识要点

（2）助记方法

1）歌诀法：

糖皮质激素的作用与用途

生理作用四调节，三大物质与水盐；
药理作用有四抗，炎毒免疫与休克；
用于感染和炎症，自免过敏抗排斥；

休克再障白血病，补充治疗艾迪生。

注：糖皮质激素的生理作用主要是调节糖、蛋白质、脂肪三大物质代谢和水盐代谢；药理作用四抗是指抗炎、抗免疫、抗内毒素和抗休克。

糖皮质激素长期应用的不良反应：类库欣综合征总结如下。

向心肥胖满月脸，皮肤变薄水牛背；

多毛痤疮高血压，骨质疏松肌无力。

2）归纳法：糖皮质激素不良反应。

一进：医源性肾上腺皮质功能亢进。

一退：医源性肾上腺皮质功能不全。

五诱发：诱发加重感染、诱发溃疡、诱发糖尿病、诱发精神病、诱发高血压。

拓展提高模块

1. 研究史话

肾上腺皮质激素结构和生物效应的发现

美国明尼苏达大学马约医学院的药剂系系主任菲利浦·亨奇（Philip Hench）一直致力于类风湿性关节炎的治疗和研究。亨奇从患者那了解到一件奇怪的事情：得了黄疸以后，患者原有的风湿性关节炎症状就消失了，黄疸治好后，关节炎直到 7 个月后才复发。这使得亨奇开始密切关注黄疸和关节炎之间的关系。他很快就又发现了几例相似的患者，同时还观察到一个类似的现象：患有关节炎的妇女在怀孕期间，原有的类风湿性关节炎的症状也会减轻。在寻找怀孕与黄疸的共同点的时候，亨奇发现黄疸患者的血液较常人含有更高浓度的胆汁酸，而孕妇由于妊娠期内分泌环境的改变，血液中含有更高浓度的性激素。亨奇因此推测这种能抑制风湿病的物质一定与某种内分泌物质有关，并把它称为“X 物质”。因为从化学结构上来看，胆汁酸和性激素都是类固醇，所以亨奇产生了一个设想：如果给予外源的类固醇，是不是就能治疗类风湿性关节炎呢？他做了许多试验，如给风湿关节病患者注射黄疸患者的胆汁、注射性激素或输孕妇的血等，都没有成功。作为内科医生，亨奇善于从临床现象中总结规律并提出问题，他观察到了黄疸、妊娠与关节炎的微妙关系。但是，因为缺少提取和鉴定未知物质的能力，他无法给这种微妙关系一个合理解释。

8 年后，瑞士化学家撒迪厄斯·赖克斯坦（Thadeus Reichstein）和亨奇在梅奥诊所的同事，化学家爱德华·肯德尔（Edward Kendall）分别成功地从肾上腺皮质中分离、纯化并鉴定了一种新的激素，这种激素也是一种类固醇，后来改名为可的松。亨奇得知此消息后，马上申请进行该物质的临床试验，用以治疗类风湿性关节炎。经过药物治疗，患者的病情明显好转，甚至能够自己行走，而以前患者只能坐轮椅。亨奇把该患者治疗前后的样子拍成电影，第二年在一个科学会议上播放，放完后全体观众起立鼓掌。这是人类第一次用一种内源性的化学物质治好了一种不治之症，如今人们已经了解到，皮质激素能够下调免疫反应和抑制炎症反应，因此可用于治疗因自身免疫系统异常而导致的疾病。虽然可的松存在许多不良反应，但在医疗领域仍然得到了非常广泛的应用。

1950 年，亨奇因发现可的松治疗类风湿性关节炎、肯德尔和赖希斯坦因研究肾上腺皮质激素及其结构和生物效应而共同获得诺贝尔生理学或医学奖。

2. 知识拓展

糖皮质激素抵抗的分子机制

糖皮质激素（GC）的临床应用十分广泛，但在治疗中，有患者出现了对药物的反应性差或者无反应的现象，这类现象称为 GC 抵抗。因为患者对于 GC 的敏感性是影响治疗和预后的重要因素，所以研究其抵抗机制，并且根据机制制订出诊断 GC 抵抗的方法显得十分重要。由于 GC 作用过程的复杂性，GC 抵抗的分子机制至今尚未完全阐明，研究发现可能与以下因素有关：①GC 代谢异常，如多药耐药基因 1 的表达增多，导致其产物 P 糖蛋白含量增加，而将 GC 及其类似物转运出细胞，致使细胞内激素浓度不足；②GR 的异常，如 GR 的数量减少、亲和力降低、基因突变或基因多态性等；③伴侣蛋白异常，如 Hsp90 的大量出现，必然会影响受体的转录激活作用，同时也会使受体滞留在细胞核内，阻碍其循环再利用；④GC-GR 入核及转录激活异常，如 266 位丝氨酸磷酸化，使 GR 外运出核增多，因而终止 GR 介导的基因转录；⑤其他信号通路的影响，如核因子 κB（NF-κB）可与 GR 形成复合物，导致有效 GR 数目减少，使其效应降低。GC 抵抗可能与 GC 效应中的一个或多个环节异常有关，因而需加强对 GC 抵抗机制的研究，以提高激素用药的有效性，减轻用药带来的抵抗和不良反应。

3. 问题与思考

地塞米松和阿司匹林的抗炎作用及机制有何区别？

在以下三方面有不同。

1）抗炎机制不同：地塞米松在炎症早期，能增高血管的紧张性、降低毛细血管的通透性，同时抑制白细胞浸润及吞噬反应、减少炎症因子的释放，从而改善炎症早期红、肿、热、痛等症状。在炎症后期，糖皮质激素通过抑制毛细血管和成纤维细胞的增生，抑制胶原蛋白和黏多糖的合成及肉芽组织增生，防止粘连及瘢痕形成，减轻炎症后遗症。阿司匹林通过抑制炎症部位的 COX，减少 PG 合成，减轻炎症的红、热、肿、痛等反应。

2）抗炎强度不同：地塞米松对物理性、化学性、免疫性及病原生物性等多种因素引起的炎症均有强大的非特异性抑制作用。阿司匹林抗炎强度不及地塞米松，抗炎抗风湿作用要用较大剂量。

3）抗炎范围不同：地塞米松可抑制炎症全过程，阿司匹林主要抑制炎症早期症状。

为什么糖皮质激素既可引起类肾上腺皮质功能亢进综合征，又可引起肾上腺皮质萎缩和功能不全？试解释这两种不良反应产生的机制。

答：使用糖皮质激素引起类肾上腺皮质功能亢进综合征是在用药过程中发生的，是过多的糖皮质激素引起物质代谢和水盐代谢紊乱的结果；而糖皮质激素引起肾上腺皮质萎缩和功能不全则是在停药后发生的，这是长期使用糖皮质激素负反馈抑制下丘脑-垂体-肾上腺轴，使 ACTH 分泌减少所致。

（解宇环）

第三十章　甲状腺激素及抗甲状腺药

基本知识模块

甲状腺是体内最大的内分泌腺体，通过合成及分泌甲状腺激素调节人体的生理活动。甲状腺激素分泌过多可引起甲状腺功能亢进症，简称甲亢，需用手术疗法或用抗甲状腺药来治疗；甲状腺激素分泌不足则产生甲状腺功能减退症，简称甲减，需补充甲状腺激素治疗。

第一节　甲状腺激素

甲状腺激素（thyroid hormone）由甲状腺合成、分泌，为碘化酪氨酸的衍生物，包括三碘甲状腺原氨酸（triiodothyronine，T_3）和甲状腺素（thyroxine，四碘甲状腺原氨酸，tetraiodothyronine，T_4），T_3、T_4生理作用相同，但T_3生物活性比T_4高。

【甲状腺激素的合成、分泌与调节】

1. 摄碘　　血中的碘化物被甲状腺细胞的碘泵主动摄取。正常时甲状腺腺泡细胞中碘化物的浓度为血浆浓度的25倍，甲亢时可达250倍。故摄碘率是甲状腺功能指标之一。

2. 合成　　摄取的碘（I^-）被过氧化物酶氧化为活性碘（I^0），活性碘与甲状腺球蛋白（TG）上的酪氨酸残基结合，生成一碘酪氨酸（MIT）和二碘酪氨酸（DIT），在过氧化物酶的作用下，1分子MIT与1分子DIT偶联成T_3，2分子DIT偶联成T_4。T_3、T_4合成后仍在TG分子上，贮存于腺泡腔内胶质中。

3. 释放　　在蛋白水解酶作用下，TG分解并释放T_3、T_4入血（图30-1）。

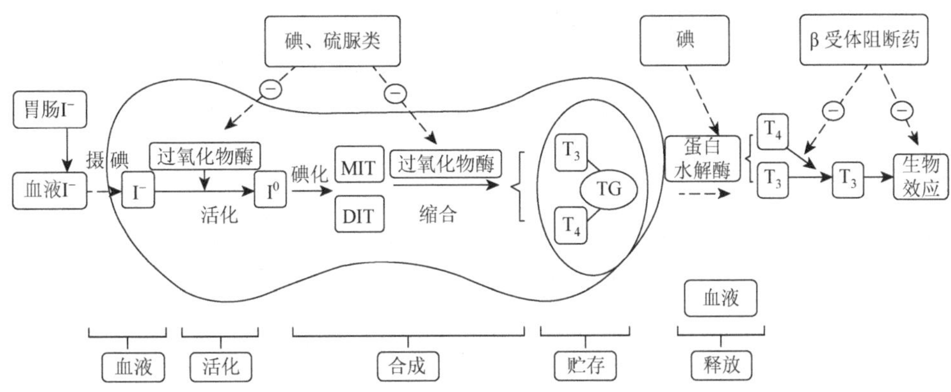

图30-1　甲状腺激素的生物合成及抗甲状腺药的作用环节

4. 调节　下丘脑分泌促甲状腺激素释放激素（thyrotropin-releasing hormone，TRH），可促进腺垂体合成和释放促甲状腺激素（thyrotropin，TSH），TSH 促进甲状腺合成和释放 T_3、T_4，使血液中 T_3、T_4 浓度升高。但血液中过高的 T_3、T_4 又对 TSH 的释放起负反馈调节作用。食物含碘量高时，甲状腺摄碘能力下降，缺碘时甲状腺摄碘能力增高，从而影响甲状腺激素的合成与释放（图 30-2）。

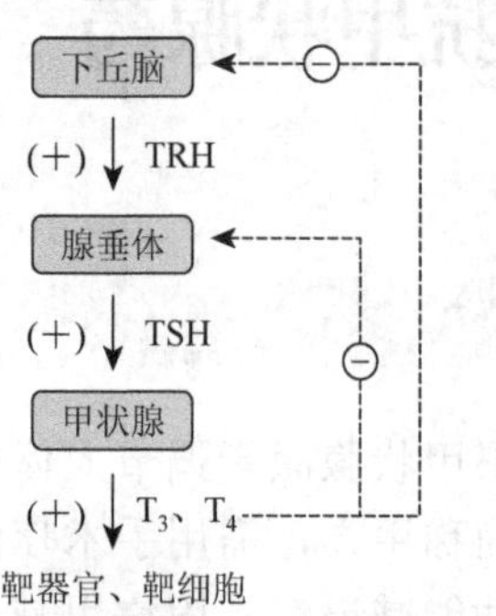

图 30-2　甲状腺激素的生物合成和生物调节

+表示促进；–表示抑制

【体内过程】T_3、T_4 口服易吸收，生物利用度分别为 90%～95%和 50%～75%。二者与血浆蛋白的结合率均在 99%以上。T_3 对蛋白质的亲和力低于 T_4，游离型 T_3 的含量约为 T_4 的 10 倍，加之部分 T_4（约 35%）在效应器组织内脱碘成为 T_3 后才产生效应，故 T_3 作用快、强而短，$t_{1/2}$ 为 2d，T_4 反之，$t_{1/2}$ 为 5d。两者 $t_{1/2}$ 均超过 1d，故每天只需用药 1 次。T_3、T_4 主要在肝、肾线粒体内脱碘，并和葡萄糖醛酸或硫酸结合经肾排泄。T_3、T_4 也可通过胎盘和进入乳汁，在妊娠和授乳期间慎用。

【生理及药理作用】

1. 维持生长发育　促进骨骼、中枢神经系统和性器官的生长发育。先天性甲状腺功能不全或缺碘时，婴幼儿躯体与智力发育均受影响，可致呆小病（克汀病）；成人甲状腺功能不全时，可引起水钠潴留，细胞间液增加，大量黏蛋白沉积于皮下组织，产生黏液性水肿。

2. 促进代谢　促进物质氧化，增加耗氧量，提高基础代谢率（BMR），加快糖、蛋白质、脂肪的代谢，增加产热。因此，甲状腺功能亢进时有心悸、怕热、多汗等症状；甲状腺功能低下时则心率减慢、畏寒怕冷。

3. 增敏交感-肾上腺系统　可增强机体对儿茶酚胺类物质的敏感性，甲亢患者常出现急躁易怒、失眠不安、心率加快、血压升高等症状与体征。

【作用机制】甲状腺激素主要通过作用于腺垂体、心脏、肝、肾、肺、肠和骨骼肌等靶组织细胞核内的甲状腺激素受体（thyroid hormones receptor，TR）而发挥作用。TR 属于核受体超家族成员，由 TRα 和 TRβ 编码多种受体亚型。与血中游离的 T_3、T_4 结合后形成激素受体复合物而启动靶基因转录产生效应。T_3 与 TR 的亲和力比 T_4 大 10 倍。

此外，甲状腺激素还有非基因效应，与核糖体、线粒体和细胞膜上的受体结合，通过细胞内信号转导系统发挥作用。

【临床应用】

1. 呆小病　甲状腺功能低下始于胎儿或新生儿，治疗越早越好。若治疗过晚，躯体发育虽可正常，但智力仍然低下，需终身替代治疗，可根据症状随时调整剂量，常口服甲状腺片。

2. 黏液性水肿　用甲状腺片治疗，从小剂量开始，渐增至足量，2～3 周后若 BMR 恢复正常，可逐渐减量为维持量。老年及心血管疾病患者增量宜缓慢，以防过量诱发或加重心脏病变。

3. 单纯性甲状腺肿　缺碘所致者应补碘；原因未明者可给予适量甲状腺激素，以补充内源性激素的不足，并可抑制 TSH 过多分泌，以缓解甲状腺组织代偿性增生肥大。

【不良反应】过量可引起甲状腺功能亢进的临床症状。轻者体温及基础代谢率均高于正常，表现出多汗、体重减轻、神经过敏、失眠、心悸等；重者则出现呕吐、腹泻、发热、脉搏快而不规则，甚至可发生心绞痛和心肌梗死，宜用 β 受体阻断药对抗。毒性反应一旦发生，应立即停用甲状腺素，停药 1 周后再从小剂量开始服用。

左甲状腺素钠（典）（基）

左甲状腺素钠（levothyroxine sodium，优甲乐）为人工合成的 T_4 的钠盐。口服生物利用度约为 50%，起效缓慢、平稳，半衰期长，经肝代谢，由尿液排出。由于近似于生理激素，可作为甲状腺激素替代治疗的选用药物。主要应用于甲状腺功能减退和单纯性甲状腺肿的治疗；也可用于甲状腺肿切除术后，预防甲状腺肿复发；还可与抗甲状腺药物合用，辅助治疗甲状腺功能亢进症；以及甲状腺癌术后的抑制治疗和甲状腺抑制试验。不良反应主要是剂量过大所致的甲状腺功能亢进，经减药和停药，症状可消失。

第二节　抗甲状腺药

抗甲状腺药（antithyroid drug，ATD）是指能阻碍甲状腺激素合成及分泌或改变组织对甲状腺激素反应性的药物。用于各种原因引起的甲状腺功能亢进症，常用的有硫脲类、碘及碘化物、放射性碘及 β 受体阻断药等。

一、硫脲类

硫脲类（thioureas）是抑制甲状腺激素合成的常用抗甲状腺药，分为：①硫氧嘧啶类，如甲基硫氧嘧啶（methylthiouracil）、丙基硫氧嘧啶（典）（基）（propylthiouracil）；②咪唑类，如甲巯咪唑（典）（基）（thiamazole，他巴唑）、卡比马唑（典）（carbimazole，甲亢平）。

【体内过程】本类药物口服易吸收，生物利用度为 80%，血浆蛋白结合率约为 75%，分布于全身各组织，以甲状腺浓集较多，能通过胎盘，易进入乳汁。药物在体内约 60%在肝内被代谢，部分与葡萄糖醛酸结合而排出，代谢较快。丙基硫氧嘧啶 $t_{1/2}$ 约为 2h，甲巯咪唑 $t_{1/2}$ 为 6～13h，卡比马唑在体内转化成甲巯咪唑后才能生效，作用缓慢，不宜用于甲状腺危象。

【药理作用及机制】通过抑制过氧化物酶，阻止碘离子被氧化成活性碘；抑制酪氨酸的碘化及偶联，从而抑制甲状腺激素 T_3、T_4 的生物合成。本类药物不影响碘的摄取和甲状腺激素的释放，也不能拮抗甲状腺激素的作用。须待甲状腺内贮存的激素消耗到一定程度才能呈现疗效，故起效缓慢，一般症状改善需 2～3 周，基础代谢率恢复正常需 1～2 个月，但药效维持持久。

本类药物中的丙基硫氧嘧啶还能抑制周围组织内 T_4 脱碘生成 T_3，迅速控制血清中生物活性较强的 T_3 水平，作用较其他药物快，更适用于甲状腺危象的辅助治疗（图 30-1）。

【临床应用】

1. 甲亢的内科治疗　适用于轻症和不宜手术或放射性碘治疗的甲亢患者的内科治疗，如儿童、青少年及术后复发而不适宜放射性碘治疗者。

2. 甲亢术前准备　对需做甲状腺次全切除手术的患者，术前给予硫脲类，使甲状腺功能恢复或接近正常，可减少麻醉和术后并发症，防止术后发生甲状腺危象。但由于用硫脲类后 TSH 分泌增多，甲状腺增生充血，不利于手术进行，因此在术前 2 周，同时合用大剂量碘，可使腺体萎缩、变硬，减少术中出血。

3. 甲状腺危象的辅助治疗　甲亢患者因精神刺激、感染、手术、外伤等诱因，致使甲状腺激素突然大量释放入血，引发高热、心力衰竭、肺水肿、电解质紊乱等症状而危及生命，称为甲状腺危象。治疗除消除诱因和对症治疗外，主要给予大剂量碘剂以抑制甲状腺激素释放，同时辅以大剂量硫脲类，如丙基硫氧嘧啶抑制甲状腺激素合成。大剂量应用一般不超过 1 周。

【不良反应】

1. 一般不良反应　多为消化道反应，表现为厌食、呕吐、腹痛、腹泻，以及头痛、关节痛和眩晕等。

2. 过敏反应　最常见的有皮疹、发热、荨麻疹等轻度过敏反应，大部分早期发生，停药后可自行消退。

3. 粒细胞减少　为最严重的不良反应，发生率为 0.3%～0.6%，具有潜在致死性，老人较易发生，应定期检查血相。用药后出现咽痛或发热等前驱症状，应及时停药并进行相应检查。

4. 甲状腺肿及甲状腺功能减退　长期用药后可使血清甲状腺激素水平显著下降。反馈性增加 TSH 分泌而引起腺体代偿性增生、充血，甲状腺功能减退。

二、碘及碘化物

常用的碘及碘化物制剂包括复方碘溶液（liguor iodine Co），又称卢戈液（含碘 5%、碘化钾 10%），碘化钾[典]（potassium iodide）、碘化钠[典]（sodium iodide）。我国《神农本草经》记载用海带治疗“瘿瘤”，是最早用含碘食物治疗甲状腺疾病的文献。

【药理作用】碘及碘化物的作用因剂量不同而不同。碘不足时，甲状腺激素合成减少，TSH 分泌增多，引起单纯性甲状腺肿，小剂量碘作为甲状腺激素合成的原料，可防治单纯性甲状腺肿。

大剂量碘（>6mg/d）主要抑制甲状腺激素的释放，还能拮抗 TSH 促进激素释放的作用。大剂量碘通过抑制蛋白水解酶，使 T_3、T_4 不能和甲状腺球蛋白解离，最终抑制甲状腺激素的释放，此外还可通过抑制过氧化物酶减少甲状腺激素的合成。作用快而强，1～2d 起效，2 周时达最大效应。此时若继续用药，反而使碘的摄取被抑制、细胞内碘离子浓度下降，因此失去抑制激素合成的效应，甲亢又可复发。故碘剂不能单独用于甲亢的内科治疗，需同时配合服用硫脲类药物。

【临床应用】

1. 单纯性甲状腺肿　用小剂量碘。在食盐中加碘化钾或碘化钠可有效预防。

2. 甲亢术前准备　先用硫脲类控制症状，再在术前 2 周加用大剂量碘，以拮抗硫脲类使腺体增生的作用，能使腺体缩小变硬，利于进行手术，减少出血。

3. 甲状腺危象　用大剂量碘静脉滴注或口服，在两周内逐渐停服，需同时联用硫脲类药物。

【不良反应】 少数人可发生过敏，可在给药后立即发生，表现为皮疹、药热、血管神经性水肿，严重者可因上呼吸道及喉头水肿而窒息。停药后即可消退，必要时给予抗过敏治疗。长期应用可引起慢性碘中毒，表现为喉部烧灼感、唾液分泌增多、鼻窦炎、眼结膜炎、唾液分泌增多和唾液腺肿大等。久用可诱发甲状腺功能紊乱。碘能通过乳汁和胎盘，孕妇和哺乳期妇女应慎用。

三、放射性碘

临床用的放射性碘为 ^{131}I。^{131}I 的 $t_{1/2}$ 为 8.1d，56d 内其放射性消除 99%以上。利用甲状腺高度摄碘能力，^{131}I 可被甲状腺摄取。^{131}I 在腺泡中释放 β 射线（99%）和 γ 射线（1%），β 射线射程约为 2mm，其辐射损伤仅限于甲状腺内，而对周围组织基本无损伤。因此其作用类似于手术切除部分甲状腺，可治疗不适合手术、手术后复发及硫脲类无效或过敏的甲亢患者，简便而安全。此外，^{131}I 产生的 γ 射线，可在体外测得，故可用于检查甲状腺摄碘功能。

四、β 受体阻断药

无内在拟交感活性的 β 受体阻断药可通过阻断 β 受体，而改善甲亢所致的心率加快、心收缩力增强等交感神经活动增强的症状，但单用时其控制症状的作用有限。若与硫脲类药物合用则疗效迅速而显著。此外，β 受体阻断药尚能抑制 5′-脱碘酶，减少外周 T_4 转化成 T_3。常用的药物有普萘洛尔、阿普洛尔、阿替洛尔和美托洛尔等，用于甲状腺功能亢进的辅助治疗或甲状腺部分切除手术前准备。

总结记忆模块

1. 知识要点

1）甲状腺激素包括三碘甲状腺原氨酸（T_3）和四碘甲状腺原氨酸（T_4），是维持机体发育、正常体温及基础代谢所必需的，临床应用于呆小病、黏液性水肿、单纯性甲状腺肿的治疗，若过量使用易引起甲状腺功能亢进。

2）抗甲状腺药是指能阻碍甲状腺激素合成、释放或改变组织对甲状腺激素反应性的药物。常用药物有硫脲类、碘和碘化物、放射性碘、β 肾上腺素受体阻断药。

2. 药物比较　抗甲状腺药见表 30-1。

表 30-1　抗甲状腺药

药物分类	药物作用机理及作用特点
硫脲类	抑制甲状腺激素的合成，起效慢、作用持久
碘（大剂量）	抑制甲状腺激素的释放，起效快、作用短暂
放射性碘	辐射损伤甲状腺组织，起效快、作用持久

3. 复习记忆

（1）复习指南　甲状腺激素有维持生长发育、促进代谢和增敏交感-肾上腺系统的生理作用，因而其缺乏会导致呆小病、黏液性水肿等疾病。对上述疾病的治疗，以补充甲状腺激素为主。反之，若甲状腺激素产生和释放过多，则易导致甲亢。甲状腺激素合成和释放与过氧化物酶和蛋白水解酶密切相关，硫脲类可抑制过氧化物酶，主要影响甲状腺激素的合成；大剂量碘可同时抑制过氧化物酶和蛋白水解酶，可同时影响甲状腺激素的合成和释放；放射性碘通过破坏甲状腺能减少甲状腺激素的释放。此外，β受体阻断药主要用于控制甲亢所致的交感神经亢进症状。

（2）助记方法　歌诀法。

甲状腺激素

促发育、促代谢、增敏儿茶酚（作用）；
呆小病、黏水肿、缺碘甲腺肿（用途）；
使用时，勿过量，中毒即停药。

硫脲类

硫脲类药治甲亢，抑制合成起效慢；
不良反应胃肠道，过敏停药可自消；
细胞减少应警惕，定期查血莫忘记。

拓展提高模块

1. 研究史话

甲状腺激素的发现

1891 年，英国医师默里尝试用绵羊甲状腺浸膏治疗一位黏液性水肿的女性患者，成功延长了患者的生命。此后，人们开始在甲状腺浸膏中积极寻找治疗疾病的高效物质。1895 年，德国化学家包曼发现甲状腺浸膏中含有少量碘元素。1910 年初，美国化学家肯德尔（因从肾上腺皮质中成功分离可的松而获得 1950 年诺贝尔生理学或医学奖）对甲状腺产生了兴趣并开始研究，他从甲状腺浸膏中得到一种含碘的蛋白质——甲状腺球蛋白。随后，通过分裂甲状腺球蛋白大分子，找到了它的活性部分，从而缩小了探索甲状腺激素的范围，并最终于 1915 年从甲状腺水解产物中以结晶形式分离出来他称为甲状腺素（T_4）的物质。11 年后，爱丁堡大学的学生哈林顿和荷兰化学家巴尔格尔确定了甲状腺素的结构。T_4 被成功分离后，一度认为甲状腺组织的全部激素活性是由其所含的 T_4 所致，但有学者发现甲状腺粗制剂的产热能力比其所含的 T_4 更强，这个难题随着 1952 年三碘甲状腺原氨酸（T_3）被成功分离及合成才得以解决。T_3 的生物学作用与 T_4 相似，但活性远较 T_4 强。自此，甲状腺激素的组成得以阐明，并在临床成功运用于治疗甲状腺功能低下等疾病。

2. 知识拓展

碘泵及其作用

甲状腺腺泡细胞从血中摄取碘（I^-）的过程，是通过“碘泵”的主动转运。碘泵的分子基础现在已经得到阐明，它是一种细胞膜上的转运体“钠-碘同向转运体”（Na^+-I^- symporter,

NIS），是具有 13 次跨膜结构的膜蛋白。甲状腺腺泡细胞对 I^-的转运属于一种继发性主动转运过程。首先在细胞膜经 Na^+-K^+-ATP 酶水解 ATP 提供能量，转运 Na^+和 K^+后形成膜内外电化学梯度；甲状腺腺泡细胞膜内外存在电化学梯度时，细胞膜 Na^+-I^-同向转运体将血液中的 I^-与 Na^+（1 个 I^-和 2 个 Na^+）一起转运到细胞内（图 30-3）。

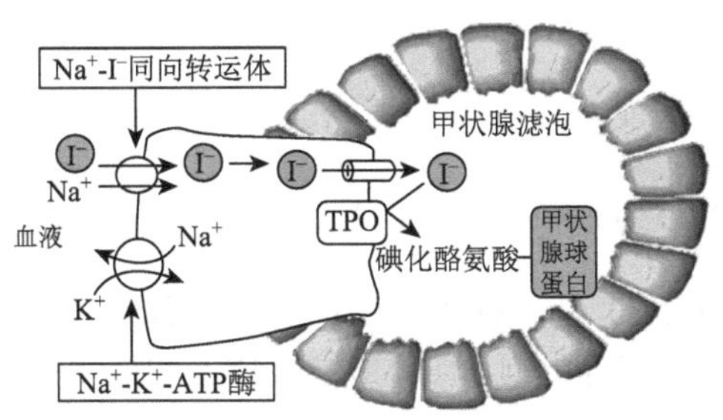

图 30-3　碘汞的结构与功能

进入细胞内的 I^-，再通过另一侧细胞膜上的通道（如 Cl^-/I^-通道、Pendrin 蛋白等），转运到甲状腺滤泡内，合成甲状腺激素（T_3 和 T_4）。碘泵还为放射性碘（^{131}I）进入甲状腺发挥治疗作用提供了条件。

3. 问题与思考

剂量不同的碘剂对甲状腺功能的影响有何不同？

碘作为甲状腺激素合成的原料，碘不足时，甲状腺激素合成减少，TSH 分泌增多，刺激甲状腺组织增生，可引起单纯性甲状腺肿，故补充小剂量碘可防治该病。大剂量碘（大于 6mg/d）主要抑制甲状腺激素的释放，还可通过抑制过氧化物酶减少甲状腺激素的合成，用于甲状腺术前准备和甲状腺危象的治疗。

（解宇环）

第三十一章　抗糖尿病药

基本知识模块

糖尿病（diabetes mellitus）是一种以葡萄糖和脂肪代谢紊乱、血糖水平增高为特征的代谢内分泌疾病。通常分为两种类型：①1 型糖尿病，病理生理学特征是胰岛 β 细胞数量显著减少和消失所导致的胰岛素分泌显著下降或缺失，即胰岛素依赖型糖尿病（insulin-dependent diabetes mellitus，IDDM）。②2 型糖尿病，病理生理学特征为胰岛素调控葡萄糖代谢能力的下降（胰岛素抵抗）伴随胰岛 β 细胞功能缺陷所导致的胰岛素分泌减少（或相对减少），即非胰岛素依赖型糖尿病（noninsulin-dependent diabetes mellitus，NIDDM），占糖尿病患者总数的 90%以上。

糖尿病的治疗原则为综合治疗，即在饮食控制、体育锻炼基础上应用降血糖药物控制高血糖、纠正代谢紊乱及防止并发症的发生。1 型糖尿病主要依靠胰岛素治疗；2 型糖尿病可用非胰岛素类降血糖药或胰岛素治疗。

第一节　胰　岛　素

胰岛素（典）（基）

胰岛素（insulin）是由胰岛 β 细胞分泌的一种由两条多肽链组成的酸性蛋白质。人胰岛素分子量为 5734Da，药用胰岛素多由猪、牛等的胰腺提取制备而成。目前可通过 DNA 重组技术人工合成胰岛素，如重组 DNA（rDNA）经大肠埃希菌合成人胰岛素，还可将猪胰岛素 β 链第 30 位的丙氨酸用苏氨酸代替而获得人胰岛素，为临床用药开辟了广阔的来源。

【体内过程】胰岛素易被肠道消化酶破坏，故口服无效，必须注射给药。皮下注射迅速吸收，代谢快，但作用可持续数小时。胰岛素主要在肝、肾灭活。因此，严重肝肾功能不良能影响其灭活。用碱性蛋白质与胰岛素结合，使等电点提高到 7.3，接近体液 pH，再加入微量锌使之稳定。这类制剂经皮下及肌内注射后，在注射部位发生沉淀，再缓慢释放、吸收，从而制成中效及长效制剂。所有中、长效制剂均为混悬剂，不可静注。几种胰岛素制剂的特点见表 31-1。

【药理作用及机制】胰岛素是调节葡萄糖、脂肪和蛋白质吸收、利用和贮存的重要激素。

1. 糖代谢　　可增加葡萄糖的转运，加速葡萄糖的氧化和酵解，促进糖原的合成和贮存、抑制糖原分解和异生而降低血糖。

表 31-1　几种胰岛素制剂的特点

类型	制剂名称	pH	注射途径	作用时间/h			给药时间和次数
				开始	最强	持续	
短效类	正规胰岛素	2.5～3.5	静脉、皮下	立即	0.5	2	急救时、餐前 15～30min，3～4 次/d
中效类	低精蛋白锌胰岛素	7.1～7.4	皮下	2～4	8～12	18～24	早或晚餐前 30～60min，1～2 次/d
	珠蛋白锌胰岛素	7.1～7.4	皮下	2～4	6～10	12～18	早或晚餐前 30～60min，1～2 次/d
长效类	精蛋白锌胰岛素	7.1～7.4	皮下	3～6	14～20	24～36	早餐前 30～60min，1 次/d

2. 脂肪代谢　促进脂肪合成并抑制其分解，减少游离脂肪酸和酮体的生成，增加脂肪酸的转运，使其利用增加。

3. 蛋白质代谢　增加氨基酸的转运和蛋白质的合成，抑制其分解。

4. 钾离子转运　激活细胞膜 Na^+-K^+-ATP 酶，促进钾离子向细胞内转运。

胰岛素通过与靶细胞膜上胰岛素受体的 α 亚单位结合后引起 β 亚单位的自身磷酸化，进而启动磷酸化的连锁反应，从而产生降血糖等生物学效应。

【临床应用】

1. 糖尿病　对胰岛素缺乏的各型糖尿病均有效。主要用于下列情况：①1 型糖尿病，胰岛素仍是治疗 1 型糖尿病的唯一药物，且需终身用药；②2 型糖尿病，经饮食控制或用口服降血糖药未能控制者，以及口服降糖药有禁忌而不能耐受的 2 型糖尿病，最终需用胰岛素作为联合治疗或替代治疗；③糖尿病发生各种急性或严重并发症者，如酮症酸中毒、非酮症高血糖高渗性昏迷和乳酸性酸中毒伴高血糖时；④糖尿病患者处于应激状态时（如合并重度感染、消耗性疾病、高热、妊娠、创伤及手术等）。

2. 细胞内缺钾或高钾血症　纠正细胞内缺钾可与葡萄糖、氯化钾组成 GIK 合剂，防治心肌梗死和心律失常；治疗高血钾时，只需与葡萄糖合用即可。

3. 危重症辅助治疗　胰岛素与 ATP、辅酶 A 组成能量合剂，用于肝炎、肾炎、心衰等，以增加食欲，恢复体力。

【不良反应】

1. 低血糖反应　多在胰岛素过量或未按时进食及运动过度时发生，是胰岛素最重要也是最常见的不良反应。患者可出现面色苍白、出汗、心悸、震颤，严重者可出现昏迷或惊厥、休克，甚至死亡。轻者可饮用糖水或摄食，严重者应立即静脉注射 50%葡萄糖。

2. 过敏反应　胰岛素是生物制品，有抗原性，可产生相应抗体引发过敏反应，常见于应用动物胰岛素者。轻者出现注射部位瘙痒、肿胀、红斑，少数出现荨麻疹、血管神经性水肿，可使用抗组胺药物。偶见过敏性休克，可给予糖皮质激素或肾上腺素治疗。

3. 脂肪萎缩　皮下注射时，会发生表面发红，久用皮下脂肪萎缩、硬结，应经常更换注射部位。使用高纯度胰岛素则很少发生。

第二节　非胰岛素类降血糖药

该类降血糖药由于使用方便，已成为治疗 2 型糖尿病的主要药物。按其主要作用机制可分为以下四类。

1. 胰岛素促分泌剂

（1）磺酰脲类　　甲苯磺丁脲。

（2）餐时血糖调节剂　　瑞格列奈。

2. 胰岛素增敏剂　　罗格列酮。

3. α-葡萄糖苷酶抑制剂　　阿卡波糖。

4. 其他

（1）双胍类　　二甲双胍。

（2）GLP-1受体激动剂和DPP-4抑制剂　　艾塞那肽、西格列汀。

（3）胰淀粉样多肽类似物　　普兰林肽。

一、胰岛素促分泌剂

（一）磺酰脲类

本类药物发展较快，自1954年甲苯磺丁脲问世以来，现已发展到第三代。第一代有甲苯磺丁脲（tolbutamide，甲糖宁，D-860）和氯磺丙脲（chlorpropamide，P-607），临床已少用。第二代降血糖作用较第一代增加了数十倍，降糖效果受其他药物干扰少，副作用轻且少。按降糖作用由强到弱依次为格列本脲[典][基]（glibenclamide，优降糖）、格列波脲（glibornuride）、格列吡嗪[典][基]（glipizide，美吡达，吡磺环乙脲）、格列齐特[典]（gliclazide，达美康，甲磺吡脲）、格列喹酮[典]（gliquidone，糖适平）等。第三代为格列美脲（glimepiride），特点为具有胰外作用，既能促进胰岛素分泌，又能增加机体对胰岛素的敏感性。

【体内过程】本类药物口服吸收迅速而完全，血浆蛋白结合率均大于90%，多数药物经肝代谢，从尿中排出。老人或肾疾病患者代谢减慢，药物作用增强。甲苯磺丁脲作用最弱、维持时间最短，而氯磺丙脲 $t_{1/2}$ 最长，且排泄最慢，每日只需给药1次。二代磺酰脲类作用较强，可维持24h，每日只需给药1～2次。磺酰脲类可通过胎盘，刺激胎儿胰岛β细胞释放胰岛素，出生时可发生严重的低血糖。

【药理作用】

1. 降血糖　　本类药物可降低正常人的血糖，但对胰岛功能完全丧失者或完全切除胰腺的糖尿病患者无效。其机制是：①该类药物与胰岛β细胞膜上磺酰脲受体结合，可阻滞ATP敏感的 K^+ 通道，引起细胞膜去极化，致使电压依赖性 Ca^{2+} 通道开放，细胞外 Ca^{2+} 内流，触发胰岛素释放。其降糖作用有赖于尚存的相当数量（约30%）的胰岛β细胞。②抑制胰高血糖素的分泌。③提高靶细胞对胰岛素的敏感性，增加靶细胞膜上胰岛素受体的数目和亲和力等。

2. 抗利尿　　格列本脲和氯磺丙脲可促进抗利尿激素分泌和增强其作用，从而使尿崩症患者尿量显著减少。

3. 影响凝血功能　　二代磺酰脲类可使血小板数目减少，黏附力减弱，还刺激纤溶酶原的合成，恢复纤溶酶活力，并降低微血管对活性胺类的敏感性，对预防或减轻糖尿病患者微血管并发症有一定作用。

【临床应用】

1. 糖尿病　用于胰岛功能尚存的 2 型糖尿病饮食控制无效者。对产生胰岛素耐受性的患者可用来刺激内源性胰岛素分泌而减少胰岛素的用量。

2. 尿崩症　格列本脲和氯磺丙脲可使患者尿量明显减少，与噻嗪类合用可提高疗效。

【不良反应】常见不良反应为胃肠不适、恶心、腹痛、腹泻、皮肤过敏。大剂量氯磺丙脲还可引起中枢神经系统症状，如精神错乱、嗜睡、眩晕、共济失调。也可引起粒细胞减少和胆汁淤积性黄疸及肝损害，一般在服药后 1～2 个月内发生，因此需定期检查肝功能和血相。较严重的不良反应为持久性的低血糖症，而引起不可逆性的脑损伤，常因药物过量所致，尤以氯磺丙脲为甚，老人及肝、肾功能不良者较易发生，故老年糖尿病患者不宜用氯磺丙脲。新型磺酰脲类较少引起低血糖。长期应用磺酰脲类可引起甲状腺功能低下，应予重视。在动物实验中，大剂量时曾见畸胎，故孕妇禁用。

（二）苯甲酸类衍生物

瑞格列奈（典）

瑞格列奈（repaglinide）为苯甲酸类衍生物，是一种新型的非磺酰脲类的胰岛素促分泌剂。本药口服吸收迅速，15min 起效，能较快地降低餐后血糖水平，故又被称为“餐时血糖调节剂”，其最大的优点是促进糖尿病患者胰岛素生理性分泌曲线的恢复。作用机制是通过与胰岛 β 细胞膜上的特异性受体结合，阻断与受体偶联的 ATP 敏感的 K^+通道，抑制 K^+外流，使细胞膜去极化，引起 Ca^{2+}通道开放，Ca^{2+}内流，从而刺激胰岛素的分泌。适用于降低 2 型糖尿病患者的餐后血糖，其分子中不含硫，可用于对磺酰脲类过敏者。常见的不良反应为低血糖反应、头痛和腹泻等，大多轻微而短暂。

同类药物还有那格列奈和米格列奈。

二、胰岛素增敏剂

胰岛素抵抗是指外周靶组织对胰岛素敏感性降低，使正常浓度的胰岛素不能发挥相应效应，被认为是 2 型糖尿病及其并发症产生的重要原因。胰岛素增敏剂对改善胰岛素抵抗具有重要意义。常用的胰岛素增敏剂为噻唑烷二酮（thiazolidinedione，TZD）的衍生物，如罗格列酮（rosiglitazone）、环格列酮（ciglitazone）、吡格列酮（pioglitazone）、恩格列酮（englitazone）等，合称为格列酮类药物。

【药理作用】

1. 改善胰岛素抵抗，降低高胰岛素血症和高血糖　可增加骨骼肌、脂肪组织和肝对胰岛素的敏感性而发挥降低血糖作用。与磺酰脲类和双胍类药物合用能进一步降低空腹血糖、餐后血糖和糖化血红蛋白的含量。对口服常规降糖药无效而改用胰岛素控制仍欠佳的患者，加用此类药物可减少每日所需的胰岛素用量。其机制与竞争性激活过氧化物酶体增殖物激活受体（peroxisome proliferator activated receptor γ，PPARγ），调节胰岛素反应性基因的转录有关。

2. 改善脂代谢紊乱，防治 2 型糖尿病的血管并发症　能显著降低 2 型糖尿病患者血浆中游离脂肪酸、三酰甘油的水平，提高 HDL 水平；还可抑制血小板聚集、炎症反应和内皮细胞的增生，减轻血管并发症。

3. 改善胰岛功能，阻止胰岛 β 细胞衰退　可增加胰腺胰岛的面积、密度和胰岛中胰岛素含量，减少细胞死亡而阻止胰岛 β 细胞的衰退。对胰岛素的分泌没有影响。

【临床应用】用于其他降糖药物无法达到血糖控制目标的 2 型糖尿病，尤其是伴胰岛素抵抗的患者。

【不良反应】格列酮类单独使用时不导致低血糖，但与胰岛素或胰岛素促分泌剂联合使用时可增加低血糖发生的风险。体重增加和水肿是其常见的副作用，这些副作用在与胰岛素联合使用时表现更加明显。格列酮类的使用与骨折和心力衰竭风险增加相关。有心力衰竭、活动性肝炎或转氨酶超过正常上限 2.5 倍，以及严重骨质疏松和有骨折病史的患者禁用本类药物。

三、α-葡萄糖苷酶抑制剂

食物中的淀粉（多糖）经口腔唾液、胰淀粉酶消化成含少数葡萄糖分子的低聚糖（或称寡糖）、双糖与三糖，进入小肠经 α-葡萄糖苷酶分解为单个葡萄糖，被小肠吸收。在生理的状态下，小肠上、中、下三段均存在 α-葡萄糖苷酶，若该酶被抑制，糖在小肠上段的吸收可被抑制，故吸收面积减少，吸收时间后延，降低餐后血糖。

临床应用的有阿卡波糖[基]（acarbose）及伏格列波糖（voglibose）等，此类新型口服降血糖药被称为第三代口服降血糖药。临床主要治疗轻、中度 2 型糖尿病，可单用于老年患者或餐后明显高血糖患者，也可与其他口服降血糖药同用或合用胰岛素。主要副作用为胃肠道反应，如腹胀、嗳气、肛门排气增多，甚至有腹泻。服药期间应增加碳水化合物的比例，并限制单糖的摄入量，以提高药物的疗效。本类药物不刺激胰岛素分泌，故不导致低血糖。

四、其他类

（一）双胍类

本类药物有甲福明[典][基]（metformin，二甲双胍，降糖片，DMBG）和苯乙福明[典]（phenformin，苯乙双胍，DBI），苯乙双胍可致严重的乳酸中毒，已基本淘汰。甲福明为常用药物，现已成为许多国家和国际组织推荐治疗 2 型糖尿病的首选药物和联合用药中的基础药物。

【体内过程】口服易吸收。甲福明结构稳定，不经肝代谢，大部分以原型经尿排出，清除迅速，$t_{1/2}$ 约为 1.5h。

【药理作用】本类药物可明显降低糖尿病患者的血糖，对正常人血糖则无明显影响。其机制包括：①抑制或延缓葡萄糖在肠道的吸收；②增加周围组织对胰岛素的敏感性，促进组织对葡萄糖的摄取和利用；③抑制糖原异生；④降低血中胰高血糖素释放。

长期使用甲福明还可降低血浆 TG 和游离脂肪酸水平；不刺激胰岛素分泌，有利于减少胰岛素抵抗的发生。

【临床应用】 轻症 2 型糖尿病。尤其适用于肥胖及单用饮食控制无效者。与磺酰脲类联合应用有明显的协同作用。

【不良反应】 常见厌食、口苦、口腔金属味、胃肠刺激等，减量或停药后消失。罕见的严重不良反应是诱发乳酸性酸中毒，这是由于本类药物增加糖的无氧酵解，使乳酸产生增多。使用时应严格控制剂量，从小剂量开始逐渐加量可减少不良反应的发生。

（二）GLP-1 受体激动剂和 DPP-4 抑制剂

胰高血糖素样肽-1（glucagon-like peptide-1，GLP-1）是由位于肠道上皮的内分泌细胞（L 细胞）分泌的一种肠促胰素。GLP-1 与胰岛 β 细胞膜表面的 GLP-1 受体结合，通过一系列生理生化过程促进胰岛素分泌并抑制胰高血糖素的释放；此外，GLP-1 还抑制 β 细胞的凋亡。GLP-1 的作用是葡萄糖依赖性的，即在血糖正常或低血糖时不会发生。然而 GLP-1 的 $t_{1/2}$ 很短，不足 2min，极易被体内的二肽基肽酶-4（dipeptidyl peptidase-4，DPP-4）降解失活，因而限制了其临床应用。通过使用 DPP-4 抑制剂可减少 GLP-1 失活，增加 GLP-1 在体内的水平。

1. GLP-1 受体激动剂

GLP-1 受体激动剂是与天然 GLP-1 结构相似的多肽，通过激动 GLP-1 受体而发挥增强胰岛素分泌、抑制胰高血糖素释放的作用，并能延缓胃排空，通过中枢性的食欲抑制来减少进食量，因而降糖效果显著。GLP-1 受体激动剂还能降低体重和改善三酰甘油、血压。

目前在中国上市的 GLP-1 受体激动剂有两种，为短效的艾塞那肽（exenatide）和长效的利拉鲁肽（liraglutide），均须皮下注射。GLP-1 受体激动剂可以单独使用或与其他口服降糖药联合使用。临床 GLP-1 受体激动剂用于在一种口服降糖药（二甲双胍、磺酰脲类）或两种降糖药联用治疗失效后的 2 型糖尿病。GLP-1 受体激动剂的常见副作用为胃肠道症状（如恶心、呕吐等），主要见于初始治疗时，副作用可随治疗时间延长逐渐减轻。

2. DPP-4 抑制剂

DPP-4 抑制剂通过抑制 DPP-4 而减少 GLP-1 在体内的失活，使内源性 GLP-1 的水平升高。已在国内上市的 DPP-4 抑制剂有西格列汀、沙格列汀、维格列汀、利格列汀和阿格列汀。单独使用 DPP-4 抑制剂不增加低血糖发生的风险。DPP-4 抑制剂适用于已经接受饮食控制和体育锻炼的成年 2 型糖尿病患者。不适用于 1 型糖尿病及糖尿病酮症酸中毒的治疗。

（三）胰淀粉样多肽类似物

普兰林肽

普兰林肽（pramlintide）是人工合成的胰淀粉样多肽（胰淀素，淀粉不溶素）类似物，是将人胰淀粉样多肽 25 位的丙氨酸、28 位和 29 位的丝氨酸用脯氨酸代替而制成的稳定的水溶性物质。普兰林肽改变了内源性胰淀粉样多肽不稳定、不可溶和易凝集的理化性质，保留了其生物学功能，是继胰岛素之后第二个获准用于治疗 1 型糖尿病的药物。普兰林肽调节血糖的机制主要包括减慢胃排空，使葡萄糖的吸收速度减慢；抑制餐后胰高血糖素的分泌，减少餐后肝糖释放；调节食欲，引起饱腹感等。与胰岛素联合应用，普兰林肽绝对生物利用度为30%～40%，达峰时间约为20min，$t_{1/2}$约为29min，主要经肾代谢和排泄，其代谢产物为脱赖氨酸普兰林肽。

普兰林肽主要用于1型和2型糖尿病患者胰岛素治疗的辅助治疗，可进一步降低血糖、减轻患者体重和胰岛素用量，但不能替代胰岛素。该药单一使用不会引起低血糖，但当与胰岛素合用时，可能会增加胰岛素引起低血糖的风险，严重低血糖反应通常在普兰林肽给药后3h内发生。应避免与胰岛素在同一个注射器内混合使用，以免降低生物利用度，且应与胰岛素的注射部位分开。普兰林肽的常见不良反应主要是胃肠道反应，如恶心、厌食、呕吐等；其他不良反应包括关节痛、咳嗽、头晕、疲劳、头痛、咽炎等。

总结记忆模块

1. 知识要点

1）胰岛素可调节糖代谢，是使血糖维持于正常水平的重要激素，且对脂肪和蛋白质代谢也有一定的影响，主要用于1型糖尿病的治疗。

2）非胰岛素类降糖药按药物作用的机制分类，主要包括胰岛素促分泌剂（磺酰脲类、餐时血糖调节剂）、胰岛素增敏剂、α-葡萄糖苷酶抑制剂和其他类（双胍类、GLP-1受体激动剂和DPP-4抑制剂、胰淀粉样多肽类似物）等。

2. 药物比较　　抗糖尿病药物比较见表31-2。

表31-2　抗糖尿病药物比较

分类		作用特点	临床应用	代表药
胰岛素		口服无效，皮下注射吸收快、作用短；促进糖原、脂肪和蛋白质合成和储存，抑制分解	胰岛素绝对或相对缺乏的各型糖尿病	正规胰岛素
胰岛素促分泌剂	磺酰脲类	刺激胰岛β细胞释放胰岛素，可降低正常人血糖	胰岛功能尚存的2型糖尿病饮食控制无效者	格列本脲、格列吡嗪
	餐时血糖调节剂	刺激胰岛β细胞释放胰岛素，可降低正常人血糖	降低2型糖尿病患者的餐后血糖	瑞格列奈
胰岛素增敏剂		增加肌肉和脂肪组织对胰岛素的敏感性而发挥降低血糖功能	其他降糖药物疗效不佳的2型糖尿病患者，尤其是有胰岛素抵抗的患者	罗格列酮、环格列酮
α-葡萄糖苷酶抑制剂		可在小肠上皮刷状缘与碳水化合物竞争α-葡萄糖苷酶，从而减慢碳水化合物水解和吸收	轻、中度2型糖尿病，可单用于老年患者或餐后明显高血糖患者	阿卡波糖、伏格列波糖
双胍类		增加周围组织对胰岛素的敏感性，对正常人血糖无影响	轻症2型糖尿病，尤其适用于肥胖及单用饮食控制无效者	苯乙双胍、二甲双胍
胰高血糖素样肽相关药物	GLP-1受体激动剂	通过激动GLP-1受体以葡萄糖浓度依赖的方式增强胰岛素分泌、抑制胰高血糖素分泌	用于在一种口服降糖药或两种降糖药联用治疗失效后的2型糖尿病患者	艾塞那肽、利拉鲁肽
	DPP-4抑制剂	抑制DPP-4而减少GLP-1在体内的失活，使内源性GLP-1的水平升高	已经接受饮食控制和体育锻炼的成年2型糖尿病患者	西格列汀、沙格列汀

续表

分类	作用特点	临床应用	代表药
胰淀粉样多肽类似物	减慢胃排空，使葡萄糖的吸收速度减慢；抑制餐后胰高血糖素的分泌，减少餐后肝糖释放；调节食欲，引起饱腹感	用于1型和2型糖尿病患者胰岛素治疗的辅助治疗	普兰林肽

3. 复习记忆

（1）复习指南　本章的学习要点应首先认识糖尿病是以血浆葡萄糖水平增高为特征的代谢内分泌疾病。而血浆葡萄糖水平的增高是胰岛素分泌绝对不足或胰岛素抵抗伴随胰岛β细胞功能缺陷所导致的胰岛素分泌减少（或相对减少）。针对胰岛素分泌绝对不足，必须用胰岛素治疗；胰岛素抵抗伴随胰岛素分泌减少一般不需要依赖胰岛素治疗，需经严格控制饮食或选用非胰岛素类降血糖药治疗。非胰岛素类降糖药可分为：①以促进胰岛素分泌为主要作用的药物（磺酰脲类、格列奈类）；②胰岛素增敏剂（罗格列酮）；③α-葡萄糖苷酶抑制剂（阿卡波糖）；④其他（双胍类、GLP-1受体激动剂和DPP-4抑制剂、胰淀粉样多肽类似物）等几类。

（2）助记方法

1）歌诀法：

胰岛素

各型重症糖尿病，必须补充胰岛素；
降糖作用快而强，促进血糖入细胞；
增加利用和贮藏，糖原分解异生少；
来源减少血糖降，须防休克低血糖。

口服降血糖药

胰岛功能丧失掉，磺酰瑞格即无效；
罗格列酮增敏剂，胰岛抵抗使用佳；
阿卡波糖抑肠酶，碳水化物吸收少；
苯乙双胍尚对路，不能替代胰岛素。

2）归纳法：

“饱激素”名称的由来——帮你记住胰岛素对代谢的影响

胰岛素对三大物质的影响都是促进合成，抑制分解，将机体喂得饱饱的，因此有“饱激素”之称。具体为：促进糖原的合成和贮存，抑制糖原分解和异生；促进脂肪合成并抑制其分解；增加氨基酸的转运和蛋白质的合成，抑制其分解。

拓展提高模块

1. 研究史话

磺酰脲类降糖药的发现

磺酰脲类药物是最早投入使用的口服降糖药，也是目前糖尿病治疗领域中应用最为广泛的药物之一，其发现可追溯到20世纪40年代。自从1935年，德国多马克发现并推出磺胺类抗生素百浪多息后，全球掀起了磺胺抗生素的研究热潮。1942年，法国蒙彼利埃大学医学院的内科医师简邦在研究磺胺类药物对伤寒沙门菌的抑制作用时，发现部分患者在接受治疗后发生不明原因的死亡，分析死亡原因发现，这些患者均死于低血糖发作。他咨询同校的药理学教授 Auguste Loubatieres，通过动物实验证实了这种“副作用”，并进一步深入研究了磺胺类药物降低血糖的机制，发现此类药物对移除胰腺的动物无降血糖作用，表明其降糖效应是通过胰腺实现的，这是人们第一次发现磺胺类药物的降糖特性。1954年，在磺胺类药物抗细菌感染的研究中，也发现部分患者的低血糖反应，深入研究再次表明了磺胺类药物的胰腺依赖性降糖作用。在随后10年的研究中，人们应用磺胺类衍生物合成了第一代磺酰脲类降糖药，开创了不依赖胰岛素注射治疗糖尿病的先河，并促进了口服降糖药历史的发展。

在药物发现史中，许多新药都是从药物的副作用中发现的，这是其中一例。

2. 知识拓展

SGLT2 抑制剂

SGLT2（sodium-dependent glucose transporters 2）抑制剂，中文名为钠-葡萄糖协同转运蛋白2抑制剂（SGLT2i），是新近上市的一类全新作用机制的2型糖尿病治疗药物。2019年12月，美国糖尿病学会（ADA）发布了《2020年ADA糖尿病医学诊疗标准》，其中SGLT2i因心肾获益而使其治疗地位显著提升。SGLT2i目前已进入临床使用，美国FDA已经批准上市的有6种，国家食品药品监督管理总局（CFDA）也相继批准了达格列净（dapagliflozin）及恩格列净（empagliflozin）在我国上市。

肾是人体糖代谢的重要器官，吸收进入血液中的葡萄糖经肾小球滤过，再从近曲小管重吸收。在体内葡萄糖不能自由通过细胞膜脂质双分子层，须借助细胞膜上的葡萄糖转运蛋白进行主动转运。在小肠黏膜和肾近曲小管中发现的转运体家族，钠依赖的葡萄糖共转运体（SGLT），是介导肾重吸收葡萄糖过程的重要途径。其中，SGLT1和SGLT2最重要，且SGLT2起主要作用。SGLT2分布于肾近曲小管S1段，为亲和力低、转运能力高的转运体，主要的生理功能是将肾小球滤过液中90%的葡萄糖重吸收，剩余的10%由SGLT1完成。SGLT2选择性抑制剂作为降糖药新靶点，由于其特异性分布在肾，对其他组织、器官无显著影响，临床研究发现，对于已有胰岛素抵抗的患者仍有效，且不易诱发低血糖，也不会增加患者体重。SGLT2的降糖机制不依赖于胰岛素分泌的改善或抵抗，是一种非胰岛素依赖性降糖作用，此外还具有独特的降糖外效应，为2型糖尿病的治疗提供了一种新的治疗策略。

醛糖还原酶抑制剂

醛糖还原酶（aldose reductase）是多元醇代谢通路中的关键限速酶，其活性升高可导致多种糖尿病并发症的发生。20世纪70年代，醛糖还原酶抑制剂的研究成为糖尿病治疗研究领域的新热点。大量动物实验和临床研究表明，醛糖还原酶抑制剂可以有效地改善糖尿病患者多元醇代谢通路异常，从而达到预防与延缓糖尿病并发症的目的。依帕司他（epalrestat）可改善糖尿病周围神经病变的症状，临床用于糖尿病神经病变。

3. 问题与思考

哪些口服降糖药易致低血糖，为什么？

易导致低血糖的口服降糖药有胰岛素促分泌剂，如磺酰脲类。该类药物主要的药理作用是通过刺激胰岛β细胞分泌胰岛素，增加体内的胰岛素水平而降低血糖。其他不直接影响胰岛素分泌的药物一般不易导致低血糖。

（解宇环　淤泽溥）

第三十二章 性激素类药及抗生育药

基本知识模块

性激素是由性腺分泌的激素，主要有雌激素、雄激素和孕激素，属于甾体化合物。性激素的分泌受下丘脑-垂体前叶调节。下丘脑分泌促性腺激素释放激素（gonadotropin-releasing hormone，GnRH），GnRH 可促进垂体前叶分泌促卵泡激素（follicle stimulating hormone，FSH）和黄体生成素（luteinizing hormone，LH）。对于女性，FSH 促进卵泡的发育与成熟；LH 促进卵巢黄体生成，FSH 和 LH 协同促进卵泡分泌雌激素和孕激素。对于男性，LH 可作用于睾丸间质细胞，促进雄激素生成和分泌。

性激素对下丘脑及垂体前叶的分泌也有反馈调节作用，这种调节是正反馈还是负反馈则取决于药物的剂量和机体的性周期。排卵前，较高的雌激素水平可促进垂体前叶分泌 LH，导致排卵，此为正反馈；在黄体期，血中雌激素、孕激素水平较高，可使 GnRH 分泌减少，从而抑制排卵，此为负反馈，这种反馈称为“长反馈”，常用甾体避孕药就是根据以上负反馈调节而设计的。而促性腺激素水平对下丘脑 GnRH 释放的影响则称为“短反馈”。在月经周期中，子宫内膜和血中 LH、FSH、雌激素和孕激素呈现周期性变化（图 32-1）。

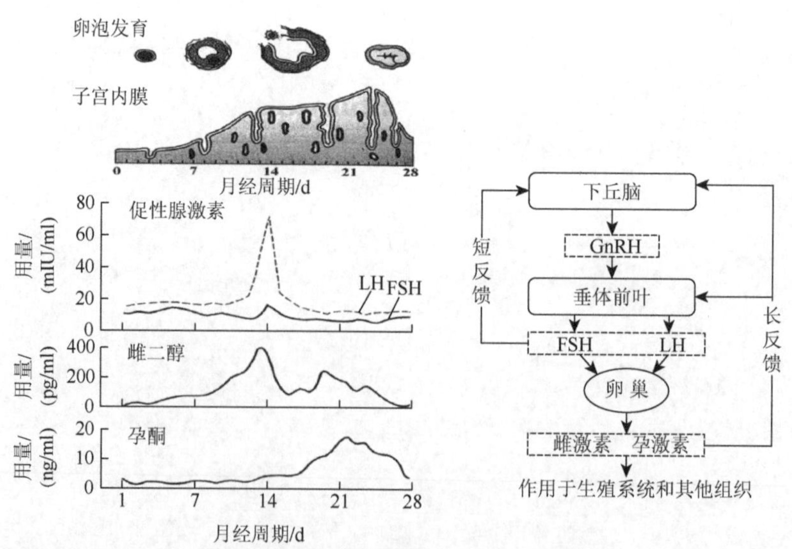

图 32-1 雌激素和孕激素的分泌与调节

性激素受体位于细胞内，是一类可溶性的 DNA 结合蛋白，分子量较小，脂溶性强。

性激素一般通过与其受体结合形成复合物而发挥作用，其复合物作用于DNA，影响mRNA的转录和蛋白质的合成，从而发挥药理作用。

临床所用的合成性激素除用于治疗某些疾病外，主要用作避孕药物。

第一节　雌激素类药及抗雌激素类药

一、雌激素类药

雌激素可促进女性性器官的发育和成熟，维持女性第二性征，参与形成月经周期，较大剂量可抑制排卵、抑制乳汁分泌及抗雄激素，并有增加骨骼的钙盐沉积等作用。雌激素主要有天然雌激素和人工合成雌激素。卵巢分泌的天然雌激素（estrogen）主要成分为雌二醇（estradiol）；雌酮（estrone）和雌三醇（estriol）及其他激素，多为雌激素的肝代谢产物。天然雌激素活性较低，较常用的雌激素是以雌二醇为母体，人工合成的甾体衍生物，它们通常具有高效和长效的特点，如炔雌醇（ethinylestradiol）、炔雌醚（quinestrol）。此外也合成了一些有雌激素活性的非甾体化合物，其结构相对较简单，如己烯雌酚（diethylstilbestrol）等。

雌二醇[(典)]

【体内过程】雌二醇（estradiol）可从胃肠道和皮肤吸收，但首过消除明显，因此主要采用肌内注射和透皮制剂。外用时可避免肝首过消除作用，且不损害肝功能。

【药理作用】

1. 促进女性性成熟，维持第二性征　具体如下：①促进未成年女性子宫发育、乳腺腺管增生等。②维持成年女性性征，参与形成月经周期。使子宫内膜增殖、变厚，并与孕酮一起，使子宫内膜进一步进入分泌期。同时，促使阴道上皮增生，浅表层细胞发生角化。并能提高子宫平滑肌对缩宫素的敏感性。

2. 抑制排卵和泌乳　大剂量雌激素可作用于下丘脑-垂体前叶系统，抑制GnRH的分泌，从而抑制FSH和LH的分泌，发挥抗排卵作用。并能在乳腺水平干扰催乳素的作用下而抑制乳汁分泌。此外，雌激素尚有对抗雄激素的作用。

3. 对代谢的影响　能增加骨骼的钙盐沉着，加速骨骺闭合，促进青年女性骨生成、预防围绝经期妇女骨质丢失。有轻度水钠潴留作用。能降低血清胆固醇，也可使糖耐量降低。

【临床应用】

1. 围绝经期综合征　雌激素替代疗法可抑制垂体前叶促性腺激素的分泌，减轻阵发性发热、出汗、头痛、恶心、失眠、情绪不安等症状，局部用于老年性阴道炎及女阴干枯病等。

2. 卵巢功能不全与闭经　卵巢发育不全、原发性或继发性卵巢功能低下，可用雌激素作替代治疗，以促进患者外生殖器、子宫及第二性征的发育。与孕激素合用，可产生人工月经周期。

3. 功能性子宫出血　用于体内雌激素水平较低时引起的出血，雌激素可促进子宫内膜增生，修复出血创面而止血，也可与孕激素合用，以调整月经周期。

4. 乳房胀痛及回乳　部分妇女停止授乳后可发生乳房胀痛，雌激素可在乳腺水平干扰催乳素，故大剂量雌激素能抑制乳汁分泌，减轻胀痛。

5. 晚期乳腺癌　绝经 5 年以上的乳腺癌可用大剂量雌激素治疗，雌激素能缓解晚期乳腺癌不宜手术患者的症状。但绝经期以前或绝经 5 年以内的患者禁用，以免促进肿瘤细胞的生长。

6. 前列腺癌　大剂量雌二醇抑制垂体前叶促性腺激素分泌，使睾丸萎缩从而抑制雄激素分泌，同时雌二醇又有抗雄激素作用。故可使症状改善、肿瘤病灶退化。

7. 防治骨质疏松　妇女停经后雌激素水平迅速下降是其发生骨质疏松的重要原因，雌激素替代治疗是绝经后骨质疏松的有效治疗措施，虽然合用孕激素可减少乳腺癌的发生率，但雌激素仍不能作为一线治疗药物，须根据获益与风险比来衡量是否采用。绝经早期（60 岁以前）开始用药获益大，风险小。

8. 痤疮　雌二醇可抑制雄激素分泌而治疗痤疮。

9. 避孕　雌激素合用孕激素可避孕。

【不良反应】

1）恶心、食欲不振、呕吐、头晕等类早孕现象，早晨较多见。宜从小剂量开始并逐渐增加剂量，可减轻此反应。

2）长期大量应用可致子宫内膜过度增生及子宫出血，因此有子宫出血倾向者及子宫内膜炎患者应慎用。

3）可引起水钠潴留，大剂量应用时，可出现胆汁淤积性黄疸。故高血压、水肿、心衰患者，肝功能不全者慎用。

炔雌醇（典）

炔雌醇（ethinylestradiol）为合成强效雌激素，雌二醇衍生物，作用同雌二醇。口服活性大大提高。除作为口服避孕药的雌激素成分外，也用于治疗闭经、绝经期综合征及绝经后疾病。

炔雌醚（典）

炔雌醚（quinestrol）为合成高效、长效雌激素，雌二醇衍生物，用于围绝经期综合征等。

戊酸雌二醇（典）

戊酸雌二醇（estradiol valerate）用于补充或替代雌激素不足，治疗雌激素水平不足的各种疾病。

己烯雌酚（典）

己烯雌酚（diethylstibestrol）用于治疗雌激素不足的各种病症。也用于不能进行手术的晚期前列腺癌。

二、抗雌激素类药

1. 雌激素受体拮抗药　此类药物能竞争性拮抗雌激素受体，抑制或减弱雌激素作用。

氯米芬（典）

氯米芬（clomiphene，克罗米酚，氯底酚胺）与己烯雌酚化学结构相似，有中等强度的抗雌激素作用和较弱的雌激素活性。低剂量能促进人的垂体前叶分泌促性腺激素，从而诱发排卵。这是由于阻断下丘脑的雌激素受体，从而消除雌二醇的负反馈性抑制。高剂量则明显抑制垂体前叶促性腺激素的释放。临床用于避孕药引起的闭经和月经紊乱、女性无排卵性不孕、男性不育症及晚期乳腺癌。主要不良反应有多胎和视觉异常。连续大剂量服用可引起卵巢肥大，故卵巢囊肿患者禁用。

2. 选择性雌激素受体调节剂　本类药物与不同组织的雌激素受体亲和力不同，对机体的器官具有二重作用，在特异靶组织，如骨骼系统及心血管系统发挥拟雌激素样作用，而对生殖系统则表现为雌激素拮抗作用，故被称为选择性雌激素受体调节剂（selective estrogen-receptor modulator，SERM）。例如，雷洛昔芬（raloxifene）对乳腺和子宫内膜上的雌激素受体无作用，对骨组织的雌激素受体却能发挥特异性的拮抗作用，用于骨质疏松症的治疗。

3. 芳香化酶抑制药　芳香化酶是催化形成雌激素的限速酶，存在于卵巢、脑、脂肪、肌肉、骨组织中。抑制芳香化酶可减少雌激素的生成。临床用于雌激素依赖性肿瘤的治疗。

第二节　孕激素类药

孕激素类药物包括天然存在的孕酮（progesterone）和人工合成的孕激素药物。天然孕激素主要由卵巢黄体分泌，妊娠后期逐渐由胎盘分泌，直至分娩。在近排卵期的卵巢及肾上腺皮质中也有一定量的孕激素产生。临床多用人工合成品及其衍生物。可分为两类：一类为17α-羟孕酮类，如甲羟孕酮（medroxyprogesterone）、甲地孕酮（megestrol）、氯地孕酮（chlormadinone）等；另一类为19-去甲睾酮类，如炔诺酮（norethisterone）、炔诺孕酮（norgestrel）、双炔失碳酯（anorethindrane dipropionate）等。

孕酮（典）（基）

【体内过程】孕酮（progesterone）口服在肝内有广泛的首过消除。舌下、直肠、阴道给药较好。肌内注射吸收迅速，血中 $t_{1/2}$ 仅为几分钟。血浆中的孕酮大部分与蛋白质结合，游离的仅占3%，其代谢产物主要与葡萄糖醛酸结合，从肾排出。

【药理作用】孕酮主要由卵巢黄体分泌，妊娠后逐渐由胎盘分泌，是天然孕激素，为维持妊娠所必需。其药理作用主要如下。

1. 对生殖系统的作用　具体如下：①在月经周期后期，与雌激素协同作用，使增生的子宫内膜继续增厚、充血，腺体增生并分支，内膜由增殖期转化为分泌期，为受精卵着床和胚胎发育做准备。②与缩宫素竞争受体，降低子宫对缩宫素的敏感性，抑制子宫收缩，保证胎儿安全生长。③与雌激素共同作用，促使乳腺腺泡发育，为产乳作准备。④使宫颈口闭合，黏液减少变稠，限制精子穿透。⑤大剂量孕激素抑制垂体前叶促性腺激素分泌而抑制排卵。

2. 利尿　增加尿素氮的排泄，结构与醛固酮相似，能竞争性地对抗醛固酮，从而促进 Na^+ 和 Cl^- 的排泄并利尿。

3. 升高体温　使月经周期的黄体相基础体温轻度升高。

【临床应用】

1. 功能性子宫出血　当黄体功能不足所致子宫内膜不规则的成熟与脱落而引起子宫出血时，可应用孕酮替代治疗，使增生内膜进一步发育成熟，并同步地转化为分泌期，维持正常的月经。

2. 痛经及子宫内膜异位症　与雌激素合用，可抑制排卵和减轻子宫痉挛性收缩而止痛，大剂量孕激素也可使异位的子宫内膜退化，合用雌激素增加疗效。

3. 子宫内膜腺癌　大剂量应用可使子宫内膜癌细胞分泌耗竭而致退化，可使患者病情缓解、症状改善。

【不良反应】头晕、头痛、恶心、抑郁、乳房胀痛等。易发生阴道霉菌感染。长期应用可引起子宫内膜萎缩、月经量减少等。

甲羟孕酮(典)(基)

甲羟孕酮（medroxyprogesterone）为强效孕激素，无雌激素活性。作用同孕酮，是孕酮的 10～30 倍。

氯地孕酮

氯地孕酮（chlormadinone）为口服强效孕激素，无雌激素和雄激素活性。是复方炔雌醚片和三合一炔雌醚片的组成成分。用于长效口服避孕、晚期前列腺癌、乳腺癌等。

第三节　雄激素类药和同化激素类药

一、雄激素类药

雄激素类药物包括天然雄激素及其衍生物。天然雄激素（androgen）主要成分为睾酮（testosterone），主要由睾丸间质细胞分泌，在女性体内的肾上腺皮质、卵巢和胎盘也有少量分泌。临床常用的多为合成睾酮衍生物，主要有甲睾酮（methyltestosterone）、丙酸睾酮（testosterone propionate）和苯乙酸睾酮（testosterone phenylacetate）等。

睾酮

【体内过程】睾酮（testosterone）口服易吸收，首过消除明显，故口服无效。可采用油溶液肌内注射，也可做成片剂埋于皮下，吸收缓慢，作用可长达 6 周。在血液中，大部分与蛋白质结合，肝内代谢，代谢物以葡萄糖醛酸或硫酸结合物经肾排出体外。

【药理作用】

1. 对生殖系统的作用　促进男性性成熟，维持第二性征，促进精子的生成及成熟。外源性大剂量睾酮可反馈性抑制垂体前叶分泌促性腺激素，使雄激素合成和精子发生功能受抑制；也可减少女性卵巢分泌雌激素，尚有直接抗雌激素作用。

2. 同化作用　能明显促进蛋白质合成（同化作用），减少蛋白质分解（异化作用），形成正氮平衡，促进生长发育，使肌肉增长，体重增加。并使水、钠、钙、磷的排泄减少。

3. 提高骨髓造血功能　睾酮既可刺激肾分泌促红细胞生成素，也可直接刺激骨髓造血功能，因此，在骨髓功能低下时，较大剂量睾酮可促进红细胞生成增加。

4. 免疫增强作用　促进免疫球蛋白合成，增加机体免疫功能，尚有糖皮质激素样抗炎作用。

【临床应用】

1. 男性雄激素替代疗法　用于先天性或后天缺损性无睾症或类无睾症（睾丸功能不全），男性性功能低下等。

2. 妇科疾病　睾酮有对抗雌激素、抑制垂体前叶促性腺激素分泌的作用，并能对抗催乳素刺激乳腺癌组织的作用，因此可缓解围绝经期综合征、功能性子宫出血、晚期乳腺癌和卵巢癌等的症状。

3. 再生障碍性贫血　可使患者骨髓造血功能得到改善，但起效缓慢。目前，重组人红细胞生成素已基本替代雄激素在治疗贫血方面的应用。

【不良反应】

1）女性患者长期使用可引起男性化，如痤疮、多毛、声音变粗等；男性长期使用引起睾丸萎缩、精子生成抑制。

2）胆汁淤积性黄疸。甲睾酮等 17α 位有烷基的睾酮类药物对肝有一定毒性，若发现黄疸，应立即停药。

3）孕妇和前列腺癌患者禁用；肝、肾功能不全者，高血压、心力衰竭患者慎用。

甲睾酮（典）（基）

甲睾酮（methyltestosterone）为睾酮的 17α 甲基衍生物，作用与睾酮相同，口服有效，可舌下给药。可用于男性性功能减退、绝经妇女晚期乳腺癌姑息治疗等。

丙酸睾酮（典）（基）

丙酸睾酮（testosterone propionate）作用与睾酮、甲睾酮相同，但肌内注射起效慢、作用时间较持久。可用于男性青春期发育迟缓、绝经后妇女晚期乳腺癌的姑息治疗等。

二、同化激素类药

同化激素（anabolic hormone）是一类蛋白质同化作用较强、男性化作用较弱的睾酮衍生物，如苯丙酸诺龙、司坦唑醇（康力龙）等。

苯丙酸诺龙（典）

苯丙酸诺龙（nandrolone phenylpropionate）同化作用强，能促进蛋白质合成，抑制蛋白质分解，减少尿氮排出，使钙、钠、钾、磷和水潴留，但男性化作用很弱。临床上主要用于治疗蛋白质合成不足或分解增多，如严重烧伤、大手术后恢复期、骨折不易愈合和骨质疏松、儿童生长发育迟缓等。服用时应同时增加食物中的蛋白质成分。本类药物属体育竞赛违禁药品。

长期使用可引起水钠潴留、血钙过高，女性患者可发生轻微男性化、月经紊乱或闭经等。可能引起肝内毛细胆管胆汁淤积而发生黄疸。肝功能不全者慎用；孕妇、高血压患者及前列腺癌患者禁用。

司坦唑醇（典）

司坦唑醇（stanozolol）能促进蛋白质合成，抑制蛋白质异生；并能降低血清胆固醇、三酰甘油水平；促进钙、磷沉积，减轻骨髓抑制，因此也能用于再生障碍性贫血、白细胞减少症等疾病的治疗。

第四节　避孕药及抗早孕药

生殖过程是较为复杂的生理过程，包括精子和卵子的形成、成熟、排放、受精、着床及胚胎发育等诸多环节。阻断过程中的任一环节，均能达到避孕或者终止妊娠的目的。避孕药是阻止受孕或防止妊娠的一类药物。常用的避孕药大多为女性避孕药，男性用药较少。

一、主要抑制排卵的避孕药

女性避孕药主要为复方甾体激素制剂，分为短效避孕药和长效避孕药。

【药理作用】

1. 抑制排卵　外源性雌激素通过负反馈机制抑制下丘脑 GnRH 的释放，从而减少垂体前叶 FSH 的释放，使卵泡发育和成熟过程受阻；孕激素则能抑制 LH 释放，两者协同作用抑制排卵。

2. 阻止受精　避孕药中的孕激素可对抗雌激素对宫颈黏液的影响，使宫颈黏液量少、黏稠度增加，不利于精子进入宫腔；此外，还可抑制子宫和输卵管的收缩活性，阻碍精子与卵子结合和受精。

3. 抗着床　避孕药中的孕激素可抑制子宫内膜正常增殖，使子宫内膜腺体停留在发育不完全阶段，且可使腺体退变萎缩、分泌衰竭，不利于受精卵着床。

【分类和用途】

1. 口服短效避孕药　常用药有复方炔诺酮片、复方甲地孕酮片、复方左炔诺孕酮、复方甲基炔诺酮等。用法为从月经周期第 5 天开始，每晚服药 1 片，连服 22d，不应间断。停药后 2～4d 就可发生突破性出血，形成人工月经周期。下次服药仍从月经来潮第 5 天开始。若停药 7d 仍未来月经，则应开始服下一周期药物。漏服时，应于 24h 内补服 1 片。

2. 口服长效避孕药　是以长效雌激素类药炔雌醚与孕激素类药炔诺孕酮、氯地孕酮或次甲氯地孕酮配伍组成的复方片剂。服法是从月经来潮当日算起，第 5 天服 1 片，最初 2 次间隔 20d，以后每月服 1 次，每次服 1 片。

3. 注射长效避孕药　目前常用的有复方己酸孕酮注射液和复方庚酸炔诺酮注射液等。首次于月经来潮第 5 天深部肌注 2 支，以后每隔 28d 或于每次月经周期第 10～12 天注射 1 次。

4. 多相片剂　为了使服用者的激素水平近似月经水平，并减少月经期间出血的发生率，可将避孕药制成多相片，如炔诺酮双相片、三相片。双相片：第一相片含炔诺酮 0.5mg 和炔雌醇 0.035mg，在开始 10d 每日服 1 片；第二相片含炔诺酮 1mg 和炔雌醇 0.035mg，于后 11d 每日服 1 片。这种服用法优点为很少发生突破性出血。三相片：第一相片含炔诺酮 0.5mg 和炔雌醇 0.035mg，于开始 7d 每日服 1 片；中期 7d，每日服用含炔诺酮 0.75mg 和炔雌醇 0.035mg 的第二相片 1 片，最后 7d 每日服用含炔诺酮 1mg 和炔雌醇 0.035mg 的第三相片 1 片，其效果较双相片更佳。

【不良反应】

1. 类早孕反应　少数妇女于服药初期可出现恶心、呕吐、头晕、乏力、嗜睡等类早孕的反应，轻者一般不需处理，坚持服药 2～3 个月后，药物反应可自然消失或减轻。

2. 子宫不规则出血　常见于用药后最初几个周期，可加服炔雌醇或己烯雌酚。

3. 月经变化　服药后，部分妇女有月经减少的倾向，少数人月经量增加。原月经史不正常者易发生闭经，占服药妇女的 1%～2%。如连续 2 个月闭经，应予停药。

4. 乳汁减少　少数哺乳期妇女可出现乳汁减少。

5. 凝血功能亢进　国外报告甾体避孕药可引起血栓性静脉炎和血栓栓塞等凝血功能亢进性疾病。

【禁忌证】高血压、充血性心力衰竭患者或有其他水肿倾向者慎用。急慢性肝病及胰岛素依赖型糖尿病患者禁用，宫颈癌患者禁用。如用药过程中出现乳房肿块，应立即停药。

二、抗着床避孕药

该类药物也称探亲避孕药，可干扰子宫内膜正常发育，阻碍受精卵着床，应用时间不受月经周期的限制。常用的有大剂量炔诺酮（5mg/次）、甲地孕酮（2mg/次）及双炔失碳酯（anorethindrane dipropionate）。用法为同居当晚或房事后服用。同居 14d 以内，每晚服 1 片，必须连服 14 片。超过 14d 时，应接服复方炔诺酮片或复方甲地孕酮片等短效避孕药。

三、男性避孕药

棉酚（gossypol）是陆地棉、草棉或树棉根、茎和种子中含有的一种黄色酚类物质。棉酚可破坏睾丸曲细精管的生精上皮，抑制生精过程，使精子数量逐渐减少。停药后生精能力可逐渐恢复。不良反应有恶心、呕吐等胃肠道刺激症状，心悸及肝功能改变等，服药者在服药期间若发生低血钾症状和低张性肌无力，应及时加以处理。

四、抗早孕药

为新型抗生育药物，包括孕激素类药、前列腺素类药及其他抗早孕药。

米非司酮（典）

新型强效抗孕激素，无孕激素、雌激素、雄激素及抗雌激素活性。与孕酮的化学结构相似，能与孕酮受体及糖皮质激素受体结合，对子宫内膜孕酮受体的亲和力比孕酮强 3～5 倍，对受孕动物各期妊娠均有引产效应，可作为非手术性抗早孕药。

【药理作用】

1）对子宫内膜孕酮受体的亲和力比孕酮强 3～5 倍，产生避孕药样的子宫内膜腺体与间质不同步，促使蜕膜坏死、出血和脱落，诱导月经。

2）阻断孕酮对子宫肌的作用，增加子宫基层兴奋的敏感性，使子宫颈张力下降。

3）可与糖皮质激素受体和雄激素受体结合，而产生抗糖皮质激素和抗雄激素的作用。

【临床应用】

1. 抗早孕　主要用于妊娠前 3 个月内的药物性流产，与前列腺素药物序贯使用。
2. 房事后避孕　抗着床，可作为紧急避孕药使用。
3. 子宫内膜异位症　可抑制子宫内膜细胞分裂。
4. 诱导分娩及其他　可用于死胎的诱导娩出和足月胎的诱导分娩。

【不良反应】恶心、乏力、头晕、乳房胀痛、头痛等。

米索前列醇

为 PGE_1 的甲基化物。可使宫颈软化、扩张，宫腔压力升高。与米非司酮配伍，可显著增高或诱发早孕子宫自发收缩的频率和幅度，完全流产率可达 90%以上。

总结记忆模块

1. 知识要点

1）性激素包括雌激素、孕激素和雄激素。

2）雌激素类药主要有雌二醇、雌三醇、炔雌醇、炔雌醚等，具有促进女性性器官发育、维持第二性征；大剂量抑制排卵和泌乳等作用。常用于雌激素缺乏所致的疾病、晚期乳腺癌、前列腺癌和避孕。

3）常用的孕激素类药有孕酮、17α-羟孕酮类，如甲羟孕酮、氯地孕酮；19-去甲睾酮类，如炔诺酮、炔诺孕酮、双炔失碳酯等。孕酮在雌激素的作用基础上，促进子宫内膜由增殖期转为分泌期，有利于受精卵的着床和胚胎发育；降低子宫对缩宫素的敏感性，有利于胎儿安全生长；促进乳腺腺泡发育；抑制排卵；并可升高体温。临床常用于功能性子宫出血和避孕。

4）雄激素类药有睾酮、丙酸睾酮等，有促进男性性器官及副性器官发育、同化作用，促进骨髓造血功能等作用。临床常用于功能性子宫出血、晚期乳腺癌等。雌激素和 17α 位有烷基的睾酮类药物可能引起胆汁淤积性黄疸，若发现黄疸应立即停药。

5）避孕药多为不同类型的雌激素和孕激素配伍组成的复方，主要有抑制排卵的避孕药、抗着床避孕药和男性避孕药等。

2. 药物比较　常用性激素类药物见表 32-1。

表 32-1　常用性激素类药物的作用、应用特点及不良反应

药物		作用	应用特点	不良反应	备注
雌激素类药	雌二醇	促进女性性成熟，维持第二性征，参与月经周期及骨骼代谢	雌激素替代治疗，防治绝经期骨质疏松症、前列腺癌	大剂量导致恶心、呕吐、胆汁淤积性黄疸	肝功能不全者慎用，妇科肿瘤、乳腺癌、高凝状态患者禁用
	己烯雌酚	人工合成的高效非甾体雌激素，作用同雌二醇	雌激素不足的各种病症；前列腺癌的姑息疗法	同上，孕妇用可导致畸胎	同上，长期用药须加孕激素对抗，有血栓性静脉炎及肺栓塞病史者禁用
孕激素类药	孕酮	促进子宫内膜由增殖期转为分泌期，抑制子宫活动，抑制排卵，促进乳腺发育	习惯性流产、功能性子宫出血、痛经、围绝经期等激素替代疗法	头晕、头痛、乳房胀痛。大剂量可致水钠潴留	肝肾功能不全、高凝状态、心脏病及水肿患者禁用
	炔诺酮	有较强的孕激素活性和轻度的雄激素及雌激素活性	与炔雌醇组成复方炔诺酮片，子宫内膜异位症、痛经、月经不调等	同上，不规则出血或乳量减少	同孕酮
	甲羟孕酮	强效孕激素，活性为孕酮的 10～30 倍，无雌激素活性	激素替代治疗；子宫内膜异位症；功能性子宫出血；大剂量用于子宫内膜癌的辅助治疗	乳房胀痛、溢乳、闭经；偶有头痛、恶心	同孕酮

续表

药物		作用	应用特点	不良反应	备注
雌激素受体拮抗药	氯米芬（克罗米酚）	有较弱的雌激素活性和较强的抗雌激素作用	治疗月经紊乱及闭经，尚用于精子缺乏的男性不育症	卵巢增大；恶心，呕吐	肝、肾功能不全，卵巢囊肿患者禁用
雄激素类药	甲睾酮	合成睾酮衍生物，作用同天然睾酮，有抗雌激素作用	男性性功能低下，无睾症及隐睾症；绝经妇女乳腺癌的姑息治疗	大剂量可产生男性化现象，可导致胆汁淤积性黄疸	妊娠、肝肾功能低下或前列腺癌患者禁用
	丙酸睾酮	作用同甲睾酮	再生障碍性贫血或其他贫血，绝经妇女乳腺癌的姑息治疗	大剂量男性化、水钠潴留；黄疸等	妊娠及哺乳期妇女，前列腺癌患者禁用
同化激素类药	司坦唑醇	同化作用较强，但男性化作用弱	慢性消耗性疾病，再生障碍性贫血	女性可引起月经紊乱，长期应用可引起黄疸	糖尿病，胃溃疡，心脏、肝、肾功能不全者，卟啉症患者及孕妇慎用
	苯丙酸诺龙	蛋白质同化作用较强，但男性化作用弱，分别为丙酸睾酮的12倍及1/2	慢性消耗性疾病；也可用于不能手术的乳腺癌	对女性患者有轻度男性化作用	前列腺癌、乳腺癌、高血压患者及孕妇禁用，肝肾疾病、充血性心力衰竭者慎用

3. 复习记忆

（1）复习指南　结合人体分泌性激素的生理作用，掌握雌激素、孕激素和雄激素代表药的药理作用及临床应用：可用于激素替代疗法等，雌激素和雄激素还可用于晚期乳腺癌患者的辅助治疗。

（2）助记方法　关系图（图32-2）。

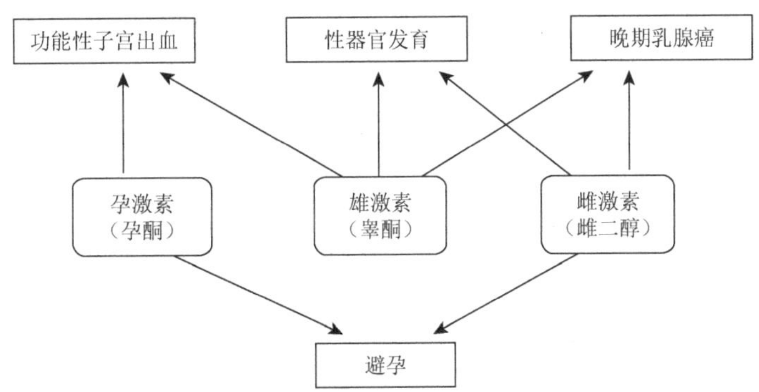

图32-2　雌激素、孕激素和雄激素作用与用途的共同点

拓展提高模块

1. 研究史话

口服避孕药的发展历程

激素类女用口服避孕药由孕激素和雌激素组成，20世纪50年代，生物学家Grerory Pincus、美籍华人张明觉（Min-Chueh Chang）和John Rock博士在试验筛选上百种物质后

发现，从野生墨西哥甘薯根中提取的两种甾体化合物可以阻止实验动物排卵，并且从植物材料中提取了孕激素和雌激素。1956 年，Pincus 联合 G. D. Searle 制药公司及 John Rock 博士，经临床研究，证实口服甾体激素避孕药能有效避孕。1960 年，美国第一个复方口服避孕药美雌醇异炔诺酮（Enovid-10）获 FDA 批准上市，该药每片含美雌醇 150μg、异炔诺酮 9.85mg，这是 20 世纪计划生育的里程碑。

为了降低甾体激素的不良反应，增加其可接受性，目前复方口服避孕药的发展方向主要是降低雌激素含量、研发和应用新型孕激素及发展多相型的复方口服避孕药。

雌激素剂量不仅可影响避孕效果，大剂量的激素还会使机体产生很多不良反应。通过降低雌激素含量减少不良反应，一直是避孕药配方研究的重要方面。口服避孕药中炔雌醇含量从＞50μg，降低到≤50μg 及≤20μg，降低了心肌梗死、中风、静脉血栓栓塞的发病危险，减少了不良反应的发生。

研制高活性孕激素是发展新型甾体避孕药的核心。新型孕激素与孕酮受体亲和力更高，具有更强的生物活性。孕激素第一代以异炔诺酮、炔诺酮和甲地孕酮等为代表药物；第二代以炔诺孕酮和左炔诺孕酮等为代表；第三代以去氧孕烯［对应的复方制剂为妈富隆（marvelon）］、孕二烯酮［对应复方为敏定偶（minulet）］和炔诺肟酯［对应复方为美欣乐（mercilon）］等为代表；近年则推出了含屈螺酮的新型避孕药。

2010 年 5 月，美国 FDA 批准了第一种四相复合口服避孕药 natazia。它是全球范围内获准上市的第一种四相复合口服避孕药，其雌激素和孕激素组分即戊酸雌二醇（estradiol valerate）和地诺孕素（dienogest）。尽管多相复合口服避孕药的设计目的在于通过模拟正常经期中的雌激素和孕激素水平变化以减少单相复合口服避孕药的不良反应，但迄今尚无临床研究证实，多相复合口服避孕药在预防妊娠和改善出血相关不良反应方面的实际益处，故现在单相复合口服避孕药仍用作一线复合口服避孕药。

2. 知识拓展

植物雌激素

植物雌激素是一类从植物中提取的杂环多酚类化合物，其具有类似人体雌激素的生物活性。其结构与天然的内源性雌激素相似，故其作用特点也相似，其主要构象决定了植物雌激素可以和雌激素受体结合并表现出弱激素样作用的性质。植物雌激素可分为 5 类：异黄酮（isoflavone）、木脂素（lignan）、二苯乙烯类（stibenes）、香豆雌酚（coumestans）、真菌类（mycoestrogen）。

植物雌激素在体内可结合雌激素受体（estrogen receptor，ER），且与 ERα 和 ERβ 两型受体均可结合，并可表现出雌激素样作用和抗雌激素作用。其作用方向与机体内源性雌激素的状态和雌激素受体的数量及类型有关。

研究证实，植物雌激素具有抗肿瘤作用，如植物雌激素大豆异黄酮抗癌的主要活性成分是染料木苷、乙酰染料木苷、丙二酰染料木苷等三羟异黄酮类。其抗癌的主要作用机制可能为三羟异黄酮的雌激素和抗雌激素作用；抑制与癌症相关酶的活性作用，特别是蛋白质酪氨酸激酶（PTK）的活性，防止新生血管网脉形成；减少人体氧自由基，终止自由基的连锁反应；染料木苷抑制拓扑异构酶 II 的活性，影响细胞的分裂增殖。此外，植物雌激素还具有保护心血管的作用，大豆异黄酮可促进胆固醇的分解代谢，并可通过抑制细胞酪氨酸激酶活性，而起到抗动脉粥样硬化的作用。大豆异黄酮还具有抗妇女更年期综合征、改善肝功能、防治糖尿病、防止皮肤衰老及防治妇女产后忧郁症等作用。也有研究证明，富含木脂素的食物能预防与雌激素相关的骨质疏松症。

在大量研究基础上，大豆异黄酮被作为食品原料应用于保健类食品中，我国目前已经上市的大豆异黄酮保健产品主要有片剂、胶囊、软胶囊等。主要是片剂和胶囊产品，共涉及 9 项保健功能，以增加骨密度、抗氧化、延缓衰老等为主。但因大豆异黄酮应用历史相对较短，其安全性还需进一步研究，每日摄入量、保健功能及适宜人群也需进一步规范。

中药植物成分的分析研究也已表明，与植物雌激素相关联的化学成分在植物界的分布十分广泛，而且富含于某些中药之中。植物雌激素的一些药理作用已得到证实，在中药研究中具有一定意义，然而其具体作用机制和应用等还需进行深入研究。

3. 问题与思考

为什么雌激素、孕激素和雄激素均可用于功能性子宫出血？

功能失调性子宫出血（功血）是指神经内分泌的调节功能，即下丘脑-垂体-卵巢轴功能失常引起的异常子宫出血。临床表现为不规则的子宫出血，月经周期紊乱（月经频发或稀发），出血时间延长，经血量多，甚至大量出血或淋漓不止。根据排卵与否，通常将功血分为无排卵型及排卵型两大类，前者多发于青春期及更年期，后者多见于生育期妇女。

雌激素可促进子宫内膜增生，修复出血创面，可用于出血时间较长、量少和体内雌激素水平较低的患者，补充后以促使内膜修复，达到止血目的。孕激素可用于黄体功能不足导致子宫内膜不规则成熟和脱落而引起的出血，其可使增生期内膜进一步发育成熟，并同步转化为分泌期内膜，从而完整脱落，发生撤退性出血；也可配合雌激素调节月经周期。雄激素有对抗雌激素的作用，能增强子宫肌肉张力，使子宫血管收缩，内膜萎缩，从而减少出血量；此外，其同化作用能改善患者全身状况；雄激素多和雌激素或孕激素联合应用，以弥补单一用药的缺陷或用于增强疗效。

根据不同的病因和临床表现，雌激素、孕激素和雄激素均可用于治疗功能性子宫出血。

（杨　阳）

第三十三章　抗病原微生物药概论

基本知识模块

抗病原微生物药是指对病原微生物（包括真菌、细菌、病毒等）具有抑制或杀灭作用，主要应用于治疗感染性疾病的药物；与抗寄生虫药、抗肿瘤药同属化学治疗药（化疗药）。近年来的监测显示，我国各感染性疾病的致病原组成与耐药性发生了变化，为贴近抗菌药物的临床用药实际，本书相关章节参照国家卫生和计划生育委员会、国家中医药管理局、解放军总后勤部卫生部印发的《抗菌药物临床应用指导原则》（2015 年版）进行编写。

第一节　常 用 术 语

1. 抗菌药（antibacterial）　是指能抑制或杀灭细菌，用于预防和治疗细菌性感染的药物，包括由一些微生物（如细菌、真菌、放线菌等）所产生的抗生素（天然抗生素、半合成抗生素、全合成抗生素）和人工合成的抗菌药物，其在一定浓度下对病原体有抑制和杀灭作用。

2. 抗生素（antibiotic）　是某些微生物产生的，对另一些微生物有抑制和杀灭作用的代谢物质。由微生物产生的称为天然抗生素，如青霉素 G；对天然抗生素进行结构改造后获得的称为半合成抗生素，如头孢菌素类；现有一些结构简单的抗生素也可以人工合成，如氯霉素。

3. 抗菌谱（antibacterial spectrum）　是指抗菌药抑制或杀灭细菌的范围。其中对多种病原微生物有抑制、杀灭作用的称为广谱抗菌药，如四环素类、氯霉素和头孢菌素类；而对一种或有限的几种病原微生物有抑制、杀灭作用的称为窄谱抗菌药，如异烟肼仅对结核分枝杆菌有作用。

4. 抗菌活性（antibacterial activity）　是指药物抑制或杀灭细菌的能力。其中能抑制细菌生长繁殖的药物称为抑菌药（bacteriostatic drug），如四环素；而不仅能抑制细菌生长繁殖，还能杀灭病原菌的药物称为杀菌药（bactericidal drug），如青霉素、头孢菌素等。但抑菌及杀菌是相对的，有些抗菌药在低浓度时呈抑菌作用，而高浓度则呈杀菌作用，如大环内酯类。最低抑菌浓度及最低杀菌浓度是抗菌药物体外的药效参数，是抗菌活性的体外定量指标。

（1）最低抑菌浓度（minimum inhibitory concentration，MIC）　是指体外抗菌实验中，抑制供试细菌生长的抗菌药物的最低浓度，可以用其来评价抑菌药的抑菌能力。

（2）最低杀菌浓度（minimum bactericidal concentration，MBC）　是指体外抗菌实验中，杀灭供试细菌的抗菌药物的最低浓度，可以用其来评价杀菌药的杀菌能力。

5. 抗生素后效应（post-antibiotic effect，PAE）　是指使用抗菌药与细菌短暂接触后，抗菌药浓度下降，低于 MIC 或消失后，细菌生长仍受到持续抑制的效应。

6. 浓度依赖型抗菌药物（concentration dependent antibacterial）　是指药物的抗菌活性随着药物浓度的增高而增强，在保证日剂量不变的情况下，提高药物的峰浓度有利于提高疗效，防止细菌耐药性的产生，并延长 PAE。

7. 时间依赖型抗菌药物（time dependent antibacterial）　是指药物的抗菌活性与浓度大于 MIC 的时间有关；此类药物当其浓度到达一定程度以后，再增加剂量，其抗菌疗效不再增加。采取多次给药或持续静脉给药的方式有利于提高疗效。

8. 首次接触效应（first expose effect）　是指抗菌药物在初次接触细菌时有强大的抗菌效应，再度接触或连续与细菌接触，并不明显地增强或再次出现这种明显的效应，需要间隔相当时间（数小时）以后，才会再起作用，如氨基糖苷类抗生素。

9. 化疗指数（chemotherapeutic index，CI）　是衡量化疗药物有效性和毒性的指标，常以造成实验动物的 LD_{50} 与治疗感染动物的 ED_{50} 之比 LD_{50}/ED_{50} 或 LD_5/ED_{95} 表示。通常该值越大表示化疗药物毒性越小，临床应用价值越高。化疗指数大只表明化疗药物毒性小，不等于安全性高。例如，青霉素的化疗指数很大，对机体几乎无毒性，但可引起过敏性休克，安全性不高。

第二节　抗菌药物作用机制

抗菌药物通过特异性地破坏细菌结构的完整性，或干扰细菌的生化代谢过程而产生抑菌或杀菌作用。根据抗菌药物对细菌结构和功能的干扰环节不同，其作用机制可分为下列 5 类（图 33-1）。

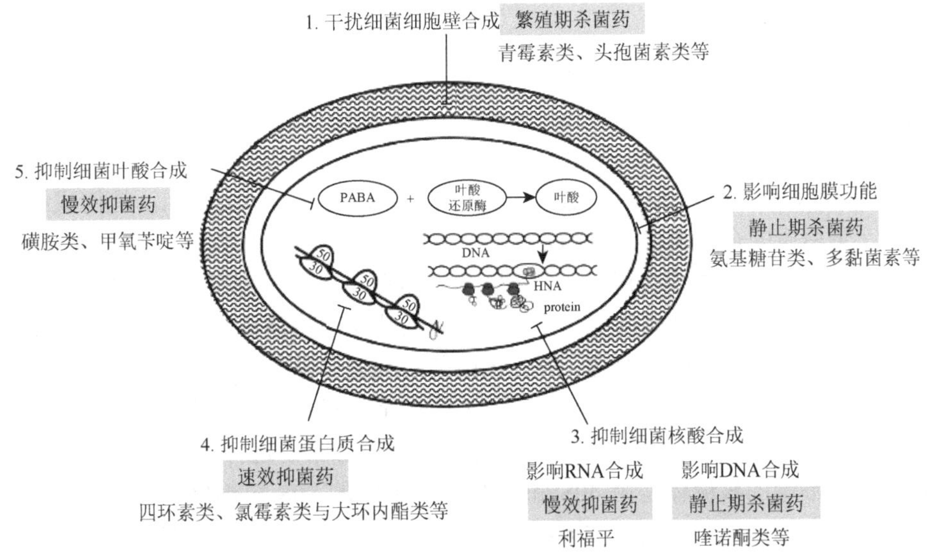

图 33-1　细菌结构与抗菌药物作用部位示意图

1. 干扰细菌细胞壁合成　细菌的细胞和人的细胞结构不同之处在于，细菌具有一层坚韧而富有弹性的细胞壁，可抵抗细菌体内外强大的渗透压差，具有保护和维持菌体内环境的功能。细菌细胞壁分为三层，其内层由肽聚糖（黏肽）构成，肽聚糖由多糖和多肽组成。青霉素结合蛋白（PBP）是细菌细胞壁的组成成分，具有转肽酶功能，催化转肽反应，形成交叉网状联结，使细菌细胞壁结构坚韧。β-内酰胺类抗生素通过与PBP结合，竞争性抑制细菌细胞壁的转肽酶活性，阻碍黏肽合成中的交叉联结，从而导致细胞壁缺损，由于菌体内的高渗透压使水分内渗，菌体膨胀，在细菌自溶酶参与下，细菌破裂死亡。因为革兰氏阳性菌（G^+菌）细胞壁厚，主要由肽聚糖构成，占细胞壁干重的50%～80%，而革兰氏阴性菌（G^-菌）细胞壁薄，肽聚糖含量低，仅为1%～10%，而脂类含量高，所以β-内酰胺类抗生素对革兰氏阳性菌疗效好。但β-内酰胺类抗生素中的头孢菌素已由第一代发展到第四代，对β-内酰胺酶的稳定性逐渐增强，其对PBP有高度亲和力，可通过革兰氏阴性菌外膜孔道迅速扩散到细菌周质并维持高浓度，对染色体介导的和部分质粒介导的β-内酰胺酶稳定，因而对革兰阳氏性菌、革兰氏阴性菌等显示出较好的抗菌活性。

2. 影响细胞膜功能　细菌细胞膜位于细胞壁内侧，由类脂质和蛋白质构成，主要有选择性通透作用，与细胞壁共同完成菌体内外物质的交换，是合成细菌细胞壁及壁外各种附属结构的场所，可为细菌提供能量，还与细菌DNA的复制、分配和分裂密切相关，是细菌细胞生命活动的重要结构部分。若细菌细胞膜受损，就会影响细菌的生命活动，损伤严重可导致细菌细胞死亡；多黏菌素类抗生素具有的表面活性物质（多个阳离子极性基团和一个脂肪酸直链肽），能选择性地与细菌细胞膜中的磷脂结合，使膜功能受损；而抗真菌药物制霉菌素和两性霉素等多烯类抗生素则仅能与真菌细胞膜中固醇类物质结合，形成孔道；氨基糖苷类通过离子吸附作用，细胞膜受损。它们均能使细胞膜通透性改变，细菌内的蛋白质、氨基酸、核苷酸等外漏，造成细菌死亡。

3. 抑制细菌核酸合成　喹诺酮类（quinolones）抑制细菌DNA促旋酶，从而抑制细菌的DNA复制产生杀菌作用；利福平（rifampicin）特异性地抑制细菌DNA依赖的RNA聚合酶，阻碍mRNA的合成而杀灭细菌。

4. 抑制细菌蛋白质合成　蛋白质（protein）是生命的物质基础，是构成细胞的基本有机物。蛋白质的合成需要活化的氨基酸，在酶的参与下在核糖体上完成。抑制、阻碍和改变其中任何一组结构或合成过程，都能导致蛋白质合成过程变更、停止，从而导致细菌死亡。核糖体是蛋白质合成的重要场所，与哺乳动物的核糖体不同，细菌的核糖体是由30S和50S亚基组成的70S复合体。部分抗菌药对细菌核糖体有高度选择性，能抑制细菌70S核糖体和蛋白质合成，进而产生抑菌或杀菌作用。例如，氨基糖苷类和四环素类能特异性地作用于30S亚基，大环内酯类、氯霉素和林可霉素能选择性地作用于50S亚基。由于哺乳动物细胞的核糖体是由40S和60S亚基组成的80S核糖体，因此上述药物在常用量时对哺乳动物细胞蛋白质合成无明显不良影响，故选择性作用于细菌蛋白质合成的药物不影响人体细胞的功能，对人来说就相对安全。

5. 抑制细菌叶酸合成　细菌不能利用环境中的叶酸，而须自身合成供菌体使用。

细菌以蝶啶和 PABA 为原料，在二氢叶酸合成酶作用下生成二氢叶酸，再进一步合成叶酸。磺胺类可抑制二氢叶酸合成酶，影响细菌体内的叶酸代谢，由于叶酸缺乏，细菌体内核苷酸合成受阻，细菌生长繁殖不能进行。

第三节　细菌耐药性

细菌耐药性（bacterial resistance）又称抗药性，一般是指细菌与药物多次接触后，对药物的敏感性下降甚至消失，致使药物对其疗效降低或无效，分为天然耐药与获得性耐药两种。天然耐药又称固有耐药性，是由细菌染色体基因决定而代代相传的耐药性。获得性耐药，是由于细菌与药物多次接触后，出现的对药物的敏感性下降甚至消失的现象，多由质粒介导，也可由染色体介导。临床滥用抗菌药是形成获得性耐药的重要原因之一，也是抗菌药物临床应用中的一个严重问题，分为多重耐药，即细菌对多种抗菌药物耐药；交叉耐药，即细菌对某一药物产生耐药性后，对其他药物也产生耐药性，交叉耐药多出现于化学结构相似的抗菌药之间。耐药性的产生，给感染性疾病的治疗造成极大的困难，也加快了临床对新抗菌药物的需求。细菌获得性耐药产生的方式主要有以下几种。

1. 产生灭活酶　灭活酶是细菌产生改变药物结构的酶，一是水解酶，如细菌产生的 β-内酰胺酶可以水解破坏青霉素类和头孢菌素类的抗菌活性结构 β-内酰胺环，使其失去杀菌活性。二是钝化酶（又称合成酶），革兰氏阴性菌产生的乙酰转移酶可以使氨基糖苷类的抗菌必需结构（$—NH_2$）乙酰化而失去对细菌的作用。

2. 改变靶位结构　抗菌药物影响细菌生化代谢过程的作用部位称为靶位。耐药菌可通过多种途径来影响抗菌药对靶位的作用：①降低靶蛋白与抗生素的亲和力，使抗生素不能与其结合，导致抗菌的失败。②增加靶蛋白的数量，与药物作用后，仍有足够的靶蛋白维持细菌的正常功能，使细菌能继续生长、繁殖。③合成新的功能相同但与抗菌药亲和力低的靶蛋白。④产生靶位酶代谢拮抗物（对药物有拮抗作用的底物），如耐磺胺菌株经突变或质粒转移，使二氢叶酸合成酶（靶位酶）与磺胺亲和力降低；金黄色葡萄球菌则增加自身产生的对氨基苯甲酸（合成四氢叶酸的底物）的量，与磺胺药竞争二氢叶酸合成酶，这两种耐药方式均使磺胺的抗菌作用降低甚至消失。

3. 降低外膜的通透性　细菌与抗菌药物接触后，可以通过改变膜孔蛋白（porin）的性质和数量来降低细菌的膜通透性而产生获得性耐药，耐药菌的这种改变使抗菌药物不易进入菌体到达靶部位，如革兰氏阴性菌外膜孔蛋白量减少或孔径减小，使经这些通道进入的药物减少。又如耐喹诺酮类细菌基因突变，使喹诺酮进入菌体的特异孔道蛋白的表达减少，喹诺酮类不易进入菌体，在菌体内蓄积量减少。

4. 加强主动流出系统　某些细菌存在针对抗菌药物的外排泵系统（efflux pump system），由转运子、附加蛋白和外膜通道蛋白三种蛋白组成。三种蛋白的联合作用可将药物泵出细菌体。例如，耐四环素细菌由质粒编码的排出因子（泵蛋白）在细菌细胞膜上表达，介导了 Mg^{2+}依赖性药物外排，使四环素不能在菌体内蓄积而产生耐药性。

第四节　抗菌药物的合理使用

抗菌药物是临床应用范围广、品种繁多的一大类药物，在控制危害人类健康的感染性疾病中发挥了重要的作用，但是随着抗菌药物的广泛使用，出现了二重感染、细菌耐药性等问题。抗菌药物不合理使用导致的细菌耐药已经成为全球性的公共卫生问题，合理应用抗菌药物是提高疗效、降低不良反应发生率，以及减少或延缓细菌耐药发生的关键。

一、抗菌药物治疗性应用的基本原则

1. 诊断为细菌性感染者方有指征应用抗菌药物　根据患者的症状、体征、实验室检查或放射、超声等影像学结果，诊断为细菌、真菌感染者方有指征应用抗菌药物；由结核分枝杆菌、非结核分枝杆菌、支原体、衣原体、螺旋体、立克次体及部分原虫等病原微生物所致的感染亦有指征应用抗菌药物。缺乏细菌及上述病原微生物感染的临床或实验室证据，诊断不能成立者，以及病毒性感染者，均无应用抗菌药物指征。

2. 尽早查明感染病原，根据病原种类及药物敏感试验结果选用抗菌药物　抗菌药物品种的选用，原则上应根据病原菌种类及病原菌对抗菌药物的敏感性，即细菌药物敏感试验（简称药敏试验）的结果而定。因此有条件的医疗机构，对临床诊断为细菌性感染的患者应在开始抗菌治疗前，及时留取相应合格标本（尤其血液等无菌部位标本）送病原学检测，以尽早明确病原菌和药敏结果，并据此调整抗菌药物治疗方案。

3. 抗菌药物的经验治疗　对于临床诊断为细菌性感染的患者，在未获知细菌培养及药敏结果前，或无法获取培养标本时，可根据患者的感染部位、基础疾病、发病情况、发病场所、既往抗菌药物用药史及其治疗反应等推测可能的病原体，并结合当地细菌耐药性监测数据，先给予抗菌药物经验治疗。待获知病原学检测及药敏结果后，结合先前的治疗反应调整用药方案；对培养结果阴性的患者，应根据经验治疗的效果和患者情况采取进一步诊疗措施。

4. 按照药物的抗菌作用及其体内过程特点选择用药　各种抗菌药物的药效学和人体药动学特点不同，因此各有不同的临床适应证。临床医师应根据各种抗菌药物的药学特点，按临床适应证正确选用抗菌药物。

5. 综合患者病情、病原菌种类及抗菌药物特点制订抗菌治疗方案　根据病原菌、感染部位、感染严重程度和患者的生理、病理情况及抗菌药物药效学和药动学证据制订抗菌治疗方案，包括抗菌药物的选用品种、剂量、给药次数、给药途径、疗程及联合用药等。

二、抗菌药物的预防性应用的基本原则

1）用于尚无细菌感染征象但暴露于致病菌感染的高危人群。

2）预防用药的适应证和抗菌药物选择应基于循证医学证据。

3）应针对一种或两种最可能的细菌感染进行预防用药，不宜盲目地选用广谱抗菌药或多药联合预防多种细菌多部位感染。

4）应限于针对某一段特定时间内可能发生的感染，而非任何时间可能发生的感染。

5）应积极纠正导致感染风险增加的原发疾病或基础状况。可以治愈或纠正者预防用药价值较大；原发疾病不能治愈或纠正者，药物预防效果有限，应权衡利弊决定是否预防用药。

6）以下情况原则上不应预防使用抗菌药物：普通感冒、麻疹、水痘等病毒性疾病；昏迷、休克、中毒、心力衰竭、肿瘤、应用肾上腺皮质激素等患者；留置导尿管、留置深静脉导管及建立人工气道（包括气管插管或气管切口）患者。

三、抗菌药物的联合应用

临床上对绝大多数的感染性疾病，一般只需用一种抗菌药物治疗，不必要或不合理地联合应用抗菌药物，不仅会使不良反应发生率增加，容易产生耐药菌，有时反而会由于药物相互间发生拮抗作用而降低疗效。而合理的联合用药可以提高疗效，降低毒性，扩大抗菌谱，延缓或减少抗药性的产生。

（一）联合用药的指征

单一药物可有效治疗的感染不需联合用药，仅在下列情况时有指征联合用药。

1）病原菌尚未查明的严重感染，包括免疫缺陷者的严重感染。

2）单一抗菌药物不能控制的严重感染，需氧菌及厌氧菌混合感染，两种及两种以上复数菌感染及多重耐药菌或泛耐药菌感染。

3）需长疗程治疗，但病原菌易对某些抗菌药物产生耐药性的感染，如某些侵袭性真菌病；或病原菌含有不同生长特点的菌群，需要应用不同抗菌机制的药物联合使用，如结核分枝杆菌和非结核分枝杆菌。

4）毒性较大的抗菌药物，联合用药时剂量可适当减少，但需有临床资料证明其同样有效。例如，两性霉素 B 与氟胞嘧啶联合治疗隐球菌脑膜炎时，前者的剂量可适当减少，以减少其毒性反应。

（二）联合用药的效果

联合用药通常采用两种药物联合，三种及三种以上药物联合仅适用于个别情况，如结核病的治疗。联合用药时宜选用具有协同或相加作用的药物联合，此外必须注意联合用药后药物不良反应也可能增多。

抗菌药物依其作用性质可分为四大类：第一类为繁殖期杀菌药，如 β-内酰胺类；第二类为静止期杀菌药，如氨基糖苷类；第三类为速效抑菌药，如四环素、大环内酯类；第四类为慢效抑菌药，如磺胺类。

第一类和第二类合用产生协同作用，因繁殖期杀菌药破坏细菌细胞壁的完整性，有助于静止期杀菌药进入细菌体内发挥作用；第一类和第三类合用可产生拮抗作用，因速效抑菌药使细菌进入静止状态，不利于繁殖期杀菌药发挥作用；第一类和第四类合用无相关作用，因慢效抑菌药对繁殖期杀菌药影响不明显；第二类和第三类合用可产生相加或协同作用；第三类和第四类合用可产生相加作用。

总结记忆模块

1. 知识要点

1）抗病原微生物药是指对病原微生物（包括真菌、细菌、病毒等）具有抑制或杀灭作用，主要应用于治疗感染性疾病的药物；与抗寄生虫药、抗肿瘤药同属化疗药。

2）抗菌药物的作用机制为干扰细菌细胞壁的合成（如 β-内酰胺类抗生素）、增加细菌细胞膜的通透性（如多肽类抗生素、多烯类抗生素）、抑制细菌蛋白质合成（如氨基糖苷类抗生素、四环素类抗生素、氯霉素、林可霉素类、大环内酯类抗生素）、影响细菌的叶酸代谢（如磺胺类药物）、抑制细菌的核酸合成（喹诺酮类抗菌药）。

3）细菌的耐药性分为天然耐药与获得性耐药两种。获得性耐药产生的方式主要有产生灭活酶、改变靶位结构、降低外膜的通透性、加强主动流出系统。

2. 复习记忆

（1）复习指南　抗菌药物顾名思义是针对细菌的药物，可分为抑菌药和杀菌药；通过对细菌结构的认识，进而了解各类抗菌药物的作用机制和作用部位。需要掌握与抗菌药物有关的常用术语、抗菌药物主要作用机制及细菌耐药性的产生。

（2）助记方法　示意图法，借助教材提供的示意图，可有效地帮助理解和记忆：利用图 33-1 可容易地记住各类抗菌药物的作用部位。

拓展提高模块

1. 研究史话

化疗药物发展简史

人类使用药物治疗感染性疾病有着悠久的历史，虽然其中有的药物迄今仍然有效地应用于临床，但是目前在临床使用的化学治疗药物基本上是近代研发的。化学治疗药物的发现是世界医学史上最辉煌的一页，其得益于近代科学对微生物及机体等生命现象的阐明。1676 年，荷兰人列文虎克利用自磨镜片首先看到微生物。法国科学家巴斯德（1822—1895）首先实验证明有机物质的发酵与腐败是由微生物引起，1876 年，科赫（Koch）证明了疾病的细菌学理论，传染病的流行也是由病原微生物传播所致由此揭开，为感染性病症的治疗指明了方向。1910 年生于德国的犹太人科学家埃尔利希合成了治疗锥虫病的砷凡纳明（606），作为第一个抗菌类化学药物的发明者，被认为是化学疗法之父。1935 年，多马克发现百浪多息可以治疗病原性球菌感染及其在体内代谢为磺胺而发挥作用后，一系列磺胺药相继合成。从 1929 年弗莱明发现青霉素到 1940 年将青霉菌纯化作为药物于临床使用，研究者纷纷从微生物中寻找抗生素，从而链霉素、氯霉素等新抗生素不断被发现，许多过去无法治疗、死亡率高的传染病得到了有效控制，人类的平均寿命得到了明显提高。

2. 知识拓展

多重耐药性的产生与对策

多重耐药性（multi-drug resistance，MDR）是指细菌对三种或三种以上抗菌药物耐药，又称多药耐药。MDR 是导致抗感染药物治疗失败的重要原因之一，作为感染控制的一项监测指标。2010 年，南亚发现新型超级病菌——产 NDM-1 耐药细菌，这种新型超级病菌对绝大多数抗生素均不敏感，具有泛耐药性，自此 MDR 逐渐成为人们关注的问题。

目前常见具有 MDR 的细菌包括耐甲氧西林金黄色葡萄球菌（MRSA）、耐万古霉素肠球菌、产超广谱 β-内酰胺酶细菌、耐碳青霉烯类抗菌药物肠杆菌科细菌、多重耐药铜绿假单胞菌和多重耐药结核分枝杆菌等。多重耐药菌对药物的抗性往往涉及多种耐药机制的协同作用。例如，耐甲氧西林金黄色葡萄球菌对氨基糖苷类、大环内酯类、四环素类产生耐药性，耐药机制主要有两种：①由于染色体 DNA 介导的固有耐药性，主要是由耐甲氧西林金黄色葡萄球菌存在 *mecA* 基因，其编码产生一种特殊的青霉素结合蛋白（PBP2a），对 β-内酰胺类抗菌药物亲和力降低而产生耐药性；②由于质粒介导产生 β-内酰胺酶而获得耐药，来源为 DNA 的转导、转化或其他类型的 DNA 插入，β-内酰胺酶可使 β-内酰胺类抗生素失去活性，从而导致耐药。耐万古霉素肠球菌对四环素类、氯霉素类、喹诺酮类产生耐药性，耐药机制为耐药基因播散，细菌获得耐药基因，细菌细胞壁上的 D-丙氨酸-D-丙氨酸二肽被 D-丙氨酸-D-赖氨酸或 D-丙氨酸-D-色氨酸取代，与万古霉素的亲和力降低而表现为耐药。

抗生素的大量应用，特别是无指征用药、不恰当地选择备用抗菌药、过度治疗及频繁换药，导致耐药率越来越高，耐药程度越来越严重。减少和避免 MDR 的对策有：①应加强抗菌药物的合理使用，医生应严格按照《抗菌药物临床应用指导原则》的要求，严格执行抗菌药物分级使用管理制度和抗菌药物临床应用预警机制，可用一种抗菌药物控制的感染绝不使用多种抗菌药物联合应用；窄谱抗菌药可控制的感染不用广谱抗菌药；严格掌握抗菌药物预防应用、局部使用的适应证，避免滥用。②医院内应对耐药菌感染的患者采取相应的消毒隔离措施，防止细菌的院内交叉感染。③建立和完善对多重耐药菌的监测，目前已建立全国细菌耐药监测网（http://www.carss.cn/），每年公布《全国细菌耐药监测报告》。④提高临床微生物实验室的检测能力，医疗机构应当加强临床微生物实验室的能力建设，提高其对 MDR 的敏感性、耐药模式的监测水平。⑤积极研发新的抗耐药抗菌药物，针对不同耐药机制靶标和全细胞代谢调控设计和开发抗菌新药，随着现代科学技术的发展、蛋白质组学和生物信息学的进步与融合，这将带来新的机遇和挑战，并显示巨大的发展潜力。

3. 问题与思考

为什么一般不主张两种 β-内酰胺类药物联合应用？

β-内酰胺类抗生素主要作用于细菌细胞膜上的特殊蛋白，即 PBP 发挥杀菌作用。各种细菌细胞膜上的 PBP 数目、分子量、对 β-内酰胺类抗生素的敏感性不同，但分类学上相近的细菌，其 PBP 类型及生理功能则相似。因此，一般不主张两种 β-内酰胺类药物联用。因其作用靶位相同，同时联用可相互竞争作用靶点而呈现拮抗作用，不利于发挥各自的抗菌作用；两者联用会加速细菌耐药性的产生；两者在静滴过程中均可发生分解，生成青霉烯酸与体内蛋白质结合成青霉噻唑蛋白，引发过敏反应；两者联用还会增加治疗费用。

（段小花　何芳雁）

第三十四章　人工合成抗菌药

基本知识模块

人工合成抗菌药是一类对病原体具有抑制或杀灭作用，可防治感染性疾病的化学合成药物。主要有喹诺酮类（quinolones）、磺胺类（sulfonamides）、甲氧苄啶（trimethoprim）、硝基咪唑类（nitroimidazoles）和硝基呋喃类（nitrofurans）。

第一节　喹 诺 酮 类

一、概述

喹诺酮类（quinolones）是一类含有 4-喹诺酮母核的合成抗菌药物（图 34-1），现已明确细菌的 DNA 促旋酶和拓扑异构酶Ⅳ均是喹诺酮类作用的重要靶点，属于静止期杀菌药。最早合成的萘啶酸（nalidixic acid）是第一代喹诺酮类药，对革兰氏阴性杆菌有效，曾广泛用于尿路感染、胆道感染及肠道感染。由于萘啶酸抗菌谱窄，不良反应多，现已淘汰。1973 年，由萘啶酸改造而得到的吡哌酸（pipemidic acid）为第二代喹诺酮类药，用于泌尿系统感染。20 世纪 80 年代以来问世的以诺氟沙星为代表的氟喹诺酮类（fluoroquinolones）为第三代喹诺酮类药，其在 4-喹诺酮母核的 C_6 位引入氟原子，由于脂溶性增加，其对组织细胞的穿透力增强，因此吸收好，组织中浓度高。第四代喹诺酮类与前三代药物相比在结构中引入 8-甲氧基，有助于加强抗厌氧菌活性，而 C_7 位上的氮双氧环结构则加强抗革兰氏阳性菌活性并保持原有的抗革兰氏阴性菌的活性，不良反应更小，扩大抗菌谱、增强抗菌活性。第三代及第四代喹诺酮类药统称为氟喹诺酮类，具有抗菌谱广、抗菌活性强、口服吸收良好、与其他类别的抗菌药之间无交叉耐药等特点，是目前临床上重要的抗菌药物，临床上常用的氟喹诺酮类有诺氟沙星、氧氟沙星、环丙沙星、左氧氟沙星、莫西沙星等（表 34-1）。其中左氧氟沙星、莫西沙星对肺炎链球菌、A 组溶血性链球菌等革兰氏阳性球菌、衣原体属、支原体属、军团菌等细胞内病原或厌氧菌的作用强。

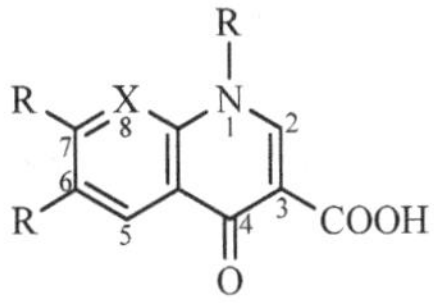

图 34-1　喹诺酮类的化学结构

表 34-1　常用氟喹诺酮类药物

类别	药物	特点及应用
第三代	诺氟沙星（氟哌酸）	对革兰氏阴性菌抗菌程度强，革兰氏阳性菌、厌氧菌不如氧氟沙星和环丙沙星，肠道、泌尿生殖道感染效果良好，呼吸道、皮肤、软组织感染及眼部感染疗效一般
	培氟沙星（甲氟哌酸）	抗菌与诺氟沙星相似，可透过血脑屏障，治疗呼吸道、泌尿道感染，细菌性脑膜炎、败血症等
	氧氟沙星（氟嗪酸）	对革兰氏阴性杆菌与诺氟沙星相似，革兰氏阳性菌优于诺氟沙星，治疗泌尿道、呼吸道、胆道、皮肤软组织、耳鼻喉及眼部感染，结核病二线用药
	环丙沙星（环丙氟哌酸）	此代中对革兰氏阴性菌作用最强、应用最广的品种，对革兰氏阳性菌作用也较强，治疗胃肠道、泌尿道、呼吸道、骨、关节、腹腔及皮肤软组织等感染
	左氧氟沙星（可乐必妥）	氧氟沙星的左旋体，对葡萄球菌和链球菌是环丙沙星的 2～4 倍；对厌氧菌是环丙沙星的 4 倍；对肠杆菌科与其相当；对支原体、衣原体及军团菌也有较强杀灭作用。治疗敏感菌的各种感染
	司帕沙星（斯帕沙星）	长效品种，$t_{1/2}$=17.6h，每天给药一次。对葡萄球菌和链球菌等革兰氏阳性菌的作用是环丙沙星的 2～4 倍；对青霉素、头孢菌素耐药的肺炎链球菌仍有效。治疗外科、妇科、五官科、胃肠道、呼吸道、泌尿道、皮肤、软组织感染
第四代	莫西沙星	抗菌谱广，对革兰氏阴性和阳性菌都有效，用于呼吸道感染，对与呼吸道感染有关的细菌和草绿色链球菌可起抑制作用，比头孢呋辛和红霉素更有效，且不受β-内酰胺酶的影响

二、共同特性

【体内过程】大部分氟喹诺酮类药物口服吸收迅速完全，血药峰浓度相对较高，1～2h 达到高峰，除诺氟沙星和环丙沙星外，多数药物生物利用度可达到 80%以上。但制酸剂和含钙、铝、镁等金属离子的药物可减少本类药物的吸收，应避免同用。该类药物血浆蛋白结合率较低，在组织和体液中分布广泛，在肺、肝、肾、膀胱、前列腺、卵巢等多个组织器官中的药物浓度高于血药浓度。大多数品种药物主要以原型经肾排出。

【抗菌作用】第一代抗菌谱窄，已淘汰。第二代抗菌谱广，对肠杆菌科细菌均有强大的杀菌活性，有较弱的抗铜绿假单胞菌活性，对革兰氏阳性菌作用较差。第三代抗菌谱扩大，对革兰氏阳性球菌（金黄色葡萄球菌、肺炎链球菌、溶血性链球菌、肠球菌等），以及衣原体、支原体、结核分枝杆菌均有较强活性，对革兰氏阴性菌，包括铜绿假单胞菌在内都有强大的杀菌作用。第四代抗菌谱进一步扩大，对部分厌氧菌也有效，对革兰氏阳性菌的活性明显提高，并存在抗生素后效应。

【抗菌机制】细菌的 DNA 促旋酶和拓扑异构酶Ⅳ均是喹诺酮类作用的重要靶点，革兰氏阴性菌的主要作用靶点为 DNA 促旋酶，革兰氏阳性菌的主要作用靶点为拓扑异构酶Ⅳ。

DNA 促旋酶主要参与细菌 DNA 的复制，先将正超螺旋部位后侧的双股 DNA 切断，形成切口，使前侧的双股 DNA 经切口后移，再将此切口封闭，最终使正超螺旋变为负超螺旋，DNA 的转录或复制得以继续（图 34-2），拓扑异构酶Ⅳ通过解除 DNA 结节、解连环体和松弛超螺旋的功能，协助子代染色质分配到子代细菌，在 DNA 复制过程中发挥重要作用。由于 DNA 促旋酶和拓扑异构酶Ⅳ都是细菌 DNA 复制所必需的酶，其中任何一种受到抑制，都将影响细菌 DNA 复制，最终导致细菌死亡。喹诺酮类药物进入细胞后，通过共价键形成酶-喹诺酮-DNA 的三元复合物，抑制酶的切口活性和封口活性，阻止了 DNA 复制的持续进行，使得细菌无法继续繁殖。同时，这种复合物可以破坏细菌 DNA 原有结构，使得细菌 DNA 破碎化，导致细菌 DNA 错误复制，从而造成基因突变，导致细菌死亡。

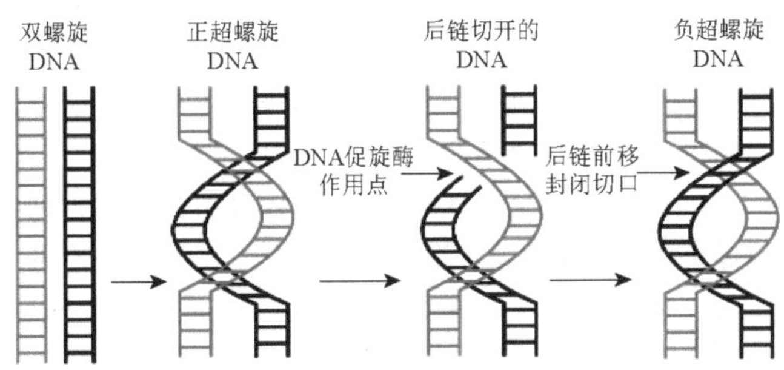

图 34-2　细菌 DNA 复制过程中 DNA 促旋酶作用示意图

【耐药性】喹诺酮类各代表药物间存在交叉耐药现象，但与其他抗菌药间无交叉耐药性。临床常见的耐药菌包括铜绿假单胞菌、肠球菌和金黄色葡萄球菌等。耐药机制主要与细菌染色体突变有关。

【临床应用】

1. 泌尿生殖系统感染　本类药物可用于肠杆菌科细菌和铜绿假单胞菌等所致的尿路感染、细菌性前列腺炎和非淋菌性尿道炎及宫颈炎。诺氟沙星限用于单纯性下尿路感染或肠道感染。但应注意，目前国内尿路感染的主要病原菌大肠埃希菌中，耐药株已达半数以上，应尽量参考药敏试验结果选用。本类药物已不再推荐用于淋球菌感染。并应严格限制本类药物作为外科围手术期预防用药。

2. 呼吸道感染　环丙沙星、左氧氟沙星等主要适用于肺炎克雷伯菌、肠杆菌属、假单胞菌属等革兰氏阴性杆菌所致的下呼吸道感染。左氧氟沙星、莫西沙星等可用于肺炎链球菌和 A 组溶血性链球菌所致的急性咽炎、扁桃体炎、中耳炎和鼻窦炎等，以及肺炎链球菌、支原体、衣原体等所致的社区获得性肺炎，此外也可用于敏感革兰氏阴性杆菌所致的下呼吸道感染。

3. 伤寒沙门菌感染　在成人患者中本类药物可作为首选。

4. 志贺菌属、非伤寒沙门菌、副溶血性弧菌等所致的成人肠道感染

5. 腹腔、胆道感染及盆腔感染　需与甲硝唑等抗厌氧菌药物合用。莫西沙星可单药治疗轻症复杂性腹腔感染。

6. 骨关节及软组织感染　骨和关节感染往往需要几周至几个月的治疗，对于敏感菌株诱发的慢性骨髓炎，推荐氟喹诺酮类药物进行长期治疗。由革兰氏阴性杆菌、厌氧菌、链球菌和葡萄球菌等多种细菌感染引起的糖尿病足部感染，需要喹诺酮类和其他药物联合应用。

7. 甲氧西林敏感葡萄球菌属感染　MRSA 对本类药物耐药率高。

8. 与其他药物联合应用　部分品种可与其他药物联合应用，作为治疗耐药结核分枝杆菌和其他分枝杆菌感染的二线用药。

【不良反应和应用注意】

1. 胃肠道反应　出现恶心、呕吐、食欲不振、腹痛、腹泻等症状，一般较为轻微。

2. 神经系统反应　表现为头昏、头痛、失眠、眩晕、耳鸣、听力下降、肢体麻木、抽搐、共济失调等，严重时可发生复视、色视、抽搐、意识改变等中枢神经和幻觉、幻视等精神症状，但极少见。有精神病或癫痫病史者应避免使用。

3. 过敏反应　可致血管神经性水肿、皮肤瘙痒和皮疹等过敏症状，发生率低。偶见过敏性休克，个别患者出现光敏性皮炎。用药期间应避免日光或紫外线直接照射。

4. 软骨损害　本类药物能引起幼龄动物出现软骨组织损害，特别是负重区软骨，年龄越小，血药浓度越高，损害越严重，并且受损软骨细胞再生能力弱，容易出现关节痛、关节水肿和关节畸形等。故未成年人、孕妇不宜使用。哺乳期妇女应用时应暂停哺乳。

5. 心脏毒性　氟喹诺酮类有潜在的心脏毒性，主要表现为 Q-T 间期延长、室性心动过速、室颤等心律失常，少见但可威胁生命。

6. 其他　少数患者有肌无力、肌肉疼痛、肌腱炎、肌腱断裂、关节病变、肝肾损害等不良反应发生。

【禁忌证】不宜常规用于儿童，不宜用于有精神病或癫痫病史者；禁用于喹诺酮过敏者、孕妇和哺乳期妇女。避免与抗酸药、含金属离子的药物同服；慎与茶碱类、NSAID 合用。在避免日照条件下保存。应用环丙沙星、氟罗沙星、洛美沙星或司帕沙星，用药期间避免日照。不宜与 I_a 类及Ⅲ类抗心律失常药和延长心脏 Q-T 间期的药物，如西沙必利、红霉素、三环类抗抑郁药合用。糖尿病患者慎用。

三、常用药物

诺氟沙星[典][基]

诺氟沙星（norfloxacin，氟哌酸）是第一个氟喹诺酮类药物，对大多数革兰氏阴性杆菌的抗菌活性与氧氟沙星相似，对金黄色葡萄球菌、肺炎链球菌、溶血性链球菌、肠球菌属等革兰氏阳性菌及厌氧菌不如氧氟沙星和环丙沙星。口服易受食物影响，空腹比饭后服药的血药浓度高 2～3 倍。在粪便排出量最高可达给药量的 53%，消除 $t_{1/2}$ 为 3～4h，在肾和前列腺中的药物浓度可分别高达血药浓度的 6.6 倍和 7.7 倍，在胆汁中的浓度也明显高于血药浓度。临床主要用于肠道、胆道和泌尿生殖道敏感菌感染，效果良好；对无并发症的急性淋病有效；治疗呼吸道、皮肤、软组织及眼等部位的感染，疗效一般。

环丙沙星[典][基]

环丙沙星（ciprofloxacin，环丙氟哌酸）口服吸收较快，但不完全。胆汁中的浓度可超过血药浓度，当脑膜炎时可进入脑脊液并达到有效血药浓度。$t_{1/2}$ 为 3.3～5.8h。对革兰氏阴性杆菌的体外抗菌活性是目前临床应用的氟喹诺酮类中的最高者，其对铜绿假单胞菌、肠球菌、肺炎链球菌、葡萄球菌、军团菌、淋球菌及流感嗜血杆菌的抗菌活性也高于其他同类药物；对某些耐氨基糖苷类及第三代头孢菌素类的耐药菌株仍有抗菌活性。临床主要治疗敏感菌引起的呼吸道、泌尿道、胃肠道、骨关节、腹腔及皮肤软组织等感染。常见胃肠道反应，也有神经系统症状，偶见变态反应、关节痛或一过性转氨酶升高。静脉滴注时血管局部有刺激反应。

第二节　磺胺类与甲氧苄啶

一、磺胺类

磺胺类药物（sulfonamides）发现于 1935 年，是最早用于治疗全身性细菌感染的合成抗菌药，属于广谱抑菌药，对革兰氏阳性菌和革兰氏阴性菌均具抗菌作用，但目前细菌对该类药物的耐药现象已普遍存在，并随着近年来喹诺酮类和抗生素的迅速发展，磺胺类药物的应用很大程度上已被抗生素和喹诺酮类取代。

但其疗效确切、价格低廉、服用方便、性质稳定，与甲氧苄啶合用协同增效，尤其对流行性脑脊髓膜炎（流脑）、鼠疫、沙眼衣原体、伤寒等有良好效果，在流脑、鼠疫等感染性疾病治疗中仍占据一定位置。

【化学及分类】磺胺类药物的基本化学结构是对氨基苯磺酰胺，分子中含有苯环、对位氨基和磺酰胺基（图 34-3）。4 位游离氨基为抗菌必需基团，若氨基上的氢原子被酰胺化，则抗菌作用消失；如被其他基团取代，需经过水解释放出游离氨基才具有抗菌活性（如用于肠道感染类药）；1 位磺酰基上的氢被杂环取代则抗菌作用明显增强（如用于全身感染类药物）。磺胺药物可分为三类，见表 34-2。

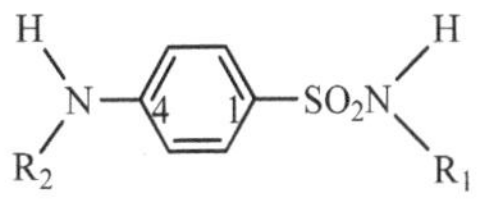

图 34-3　磺胺基本化学结构

表 34-2　磺胺类药物分类、常用药物特点和临床应用

分类		药物	主要特点	临床应用
治疗全身感染类	短效类	磺胺异噁唑（SIZ）	①乙酰化率低，不易在尿中形成结晶；半衰期短。②抗菌较强	泌尿道感染
		磺胺二甲嘧啶（SM_2）	血尿、结晶尿少见	敏感菌所致尿路感染等轻中度感染
	中效类	磺胺嘧啶（SD）	①血浆蛋白结合率此类中最低，易于透过血脑屏障。②尿中析出结晶。③抗菌作用较强	①流脑。②泌尿道感染。③沙眼、中耳炎等
		磺胺甲基异噁唑（SMZ）	①脑脊液浓度低于 SD。②较少引起肾损伤。③常与甲氧苄啶组成复方，抗菌作用较强	①泌尿系统感染。②预防流脑。③中耳炎、呼吸道感染
	长效类	磺胺间甲氧嘧啶（SMM）	①抗菌活性最强。②很少引起泌尿系统的不良反应	敏感菌所致的轻中度感染
		磺胺多辛（SDM）	抗菌活性低，抗疟原虫，易产生耐药	与乙胺嘧啶合用于氯喹耐药的恶性疟疾
治疗肠道感染类		柳氮磺吡啶（SASP）	①口服难吸收。②在肠道释放出有活性的磺胺吡啶和 5-氨基水杨酸，具有抗菌抗炎和免疫抑制作用	①溃疡性结肠炎。②肠道手术前预防。③其他肠道感染

续表

分类	药物	主要特点	临床应用
外用类	磺胺米隆（SML）	①外用，渗透性好，抗菌活性不受坏死组织和脓液影响。②抗菌谱广，对铜绿假单胞菌、破伤风梭菌有效	烧伤和大面积创伤后的感染
	磺胺嘧啶银（SD-Ag）	①外用，具有抗菌和收敛作用。②抗菌活性不受坏死组织和脓液影响。③抗菌谱广，对铜绿假单胞菌作用强于磺胺米隆	用于烧伤，可促进创面干燥、结痂和愈合
	磺胺醋酰钠（SA）	①钠盐为中性，水溶解度高。②对眼科感染的细菌和沙眼衣原体具有较高抗菌活性	沙眼和眼局部感染

【体内过程】用于全身感染的磺胺药口服吸收迅速完全，血浆蛋白结合率为 25%～95%，在体内分布广泛，可达全身组织和体液，可透过胎盘屏障。肠道难吸收类磺胺药口服后在肠道内保持高浓度，经水解释放出游离氨基后具有抗菌活性。主要在肝内代谢，主要以原型和其代谢产物经肾排出，也有少量从胆汁、乳汁、唾液、支气管分泌途径排出，治疗肠道感染类药物则主要自肠道排出。

【抗菌机制】磺胺类药通过干扰细菌的叶酸代谢而抑制细菌的生长繁殖。

对磺胺类敏感的细菌不能直接利用宿主的叶酸，必须以对氨基苯甲酸（para-aminobenzoic acid，PABA）和二氢蝶啶为原料，在自身体内的二氢蝶酸合成酶催化下合成二氢叶酸，再经二氢叶酸还原酶作用合成四氢叶酸。四氢叶酸是一碳基团转移酶的辅酶，参与核酸的合成。磺胺类药的结构与 PABA 非常相似，可与 PABA 竞争二氢蝶酸合成酶，妨碍二氢叶酸的合成，进而影响核酸的合成，从而抑制细菌的生长繁殖（图 34-4）。

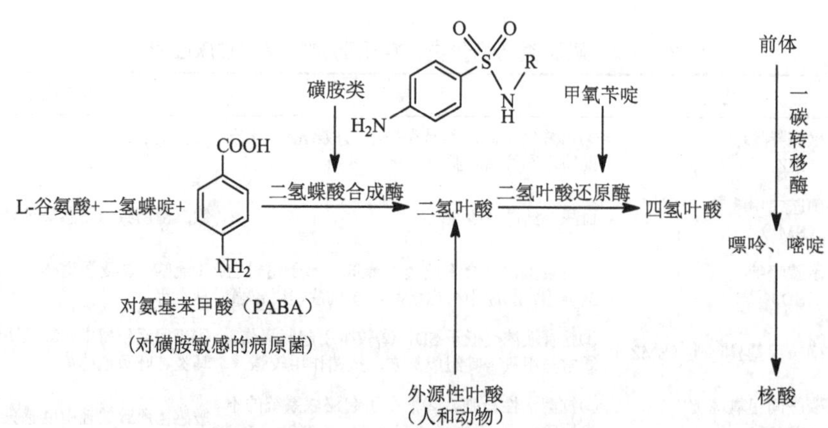

图 34-4　磺胺类和甲氧苄啶作用机制示意图

磺胺类与 PABA 产生竞争性抑制时，PABA 与二氢蝶酸合成酶的亲和力比磺胺类强 5000～15 000 倍。因此，使用磺胺类必须有足够的剂量和疗程，首剂常用加倍量，使血药浓度迅速达到有效抑菌浓度。脓液和坏死组织含有大量 PABA，能减弱磺胺类的抑菌作用，故局部感染时应清创排脓。局麻药普鲁卡因在体内水解产生 PABA，也可减弱磺胺的疗效。

【临床应用】

1. 全身性感染　应用于全身性感染的磺胺类药适用于大肠埃希菌等敏感肠杆菌科细菌引起的急性单纯性尿路感染，敏感大肠埃希菌、克雷伯菌属等肠杆菌科细菌引起的反复发作性、复杂性尿路感染，敏感伤寒沙门菌和其他沙门菌属感染，肺孢子菌肺炎的治疗与预防，小肠结肠炎耶尔森菌、嗜麦芽窄食单胞菌、部分耐甲氧西林金黄色葡萄球菌感染及星形诺卡菌病等。磺胺多辛与乙胺嘧啶等抗疟药联合可用于氯喹耐药虫株所致疟疾的治疗和预防。

磺胺类药不宜用于A组溶血性链球菌所致的扁桃体炎或咽炎，以及立克次体病、支原体感染的治疗。

2. 局部应用　局部应用磺胺类药：磺胺嘧啶银主要用于预防或治疗Ⅱ、Ⅲ度烧伤继发创面细菌感染，如肠杆菌科细菌、铜绿假单胞菌、金黄色葡萄球菌、肠球菌属等引起的创面感染。醋酸磺胺米隆适用于烧伤或大面积创伤后的铜绿假单胞菌感染。磺胺醋酰钠则用于治疗结膜炎、沙眼等。柳氮磺吡啶口服不易吸收，主要用于治疗溃疡性结肠炎。

3. 肠道感染　肠道难吸收磺胺类可治疗细菌性痢疾（菌痢）、肠炎及用于肠道手术前给药，但由于耐药性等方面的原因，现较少使用。

【耐药性】各磺胺药之间有交叉耐药。

1. 固有耐药　耐药铜绿假单胞菌的外膜对磺胺药渗透性降低，药物难以进入菌体。某些耐药细菌也可通过改变代谢途径而直接利用环境中现成的叶酸。

2. 获得性耐药　产生方式如下。①染色体突变：金黄色葡萄球菌通过基因突变，导致菌体合成过量的 PABA 而竞争磺胺药的作用靶点；大肠埃希菌则通过突变二氢蝶酸合成酶基因，产生对磺胺药低亲和性的二氢蝶酸合成酶。②质粒介导：细菌也可通过接合或转导等方式获得耐药性的质粒。

【不良反应和应用注意】

1. 泌尿系统损害　某些磺胺药物及其乙酰化物肾排泄时尿中药物浓度高，在偏酸性尿中溶解度降低，易在尿路析出结晶，刺激肾引起蛋白尿、血尿、尿痛、尿少甚至尿闭等症状。

2. 过敏反应　本类药物引起的过敏反应多见，可表现为光敏反应、药物热、血清病样反应等，偶可表现为严重的渗出性多形红斑、中毒性坏死性表皮松解型药疹等。因此过敏体质及对其他药物有过敏史的患者应尽量避免使用本类药物。禁用于对任何一种磺胺类药物过敏，以及对呋塞米、砜类（如氨苯砜、醋氨苯砜等）、噻嗪类利尿药、磺酰脲类、碳酸酐酶抑制剂过敏的患者。

3. 血液系统反应　可致粒细胞减少、血小板减少及再生障碍性贫血，发生率低但可致死。用药期间应定期检查周围血相变化。红细胞中缺乏葡萄糖-6-磷酸脱氢酶的患者易发生溶血性贫血及血红蛋白尿，在新生儿和儿童中较成人多见。

4. 肝损害　可致肝损害，引起黄疸、肝功能减退；严重者可发生肝坏死，用药期间需定期监测肝功能。肝功能减退，严重者可致暴发性肝衰竭，肝功能受损者应避免使用。新生儿可引起胆红素脑病，禁用于新生儿及2月龄以下婴儿。

5. 肾损害　本类药物可致肾损害，用药期间应监测肾功能。肾功能减退、失水、休克及老年患者应用本类药物易加重或出现肾损害，应避免使用。

6. 其他　本类药物一般反应较轻，如恶心、呕吐、上腹不适，出现头痛、头晕、乏力等，无须停药。妊娠期、哺乳期患者应避免用本类药物。

二、甲氧苄啶

甲氧苄啶（典）（基）

甲氧苄啶（trimethoprim，TMP）又称抗菌增效剂，属二氢叶酸还原酶抑制剂。口服吸收迅速而完全，1～2h 血药浓度达到高峰，迅速分布于全身组织、体液、肺、肾和痰液中，大部分以原型从尿液中排出，尿中浓度高出血浆药物浓度 100 倍，$t_{1/2}$ 为 10～12h，与 SMZ 相近。

抗菌谱与磺胺类相似，抗菌作用较强，单用易产生耐药性。其抗菌机制是抑制细菌二氢叶酸还原酶，阻碍四氢叶酸合成（图 34-4）。与磺胺合用可使细菌叶酸代谢受到双重阻断，抗菌作用增加数倍至数十倍，甚至出现杀菌作用，且可减少耐药性产生，对已耐药菌也有作用。TMP 还可以增强四环素、庆大霉素等多种抗生素的抗菌作用。

TMP 可单独用于急性泌尿道感染和细菌性前列腺炎，但很少单用；常与 SMZ 和/或 SD 制成复合片剂，如复方磺胺甲噁唑片（SMZ+TMP，复方新诺明）、双嘧啶片（SD+TMP）、增效联磺片（SD+SMZ+TMP），还与其他抗菌药合用。临床主要用于敏感菌所致的呼吸道、泌尿道、软组织感染，败血症，脑膜炎及伤寒、副伤寒和菌痢等肠道感染。

因为人和哺乳动物体内二氢叶酸还原酶对 TMP 的敏感性比细菌低得多，故 TMP 对人的毒性较低，可引起恶心、呕吐、皮疹等。但长期大量用药（每日 0.5g 以上），可出现可逆性的白细胞和血小板减少、巨幼细胞贫血，严重时可使用四氢叶酸治疗。严重肝功能不全、骨髓造血功能不良、新生儿、孕妇禁用。

第三节　硝基呋喃类和硝基咪唑类

一、硝基呋喃类

国内临床应用的呋喃类药物主要有呋喃妥因、呋喃唑酮和呋喃西林。

呋喃妥因（典）（nitrofurantoin）口服吸收快而完全，可迅速经肾小球滤过排入尿中，尿中原型药物浓度高，可达有效浓度，但血药浓度低，不能达到有效浓度。抗菌谱广，对多数革兰氏阳性菌和革兰氏阴性菌有效。在酸性尿中其杀菌作用增强，可有效地杀灭能引起下尿路感染的革兰氏阳性菌和革兰氏阴性菌，包括大肠埃希菌、肠球菌、克雷伯菌和腐生葡萄球菌等。但对变形杆菌属、沙雷菌属或铜绿假单胞菌无效。其抗菌机制在于敏感菌可以将本品还原成活性产物，能抑制乙酰辅酶 A 等多种酶而干扰细菌糖代谢并损伤 DNA。细菌对其不易产生耐药性。临床主要用于敏感菌引起的急性下尿路感染、急性单纯性膀胱炎、慢性菌尿症及反复发作的慢性尿路感染，但对上尿路感染效果较差。不良反应有恶心、呕吐等胃肠道反应，长期应用或肾功能不全者可引起多发性神经炎、过敏性皮炎和哮喘。连续用药不宜超过 2 周，肾功能减退者慎用。呋喃妥因服用 6 个月以上的长程治疗者，偶可发生弥漫性间质性肺炎或肺纤维化，应严密观察以便尽早发现，及时停药。大剂量、长疗程应用及肾功能损害患者可能发生头痛、肌痛、眼球震颤、周围神经炎等不良反应。

呋喃唑酮（furazolidone）又名痢特灵，口服很少吸收，肠内浓度高，主要治疗志贺菌属、沙门菌属、霍乱弧菌引起的肠道感染，有抗幽门螺杆菌作用，可用于治疗胃、十二指肠溃疡。不良反应与呋喃妥因相似，但轻而少见。服用本药期间，禁止饮酒及含酒精饮料。

呋喃西林（nitrofurazone）仅局部用于治疗创面、烧伤、皮肤等感染；也可用于膀胱冲洗。

【禁忌证】

1）禁用于对呋喃类药物过敏、肾功能减退、妊娠后期（38～42 周）及分娩的患者。哺乳期患者服用本类药物时应停止哺乳。

2）缺乏葡萄糖-6-磷酸脱氢酶的患者应用呋喃类药物可发生溶血性贫血，缺乏此酶者不宜应用。新生儿禁用。

二、硝基咪唑类

该类药物目前为厌氧菌、阴道滴虫和阿米巴原虫的首选药物。临床常用药有甲硝唑（metronidazole）、替硝唑（tinidazole）、奥硝唑（ornidazole）、塞克硝唑（secnidazole）和尼莫拉唑（nimorazole）等。

甲硝唑（典）（基）（metronidazole，灭滴灵）分子中的硝基在细胞内无氧环境中被还原为氨基，抑制 DNA 合成而发挥抗厌氧菌作用。对脆弱拟杆菌最敏感，对需氧菌和兼性需氧菌无效，还有抗破伤风梭菌、滴虫、阿米巴原虫及蓝氏贾第鞭毛虫作用。临床主要用于：①厌氧菌引起的各种感染，包括腹腔感染、盆腔感染、肺脓肿、脑脓肿等，治疗混合感染时，通常需与抗需氧菌抗菌药物联合应用。②口服可用于艰难梭菌所致的伪膜性肠炎、幽门螺杆菌所致的胃窦炎、牙周感染及加德纳菌阴道炎等。但应注意幽门螺杆菌对甲硝唑耐药率上升趋势和地区差异。③耐四环素艰难梭菌所致的伪膜性肠炎。④肠道及肠外阿米巴病、阴道毛滴虫病、贾第虫病、结肠小袋纤毛虫等寄生虫病的治疗。⑤与其他抗菌药物联合，可用于某些盆腔、肠道及腹腔等手术的预防用药。

不良反应有胃肠道反应、过敏反应和周围神经炎等。本类药物可能引起粒细胞减少及周围神经炎等，神经系统基础疾患及血液病患者慎用。妊娠早期（3 个月内）患者应避免应用。哺乳期患者用药期间应停止哺乳。肝功能减退可使本类药物在肝内代谢减慢而导致药物在体内蓄积，因此肝病患者应减量应用。用药期间禁止饮酒及含酒精饮料，以免产生双硫仑样反应。

总结记忆模块

1. 知识要点

1）喹诺酮类的作用机制是通过抑制菌体 DNA 促旋酶及拓扑异构酶Ⅳ。临床上常用者为氟喹诺酮类，具有抗菌广、抗菌作用强、口服吸收好、体内分布广、半衰期长、较少产生耐药性、不良反应少的特点。

2）磺胺是广菌谱抗菌药，抗菌机制为竞争性抑制二氢叶酸合成酶，使细菌不能合成二氢叶酸，最终影响核酸和蛋白质的合成，从而抑制细菌的生长与繁殖。

3）国内临床应用的呋喃类药物包括呋喃妥因、呋喃唑酮和呋喃西林。呋喃妥因用于泌尿系统感染，呋喃唑酮用于肠道细菌感染，呋喃西林仅局部使用。

2. 药物比较　人工合成抗菌药物的作用靶点比较见表34-3。

表34-3　人工合成抗菌药物的作用靶点比较

药物分类	作用靶点
喹诺酮类	DNA促旋酶和拓扑异构酶Ⅳ
磺胺类	二氢蝶酸合成酶
甲氧苄啶	二氢叶酸还原酶
硝基呋喃类	乙酰辅酶A
硝基咪唑类	DNA

3. 复习记忆

（1）复习指南

1）了解各类药物的抗菌机制有助于掌握药物的作用特点。

2）联系前期微生物学课程学过的各类细菌的致病特点，以药物的抗菌谱为线索，就容易掌握药物的临床应用。

3）对每类药物，先掌握其共性，再熟悉各个药物的特点（个性）。

（2）助记方法　歌诀法。

磺胺类

广谱抑菌磺胺类，等量碱药首加倍；
结晶损肾多饮水，过敏抑髓肝损害；
磺胺嘧啶脂溶高，流脑敏感疗效好；
新诺明，作用强，甲氧苄啶可增效。

氟喹诺酮类

氟喹诺酮尾沙星，诺氟广谱可治淋；
诺氟帕沙效更强，软骨损害孩莫用。

拓展提高模块

1. 研究史话

磺胺类药物的发现

20世纪初，在人们对由细菌引起的全身感染性疾病没有药物治疗，病死率极高时，32岁的德国人多马克开始了他的抗菌药物研究生涯。1932年圣诞节的夜晚，他用一个名叫“百浪多息”的橘红色染料放在试管中试验，这是一种结构为4-氨磺酰-2，4-二胺偶氮苯的化合物（简称磺胺）的盐酸盐，试验结果是阴性，但他给链球菌感染的小白鼠注射后，奇迹发生了，小白鼠痊愈了。接着，他又研究了它的毒性，发现小白鼠和兔子的可耐受量为 500mg/kg，更大的剂量只引起呕吐，这说明毒性很小。这种橘红色的化合物由一种偶氮染料和一个磺胺基结合而成。1908 年就能人工合成了，是一种染料，使纺织品虽经洗晒而并不褪色，商品名为“百浪多息”。

然而不幸的事发生了。他唯一的女儿因手指被刺破而感染，终日高烧、昏睡。用尽了各种良药，都无效果，在接下来可能发展为败血症的情况下，他别无选择，只能孤注一掷，将此药注射给垂死的女儿。疯狂科学家的疯狂举动也许感动了上苍，奇迹出现了，女儿的病情逐渐稳定，并最终痊愈。后经巴斯德研究所科学家的共同研究发现：“原来‘百浪多息’在体内能分解出磺胺基团——对氨基苯磺胺，它和细菌生长繁殖所必需的物质——对氨基苯甲酸在化学结构上十分相似，这样就被细菌不辨真假地吃掉，而又起不到养料作用，细菌就不得死去。”其后，人们通过人工合成的方法制造出种类繁多的磺胺药物，为征服细菌性疾病，造福人类健康做出了重要的贡献。第一个磺胺药“百浪多息”的发现者格哈德·多马克被选定为 1939 年诺贝尔生理学或医学奖得主，由于某些因素的干扰，8 年后的 1947 年才举行授奖仪式。从百浪多息到磺胺，提示我们有些药物是进入机体以后被分解为其他的成分才起作用的，至今从药物的代谢产物中寻找线索仍然是发现新药的一个重要途径。

2. 知识拓展

药物的光敏反应

由光敏剂引发的光化学反应称为光敏反应（photosensitivity）。可引发光敏反应、破坏细胞结构的药物称为光敏药物。避光不全可造成皮肤光毒反应，用药后 1 周内若受白炽光或阳光直接照射、接触温水，可出现皮肤痒感、红斑、水肿，严重者可起水泡，溃破后形成糜烂或溃疡。如光毒反应强烈，口服息斯敏、苯海拉明、扑尔敏及皮质激素类药物可减轻，一般轻者可自愈，个别光毒反应严重者，需积极对症处理。光敏剂在体内完全代谢需要 1 个月时间。

光敏反应包括光毒反应（phototoxicity）和光变态反应（photoallergy）两大类。前者与免疫反应无关，需要较大剂量的紫外线照射后才能发生；后者与免疫反应有密切关系。已知外源光敏剂主要有卤化水杨酰苯胺、氯丙嗪和六氯酚、血卟啉类。引起光变态反应的抗原或是由于光的照射而发生变化的皮肤蛋白或核酸，或是由于外源光敏剂吸收光能发生变化并同载体蛋白一起形成。有些药服用后，在光照刺激下，可能引发人体过敏性反应，这类药物称为光敏性药物。常见的光敏性药物有抗生素的四环素、多西环素（强力霉素）；磺胺类的磺胺嘧啶；喹诺酮类的诺氟沙星、氧氟沙星、环丙沙星、司帕沙星等；抗真菌药灰黄霉素；口服降糖药 D-860；镇静药中的异丙嗪、氯丙嗪；利尿药的速尿、氢氯噻嗪、氨苯蝶啶等。服用这些药物应避免日光暴晒，发现皮疹时应停止服药。

3. 问题与思考

为什么使用局麻药普鲁卡因后不宜用磺胺类来预防术后感染？

局麻药普鲁卡因在体内水解产生 PABA，PABA 与二氢叶酸合成酶的亲和力比磺胺类强 5000 倍以上，可拮抗磺胺的作用，减弱磺胺的疗效。

（段小花　王　维）

第三十五章　β-内酰胺类抗生素和β-内酰胺酶抑制剂

基本知识模块

第一节　概　述

β-内酰胺类抗生素（β-lactam antibiotic）是化学结构中具有 β-内酰胺环的一类抗生素，该环与抗菌作用密切相关，若被破坏则抗菌活性降低甚至丧失。本类抗生素具有高效低毒、适应证广和品种多的特点。最常用的为青霉素类和头孢菌素类，青霉素类的基本结构为6-氨基青霉烷酸（6-aminopenicillanic acid，6-APA），头孢菌素类的基本结构为 7-氨基头孢烷酸（7-aminocephalosporanic acid，7-ACA），如图 35-1 所示。

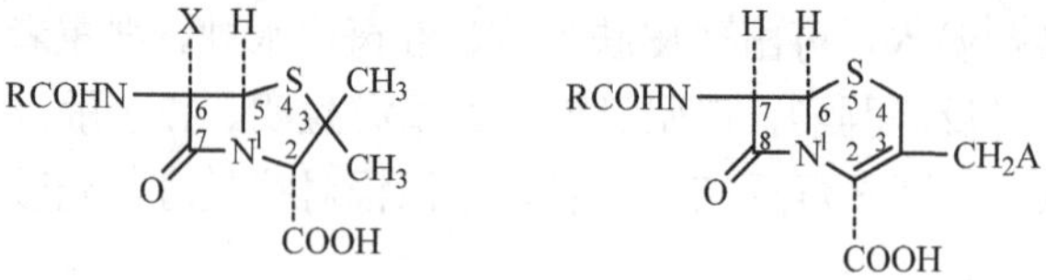

青霉素类　　头孢菌素类

图 35-1　青霉素类与头孢菌素类的基本结构

近年来一些非典型 β-内酰胺类，包括碳青霉烯类、头霉素类、氧头孢烯类和单环类，已在临床发挥重要作用。β-内酰胺酶抑制剂（β-lactamase inhibitor）则是一类本身没有或只有较弱的抗菌活性，与 β-内酰胺类抗生素合用可增强后者抗菌作用的药物。

一、β-内酰胺类抗生素分类

（一）青霉素类

1. 天然青霉素类　　从青霉菌培养液中提取。

2. 半合成青霉素类　　是以天然青霉素的母核 6-APA 为原料，在 R 位连接不同侧链合成。包括耐酸青霉素、耐酶青霉素、广谱青霉素、抗铜绿假单胞菌广谱青霉素、抗革兰氏阴性菌青霉素。

（二）头孢菌素类

根据抗菌谱和对革兰氏阴性杆菌活性的不同，对 β-内酰胺酶的稳定性及临床应用和对肾毒性的不同，可分为 5 代。

（三）非典型 β-内酰胺类

本类抗生素的化学结构中虽有 β-内酰胺环，但无青霉素类与头孢菌素类典型的结构，故称为非典型 β-内酰胺类抗生素。包括碳青霉烯类、头霉素类、氧头孢烯类和单环类。

二、抗菌作用机制及特点

β-内酰胺类抗生素能够与细菌细胞质膜上的转肽酶（transpeptidase），即青霉素结合蛋白（penicillin-binding protein，PBP）结合并抑制其活性，使该酶催化细菌细胞壁肽聚糖（peptidoglycan，黏肽）的合成受阻，从而使细胞壁缺损。菌体内的渗透压高，水分不断内渗而导致菌体膨胀、裂解，同时触发细菌细胞壁自溶酶（autolytic enzyme）活性，促进菌体裂解死亡。

革兰氏阳性菌细胞壁主要由黏肽组成，占细胞壁干重的 50%～80%，为双糖十肽。相邻的两个双糖十肽，在转肽酶的作用下，脱去一条双糖十肽中的第五个 D-丙氨酸，使第四个丙氨酸的酰基与另一条双糖十肽末端甘氨酸的氨基交叉连接而构成网状细胞壁。β-内酰胺类抗生素构型与 D-丙氨酰-D-丙氨酸相似（图 35-2），竞争性抑制转肽酶，使双糖十肽的第五个 D-丙氨酸不能脱去而阻止了黏肽的交叉连接。革兰氏阴性菌细胞壁黏肽含量少，仅为 1%～10%，并且无革兰氏阳性菌中的五甘氨酸交联桥结构（图 35-2），因此多

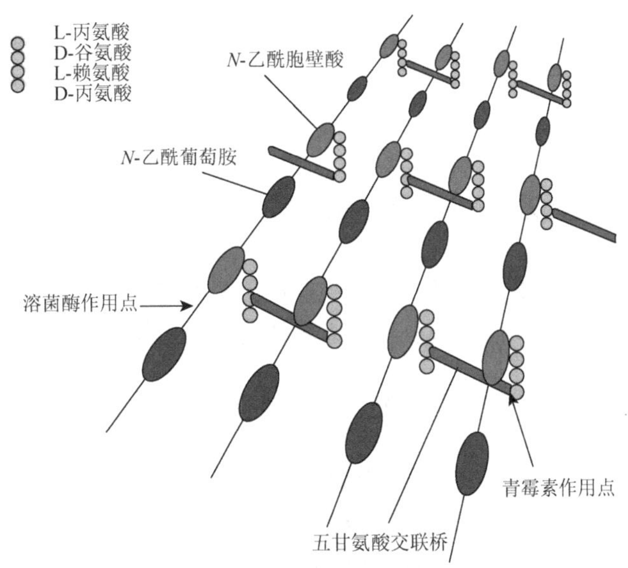

图 35-2　青霉素抗菌示意图

数 β-内酰胺类抗生素对革兰氏阴性菌没有作用。由于革兰氏阴性菌有细胞壁外膜，能阻挡药物的进入，药物只有穿透了该外膜，才能与 PBP 结合起到杀菌作用。通过对药物的结构改造和化学修饰使药物更容易穿透细菌外膜，增强对 β-内酰胺酶的稳定性，提高对 PBP 的亲和力，而获得一系列能够杀灭革兰氏阴性菌的半合成青霉素类和头孢菌素类药物。

β-内酰胺类抗生素的抗菌特点：①对已经合成的细胞壁无影响，故对繁殖期细菌的作用较静止期强，不宜与四环素、氯霉素及大环内酯类等速效抑菌药合用；②对革兰氏阳性菌作用强，对革兰氏阴性菌作用弱；③哺乳动物的细胞没有细胞壁，所以 β-内酰胺类抗生素对人和动物的毒性很小。

三、耐药机制

细菌对 β-内酰胺类抗生素产生的耐药机制包括以下几方面。

1. 产生水解酶，破坏 β-内酰胺环　耐药菌可产生水解本类药物结构中 β-内酰胺环的酶，即 β-内酰胺酶（β-lactamase）。该酶能使 β-内酰胺环水解开环而失去抗菌活性，这是最常见的耐药机制。现发现这类水解酶已达 300 多种。不同细菌产生的 β-内酰胺酶不尽相同，如金黄色葡萄球菌产生的酶，特异性高，只能水解青霉素类；而另一些由铜绿假单胞菌等产生的酶可以水解青霉素类、头孢菌素类和单环 β-内酰胺类。

2. 与药物结合，影响药物到达作用靶位　β-内酰胺酶除可破坏 β-内酰胺环外，还可与某些抗生素迅速结合，使药物停留在细胞膜外间隙中，不能与 PBP 结合，无法发挥抗菌作用。

3. 改变 PBP 结构，降低和抗生素的亲和力　某些细菌可通过改变 PBP 结构或产生新的 PBP，使抗生素不能与之结合或结合减少，从而失去抗菌作用。例如，肠球菌属对 β-内酰胺类的固有耐药是因为其内在的低亲和力 PBP；而金黄色葡萄球菌的获得性耐药则是通过获得外来耐药基因编码的与 β-内酰胺类亲和力极低的 PBP。

4. 改变菌膜通透性，减少抗生素进入菌体　抗生素要通过细菌膜孔蛋白（porin）进入菌体发挥杀菌作用。细菌接触抗生素后，该蛋白基因失活使蛋白表达减少或消失，使菌膜通透性下降，导致进入菌体内的 β-内酰胺类抗生素大量减少而耐药。

5. 增强主动外排，减少胞内药物　细菌的细胞膜上存在由跨膜蛋白组成的主动外排系统，细菌可以通过此系统将进入胞内的药物泵至胞外，这是细菌固有耐药的多重耐药性的重要机制之一。

6. 缺乏自溶酶，降低杀菌作用　某些金黄色葡萄球菌与 β-内酰胺类抗生素结合后，可导致细菌不表达自溶酶，该酶减少或缺乏将使药物杀菌作用下降或仅有抑菌作用。

第二节　天然青霉素

青霉素（典）（基）

青霉素（benzylpenicillin）是青霉素 G（penicillin G）的简称，又名苄青霉素，现主要用其钠盐，即青霉素钠（benzylpenicillin sodium）。其晶粉性质稳定，但水溶液极不稳定，易被酸、碱、醇、氧化剂和金属离子分解破坏，不耐热，在室温中放置 24h 大部分分解失效，且可生成具抗原性的降解产物，故临床应用时须现配现用。本药剂量用国际单位U表示，理论效价为青霉素钠1670U≈1mg。

【体内过程】青霉素口服易被胃酸及消化液破坏，吸收量少且不规则；肌内注射易吸收，0.5～1h达血药高峰浓度，$t_{1/2}$为0.5～1h，有效血药浓度一般可维持4～6h。主要分布于细胞外液。能广泛分布于关节腔、浆膜腔、肝、肾、肺、横纹肌、间质液、淋巴液、精液、中耳液等。房水和脑脊液中的含量较低，但炎症时，透入脑脊液和房水的量可提高并达有效浓度。青霉素几乎全部以原型迅速经肾排泄，故治疗老年患者感染时宜适当减量；少量本品可经乳汁排出，哺乳期妇女应用青霉素时应停止哺乳。

为了使有效血药浓度时间延长，临床上可用其长效制剂，如普鲁卡因青霉素（procaine benzylpenicillin）或苄星青霉素[基]（benzathine benzylpenicillin，长效西林，bicillin）肌内注射后在注射部位缓慢溶解吸收。前者一次注射80万U，可维持24h；后者一次注射120万U，可维持15d。但这两种制剂血药浓度低，只能治疗轻度感染或用于预防感染。

【抗菌作用】青霉素为繁殖期杀菌药，抗菌谱较窄，具体为：①G^+球菌，对溶血性链球菌、肺炎链球菌、草绿色链球菌等作用强，但对肠球菌的作用较差，不产生β-内酰胺酶的金黄色葡萄球菌及多数表皮葡萄球菌对青霉素也敏感；②G^+杆菌，白喉棒状杆菌、炭疽杆菌及革兰氏阳性厌氧杆菌，如产气荚膜杆菌、破伤风梭菌、艰难梭菌、丙酸杆菌、真杆菌、乳酸菌等均对青霉素敏感；③G^-球菌，对脑膜炎球菌和淋球菌敏感，但易耐药；④其他，梅毒螺旋体、钩端螺旋体、回归热螺旋体、鼠咬热螺旋体、放线菌等高度敏感。

【临床应用】适用于A组溶血性链球菌、肺炎链球菌等革兰氏阳性球菌所致的感染，包括血流感染、脑膜炎、肺炎、咽炎、扁桃体炎、中耳炎、猩红热、丹毒等，也可用于治疗草绿色链球菌和肠球菌心内膜炎，以及破伤风、气性坏疽、炭疽、白喉、流行性脑脊髓膜炎、李斯特菌病、鼠咬热、梅毒、淋病、雅司病、回归热、钩端螺旋体病、樊尚咽峡炎、放线菌病等。青霉素尚可用于风湿性心脏病或先天性心脏病患者进行某些操作或手术时，预防心内膜炎发生。

【不良反应】

1. 变态反应　是青霉素最常见的不良反应，Ⅰ～Ⅳ型均可出现，其中以Ⅱ型（细胞毒型）和Ⅲ型（免疫复合物型）多见。多数不严重，表现为皮疹、药热、血管神经性水肿等；严重的为过敏性休克（属Ⅰ型），大多发生在用药后5min内，超过30min发生者仅少数，发生率为0.004%～0.01%，死亡率为0.001%。

防治措施：①详细询问病史，过敏史者禁用；②青霉素皮肤试验，初次使用、用药间隔3d以上、药品批号或厂家改变时均应当皮试，反应阳性者禁用；③不在无急救药物（如肾上腺素）和抢救设备的条件下使用；④避免滥用和局部用药；⑤避免在饥饿时注射；⑥注射液应当新鲜配制，立即使用；⑦注射后观察30min，一旦休克发生，立即皮下或肌内注射肾上腺素0.5～1.0mg，严重者稀释后缓慢静注或滴注，必要时加入糖皮质激素和抗组胺药。

2. 赫氏反应　青霉素在治疗梅毒、钩端螺旋体病、雅司病、鼠咬热或炭疽时，可有症状加剧的现象，表现为全身不适、寒战、发热、咽痛、胁痛、心跳加快等，称为赫氏反应（Herxheimer reaction），是由大量病原体被杀死而释放的物质（蛋白质、内毒素等）引起。治疗这些疾病时宜首剂小剂量和分次给药。发生赫氏反应时，应尽快使用镇静剂，以及静脉滴注或静脉注射氢化可的松。

3. 其他　肌注局部可发生周围神经炎，钾盐肌注疼痛较钠盐明显；鞘内注射和全身大剂量应用可引起中枢神经系统反应（青霉素脑病），表现为腱反射增强、肌肉痉挛、抽搐、昏迷等。

第三节　半合成青霉素

尽管青霉素有杀菌力强、毒性小等优点，但其不耐酸，口服无效；不耐酶，对产酶的细菌，如产酶金黄色葡萄球菌无效；抗菌谱窄，对铜绿假单胞菌等多数革兰氏阴性杆菌无效。针对这些缺点，人们以天然青霉素的基本结构 6-APA 为原料，在 R 位连接不同人工合成的侧链，生成多种人工半合成青霉素。根据其不同特点，可分以下五大类，各类代表药见表 35-1。

表 35-1　各类半合成青霉素代表药

类别	药物
耐酸类	青霉素 V、非奈西林、丙匹西林、海巴明青霉素 V
耐酶类	苯唑西林、氯唑西林、双氯西林、氟氯西林、萘夫西林
广谱类	氨苄西林、阿莫西林、匹氨西林、海他西林、美坦西林、酞氨西林
抗铜绿假单胞菌类	羧苄西林、磺苄西林、替卡西林、呋苄西林、阿洛西林、哌拉西林、美洛西林、阿帕西林、卡茚西林、卡非西林
作用 G^- 菌类	美西林、匹美西林、替莫西林

一、耐酸青霉素

本类药耐酸，口服吸收好。

青霉素 V 钾（典）（基）

青霉素 V 钾（phenoxymethylpenicillin K）抗菌谱与青霉素 G 相同，抗菌活性弱于青霉素 G。适用于敏感革兰氏阳性球菌引起的轻症感染，如呼吸道感染；治疗及预防风湿热、口腔及牙齿的感染、皮肤和软组织的感染、淋巴结肿大或炎症、猩红热，预防细菌性心内膜炎。不良反应主要为过敏反应，如皮疹，罕见过敏性休克；消化道反应；偶见舌苔变黑，口干和味觉异常；个别患者可发生转氨酶增高；嗜酸性粒细胞增多，粒细胞或血小板减少。

二、耐酶青霉素

本类药物增大了侧链基团，通过空间位置障碍作用保护了 β-内酰胺环免遭水解。因产酶而对青霉素耐药的葡萄球菌对本类药物敏感，但甲氧西林耐药葡萄球菌对本类药物耐药。

苯唑西林（典）（基）

苯唑西林（oxacillin）抗菌谱似青霉素，对革兰氏阳性细菌的作用不及青霉素，对产酶的葡萄球菌有良好活性。主要用于产青霉素酶的甲氧西林敏感葡萄球菌感染，如血流感染、心内膜炎、肺炎、脑膜炎、骨髓炎、皮肤及软组织感染等。肺炎链球菌、A 组溶血性链球菌或青霉素敏感葡萄球菌感染则不宜采用。不良反应可见胃肠道反应，个别可发生皮疹或荨麻疹。

三、广谱青霉素

本类青霉素对革兰氏阳性和阴性细菌均有杀菌作用，且耐酸可口服，但因不耐酶，对耐药金黄色葡萄球菌和铜绿假单胞菌无效。

氨苄西林（典）（基）

氨苄西林（ampicillin）对革兰氏阳性球菌作用与青霉素 G 相仿，对部分革兰氏阴性杆菌也具抗菌活性。肺炎克雷伯菌、铜绿假单胞菌对本品不敏感。用于治疗敏感菌所致的呼吸道、胃肠道及胆道、泌尿系统和软组织感染，脑膜炎，心内膜炎及败血症。是肠球菌、李斯特菌感染的首选用药。不良反应与青霉素相似，过敏反应较为多见。少数患者可出现胃肠不适或转氨酶升高现象。

阿莫西林（典）

阿莫西林（amoxycillin，羟氨苄西林）对不产 β-内酰胺酶的革兰氏阳性球菌和革兰氏阴性菌具有良好的抗菌活性。用于治疗敏感菌所致的呼吸道、泌尿生殖道和皮肤软组织感染及急性单纯性淋病。尚可用于治疗伤寒、伤寒带菌者及钩端螺旋体病；也可与克拉霉素、兰索拉唑三联用药根除胃、十二指肠幽门螺杆菌，降低消化道溃疡复发率。不良反应常见胃肠道反应及皮疹、药物热和哮喘等过敏反应，还可见伪膜性肠炎，贫血、血小板减少，嗜酸性粒细胞增多等。偶见兴奋、焦虑、失眠、头晕及行为异常等中枢神经系统症状。

四、抗铜绿假单胞菌广谱青霉素

铜绿假单胞菌对多种 β-内酰胺类抗生素呈现固有耐药，而本类药物穿透力强，可通过其他 β-内酰胺类抗生素无法通过的细菌外膜上的膜孔蛋白通道进入细菌内，因此对铜绿假单胞菌和变形杆菌作用强，对其他革兰氏阴性菌和革兰氏阳性菌也有作用。

哌拉西林（典）（基）

哌拉西林（piperacillin）对革兰氏阴性杆菌的抗菌谱较氨苄西林广，抗菌作用也较强。不耐酶，除对部分肠杆菌科细菌外，对铜绿假单胞菌也有良好抗菌作用。用于肠杆菌科细菌及铜绿假单胞菌所致的呼吸道感染、尿路感染、胆道感染、腹腔感染、皮肤及软组织感染等。不良反应与青霉素相似。

五、抗革兰氏阴性菌青霉素

各种细菌细胞膜上的 PBP 的数量和相对分子质量不同，对 β-内酰胺类抗生素的敏感性存在差异。与大多数 β-内酰胺类通过与 PBP1 和 PBP3 结合发挥功效不同，本类药物由于其 C_6 和 C_7 位的基团为非酰胺基团，导致其抗菌作用的特异靶位是 PBP2，细菌结合药物后变为圆形，由于不能维持正常形态而引起细菌分裂繁殖受阻。这种作用并不直接杀死细菌。故本类药物为抑菌药，对革兰氏阴性杆菌作用强，对革兰氏阳性菌作用弱，对铜绿假单胞菌无效。

美西林和匹美西林

美西林（mecillinam）和匹美西林（pivmecillinam）对革兰氏阴性菌产生的 β-内酰胺酶稳定，因此主要替代氨基糖苷类，用于革兰氏阴性菌感染的治疗，另对某些肠杆菌科细菌也有较强的作用，但对革兰氏阳性菌的作用弱。临床用于尿路感染，对大肠埃希菌的感染疗效甚佳，对肺炎克雷伯菌、肠杆菌所致的感染也有一定的效果。不良反应除胃肠道反应外，个别患者可出现皮疹、嗜酸性粒细胞增多等。

替莫西林

替莫西林（temocillin）对肠杆菌科和其他一些革兰氏阴性菌有较好的抗菌作用，如大肠埃希菌、肺炎克雷伯菌、变形杆菌等。铜绿假单胞菌对其耐药，淋球菌、脑膜炎球菌等革兰氏阴性球菌也敏感。主要替代氨基糖苷类，用于敏感革兰氏阴性菌所致的尿路和软组织感染。不良反应以变态反应为主。

第四节　头孢菌素类抗生素

头孢菌素类（cephalosporins）是由真菌培养液中提取的多种抗菌成分之一——头孢菌素 C，经裂解获得共同母核 7-氨基头孢烷酸（7-ACA），接上不同侧链而制成的一系列半合成抗生素。与青霉素化学结构相似，理化特性相似，抗菌机制相同。根据头孢菌素的抗菌谱、抗菌活性、对 β-内酰胺酶的稳定性及肾毒性的不同，可分为 5 代，见表 35-2。

表 35-2　头孢菌素类药物代表药

类别	药物
第一代	注射制剂：头孢噻吩、头孢噻啶、头孢唑啉、头孢替唑、头孢匹林、头孢拉定等 口服制剂：头孢拉定、头孢氨苄、头孢羟氨苄、头孢沙定等
第二代	注射制剂：头孢呋辛、头孢孟多、头孢替安、头孢尼西、头孢雷特等 口服制剂：头孢呋辛酯、头孢克洛等
第三代	注射制剂：头孢噻肟、头孢唑肟、头孢曲松、头孢地嗪、头孢他啶、头孢哌酮、头孢匹胺、头孢甲肟、头孢磺啶 口服制剂：头孢克肟、头孢特仑酯、头孢他美酯、头孢布烯、头孢地尼、头孢泊肟酯等
第四代	注射制剂：头孢匹罗、头孢吡肟、头孢立定等
第五代	注射制剂：头孢洛林、头孢吡普、头孢托罗

【体内过程】多数须注射给药，少数如头孢氨苄、头孢克洛等耐酸，口服吸收好。吸收后分布良好，能透入各种组织，易透过胎盘。在滑囊液、心包积液中均可达高浓度。第二代中的头孢呋辛和第三、第四代头孢菌素能分布于前列腺。第三代头孢菌素还可透入房水，胆汁中浓度也高，头孢哌酮最高，其次是头孢曲松。头孢呋辛和第三代头孢菌素可透过血脑屏障，并在脑脊液中达有效浓度。头孢哌酮和头孢曲松主要经过肝胆系统排泄，其

他药物一般经肾排泄，尿中浓度高，凡能影响青霉素排泄的药物也能影响头孢菌素类排泄。多数头孢菌素 $t_{1/2}$ 短，一般为 0.5～2.0h，但头孢曲松可达 8h。

【抗菌作用】抗菌机制与青霉素相似，能与细菌细胞质膜上的 PBP 结合并抑制其活性，使黏肽形成受阻，细胞壁缺损。与青霉素相比，具有抗菌谱广、杀菌力强、对胃酸及 β-内酰胺酶稳定等优点。

【作用特点】第一代头孢菌素主要作用于需氧革兰氏阳性球菌，仅对少数革兰氏阴性杆菌有一定抗菌活性；第二代头孢菌素对革兰氏阳性球菌的活性与第一代相仿或略差，对部分革兰氏阴性杆菌也具有抗菌活性；第三代头孢菌素对肠杆菌科细菌等革兰氏阴性杆菌具有强大的抗菌作用，头孢他啶和头孢哌酮除肠杆菌科细菌外，对铜绿假单胞菌也具较强的抗菌活性；第四代头孢菌素对肠杆菌科细菌作用与第三代头孢菌素相仿，其中对阴沟肠杆菌、产气肠杆菌、柠檬酸杆菌属等部分菌株作用优于第三代头孢菌素，对铜绿假单胞菌的作用与头孢他啶相仿，对革兰氏阳性球菌的作用较第三代头孢菌素略强。第五代头孢菌素对革兰氏阳性菌作用强于前四代，尤其是对耐甲氧西林金黄色葡萄球菌、耐万古霉素金黄色葡萄球菌、耐甲氧西林表皮葡萄球菌、耐青霉素的肺炎链球菌有效，对革兰氏阴性菌作用与第四代相似；对大部分 β-内酰胺酶高度稳定。各代头孢菌素类药物作用特点见表 35-3。

表 35-3　各代头孢菌素类药物作用特点

药物	革兰氏阳性菌	革兰氏阴性杆菌	金黄色葡萄球菌产生β-内酰胺酶稳定性	G^-杆菌产生的β-内酰胺酶稳定性	铜绿假单胞菌	厌氧菌	肾毒性
第一代	+++	+	很稳定	稳定	–	–	较大
第二代	++	++	较稳定	较稳定	–	+	较小
第三代	+	+++	不稳定	很稳定	+++	+	基本无
第四代	+++	+++	很稳定	很稳定	+++	①	②
第五代	++++	+++	很稳定	很稳定	②	+	②

注：①表示头孢吡肟对厌氧菌有效；②表示未见记载
–表示无作用，+表示作用轻微，++表示作用一般，+++表示作用较强，++++表示作用很强

【临床应用】

1. 第一代头孢菌素　主要适用于甲氧西林敏感葡萄球菌、A 组溶血性链球菌和肺炎链球菌等所致的上、下呼吸道感染，尿路感染，血流感染，心内膜炎，骨、关节感染及皮肤和软组织感染等；也可用于流感嗜血杆菌、奇异变形杆菌、大肠埃希菌敏感株所致的尿路感染以及肺炎等。

2. 第二代头孢菌素　主要用于治疗甲氧西林敏感葡萄球菌、链球菌属、肺炎链球菌等革兰氏阳性球菌，以及流感嗜血杆菌、大肠埃希菌、奇异变形杆菌等中的敏感株所致的呼吸道感染、尿路感染、皮肤及软组织感染、血流感染、骨关节感染和腹腔、盆腔感染。用于腹腔感染和盆腔感染时需与抗厌氧菌药合用。

3. 第三代头孢菌素　适用于敏感肠杆菌科细菌等革兰氏阴性杆菌所致的严重感染，如下呼吸道感染、血流感染、腹腔感染、肾盂肾炎和复杂性尿路感染、盆腔炎性疾病、

骨关节感染、复杂性皮肤及软组织感染、中枢神经系统感染等。治疗腹腔、盆腔感染时需与抗厌氧菌药（如甲硝唑）合用。

4. 第四代头孢菌素　抗菌谱和临床适应证与第三代头孢菌素相似，可用于对第三代头孢菌素耐药而对其敏感的产气肠杆菌、阴沟肠杆菌、沙雷菌属等细菌所致感染，也可用于中性粒细胞缺乏伴发热患者的经验治疗。

5. 第五代头孢菌素　主要用于已被证明或强烈怀疑是由多重耐药或泛耐药菌引起的感染，如社区获得性肺炎、医院获得性肺炎、糖尿病足感染等。

【不良反应与注意事项】

1. 过敏反应　多为皮疹、荨麻疹和药热等，偶见过敏性休克。5%～10%与青霉素类有交叉过敏反应，因此用药前必须详细询问患者既往有否对头孢菌素类、青霉素类或其他药物的过敏史。禁用于对任何一种头孢菌素类抗菌药物有过敏史及有青霉素过敏性休克史的患者。有青霉素类、其他 β-内酰胺类及其他药物过敏史的患者，有明确应用指征时应谨慎使用本类药物。在用药过程中一旦发生过敏反应，须立即停药。如发生过敏性休克，须立即就地抢救并予以肾上腺素等相关治疗。

2. 肾毒性　第一代药物肾毒性较大，部分药物大剂量使用时可造成近曲小管损伤；第二代药物肾毒性较小，第三、第四代药物基本无肾毒性。氨基糖苷类和第一代头孢菌素注射剂合用可能加重前者的肾毒性，应注意监测肾功能。

3. 凝血功能障碍　头孢孟多、头孢哌酮可导致低凝血酶原血症或出血，合用维生素 K 可预防出血。

4. 双硫仑样反应　又称戒酒硫样反应，是由于应用头孢哌酮、头孢孟多等头孢菌素类药物后饮用含有酒精的饮品（或接触酒精）导致的体内“乙醛蓄积”的中毒反应。因此在用药期间及治疗结束后 72h 内应戒酒或避免摄入含酒精饮料。

5. 其他　口服给药时可发生恶心、食欲下降、腹泻等胃肠道反应。第三、第四代头孢菌素偶致二重感染。大剂量使用头孢菌素偶致头晕、抽搐等中枢神经系统反应。

头孢唑啉（典）（基）

头孢唑啉（cefazolin）为注射剂代表品种，对革兰氏阳性菌作用强。主要适用于甲氧西林敏感的葡萄球菌、A 组溶血性链球菌和肺炎链球菌等所致的上、下呼吸道感染，尿路感染，血流感染，心内膜炎，骨、关节感染及皮肤和软组织感染等；也可用于流感嗜血杆菌、奇异变形杆菌、大肠埃希菌敏感株所致的尿路感染及肺炎等。常作为外科手术预防用药。同类药物头孢拉定、头孢氨苄等口服制剂的抗菌作用较头孢唑啉差，主要适用于治疗敏感菌所致的轻症病例。

头孢呋辛（典）（基）

头孢呋辛（cefuroxime）对革兰氏阴性杆菌抗菌活性强。主要用于治疗甲氧西林敏感葡萄球菌、链球菌属、肺炎链球菌等革兰氏阳性球菌，以及流感嗜血杆菌、大肠埃希菌、奇异变形杆菌等中的敏感株所致的呼吸道感染、尿路感染、皮肤及软组织感染、血流感染、骨关节感染和腹腔、盆腔感染。用于腹腔感染和盆腔感染时需与抗厌氧菌药合用。也是常用的围手术期预防用药物。同类药物头孢克洛、头孢呋辛酯、头孢丙烯等口服制剂，主要适用于上述感染中的轻症病例。

头孢曲松（典）（基）

头孢曲松（ceftriaxone）广谱长效，适用于敏感肠杆菌科细菌等革兰氏阴性杆菌所致的严重感染，如下呼吸道感染、血流感染、腹腔感染、肾盂肾炎和复杂性尿路感染、盆腔炎性疾病、骨关节感染、复杂性皮肤及软组织感染、中枢神经系统感染等。治疗腹腔、盆腔感染时需与抗厌氧菌药（如甲硝唑）合用。同类药物头孢噻肟尚可用于 A 组溶血性链球菌、草绿色链球菌、肺炎链球菌、甲氧西林敏感葡萄球菌所致的各种感染。头孢他啶、头孢哌酮尚可用于铜绿假单胞菌所致的各种感染。

头孢吡肟

头孢吡肟（cefepime）的抗菌谱和临床适应证与第三代头孢菌素相似，可用于对第三代头孢菌素耐药而对其敏感的产气肠杆菌、阴沟肠杆菌、沙雷菌属等细菌所致感染，也可用于中性粒细胞缺乏伴发热患者的经验治疗。本药不应作为第一线抗菌药物广泛应用。

头孢洛林

头孢洛林（ceftaroline fosamil）对包括肺炎链球菌、耐甲氧西林金黄色葡萄球菌（MRSA）在内的大多数耐药革兰氏阳性菌、革兰氏阴性厌氧菌、革兰氏阳性厌氧菌具有抗菌活性，并保留了第三、第四代头孢菌素对革兰氏阴性菌的活性。用于由多重耐药或泛耐药菌引起的感染，如社区获得性肺炎、急性细菌性皮肤组织感染。本药安全性高。常见不良反应是结晶尿、转氨酶升高、头痛、失眠和恶心。

第五节　非典型β-内酰胺类抗生素

一、碳青霉烯类

碳青霉烯类（carbapenems）抗生素因对 β-内酰胺酶稳定及毒性低等特点，已成为治疗严重细菌感染最主要的抗菌药物之一。碳青霉烯类分为具有抗非发酵菌和不具有抗非发酵菌两组，前者包括亚胺培南/西司他丁（西司他丁具有抑制亚胺培南在肾内被水解的作用）、美罗培南、帕尼培南/倍他米隆（倍他米隆具有减少帕尼培南在肾内蓄积中毒的作用）、比阿培南和多利培南；后者为厄他培南。亚胺培南、美罗培南、帕尼培南、比阿培南等对各种革兰氏阳性球菌、革兰氏阴性杆菌（包括铜绿假单胞菌、不动杆菌属）和多数厌氧菌具强大的抗菌活性，对多数 β-内酰胺酶高度稳定，但对甲氧西林耐药葡萄球菌和嗜麦芽窄食单胞菌等抗菌作用差。厄他培南与其他碳青霉烯类抗菌药物有两个重要差异：血半衰期较长，可一天一次给药；对铜绿假单胞菌、不动杆菌属等非发酵菌抗菌作用差。

【临床应用】

1. 多重耐药的需氧革兰氏阴性杆菌所致严重感染　包括肺炎克雷伯菌、大肠埃希菌、阴沟肠杆菌、柠檬酸杆菌属、黏质沙雷菌等肠杆菌科细菌、铜绿假单胞菌、不动杆菌属等细菌所致血流感染、下呼吸道感染、肾盂肾炎和复杂性尿路感染、腹腔感染、盆腔感染等；用于铜绿假单胞菌所致感染时，需注意在疗程中某些菌株可出现耐药。厄他培南可用于社区获得性肺炎的治疗。

2. 混合感染　脆弱拟杆菌等厌氧菌与需氧菌混合感染的重症患者。

3. 病原菌尚未查明的免疫缺陷患者中重症感染　此为经验治疗。

4. 细菌性脑膜炎　美罗培南、帕尼培南/倍他米隆尚可用于年龄在 3 个月以上的细菌性脑膜炎患者。

【不良反应及注意事项】

常见胃肠道反应、药疹、静脉炎、一过性转氨酶升高；剂量过大可造成肾功能损害；个别患者可引起癫痫发作，癫痫患者及肾功能减退患者慎用。本类药物与丙戊酸或双丙戊酸联合应用，可降低后两者的血药浓度，增加癫痫发作风险，不宜合用。本类药物不宜用于治疗轻症感染，更不可作为预防用药。

亚胺培南

亚胺培南（imipenem，亚胺硫霉素）对 PBP 亲和力强，广谱、高效、耐 β-内酰胺酶；但不耐酸，不能口服。易被肾小管二肽酶（renal tubular dipeptidase）水解失活，故需要与肽酶抑制剂西司他丁（cilastatin）组成的复方制剂亚胺培南/西司他丁，称为泰能（tienam），见表 35-4。

表 35-4　β-内酰胺类抗生素的常用复方制剂

复方制剂	抗菌药物	辅助药物
泰能	亚胺培南 0.5g、0.75g	西司他丁 0.5g、0.75g
克倍宁	帕尼培南 0.25g、0.5g	倍他米隆 0.25g、0.5g（能竞争性抑制帕尼培南向肾小管分泌，从而降低帕尼培南在肾皮质的浓度，减弱帕尼培南的肾毒性）
优立新	氨苄青霉素 1.0g、0.5g	舒巴坦 0.5g、0.25g
奥格门汀（氨菌灵）	阿莫西林 0.5g、0.25g	克拉维酸 0.125g、0.125g
他唑仙	哌拉西林 2g、4g	他唑巴坦 0.5g、0.5g
替门汀（泰门汀、特美汀）	替卡西林 3g、3g	克拉维酸 0.2g、0.1g
舒普深（舒巴同）	头孢哌酮 2g、1g	舒巴坦 2g、1g
新治菌	头孢噻肟 1g	舒巴坦 0.5g

可用于革兰氏阳性、阴性的需氧和厌氧菌，耐甲氧西林金黄色葡萄球菌（MRSA）所致的尿路、皮肤软组织、呼吸道感染，以及妇科感染、少数败血症、骨髓炎、腹腔感染等。中枢神经系统感染患者不宜应用亚胺培南/西司他丁，有指征可应用美罗培南或帕尼培南/倍他米隆时，仍需严密观察抽搐等严重不良反应。

二、头霉素类

头霉素（cephamycin）自链霉菌获得，其结构与头孢菌素相似，仅在 7-ACA 的 C_7 位上多一个甲氧基，使其对 β-内酰胺酶的稳定性增强。抗菌谱和抗菌作用与第二代头孢菌素相仿，但对脆弱拟杆菌等厌氧菌抗菌作用较头孢菌素类强。代表药有头孢西丁（cefoxitin）头孢美唑（cefmetazole）、头孢替坦（cefotetan）、头孢拉宗（cefbuperazone）、头孢米诺（cefminox）。

头孢西丁（典）

头孢西丁（cefoxitin）抗菌谱广，对 G^+菌和 G^-菌均有较强的杀菌作用，与第二代头孢菌素相同，对厌氧菌高效；由于对β-内酰胺酶高度稳定，因此对耐青霉素金黄色葡萄球菌及对头孢菌素的耐药菌有较强活性。该药在组织中分布广泛，用于治疗由需氧和厌氧菌引起的盆腔、腹腔及妇科的混合感染。常见不良反应有皮疹、静脉炎、蛋白尿、嗜酸性粒细胞增多等。

三、氧头孢烯类

氧头孢烯类（oxacephems）是7-ACA上的S被O取代的一类药物。对肠杆菌科细菌、流感嗜血杆菌、脑膜炎球菌、链球菌属、甲氧西林敏感葡萄球菌和拟杆菌属等厌氧菌具有良好抗菌活性，但对铜绿假单胞菌活性较弱。代表药有拉氧头孢（latamoxef）、氟氧头孢（flomoxef）。

拉氧头孢（典）

拉氧头孢（latamoxef）抗菌谱和抗菌活性与第三代头孢菌素相似，对多种β-内酰胺酶稳定。$t_{1/2}$为2.3～2.8h，脑脊液和痰液中浓度高。可用于尿路、呼吸道、妇科、胆道感染及脑膜炎、败血症等的治疗；不良反应发生率为2%～3%，以皮疹多见，尚有药热、嗜酸性粒细胞增多，肝药酶活性升高。同类药物有氟氧头孢（flomoxef）。

四、单环β-内酰胺类

单环β-内酰胺类（monobactams）对肠杆菌科细菌、铜绿假单胞菌等需氧革兰氏阴性菌具有良好抗菌活性，对需氧革兰氏阳性菌和厌氧菌无抗菌活性。该类药物具有肾毒性低、免疫原性弱，以及与青霉素类、头孢菌素类交叉过敏少等特点。代表药物有氨曲南（典）（aztreonam）和卡芦莫南（carumonam）。

第六节　β-内酰胺酶抑制剂及复方制剂

一、β-内酰胺酶抑制剂

β-内酰胺酶抑制剂（β-lactamase inhibitor）不是抗生素，但能通过抑制β-内酰胺酶而保护β-内酰胺类抗生素的活性。特点是：①本身没有或只有较弱的抗菌活性，与β-内酰胺类抗生素联合应用或组成复方制剂使用，可增强后者的药效；②对不产生酶的细菌无增强效果；③在与配伍的抗生素联合使用时，两药应有相似的药代动力学特征，有利于更好地发挥协同作用。代表药有克拉维酸（clavulanic acid，棒酸）、舒巴坦（sulbactam，青霉烷砜）、三唑巴坦（tazobactam，他唑巴坦）。代表复方见表35-4。

克拉维酸（典）

克拉维酸（clavulanic acid，棒酸）为氧青霉烷类广谱β-内酰胺酶抑制剂，是由链霉菌培养液中获得的β-内酰胺酶抑制剂，该药毒性低、抑酶谱广，但对各种β-内酰胺酶的抑制作用差别大。口服吸收好，且不受食物、牛奶和氢氧化铝等的影响。本品不能透过血脑屏障。与多种β-内酰胺类抗生素合用时，抗菌作用明显增强。

舒巴坦[典]

舒巴坦（sulbactam，青霉烷砜）为半合成 β-内酰胺酶抑制剂，化学稳定性优于克拉维酸，该药毒性低、抑酶谱广，对金黄色葡萄球菌与革兰氏阴性杆菌产生的 β-内酰胺酶有很强且不可逆的抑制作用，抗菌作用略强于克拉维酸，也需要与其他 β-内酰胺类抗生素合用以协同抗菌。

二、β-内酰胺类抗生素的复方制剂

多数 β-内酰胺类抗生素在临床上都是单独使用，但容易产生耐药性；有的药物单独使用在肾内被水解。为加强 β-内酰胺类抗生素的疗效及增强药物的稳定性，组成了多种复方制剂，现在临床普遍应用。β-内酰胺类抗生素的常用复方制剂见表 35-4。

总结记忆模块

1. 知识要点

1）β-内酰胺类抗生素药物结构的 β-内酰胺环与抗菌作用密切相关，若被破坏则抗菌活性降低甚至丧失。

2）本类药物为高效繁殖期杀菌药，通过抑制细菌细胞壁转肽酶，阻碍细胞壁合成和触发细菌自溶酶活性而杀菌，由于人和哺乳动物细胞无细胞壁，因此对人体毒性低。

3）青霉素类分天然青霉素及半合成青霉素，抗菌谱窄，主要针对革兰氏阳性球菌，以天然青霉素作用最强，最严重的不良反应为过敏性休克，一旦发生，注射肾上腺素抢救。

4）头孢菌素类分为 5 代，抗菌谱较青霉素广，主要用于革兰氏阴性杆菌及产酶革兰氏阳性菌感染，与青霉素有部分交叉过敏反应。

5）非典型 β-内酰胺类具有抗菌谱广、活性强及耐酶、低毒的特点。

6）β-内酰胺酶抑制剂，与其他 β-内酰胺类抗生素联合用于产酶菌感染。

2. 药物比较　　青霉素类抗生素的比较见表 35-5。

表 35-5　青霉素类抗生素的比较

特征	天然青霉素	半合成青霉素				
		耐酸	耐酶	广谱	抗铜绿广谱	抗 G^- 杆菌
G^- 菌	++++	++	+++	++	++	+
G^- 球菌	++++	++	–	++	++	+
G^- 杆菌	–	–	–	+++（铜绿–）	+++ （铜绿+++）	+++（铜绿–）
用途	链球菌感染 脑膜炎球菌及敏感菌感染引起的脑膜炎 螺旋体引起的感染	G^- 菌、G^- 球菌引起的轻度感染	耐青霉素的金黄色葡萄球菌感染	多用于 G^- 杆菌感染	铜绿假单胞菌等 G^- 杆菌感染	G^- 杆菌感染
代表药物	青霉素	青霉素 V 钾	苯唑西林	氨苄西林 阿莫西林	哌拉西林 羧苄西林	美西林

注：–表示无作用，+表示轻微作用，++表示作用一般，+++表示作用较强，++++表示作用很强

3. 复习记忆

（1）复习指南　从本章名称——“β-内酰胺类抗生素”记住本类药物的基本结构是β-内酰胺环。且该环被β-内酰胺酶破坏后，药物失去抗菌活性（细菌耐药的重要机制之一）。

从药物分类入手，记住本章的脉络，其中重点记住青霉素的抗菌谱、抗菌机制、临床应用、不良反应，从而了解青霉素的缺点，以此为切入点就能进一步地掌握半合成青霉素，并且将它们与青霉素进行比较记忆，参照表 35-5。而头孢菌素类与青霉素化学结构相似，理化特性相似，抗菌机制相同。具有抗菌谱广、杀菌力强、对胃酸及对β-内酰胺酶稳定、过敏反应少（与青霉素仅有部分交叉过敏现象）等优点。各代头孢菌素进行比较记忆，参照表 35-3。

（2）助记方法

1）归纳法：头孢菌素的开发主要是为了寻找对 G^- 菌作用更强的药物，各代头孢菌素特点的基本变化规律为抗菌谱、抗菌活性逐渐增大；对 β-内酰胺酶的稳定性逐渐增强；对肾的毒性逐渐减弱。因此第一代头孢菌素的特点最接近青霉素，第四代和第五代头孢菌素的抗菌谱最广，抗菌活性最强，对酶最稳定，没有肾毒性。各代头孢菌素与青霉素类均有部分交叉过敏现象。第一代主要用于耐青霉素 G 的金黄色葡萄球菌感染，第二代用于 G^- 菌感染，第三代用于多重严重耐药菌感染及 G^- 杆菌所致感染，第四代用于对第三代耐药的 G^- 杆菌所致的严重感染，第五代主要用于多重耐药或泛耐药菌引起的感染。

2）歌诀法：

青霉素

窄谱杀菌青霉素，竞争菌体转肽酶；
黏肽合成受干扰，阳性细菌最有效；
过敏反应危险大，一问二试三观察。

注：一问为询问过敏史；二试为用药前做皮肤过敏试验；三观察为用药后观察 30min。

拓展提高模块

1. 研究史话

青霉素的发现

青霉素的发现者是英国细菌学家弗莱明。1922 年，他发现人的眼泪、唾沫及感冒后的鼻涕里都含有一种能溶解细菌的物质，并为它取名为溶菌酶。弗莱明为了进一步研究溶菌酶的抗菌效果，需要纯化的细菌。1928 年夏天，弗莱明发现其中一只培养皿内的霉菌有点特别，霉菌周围没有细菌生长，但远处的细菌却正常生长。多年形成的科学素养让弗莱明觉得不该将这个奇怪的现象随便放过，他不仅保留了原始的培养皿，还拍了照，并就此进行深入的研究。他将这种奇特的霉菌孢子取出，单独培养，并在其周围划分扇形区，接种上不同的细菌，结果发现有的细菌生长，有的则不生长。他又将该霉菌种入液体培养基中，也发现有的细菌生长，有的不生长。分析后发现，该霉菌能杀死志贺菌属、白喉棒状杆菌、葡萄球菌、链球菌等凶猛的革兰氏阳性菌，而革兰氏阴性菌如痢疾杆菌、流感嗜血杆菌、伤寒沙门菌等都不受影响。根据长期研究溶菌酶的经验，弗莱明推断这种霉菌一定是产生了一种抗菌物质，而这种抗菌物质有可能成为杀灭细菌的有效药物。1929 年，弗莱明将这种抗生素命名为青霉素。

由于当时缺乏必要的实验条件及合作者，弗莱明未能将青霉素分离提纯出来进行临床试验，直到第二次世界大战爆发，巨大的战争伤亡对抗菌药物产生了迫切的需求，弗洛里和钱恩等 20 多名病理学家、生物学家、细菌学家、医学家经过一年的分工合作，才奠定了青霉素的治疗学基础。青霉素这种特效药花了近 10 年的时间才走完从发现到临床应用的过程。1945 年，弗莱明、弗洛里、钱恩三人分享了诺贝尔生理学或医学奖。

2. 知识拓展

滥用抗生素的恶果：后抗生素时代将到来

长期以来，滥用抗生素导致细菌耐药性增强，产生了所谓的“超级细菌”，现已成为全球医疗卫生领域面临的难题之一。

2008 年，一名印度籍瑞典男子在回新德里度假后出现尿路感染，这种常见病通常用上抗生素一周后会痊愈。但令医生始料未及的是，他们用遍了手头所有的抗生素却不见效。2008 年 1 月，从他的尿液中分离到一株肺炎克雷伯菌。后来发现，这株细菌对多种抗生素耐药，携带一种新的金属 β-内酰胺酶，被命名为 NDM-1。2010 年 8 月 11 日，英国《柳叶刀》发表称，在 37 名英国人体内发现了“NDM-1 超级细菌”，这种“超级细菌”具有超强的抗生素耐药性，并且有逐渐蔓延的趋势。β-内酰胺类抗生素一直被视为治疗严重感染的杀手锏，而碳青霉烯类抗生素更以其强大的抗菌优势成为对抗超广谱 β-内酰胺酶细菌的王牌抗生素之一。然而，“超级细菌”产生的金属 β-内酰胺酶却可以水解碳青霉烯类的抗生素，且活性不受克拉维酸等 β-内酰胺酶抑制剂的影响。除多黏菌素和替加环素两种抗生素外，该菌几乎对所有的抗生素都耐药。欧洲临床微生物和感染病学会预计，至少 10 年内没有抗生素可以“消灭”含 *NDM-1* 基因的细菌，甚至有学者将其称为“末日细菌”。

2015 年 1 月，世界卫生组织助理总干事福田敬二警告称，“超级细菌”对现代医学构成严峻考验，人类正进入“后抗生素时代”，即越来越多的细菌对抗生素产生耐药性，全球将面临抗菌药品无效，好像又回到了以前没有抗生素的时代一样。故需要人们珍惜现有的抗菌药物，合理使用抗菌药物，用对药量和疗程，能用低端抗菌药物治好就尽量不用高端新药，这些措施虽然不能遏制已经出现的耐药菌，但可以延缓新耐药菌的出现，为开发新药留出时间。

3. 问题与思考

口服青霉素是否要做皮试？

医务人员使用药品的权威依据有：①药品说明书；②《中华人民共和国药典临床用药须知》（以下简称《临床用药须知》）；③国家卫生和计划生育委员会或临床各专业学科统一发布的“指导原则”“诊疗规范”等。阿莫西林等青霉素类药的口服制剂说明书和《临床用药须知》都要求，使用青霉素类药前均须做青霉素皮肤试验，阳性反应者禁用；国卫办医发〔2015〕43 号《抗菌药物临床应用指导原则》要求：无论采用何种给药途径，用青霉素类抗菌药物前必须详细询问患者有无青霉素类过敏史、其他药物过敏史及过敏性疾病史，并须先做青霉素皮肤试验。口服青霉素类药引起的过敏反应已有多篇报道，严重者也有致死的。不仅口服药能过敏，甚至有文献报道，有患者自行使用青霉素类滴眼液治疗眼病，发生急性过敏反应而致死。为此，《抗菌药物临床应用指导原则》还强调，青霉素类等易产生过敏反应的药物不可局部应用。

因此，青霉素类口服制剂用药前必须做皮试，阳性者禁用。在使用前也必须按照常规详细询问过敏史，确为青霉素过敏者禁用。首次使用必须在医院做皮试，结果为阴性方可服用，间隔一段时间后再次使用也必须在医生指导下服用后观察半小时再离院。

（孙晓菲 解宇环）

第三十六章　大环内酯类及林可霉素类抗生素

基本知识模块

第一节　大环内酯类抗生素

大环内酯类（macrolides）因分子中含有一个14～16元大环内酯环结构而得名。按其来源可分为天然和半合成两大类；按化学结构可分为14元环、15元环和16元环三类；按其发展情况可分为三代。

红霉素（典）（基）

红霉素（erythromycin）是1952年从红色链霉菌（*Streptomyces erythreus*）培养液中提取的14元环白色碱性晶体抗生素，为第一代的代表药物。

【体内过程】红霉素不耐酸，口服其耐酸制剂后在小肠上部吸收，可维持6～12h，$t_{1/2}$约为2h。红霉素可广泛分布于各组织和体液中，在扁桃体、内耳渗出液、肺组织、痰液、胸腹水、前列腺中可达有效抗菌浓度，不易透过血脑屏障，但脑膜有炎症时，可进入脑脊液，主要在肝内代谢，经胆汁排泄，可形成肝肠循环，仅少量（2.5%～15%）由尿排泄。

【抗菌作用】对金黄色葡萄球菌、肺炎链球菌、白喉棒状杆菌、梭状芽孢杆菌、李斯特菌等革兰氏阳性菌、厌氧菌、支原体及衣原体等有强大的抗菌作用，革兰氏阳性菌体内药物蓄积量约为阴性菌的100倍，故对革兰氏阳性菌作用强。对部分革兰氏阴性菌，如淋球菌、流感嗜血杆菌、百日咳鲍特菌、军团菌等有抑制作用；但大部分金黄色葡萄球菌对红霉素可产生耐药性，对肠道革兰氏阴性杆菌不敏感。

【抗菌机制】与细菌核糖体的50S亚基结合，抑制肽酰转移酶，使肽链延伸受阻从而抑制细菌蛋白质的合成。

【临床应用】

1）作为青霉素过敏患者的替代药物，用于以下感染：①A组溶血性链球菌、肺炎链球菌敏感株所致的咽炎，扁桃体炎，鼻窦炎，中耳炎及轻、中度肺炎；②敏感溶血性链球菌引起的猩红热及蜂窝织炎；③白喉及白喉带菌者；④气性坏疽；⑤梅毒、李斯特菌病；⑥心脏病及风湿热患者预防细菌性心内膜炎和风湿热。

2）治疗军团菌性肺炎。

3）衣原体属、支原体属等所致的呼吸道及泌尿生殖系统感染。

4）其他：口腔感染、空肠弯曲菌肠炎、百日咳。

5）眼膏剂：主要用于治疗沙眼、结膜炎及角膜炎。

【不良反应】

1. 局部刺激　大剂量口服可出现胃肠道反应，如恶心、呕吐、腹痛和腹泻；静注乳糖酸盐可发生血栓性静脉炎。

2. 肝毒性　大剂量及长期应用尤其是红霉素酯化物时可引起肝损害，如转氨酶升高、肝肿大及胆汁淤积性黄疸等，肝病患者和妊娠期患者不宜应用红霉素酯化物。肝损害患者如有指征应用时，须适当减量并定期复查肝功能。

3. 过敏反应　偶见药热、皮疹、荨麻疹等。

4. 其他　偶可引起心律失常，避免与特非那定合用，以免引起心脏不良反应。

其他第一代大环内酯类还有麦迪霉素、乙酰麦迪霉素、螺旋霉素、乙酰螺旋霉素、交沙霉素、吉他霉素等，基本为16元环类，由于性质不稳定、抗菌谱窄和耐药率高，现已少用。

阿奇霉素（典）（基）

阿奇霉素（azithromycin，阿奇红霉素）是15元环半合成第二代大环内酯类抗生素，与红霉素比较：①抗菌谱较红霉素广，对革兰氏阴性菌的作用强于红霉素；②对肺炎支原体的作用很强，对流感嗜血杆菌和淋球菌、弯曲菌的作用也较强；③对金黄色葡萄球菌、肺炎链球菌、链球菌的抗菌活性弱于红霉素；④口服吸收分布广泛，扁桃体、肺及前列腺、泌尿生殖系统组织的药物浓度远高于血药浓度而达有效浓度，并在组织中缓慢消除；⑤$t_{1/2}$可长达35～48h，大部分以原型自胆汁排泄，小部分（12%）由尿排出；⑥不良反应发生率较红霉素低，有胃肠道反应，偶见肝功能异常及外周白细胞下降等。适用于敏感菌所致的呼吸道、皮肤软组织感染，以及衣原体引起的泌尿道感染和宫颈炎等。

克拉霉素（典）（基）

克拉霉素（clarithromycin）也称甲红霉素，是14元环第二代半合成大环内酯类抗生素。用甲氧基取代红霉素内酯环6位羟基，使其对酸稳定性和抗菌活性均明显提高。与红霉素比较：①抗菌活性高，对革兰氏阳性菌、军团菌、肺炎衣原体作用为大环内酯类中最强者，对沙眼衣原体、肺炎支原体和流感嗜血杆菌、厌氧菌的作用也强于红霉素；②PAE明显，对金黄色葡萄球菌和链球菌的PAE比红霉素长3倍；③对酸稳定；④口服吸收较红霉素完全，不受食物影响；⑤首过消除明显，生物利用度仅为55%；⑥$t_{1/2}$为3.5～4.9h；⑦不良反应发生率较低，主要是胃肠道反应，暂时性转氨酶升高，偶见皮疹、皮肤瘙痒等，停药后可恢复。主要用于敏感菌引起的呼吸道感染、泌尿生殖系统感染及皮肤软组织感染的治疗。克拉霉素与质子泵抑制剂、甲硝唑或阿莫西林联合应用，可用于治疗幽门螺杆菌感染。

罗红霉素（典）（基）

罗红霉素（roxithromycin，罗得力）为14元环第二代半合成大环内酯类抗生素。与红霉素比较：①抗菌谱相似，对革兰氏阳性菌和厌氧菌的作用与红霉素相近，对肺炎支原体、衣原体有较强的作用，但对流感嗜血杆菌的作用较红霉素弱；②耐酸，口服生物利用度较高（72%～85%）；③$t_{1/2}$为8.4～15.5h；④不良反应少，偶见皮疹、皮肤瘙痒、头痛、头昏等。临床用于上、下呼吸道感染及皮肤软组织感染治疗，也可用于非淋球菌性尿道炎的治疗。

细菌对大环内酯类的耐药性日益严重，促使人们加紧开发第三代药物。现已上市的有泰利霉素和喹红霉素（见本章“知识拓展”）。

第二节　林可霉素类抗生素

林可霉素类抗生素包括了林可霉素及克林霉素，林可霉素[基]（lincomycin，洁霉素）是自链霉菌变种的发酵液中提取的。克林霉素[典]（clindamycin，氯林霉素，氯洁霉素）是林可霉素的半合成衍生物。

【体内过程】林可霉素口服吸收差，生物利用度低（20%～30%），吸收受食物影响，$t_{1/2}$为4～6h；克林霉素口服吸收迅速完全，生物利用度为87%，$t_{1/2}$为2～2.5h。吸收后，两药均可广泛分布，在大多数组织中可达有效浓度，骨组织（尤其是骨髓中）、胆汁中的药物浓度较高，能透过胎盘、乳汁，不能透过正常血脑屏障，主要在肝内代谢，90%经尿排出。

【抗菌作用】其抗菌谱包括：①革兰氏阳性菌，包括耐青霉素G金黄色葡萄球菌、各型链球菌、肺炎链球菌和白喉棒状杆菌等，均有很强的抗菌活性；②厌氧菌，对多数厌氧菌包括脆弱拟杆菌有很强的抗菌活性；③革兰氏阴性菌，对脑膜炎球菌、淋球菌、流感嗜血杆菌有一定作用，但对肠球菌、革兰氏阴性杆菌无效。

【抗菌机制】本类药物作用机制及作用靶点与红霉素相同。

【临床应用】临床使用克林霉素明显多于林可霉素。克林霉素及林可霉素适用于敏感厌氧菌及需氧菌（肺炎链球菌、A组溶血性链球菌及金黄色葡萄球菌等）所致的下列感染：①是金黄色葡萄球菌引起骨髓炎的首选治疗药物；②下呼吸道感染，包括肺炎、脓胸及肺脓肿；但目前肺炎链球菌等细菌对其耐药性高；③腹腔及妇产科感染，如腹膜炎、腹腔脓肿、子宫内膜炎，妇产科及腹腔感染需同时与抗需氧革兰氏阴性菌药物联合应用；④皮肤、关节及软组织感染，败血症、心内膜炎等。

【不良反应与应用注意】

1. 胃肠道反应　两药口服或肌注均可产生胃肠道反应，以口服较为常见，但较轻微，仅是食欲减退、恶心、呕吐、胃部不适和腹泻。

2. 二重感染　长期使用可发生伪膜性肠炎，口服给药发生率比静脉给药高3～4倍，如有可疑应及时停药并用万古霉素或甲硝唑治疗。

3. 变态反应　偶见皮疹、药热、皮肤瘙痒。

4. 其他　具体如下：①本类药物有神经肌肉阻滞作用，应避免与其他神经肌肉阻断药合用。②肝功能损害患者尽量避免使用该类药物，确有应用指征时宜减量应用。③肾功能损害患者，林可霉素须减量；严重肾功能损害时，克林霉素也须调整剂量。④不推荐用于新生儿。⑤妊娠期患者确有指征时慎用，哺乳期患者用药期间应暂停哺乳。⑥前列腺增生老年男性患者使用剂量较大时，偶可出现尿潴留。⑦不宜与红霉素合用。

总结记忆模块

1. 知识要点

1）大环内酯类能与细菌核糖体的50S亚基结合，抑制转肽作用和抑制mRNA的位移，从而抑制细菌蛋白质的合成，代表药物红霉素对多种革兰氏阳性球菌和杆菌、革兰氏阴性菌球菌和杆菌、螺旋体、肺炎支原体及螺杆菌、立克次体、衣原体也有抑制作用。

2）克林霉素的体外抗菌活性优于林可霉素，该类药物对革兰氏阳性菌及厌氧菌具良好抗菌活性。

2. 药物比较　大环内酯类抗生素的作用比较见表 36-1。

表 36-1　大环内酯类抗生素的作用比较

药物	G^+球菌	G^+杆菌	G^-球菌		螺旋体	支原体	衣原体
			流感嗜血杆菌	军团菌			
红霉素	+	+	±	+	+	+	+
克林霉素	↑*	+	↑	↑*	+	+	+ 肺炎衣原体*
阿奇霉素	↓	+	↑	+	+	↑ 肺炎支原体*	↑

注：+表示有作用；±表示偶见；↑表示作用强于红霉素；↓表示作用弱于红霉素；*表示本类药物中最强

3. 复习记忆

（1）复习指南　大环内酯类是主要作用于革兰氏阳性菌的抗生素，常作为青霉素过敏者的替代药物。在前面学习青霉素的基础上，比较其与青霉素的抗菌谱、抗菌机制及作用特点就易掌握本类药物。

（2）助记方法　歌诀法。

大环内酯类

大环内酯抗阳好，厌氧四体也有效；
胆汁前列浓度高，红霉效强为代表；
螺旋麦迪与交沙，不良反应比红少。

拓展提高模块

1. 研究史话

红霉素的发现与发展

红霉素是第一个大环内酯类抗生素，由美国礼来（Lilly）公司开发上市。1949 年，礼来公司收到了前员工——菲律宾科学家 Abelardo Aguilar 从当地寄来的一些土壤样品，公司的研究团队在 J. M. McGuire 带领下，从样品中的一种 *Streptomyces erythreus* 菌株的代谢物中发现并分离了红霉素。礼来公司就此申报了专利，并获得授权。1952 年，红霉素正式上市，商品名为 ilosone，取名于土壤样品所在地——菲律宾的 Iloilo。

红霉素由于对耐药的金黄色葡萄球菌、肺炎链球菌、溶血性链球菌等有效而被推荐用于临床。1965 年，D. R. Harris 等报道了红霉素的立体构型；1979 年，E. J. Corey 首先完成了该化合物的全合成，并确定了其化学结构。在此基础上人们开发出了其他第一代大环内酯类抗生素。为克服第一代药物化学性质不稳定、抗菌谱窄、耐药率高、胃肠道反应严重等缺点，20 世纪 80 年代后，通过对红霉素进行结构改造，开发出克拉霉素、阿奇霉素等第二代药物，它们对酸的稳定性有所提高，抗菌谱有所扩展，但耐药性无明显改善。90 年代以来，为改善本类药物的耐药性，扩大其抗菌谱，开发出了泰利霉素、喹红霉素为代表的第三代药物。目前在临床使用的大环内酯类抗生素已有 20 余种，研究者还发现了其具有多种非抗菌作用。

2. 知识拓展

大环内酯类的非抗菌作用

近年来越来越多的基础和临床研究结果表明，大环内酯类除抗菌作用外，还具有多方面的非抗菌作用，主要包括以下 5 个方面。①抗炎：通过抑制中性粒细胞浸润及弹性蛋白酶产生、提高自然杀伤细胞活性、抑制炎性细胞及其细胞因子和炎性介质释放等机制发挥抗炎作用。②调节气道分泌：气道黏液高分泌是多种慢性气道疾病的重要特征，可导致气流受限、纤毛黏液转运功能降低及反复的呼吸道感染；体内外试验均证实大环内酯类可以抑制黏液高分泌；大环内酯类通过抑制气道黏液高分泌、促进支气管上皮细胞纤毛运动、改善多种慢性气道疾病的气道功能，减少呼吸道感染的反复发生。③免疫调节：大环内酯类即使在 MIC 以下仍能干扰细菌蛋白质合成，且对大环内酯类耐药的铜绿假单胞菌也同样具有此活性，表明此类药物的抗微生物效应并非依赖其直接的抗菌活性，作用机制与抑制微生物黏附、阻断细菌毒性因子作用、减少细菌外毒素、生物膜或酶生成等免疫调节作用有关，是一种间接效应。④激素节省效应：大环内酯类能减少激素依赖或抵抗性哮喘激素的用量，减轻激素的不良反应。大环内酯类还可以部分提高慢性阻塞性肺疾病对糖皮质激素的敏感性，也可恢复吸烟患者的激素敏感性。⑤抗病毒：多项研究显示，大环内酯类对鼻病毒和流感病毒感染的动物模型有治疗作用，机制是通过抑制细胞间黏附分子-1 上调，还能抑制病毒感染触发的促炎性细胞因子生成。

酮内酯类抗生素

酮内酯类抗生素是将大环内酯进行结构改造得到的一类新抗生素，其结构在 3 位引入酮基，代替中性糖基，提高了对弱酸环境的稳定性。由于结构的改变，该类药物的抗菌作用增强，尤其对呼吸道感染病原菌耐药者的抗菌活性明显增强。代表药有泰利霉素和喹红霉素，作用机制同红霉素。泰利霉素对耐大环内酯的肺炎链球菌、流感、黏膜炎莫拉菌等有较强的抗菌活性。此外，对副流感嗜血杆菌、酿脓链球菌、衣原体、支原体、军团菌等也具有较高的活性。

3. 问题与思考

大环内酯类药物抗生素的共同点有哪些？

共同点：①抗菌谱窄，比青霉素略广，主要作用于需氧革兰氏阳性菌和阴性球菌、厌氧菌，以及军团菌、胎儿弯曲菌、衣原体和支原体等；②细菌对本类各药间有不完全交叉耐药性；③在碱性环境中抗菌活性较强，治疗尿路感染时常需碱化尿液；④口服后不耐酸，酯化衍生物可增加口服吸收；⑤血药浓度低，组织中浓度相对较高，痰、皮下组织及胆汁中明显超过血药浓度；⑥不易透过血脑屏障；⑦主要经胆汁排泄，进行肝肠循环；⑧毒性低微，口服后的主要副作用为胃肠道反应，静脉注射易引起血栓性静脉炎。

（段小花　代　蓉）

第三十七章　氨基糖苷类及多肽类抗生素

基本知识模块

第一节　氨基糖苷类抗生素

氨基糖苷类（aminoglycosides）抗生素，因其分子结构得名，即由氨基糖与氨基环醇缩合成苷。包括两大类：一类为天然氨基糖苷类，另一类为半合成氨基糖苷类。天然来源的包括链霉素、卡那霉素、妥布霉素、新霉素等，半合成品包括阿米卡星、奈替米星等。属于静止期杀菌药。

一、氨基糖苷类抗生素的共性

【体内过程】此类药物极性大，口服难以吸收，可用于肠道消毒，全身作用需采用肌内注射，吸收迅速（0.5～2h 可达峰值）而完全。该类药物不良反应较为严重，一般不主张静脉注射。血浆蛋白结合率低，穿透力较弱，主要集中分布在细胞外液，可在内耳内、外淋巴液及肾皮质聚集，是该类药物导致耳毒性及肾毒性的重要原因。可透过胎盘屏障。在体内不代谢，主要以原型经肾小球滤过，故肾功能不全时慎用。

【抗菌谱】氨基糖苷类抗生素对各种需氧 G^-杆菌具有强大的抗菌活性，包括大肠埃希菌、变形杆菌属、肠杆菌属、柠檬酸杆菌属、铜绿假单胞菌属、克雷伯菌属及志贺菌属等；同时对沙门菌属、产碱杆菌属、嗜血杆菌属及不动杆菌属也有一定的抗菌作用；对 G^-球菌，如淋球菌、脑膜炎球菌作用较差；对肠球菌和厌氧菌不敏感；链霉素、卡那霉素对结核分枝杆菌有效。

【抗菌机制】氨基糖苷类主要是抑制细菌蛋白质合成，同时破坏细菌细胞膜的完整性。本类药物对蛋白质合成的阻滞包括：①抑制 70S 始动复合物的形成，使蛋白质合成在早期即终止；②选择性地与 30S 亚基上的靶蛋白 P_{10} 结合，使 A 位扭曲变形，造成 mRNA 上密码出现错误，将错误的氨基酸掺入肽链，导致合成无功能的蛋白质；③阻止终止因子 R 进入 A 位，使已形成的肽链不能释放，70S 核糖体不能解离。由于对蛋白质合成中始动、延伸、终止三个阶段均有作用，可造成细菌体内核糖体耗竭，细菌死亡。

【抗菌特点】静止期快速杀菌药。其特点为：①杀菌速率和杀菌持续时间与浓度呈正相关；②仅对需氧菌有效，对厌氧菌无效；③PAE 长，且持续时间与浓度呈正相关；④具有初次接触效应（first exposure effect，FEE），即细菌首次接触氨基糖苷类时，能被迅速杀死；⑤在碱性环境中抗菌活性增强。

【耐药性】细菌对本类抗生素易产生耐药性。链霉素与庆大霉素、卡那霉素、新霉素之间有单向交叉耐药性。其耐药机制包括：①产生钝化酶（modifying enzyme），使药物灭活。包括乙酰化酶（acetylase）、腺苷化酶（adenylase）和磷酸化酶（phosphorylase），可分别将乙酰基、腺苷、磷酸连接到氨基糖苷类抗生素的氨基或羟基上，使药物不能与核糖体结合而失效。此为该类药耐药性的主要机制。这三类灭活酶可根据其作用部位不同分为若干亚型，不同类型的酶可以灭活不同的氨基糖苷类抗生素，有的可灭活多种药物，有的仅灭活少数药物。因此，氨基糖苷类抗生素间有的出现交叉耐药性，有的不出现交叉耐药性。②膜通透性的改变。外膜膜孔蛋白结构的改变，降低了对氨基糖苷类抗生素的通透性，菌体内药物浓度下降。③基因突变。导致受体蛋白在30S核糖体亚单位缺失或改变，致使对链霉素的亲和力降低而耐药。

【不良反应及用药注意】氨基糖苷类的任何品种均具肾毒性、耳毒性和神经肌肉阻滞作用，因此用药期间应监测肾功能（尿常规、血尿素氮、血肌酐），严密观察患者听力及前庭功能，注意观察神经肌肉阻滞症状。一旦出现上述不良反应先兆时，须及时停药。需注意局部用药时也有可能发生上述不良反应。由于其明显的耳、肾毒性反应，上、下呼吸道细菌性感染，单纯性上、下尿路感染初发病例不宜选用此类药物治疗。新生儿、妊娠期和哺乳期患者应尽量避免使用本类药物，婴幼儿、老年患者应慎用该类药物，如确有应用指征，有条件的应进行血药浓度监测。本类药物不可用于眼内或结膜下给药，因其可能引起黄斑坏死。避免与其他有耳毒性的药物合用，如呋塞米、万古霉素、甘露醇等。

1. 耳毒性　包括前庭功能障碍和耳蜗听神经功能损伤：①前庭功能障碍，表现为眩晕、恶心、呕吐、眼球震颤和共济失调，其发生率依次为新霉素（已少用）＞卡那霉素＞链霉素＞庆大霉素＞妥布霉素＞奈替米星；②耳蜗神经功能损伤，表现为耳鸣、听力减退、甚至耳聋，其发生率依次为新霉素＞卡那霉素＞阿米卡星＞庆大霉素＞妥布霉素＞链霉素＞依替米星。此类药物应避免与其他耳毒性药物合用，如高效利尿药、红霉素、万古霉素等；并避免与有镇静作用的药物合用，以免掩盖耳毒性症状。

2. 肾毒性　此类药物经肾小球滤过，对肾组织有极高的亲和力，可大量聚集在肾皮质，导致肾小管特别是近曲小管上皮细胞溶酶体破裂、线粒体损害、钙调节转运过程受阻，轻则引起肾小管肿胀，重则产生急性坏死。临床表现为蛋白尿、管型尿、血尿等，严重时可导致无尿、氮质血症和肾衰。其发生率依次为新霉素＞卡那霉素＞妥布霉素＞链霉素＞奈替米星＞依替米星。临床使用中应避免与有肾毒性的药物合用，如呋塞米、万古霉素、磺胺类及注射用第一代头孢菌素等。肾功能减退患者应用本类药物时，需根据其肾功能减退程度减量给药，并应进行血药浓度监测，调整给药方案，实现个体化给药。

3. 神经肌肉阻滞　氨基糖苷类抗生素可与突触前膜钙结合部位结合，抑制神经末梢乙酰胆碱的释放。该作用与剂量及给药途径有关，常见于静脉滴注速度过快、大剂量胸膜内或腹膜内给药后。本类药物引起神经肌肉阻滞的严重程度顺序依次为新霉素＞链霉素＞卡那霉素＞奈替米星＞阿米卡星＞庆大霉素＞妥布霉素＞依替米星。此毒性反应常被误诊为过敏性休克，抢救时应立即静脉注射钙剂和新斯的明。临床用药应避免合用神经肌肉阻断药。血钙过低、重症肌无力患者禁用或慎用。

4. 过敏反应　氨基糖苷类可以引起嗜酸性粒细胞增多、各种皮疹、发热等过敏症状，也可引起严重过敏性休克，尤其是链霉素引起的过敏性休克发生率仅次于青霉素G，应引起警惕。一旦发生过敏性休克，应立即停药，防治措施同青霉素。

【临床应用】

1）中、重度肠杆菌科细菌等G^-杆菌感染。

2）中、重度铜绿假单胞菌感染。治疗此类感染常需与具有抗铜绿假单胞菌作用的β-内酰胺类或其他抗菌药物联合应用。

3）严重葡萄球菌属、肠球菌属或鲍曼不动杆菌感染的联合用药之一（非首选）。

4）消化道感染及肠道术前准备，常口服新霉素。

5）局部感染（制成外用软膏、眼膏、冲洗液等）。

6）结核病。链霉素、阿米卡星和卡那霉素可用于结核病联合疗法。

7）肠道隐孢子虫病。可用巴龙霉素。

二、常用药物

临床常用的氨基糖苷类抗菌药物主要有：①对肠杆菌科和葡萄球菌属细菌有良好抗菌作用，但对铜绿假单胞菌无作用者，如链霉素、卡那霉素等。其中链霉素对葡萄球菌等革兰氏阳性球菌作用差，但对结核分枝杆菌有强大作用。②对肠杆菌科细菌和铜绿假单胞菌等革兰氏阴性杆菌具强大抗菌活性，对葡萄球菌属也有良好作用者，如庆大霉素、妥布霉素、奈替米星、阿米卡星、异帕米星、小诺米星、依替米星。③抗菌谱与卡那霉素相似，由于毒性较大，现仅供口服或局部应用者，有新霉素与巴龙霉素，后者对阿米巴原虫和隐孢子虫有较好作用。此外尚有大观霉素，用于单纯性淋病的治疗。

所有氨基糖苷类药物对肺炎链球菌、A组溶血性链球菌的抗菌作用均差。

庆大霉素（典）（基）

庆大霉素（gentamicin）由放线菌属小单胞菌培养液中提得。口服难吸收，常采用肌内注射，1h可达峰值。半衰期为4h，肾皮质处易聚集，数倍于血浆浓度。

广泛用于治疗敏感菌的感染：①治疗G^-杆菌感染，尤其对沙雷菌属作用更强，为氨基糖苷类中的首选药。②与青霉素或其他抗生素合用，协同治疗严重的肺炎链球菌、铜绿假单胞菌、肠球菌、葡萄球菌、草绿色链球菌、布鲁氏菌感染。③口服可用于肠道感染或肠道术前准备；还可局部用于皮肤、黏膜表面感染，眼、耳、鼻部感染，但可致光敏反应。不良反应主要有耳毒性、肾毒性、神经肌肉阻滞，偶可见过敏反应。主要为前庭神经功能损害。

链霉素（典）

链霉素（streptomycin）是由链霉菌培养液提取而得。链霉素对多数革兰氏阴性菌有强大的抗菌作用，但因毒性与耐药性问题，限制了它的临床应用。

临床首选用于治疗鼠疫与土拉菌病（兔热病），与四环素联合用药已成为目前治疗鼠疫最有效的手段；与四环素合用治疗布鲁菌病；可与青霉素合用，治疗溶血性链球菌、草绿色链球菌和肠球菌引起的心内膜炎。还可用于多重耐药的结核病（见第四十章）。

不良反应有头痛、头晕、呕吐、耳鸣、平衡失调和眼球震颤，多是可逆的。严重者可致永久性耳聋。对肾的毒性为氨基糖苷类中最轻者，但肾功能不全者仍应慎用。

卡那霉素（典）

卡那霉素（kanamycin）口服吸收极差，肌内注射易吸收。在胸腔液和腹腔液中分布浓度较高。对多数常见 G^-菌和结核分枝杆菌有效，目前仅与其他抗结核药物合用，以治疗对一线药物有耐药性的结核病患者。也可口服用于肝昏迷或腹部术前准备的患者。

阿米卡星（典）（基）

阿米卡星（amikacin，丁胺卡那霉素）是卡那霉素的半合成衍生物。肌内注射，主要分布于细胞外液，不易透过血脑屏障。是抗菌谱最广的氨基糖苷类抗生素。其突出的优点是对肠道 G^-杆菌和铜绿假单胞菌所产生的多种氨基糖苷类灭活酶稳定，故对耐药菌感染仍能有效控制，常作为首选药。本品的另一个优点是与β-内酰胺类联合可获协同作用。

妥布霉素（典）

妥布霉素（tobramycin）抗菌作用与庆大霉素相似，特点是抗铜绿假单胞菌的作用较后者强。本品有较长的抗生素后效应。用途同庆大霉素，多用于铜绿假单胞菌感染或需较长时间用药者。

奈替米星（典）

奈替米星（netilmicin）抗菌作用同庆大霉素，对耐药的革兰氏阴性杆菌和耐药金黄色葡萄球菌仍有效。用于敏感菌所致的胸膜及肺部、泌尿道、肠道、皮肤软组织的感染。偶可引起头痛、视力模糊、恶心、呕吐等。

依替米星（典）

依替米星（etimicin）抗菌谱广，对大部分 G^+菌和 G^-菌有良好的抗菌活性。抗菌活性强，对产生青霉素酶的部分葡萄球菌和部分低水平耐甲氧西林的葡萄球菌也有一定的抗菌活性。是氨基糖苷类药物中不良反应发生率最低的药物。

第二节　多肽类抗生素

糖肽类

糖肽类抗生素包括万古霉素（vancomycin）、去甲万古霉素（demethylvancomycin）、替考拉宁（teicoplanin）等。

【体内过程】该类药物口服不吸收，肌注可引起剧烈疼痛和组织坏死，故一般采用静脉给药。可分布到各组织和体液，可透过胎盘，但难透过血脑屏障和血眼屏障，炎症时透入增多，可达有效浓度。万古霉素和去甲万古霉素血浆 $t_{1/2}$ 约为 6h。药物 90%以上经肾排泄，肾功能不全者 $t_{1/2}$ 可延长。

【抗菌作用及作用机制】对革兰氏阳性菌有抗菌活性，包括甲氧西林耐药葡萄球菌属、JK 棒状杆菌、肠球菌属、李斯特菌属、链球菌属、梭状芽孢杆菌等。该类药阻断细胞壁合成。与细胞壁前体肽聚糖结合，造成细胞壁缺陷而杀灭细菌，尤其对生长繁殖期的细菌呈现快速杀菌作用，为繁殖期杀菌药。大多数革兰氏阴性菌对该药产生耐药性，但与其他抗生素无交叉耐药性。

【临床应用】

1）耐药革兰氏阳性菌所致的严重感染，包括 MRSA（耐甲氧西林金黄色葡萄球菌）

或 MRCNS（耐甲氧西林凝固酶阴性葡萄球菌）、氨苄西林耐药肠球菌属及耐青霉素肺炎链球菌所致感染；也可用于对青霉素类过敏患者的严重革兰氏阳性菌感染。替考拉宁不用于中枢神经系统感染。

2）粒细胞缺乏症并高度怀疑革兰氏阳性菌感染的患者。

3）万古霉素尚可用于脑膜炎败血黄杆菌感染的治疗。

4）口服万古霉素或去甲万古霉素，可用于重症或经甲硝唑治疗无效的艰难梭菌肠炎患者。

5）万古霉素或去甲万古霉素通常不用于手术前预防用药。但在 MRSA 感染发生率高的医疗单位及/或一旦发生感染后果严重的情况，如某些脑部手术、心脏手术、全关节置换术，也有主张（去甲）万古霉素单剂预防用药。

【不良反应和应用注意】本类药物具一定肾、耳毒性，用药期间应定期复查尿常规与肾功能，监测血药浓度，注意听力改变，必要时监测听力。应避免将本类药物与各种肾毒性、耳毒性药物合用。妊娠期患者应避免应用。与麻醉药合用时，可能引起血压下降。静脉注射过快，易出现心动过速、皮肤潮红、红斑或荨麻疹等过敏症状，称“红人综合征”。

多黏菌素类

多黏菌素类是从多黏芽孢杆菌培养液中提取出的一组多肽类抗生素，有 6 种成分（A、B、C、D、E、M）。临床常用的是多黏菌素 B（polymyxin B）、多黏菌素 E（colistin，抗敌素）等，多为硫酸盐制剂。

【体内过程】本类药口服不吸收，但盐酸多黏菌素 M 吸收好。多黏菌素 E 在肺、肾、肝及脑组织中的浓度比多黏菌素 B 高，体内代谢较慢，主要经肾排泄，尿排泄率可达 60%，$t_{1/2}$ 约为 6h，儿童较短，为 1.6～2.7h。肾功能不全者，$t_{1/2}$ 会大大延长。

【抗菌作用及作用机制】窄谱抗菌药。对繁殖期和静止期细菌均有杀菌作用。多黏菌素 B 的抗菌活性稍高于多黏菌素 E。对需氧革兰氏阴性杆菌包括铜绿假单胞菌的作用强，如大肠埃希菌、克雷伯菌、沙门菌属、真杆菌属、流感嗜血杆菌、百日咳鲍特菌、志贺菌和铜绿假单胞菌有效，除脆弱拟杆菌外，其他类杆菌也较敏感。与利福平、磺胺类和 TMP 合用具有协同抗菌作用。

作用于细菌细胞膜，增加膜通透性，导致细菌细胞内重要物质外漏而造成细胞死亡。与两性霉素 B、四环素类药合用可增强其抗菌作用。

【临床应用】因此类药物肾毒性明显，故很少全身用药，主要供局部应用。近年来随着多重耐药及泛耐药革兰氏阴性菌日益增多，本类药物临床使用逐渐增加。但须注意，使用时应严格掌握使用指征，一般不作为首选用药。

1）多黏菌素 B 及多黏菌素 E 注射剂适用于：①铜绿假单胞菌所致的严重感染，必要时可与其他抗菌药物联合使用。目前在多数情况下，铜绿假单胞菌感染的治疗已被其他毒性较低的抗菌药物所替代，偶有对其他药物均耐药的菌株所致严重感染仍可考虑选用本品。②碳青霉烯类耐药的肠杆菌科细菌及碳青霉烯类耐药不动杆菌属等泛耐药革兰氏阴性菌所致各种感染。当其他抗菌药物治疗无效时，可选用本品治疗。

2）局部应用。目前多黏菌素类可局部用于创面感染或呼吸道感染气溶吸入。

3）肠道清洁。口服用作结肠手术前准备，或中性粒细胞缺乏患者清除肠道细菌，降低细菌感染发生率。

4）口服可用于小儿大肠埃希菌的肠炎及其他敏感菌所致肠道感染。

【不良反应和应用注意】此类药物肾毒性发生率高，应用超过推荐剂量可引起急性肾小管坏死、少尿和肾功能衰竭。剂量不宜过大，疗程不宜超过 14d，疗程中定期复查尿常规及肾功能。但治疗泛耐药菌株感染时剂量通常需更大。因此肾功能不全者不宜选用，孕妇避免应用。与氨基糖苷类、万古霉素等其他肾毒性药物合用，可加重本品的肾毒性。此类药物还可引起不同程度的精神、神经毒性反应，也可引起可逆性神经肌肉阻滞，不宜与肌肉松弛剂、麻醉剂等合用，以防止发生神经肌肉接头阻滞，如发生神经肌肉阻滞，使用新斯的明治疗无效，只能采用人工呼吸，钙剂可能有效。可引起瘙痒、皮疹和药热等变态反应。

复习记忆模块

1. 知识要点

1）氨基糖苷类抗生素抗菌谱较广，主要用于革兰氏阴性杆菌引起的全身感染，是临床上常见的杀菌剂，具有初次接触效应。

2）抗菌机制为阻碍细菌蛋白质合成及破坏细菌细胞膜完整性。

3）主要不良反应为耳毒性、肾毒性、神经肌肉阻滞作用及过敏反应，使用需谨慎。

2. 药物比较　常用氨基糖苷类药物比较见表 37-1。

表 37-1　常用氨基糖苷类药物比较

药名	作用	应用	不良反应				
			第八对神经损害		肾损害	神经肌肉阻滞	过敏及其他
			前庭	耳蜗			
庆大霉素	对革兰氏阴性杆菌包括铜绿假单胞菌抗菌活性强，对耐药金黄色葡萄球菌也有效	敏感菌所致的感染	++	+	++	+	±
链霉素	抗菌谱较窄，对多数革兰氏阴性菌有较强的抗菌作用，对结核分枝杆菌作用强	鼠疫与兔热病的首选药，与其他药合用治疗结核病	+++	+	+	++	++ 发生率较青霉素低，但死亡率较后者高
阿米卡星	为卡那霉素的半合成衍生物。抗菌谱与庆大霉素相似，对耐药菌仍有抗菌作用	需氧革兰氏阴性杆菌所致感染及对庆大霉素和妥布霉素耐药的革兰氏阴性杆菌所致感染	+	+++	+	+	±

注：+++～+指多见程度由多到少，±为偶见

3. 复习记忆

氨基糖苷类主要不良反应比较

（1）耳毒性　具体如下：①前庭损害，表现为眩晕、恶心、呕吐、眼球震颤和共济

失调。发生率依次为卡那霉素＞链霉素＞西索米星＞庆大霉素＞妥布霉素＞依替米星。②耳蜗神经损害，表现为听力减退或耳聋。卡那霉素＞阿米卡星＞西索米星＞庆大霉素＞妥布霉素＞依替米星。

(2)肾毒性　依替米星＜阿米卡星＜链霉素或妥布霉素＜庆大霉素＜卡那霉素＜新霉素。

(3)神经肌肉阻滞　引起呼吸麻痹、呼吸衰竭，进而循环衰竭而死亡。依替米星＜妥布霉素＜庆大霉素＜阿米卡星或卡那霉素＜链霉素＜新霉素。

(4)变态反应　皮疹、发热、血管神经性水肿。也可引起过敏性休克，尤其是链霉素，发生率低于青霉素，但死亡率高，静注肾上腺素及钙剂抢救。

氨基糖苷类不良反应

氨基苷链奈阿庆，不良反应很接近；
损害第八脑神经，耳聋呕吐伴眩晕；
蛋白管型尿伤肾，阻断肌肉损神经；
四肢无力呼吸停，链霉过敏仅次青。

拓展提高模块

1. 研究史话

链霉素的发现与诺贝尔奖之争

1946年2月，美国罗格斯大学教授塞尔曼·瓦克斯曼宣布其实验室发现了对抗结核分枝杆菌有特效的链霉素，人类战胜结核病的新纪元自此开始。和青霉素不同的是，链霉素的发现绝非偶然，而是精心设计的、长期系统研究的结果。链霉素是人类发现的第二个抗生素，虽然也获得了诺贝尔奖，但其发现权充满了争议。

受青霉素发现的启示，瓦克斯曼带领他的团队系统地研究是否能从土壤微生物中分离出抗细菌的物质，他后来将这类物质命名为抗生素。筛查土壤中可能存有抗菌物质的工作绝非单人能够完成，瓦克斯曼领导的学生最多时达到了50人，他们分工对1万多个菌株进行筛选。1940年，瓦克斯曼和同事伍德鲁夫分离出了他的第一种抗生素——放线菌素，可惜其毒性太强，价值不大。1942年，瓦克斯曼分离出第二种抗生素——链丝菌素。链丝菌素对包括结核分枝杆菌在内的许多种细菌都有很强的抑制作用，令人遗憾的是，链丝菌素的毒性仍然太强。不过瓦克斯曼也算没白忙活，链丝菌素的分离提取为后续的工作提供了有效的借鉴，真正有效的抗生素已经呼之欲出。

链霉素是由瓦克斯曼的学生阿尔伯特·萨兹（Albert Schatz）分离出来的。瓦克斯曼要求萨兹从放线菌中分离新的菌株，而经萨兹分离的两种最新菌株恰恰是瓦克斯曼1915年发现的灰白链霉菌。该菌产物具备抗菌活性，因而瓦尔斯曼将自该菌中分离的抗生素命名为链霉素。

链霉素的诞生使人类首次获得能有效对抗结核分枝杆菌的有效武器，其对诸多青霉素无效的致病菌同样具有强大的杀灭效果。这样的成就自然得到了诺贝尔奖评委会的注意。1952年10月，瑞典卡罗林斯卡医学院宣布将诺贝尔生理学或医学奖授予瓦克斯曼，以表彰他发现链霉素的贡献。萨兹向诺贝尔奖委员会提出分享殊荣的要求，但未被采纳。当年 12 月 12 日，诺贝尔生理学或医学奖如期颁给了瓦克斯曼一人。那么，诺贝尔奖只授予瓦克斯曼一人是否恰当呢？瓦克斯曼和萨兹谁是链霉素的主要发现者呢？

虽然萨兹是链霉素的直接发现者，但其工作只是执行瓦克斯曼设计的研究计划的一部分，根据这一研究计划和实验步骤，链霉素的发现只是早晚的事。换上另一个研究生，同样能够发现链霉素，实际上后来别的学生也从其他菌株中发现了链霉素。瓦克斯曼的杰出贡献是制定了发现抗生素的系统方法，并应用于其他实验室。他一生与其学生一起发现了 20 多种抗生素，以链霉素和新霉素最为成功，留下了 500 多篇论文和 28 部著作。他的实验方法成为通行的法则。他第一次将 anti 和 biotic 连在一起，创造了 antibiotic（抗生素）这个词。他本人也被称为“抗生素之父”。

判断科研成果的最好方式是看论文发表记录。1944 年，瓦克斯曼实验室发表有关发现链霉素的论文，第一作者是萨兹，瓦克斯曼则是最后作者。从这篇论文的作者排名顺序看，完全符合生物学界的惯例：萨兹是实验的主要完成人，所以排名第一，而瓦克斯曼是实验的指导者，所以排名最后。可见，瓦克斯曼并未在论文中埋没萨兹的贡献。

2. 知识拓展

儿童药物性耳聋的预防

我国 7 岁以下儿童因为不合理使用抗生素造成耳聋的数量多达 30 万，在聋哑儿童的比例中达到 30%～40%。1990 年我国聋哑儿童就已达 18 万人，其中滥用抗生素造成中毒性耳聋的患儿超过 10 万人，每年还以 2 万～4 万人的速度递增。能造成中毒性耳聋应用最广、最普遍的药物莫过于氨基糖苷类药物，其中链霉素、卡那霉素、庆大霉素、小诺米星比较常见。

1）避免联合或连续应用多种耳毒性药物：氨基糖苷类抗生素和利尿类药物同用，或几种氨基糖苷类抗生素同用，耳毒作用将明显增加。

2）了解患者及其家族中有无用药致耳聋、耳鸣史：病史阳性者，应避免使用耳毒性药物。在治疗中发生耳鸣、听力减退等早期中毒症状时就及时停药。

3）应用耳毒性药物的同时注意保护内耳：如果是病情需要应用耳毒性药物时，在用药的同时应用维生素 B_1、维生素 B_{12}、维生素 C、泛酸钙或抗过敏药，这些药物对内耳有一定的保护作用。

3. 问题与思考

为什么氨基糖苷类抗生素出现神经肌肉阻滞时，可用钙剂或新斯的明治疗？

氨基糖苷类药物出现神经肌肉阻滞作用的发生机制是与突触前膜上“钙结合部位”结合，从而阻止乙酰胆碱的释放。而乙酰胆碱的释放需要钙离子的参与，使用钙剂可促进乙酰胆碱的释放。新斯的明可抑制乙酰胆碱酯酶的活性，减少乙酰胆碱的水解，使突触间隙的乙酰胆碱量显著增加，从而改善神经肌肉阻滞。

（吕小满　淤泽溥）

第三十八章　四环素类及氯霉素类抗生素

基本知识模块

四环素类（tetracyclines）和氯霉素类（chloramphenicols）抗生素对多数革兰氏阳性、阴性细菌及立克次体、衣原体、支原体、螺旋体及阿米巴原虫均有抑制作用，属广谱抗生素。

第一节　四环素类抗生素

四环素类（tetracyclines）的基本结构为氢化骈四苯，因有四个环，故而得名四环素，不同品种为环上 5、6、7 位上取代基团不同（图 38-1）；按其来源不同可分为天然四环素与半合成四环素两类。天然品来源于链霉菌，有四环素、土霉素、金霉素和地美环素等。半合成品有多西环素、米诺环素和美他环素。由于耐药菌株日益增多，天然四环素已很少用于细菌性感染，土霉素用于治疗肠阿米巴病，疗效优于其他同类药物；金霉素因刺激性强，仅限于眼科外用治疗结膜炎和沙眼。本类药物的抗菌活性强弱依次为米诺环素＞多西环素＞美他环素＞地美环素＞四环素＞土霉素。

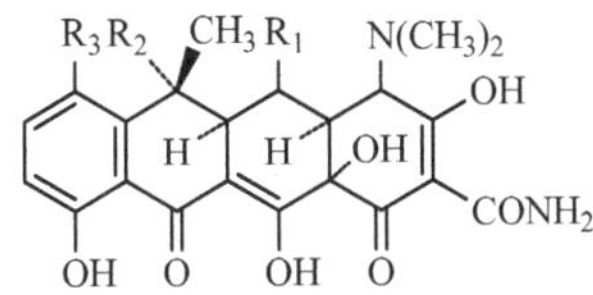

图 38-1　四环素类的基本结构

四环素（典）

【体内过程】四环素（tetracycline）口服易吸收，但不完全。酸性药物，如维生素 C 可促进四环素吸收，碱性药物，如抗酸药则减少其吸收；多价阳离子可与四环素形成难以溶解的络合物影响其吸收。四环素可进入胎儿血循环及乳汁，并可沉积于发育中的牙齿和骨骼中。脑脊液浓度低，仅为血浓度的 10%～25%，脑膜炎时须静脉给药才能达到有效血药浓度。部分经肝代谢排入胆汁，胆汁浓度高。部分以原型经肾排泄，尿中浓度高。

【抗菌作用】为广谱抗菌药。对革兰氏阳性菌、革兰氏阴性菌、支原体、立克次体、衣原体和螺旋体及某些原虫所致的感染均有效，极高浓度具有杀菌作用。对革兰氏阳性菌的抑制作用强于革兰氏阴性菌，但对革兰氏阳性菌的作用不如青霉素类和头孢菌素类，对革兰氏阴性菌的作用不如氨基糖苷类及氯霉素类。由于耐药菌株日益增多，现临床上较少用于细菌感染。

【抗菌机制】四环素与敏感细菌核糖体上的 30S 亚基在 A 位特异性结合，阻止氨酰 tRNA 与 mRNA 核糖体复合物在 A 位的结合，抑制了始动复合物的形成和肽链的延长，从而抑制蛋白质的合成。此外还能改变细菌细胞膜的通透性，使细胞内核苷酸等重要成分外漏，抑制细菌 DNA 复制。

【临床应用】

1. 非细菌性感染　作为首选药物用于治疗：①立克次体病（包括流行性斑疹伤寒、地方性斑疹伤寒、落基山斑点热、恙虫病和 Q 热）；②支原体感染，如支原体肺炎、解脲支原体所致的尿道炎等；③衣原体属感染，包括肺炎衣原体肺炎、鹦鹉热、性病淋巴肉芽肿、宫颈炎及沙眼衣原体感染等；④回归热，螺旋体所致的回归热。

2. 细菌感染　由于耐药菌株较多，现主要用于：①布鲁菌病（需与氨基糖苷类联合应用）；②霍乱；③土拉热弗朗西斯菌所致的兔热病；④鼠疫耶尔森菌所致的鼠疫；⑤痤疮的感染和痤疮丙酸杆菌感染有关，故也可用于炎症反应显著的痤疮治疗。

【不良反应】

1. 局部刺激　胃肠道症状，如恶心、呕吐、上腹不适、腹胀、腹泻，偶有胰腺炎等。偶有食管炎和食管溃疡的报道，多发生于服药后立即上床的患者。与食物、羧甲基纤维素等同服或减少药物剂量、饭后服用可减轻此症状。静脉注射可能引起静脉炎，导致静脉栓塞，故静注前应稀释。肌内注射可致剧痛甚至局部组织坏死，故禁用于肌内注射。

2. 二重感染　长期使用可诱发耐药金黄色葡萄球菌、革兰氏阴性杆菌和真菌等引起的二重感染。

3. 变态反应　多为斑丘疹和红斑，此外可见荨麻疹、血管神经性水肿、过敏性紫癜，表皮剥脱性皮炎并不常见。偶有过敏性休克和哮喘发生。某些患者日晒时可能有光敏现象。所以，建议患者不要直接暴露于阳光或紫外线下，一旦皮肤有红斑应立即停药。

4. 肝毒性　通常为脂肪肝变性。妊娠期妇女、原有肾功能损害的患者易发生，应避免使用。

5. 骨、牙损害　四环素可透过胎盘屏障进入胎儿体内，沉积在牙齿和骨的钙质区内，引起胎儿牙齿变色，牙釉质再生不良及抑制胎儿骨骼生长。该类药物在动物中有致畸胎作用，故妊娠期妇女不宜应用；可自乳汁分泌，乳汁中浓度较高，对乳儿有潜在的发生严重不良反应的可能，故哺乳期妇女应用时应暂停授乳；由于会导致恒齿黄染、牙釉质发育不良和骨生长抑制，因此 8 岁以下小儿不宜使用。

多西环素（典）（基）

【体内过程】多西环素（doxycycline，强力霉素）属长效半合成四环素，口服吸收完全，基本不受食物及金属离子影响。$t_{1/2}$ 长达 20h，分布广泛，部分在肝内代谢灭活，大部分经胆汁排入肠道又可再吸收，经肾小管时也可再吸收，因此可维持有效血药浓度 24h 以上。一般细菌性感染每日服药一次即可。肾功能减退时，药物主要自胃肠道排泄，是四环素类药物中可安全用于肾功能损害患者的药物。

【药理作用】抗菌谱和抗菌机制和四环素相似，但抗菌活性比四环素强 2～10 倍，具有强效、速效、长效的特点，是目前四环素类药物中的首选药物。对土霉素或四环素耐药的金黄色葡萄球菌仍敏感，但与其他同类药物有交叉耐药。

【临床应用】

1）同四环素，常作为选用药物之一。

2）用于呼吸道感染，如老年慢性气管炎、肺炎、麻疹肺炎，也用于泌尿道感染及胆道感染等。对肾功能不良患者的肾外感染也可使用。

3）对产肠毒素大肠杆菌所致的腹泻也有效，但宜慎用。

4）可用于对青霉素类过敏患者的破伤风、气性坏疽、雅司病、梅毒、淋病和钩端螺旋体病以及放线菌属、李斯特菌感染。葡萄球菌属大多对本品耐药。

5）用于中、重度痤疮患者，作为辅助治疗。

【不良反应】

1）同盐酸四环素。但皮疹及二重感染少见。

2）在静脉注射过程中可出现舌头麻木及口内特殊气味，个别可出现呕吐。

米诺环素（典）

【体内过程】米诺环素（minocycline）口服吸收完全、迅速，且不受牛奶和食物影响，但抗酸药或重金属离子仍可影响吸收。分布广泛，在肝、肾、肺等组织中浓度较高，在脑及脑脊液中浓度比其他四环素族抗生素高。消除 $t_{1/2}$ 为 14～18h。

【药理作用】为高效、速效、长效的半合成四环素新制剂，抗菌谱与四环素相似，抗菌作用为该类药物中最强。对其他四环素已产生耐药性的金黄色葡萄球菌、链球菌、肠杆菌等，本品仍敏感。

【临床应用】与多西环素基本相同，用于尿路、胃肠道、妇科、皮肤、骨髓、眼、耳、鼻、喉部感染及淋病，还用于治疗酒糟鼻、痤疮。尚可用于阿米巴病的辅助治疗。近年来，鲍曼不动杆菌对各类抗菌药的耐药性高，治疗困难，米诺环素可作为治疗多重耐药鲍曼不动杆菌感染的联合用药之一。

【不良反应】基本同四环素，还可产生可逆性前庭反应，包括恶心、呕吐、头昏、眼花及运动失调等，常在开始服药时出现，停药后 24～48h 可消失。

第二节　氯霉素类抗生素

氯霉素类抗生素包括氯霉素及甲砜霉素。氯霉素是 1947 年从委内瑞拉链霉菌培养液中分离出的一种抗生素，因其化学结构中含氯，所以命名为氯霉素。其化学结构简单，仅左旋体有抗菌活性，故又称左霉素，是第一个人工合成的抗生素。现临床使用的是人工合成的左旋体。

氯霉素（典）（基）

【体内过程】口服吸收良好，有效血药浓度可维持 6～8h，$t_{1/2}$ 为 1.5～3.5h。广泛分布于各组织和体液中，易通过血脑屏障，脑脊液中的浓度可达血浓度的 45%～90%，对眼组织通透性好，可获得有效浓度。大部分在肝内与葡萄糖醛酸结合而灭活，代谢产物及少量原型药经尿排出。氯霉素具有肝药酶抑制作用。

【抗菌作用】氯霉素为广谱抗生素，对革兰氏阴性菌的抑制作用强于革兰氏阳性菌，一般为抑菌药，但对流感嗜血杆菌、肺炎链球菌、脑膜炎球菌为杀菌药；对革兰氏阳性菌的抗菌活性不如青霉素类和四环素类；对立克次体、支原体、螺旋体和沙眼衣原体等也有抑制作用；对结核分枝杆菌、真菌、原虫和病毒无效。由于与核糖体的结合是可逆的，因此表现为抑菌作用。细菌对氯霉素产生耐药性较慢，但近年来呈逐渐上升的趋势，其中以大肠埃希菌、志贺菌属、变形杆菌等较为多见。

【抗菌机制】氯霉素易进入细胞，与细菌核糖体 50S 亚基上的肽酰转移酶作用位点可逆性结合，阻止 P 位上肽链的末端羧基与 A 位上氨酰 tRNA 的氨基发生反应，阻止肽链延伸，抑制细菌蛋白质合成。

【临床应用】近年来由于常见病原菌对氯霉素的耐药性增加及其骨髓抑制等严重不良反应，因此临床应用受限制，但氯霉素具良好的组织体液穿透性，易透过血脑、血眼屏障，并对伤寒沙门菌、立克次体等细胞内病原菌有效，仍有一定临床应用指征，须严格掌握适应证。

1. 细菌性脑膜炎和脑脓肿　氯霉素可用于氨苄西林耐药流感嗜血杆菌、脑膜炎球菌及肺炎链球菌所致的脑膜炎。青霉素与氯霉素合用可用于需氧菌与厌氧菌混合感染引起的耳源性脑脓肿。

2. 伤寒　成人伤寒沙门菌感染的治疗以氟喹诺酮类为首选，氯霉素仍可用于敏感伤寒沙门菌所致伤寒的治疗。

3. 厌氧菌感染　氯霉素对脆弱拟杆菌具较强抗菌活性，可与其他抗菌药物联合用于需氧菌与厌氧菌所致的腹腔和盆腔感染。

4. 立克次体感染　对 Q 热等立克次体感染的疗效与四环素相仿。

5. 局部感染　局部用于治疗沙眼、结膜炎、耳部表浅感染等。由于抗菌谱广且易于渗入眼组织和房水中，氯霉素有时局部用药治疗眼部感染。

【不良反应】

1. 抑制骨髓造血功能　具体如下。①可逆性的血细胞减少：较为常见，此反应发生率和严重程度与剂量和疗程呈正相关。表现为白细胞和粒细胞减少，继而血小板减少。大剂量氯霉素对骨髓造血细胞线粒体中的核糖体 70S 亚单位也有抑制作用，降低宿主线粒体铁螯合酶（ferrochelatase）的活性，使血红蛋白合成减少。一旦发现，应及时停药，可以恢复。②不可逆再生障碍性贫血：此反应与剂量和疗程无关，常见于初次用药 3～12 周，各类血细胞减少，虽极罕见（发生率为 1/40 000～1/24 000），但死亡率高。女性发生率较男性高 2～3 倍，多在停药数周或数月后发生。幸存者日后发展为白血病的概率很高。

2. 灰婴综合征（gray baby syndrome）　由于新生儿和早产儿肝功能发育不全，葡萄糖醛酸转移酶的含量和活性较低，解毒功能差，且肾排泄功能也低下，使用大剂量氯霉素易引起蓄积中毒。表现为腹胀、呕吐、衰弱、体温过低、休克、虚脱、呼吸抑制乃至皮肤灰白、发绀，最后循环衰竭、休克等症状。早产儿及出生两周以下新生儿应避免使用。

3. 胃肠道反应　成人服用后偶见恶心、呕吐和腹泻，儿童罕见。正常菌群失调可造成口腔或阴道的念珠菌病。

4. 其他　长期应用也会引起二重感染。少数患者可出现神经炎、中毒性精神病或皮疹、药热、血管神经性水肿等过敏反应。还可见溶血性贫血（葡糖-6-磷酸脱氢酶缺陷者）。

甲砜霉素(典)

甲砜霉素（thiamphenicol）是氯霉素的衍生物，以甲砜基取代氯霉素的苯对硝基而形成甲砜霉素。

【体内过程】具有更高的水溶性和稳定性。口服或注射给药吸收迅速而完全，吸收后分布广泛，以肾、脾、肝、肺中的含量较多。因存在肝肠循环，故在胆汁中浓度较高。甲砜霉素 70%～90%以原型由肾排泄，肾功能损伤者应减少药量。

【抗菌作用】抗菌谱及抗菌作用与氯霉素相似，对沙门菌、大肠埃希菌、肺炎克雷伯菌等革兰氏阴性杆菌作用较氯霉素略弱。其抗菌机制、主要适应证与氯霉素相同。与氯霉素不同的是细菌对甲砜霉素的耐药性发展较慢，但有完全交叉耐药现象。

【临床应用】临床主要用于治疗伤寒、副伤寒及其他沙门菌感染，也用于治疗敏感菌所致的呼吸道、胆道、尿路感染。

【不良反应】主要不良反应与氯霉素相同但稍轻。肾功能减退时尿中排出量明显减小。肾功能不全者、妊娠妇女和新生儿慎用。

总结记忆模块

1. 知识要点

1）四环素类属快速抑菌剂。抗菌谱广，口服有效。通过与细菌核糖体上的 30S 亚基在 A 位特异性结合，抑制了肽链的延长和蛋白质的合成。临床用于立克次体感染，如斑疹伤寒、恙虫病；肺炎支原体引起的原发性非典型肺炎的治疗，为首选药物；对衣原体所致的鹦鹉热有较好的疗效。不良反应有胃肠道反应，二重感染，对骨、牙生长的影响，肝损害和维生素缺乏。

2）氯霉素是治疗伤寒的首选药物。机制是结合到核糖体的 50S 亚基的 A 位，抑制肽酰转移酶，抑制蛋白质合成。临床主要用于治疗伤寒、副伤寒，治疗流感嗜血杆菌引起的脑膜炎，治疗立克次体感染忌用四环素的患者。不良反应有骨髓毒性、灰婴综合征和治疗性休克。此类药物还有甲砜霉素。

2. 药物比较　四环素和氯霉素作用特点比较见表 38-1。

表 38-1　四环素和氯霉素作用特点比较

特点	四环素	氯霉素
体内过程	金属离子影响吸收，易沉积于骨牙组织	组织穿透性好，易透过血脑、血眼屏障
抗菌作用	对 G^+菌＞G^-菌	对 G^-菌＞G^+菌
靶点	细菌核糖体 30S 亚基 A 位	细菌核糖体 50S 亚基肽酰转移酶
主要用途	非细菌性感染	细菌性脑膜炎及伤寒
不良反应	二重感染和骨牙损害	抑制骨髓造血功能和灰婴综合征

3. 复习记忆

（1）复习指南　四环素类及氯霉素类均属广谱抗生素，由于对多数病原体都有效，记忆这两类药物的抗菌谱时，可记住对哪些病原体无效，其他的则都有效。例如，四环素对伤寒沙门菌、铜绿假单胞菌、结核分枝杆菌、变形菌等无效，氯霉素对铜绿假单胞菌、结核分枝杆菌、病毒、真菌等无效。再结合表 38-1（药物比较）记住两类药物抗菌机制、应用、主要不良反应的不同。

（2）助记方法　歌诀法。

广谱抗菌四环素，普通细菌已少用；
鼠疫霍乱布鲁菌，衣支螺立也选用；
胃肠反应伤肝肾，骨牙生长受抑制；
二重感染光过敏，孕妇儿童莫使用。

拓展提高模块

1. 研究史话

新药临床前研究的局限性

自从“反应停”事件后，世界各国逐渐重视新药的安全性，制定了一系列新药审批的法规和文件，如新药长期毒性试验的检测内容多达 10 余项，几乎覆盖全身各系统。但有的药物不良反应在新药临床前研究中是难以发现的，如四环素类药物在发育中的牙齿组织蓄积，使牙齿内层染色变黄导致的“四环素牙”是难以在动物实验中发现的。四环素在 1948 年即开始用于临床，1963 年，美国食品药品监督管理局已对四环素在 8 岁以前儿童牙形成期中可能产生的影响发出警告，国内直至 20 世纪 70 年代中期才引起注意，卫生部在 1982 年已明令停止生产和使用小儿用四环素和土霉素。危害了我国 50 后和 60 后整整两代人的四环素牙才得以终结。故新药的临床研究还包括上市后期的临床研究。

2. 知识拓展

过期变质四环素引起的范科尼综合征

药物的有效期是指在一定的贮藏条件下，能够保持其质量的期限。抗生素的有效期一般为 2～3 年。过期药物可能发生化学结构的改变，失去原有的治病作用，甚至变成有毒物质。四环素一旦过期变质后降解成为毒性更大的差向四环素和脱水差向四环素。这两种化学物质对肾小管的损害很大，可引起范科尼综合征（Fanconi syndrome），表现为肾小管损害伴有多尿、烦渴、糖尿、氨基酸尿、尿中磷酸盐及钙过多，进而导致低磷酸盐血症、低钾血症等。

服用过期药物可有以下原因：①不良厂商制售假药，有意为之，如 2001 年发生在湖南省株洲市的“梅花 K”黄柏胶囊中毒事件，就是在中药中掺加已经过期变质的盐酸四环素所致。②也有患者服药前未检查药物是否过期失效，误服了已过期变质的药物所致。现代家庭自我保健意识增强，药品储存品种和数量越来越多，但由于储存不当或者清理不及时，部分药品在不经意间过期或变质。如果继续服用，不仅起不到治疗疾病的作用，还有可能会延误患者病情，造成新的危害。故服药之前应注意检查药品标签的有效期，切忌服用过期药物。

3. 问题与思考

试从抗菌机制角度分析氯霉素与克林霉素或红霉素联用是否合理?

不合理，因氯霉素和红霉素都作用于细菌核糖体的 50S 亚基，联用时可能相互竞争相近作用靶点，产生竞争性拮抗作用，使疗效降低。

（李松梅　夏　杰）

第三十九章　抗真菌药、抗病毒药及抗艾滋病药

基本知识模块

第一节　抗 真 菌 药

真菌感染可分为浅部真菌感染和深部真菌感染两类。各种癣菌常侵犯皮肤、毛发、指（趾）甲等表浅角化组织，引起浅部感染，引发体癣、头癣、手足癣、花斑癣，发病率高，但危险性小，治疗药物有灰黄霉素、制霉菌素或局部应用的克霉唑和咪康唑等；白念珠菌、新型隐球菌、荚膜组织胞浆菌、皮炎芽生菌等常侵犯深部组织和内脏器官，引起机体深部感染，在一定条件下可播散引起全身感染，发生率低，但诊断困难、危害大，常导致慢性肉芽样炎症溃疡和坏死，重者危及生命，治疗药物有两性霉素 B、酮康唑、咪康唑、氟康唑及伊曲康唑等。当存在艾滋病、恶性肿瘤等全身严重疾病，或长期使用广谱抗生素、免疫抑制剂、肾上腺皮质激素及抗肿瘤药物时，因机体免疫功能低下，较易发生深部真菌病感染。抗真菌药根据临床上的使用方法，可分为全身应用和局部应用的抗真菌药两类。

一、全身应用的抗真菌药

两性霉素 B（典）

两性霉素 B（amphotericin B，二性霉素，庐山霉素）为多烯类抗生素（图 39-1），从链霉菌属需氧型放线菌培养液中提取，目前临床采用其去氧胆酸盐（两性霉素 B 去氧胆酸盐）及含脂制剂（两性霉素 B 脂质复合体、两性霉素 B 胆固醇复合体、两性霉素 B 脂质体）。

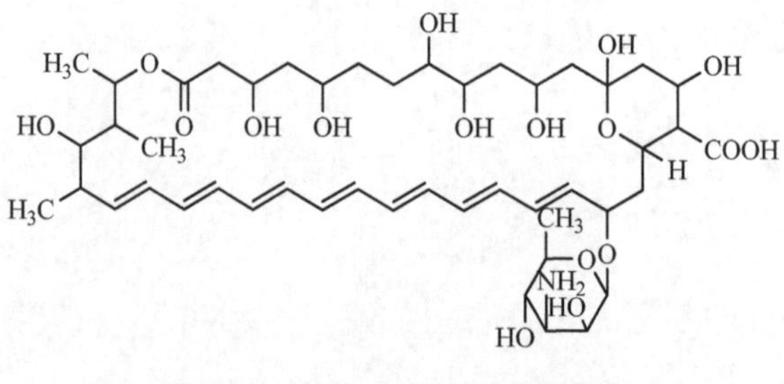

图 39-1　两性霉素 B 的化学结构

【体内过程】口服、肌内注射均难吸收，临床多采用静脉缓慢滴注给药，血浆蛋白结合率约为 90%，不易通过血脑屏障，主要经肝代谢，肾排泄，消除缓慢。含脂制剂可使

两性霉素 B 在肝、脾、肺等组织中的浓度增加，而在肾组织中的浓度降低，与输注相关的不良反应和肾毒性明显减少。

【药理作用】广谱抗几乎所有真菌，对念珠菌、新型隐球菌、荚膜组织胞浆菌和皮炎芽生菌等深部真菌有强大的抑制作用，高浓度时杀菌。其抗菌机制为选择性与真菌细胞膜上的固醇结合，在细胞膜上形成孔道，增加细胞膜通透性，导致细胞内钾离子、核苷酸、氨基酸等重要物质外漏，破坏细胞的正常代谢从而抑制真菌生长。细菌细胞膜不含固醇类物质，故两性霉素 B 对细菌无效。

【临床应用】静脉滴注可首选用于深部真菌感染，脑膜炎时还可配合鞘内注射；口服仅用于肠道真菌感染；也可局部应用治疗浅部真菌感染。

1. 两性霉素 B 去氧胆酸盐　　适用于隐球菌病、芽生菌病、播散性念珠菌病、球孢子菌病、组织胞浆菌病，由毛霉属、根霉属、犁头霉属、内孢霉属和蛙粪霉属等所致的毛霉病，由申克孢子丝菌引起的孢子丝菌病，曲霉所致的曲霉病、暗色真菌病。还可作为美洲利什曼原虫病的替代治疗药物。

2. 两性霉素 B 含脂制剂　　适用于肾功能不全患者侵袭性曲霉病、两性霉素 B 去氧胆酸盐治疗无效或不能耐受有效剂量治疗的侵袭性真菌病患者。脂质体还可用于中性粒细胞缺乏伴发热疑为真菌感染患者的经验治疗。

【不良反应和应用注意】静脉滴注可出现高热、寒战、头痛、恶心、呕吐，滴注过快可出现血压下降、心律失常、眩晕、惊厥。有肾及肝毒性，表现为蛋白尿、管型尿、尿素氮增高及肝细胞坏死、急性肝功能衰竭，应避免联合应用其他肾毒性药物，出现肾功能损害时，根据其损害程度减量给药或暂停用药；原有严重肝病者不宜选用本类药物。尚可出现贫血、血小板及白细胞减少。

1）两性霉素 B 毒性大，不良反应多见，但其有时是某些致命性侵袭性真菌病唯一疗效比较肯定的治疗药物，因此必须权衡考虑是否选用。

2）原有肾功能减退、治疗过程中出现严重肾功能损害等不良反应，或不能耐受两性霉素 B 去氧胆酸盐治疗者，可考虑选用两性霉素 B 含脂制剂。

3）本类药物需避光缓慢静脉滴注，常规制剂每次静脉滴注时间为 4～6h 或更长；含脂制剂通常为 2～4h。给药前可给予解热镇痛药、抗组胺药或小剂量地塞米松静脉推注，以减少发热、寒战、头痛等全身反应。

4）如果治疗中断 7d 以上，需重新自小剂量（0.25mg/kg）开始用药，逐渐递增剂量。

5）孕妇确有应用指征时方可使用。哺乳期患者用药期间应停止哺乳。

灰黄霉素

灰黄霉素（griseofulvin）为最早发现的口服抗浅表真菌抗生素，但口服血药浓度变异性大，药物微粉化或进食脂肪餐可促进吸收，可分布于全身，在皮肤、毛发等组织中含量较高，$t_{1/2}$ 约为 24h。外用因其不能通过表皮角质层而无效。对表皮癣菌、小芽孢菌和毛癣菌等浅表皮肤癣菌抑制作用较强，对其他真菌和细菌无效。用于治疗浅表真菌感染，但作用缓慢，疗程较长。对头癣效果最好，目前为首选治疗药物；指（趾）甲癣疗效较差。灰黄霉素有肝毒性，肝病或肝功能损害者需权衡利弊后决定是否用药；可诱发卟啉病、红斑狼疮，红斑狼疮患者如有指征应用该药时必须权衡利弊；在动物实验中有致癌、致畸作用，男性患者在治疗期间及治疗结束后至少 6 个月应采取避孕措施，育龄期妇女服药期间采取避孕措施，并持续至治疗结束后 1 个月，孕妇禁用。疗程中需定期监测肝功能、周围血相、尿常规及肾功能。

氟胞嘧啶（典）

氟胞嘧啶（flucytosine，5-氟胞嘧啶）为合成抗深部真菌药，口服吸收良好，可渗透进入真菌细胞内，脱氨基生成 5-氟尿嘧啶，取代尿嘧啶进入真菌 RNA 中，抑制真菌 DNA 和 RNA 合成而杀灭真菌，单用易耐药，与两性霉素 B 有协同作用，常联用。主要用于敏感的新型隐球菌和念珠菌所致严重感染的治疗，疗效不如两性霉素 B。不良反应有骨髓抑制引起贫血、白细胞减少、胃肠道反应、皮疹等。骨髓抑制、血液系统疾病或同时接受有骨髓抑制作用药物治疗的患者，肝、肾功能损害者慎用；哺乳期患者用药期间应停止哺乳；不推荐儿童患者应用本药。用药期间应定期检查周围血相、尿常规及肝、肾功能。

酮康唑

酮康唑（ketoconazole）为人工合成的第一个口服的咪唑类抗真菌药，口服容易吸收，胃酸可促进其吸收，与食物同服或餐后服用效果更好。吸收后主要分布于皮肤、肺等组织，在角化细胞中也可达有效治疗浓度。可选择性抑制真菌细胞色素 P450 依赖性 14-脱甲基酶，抑制真菌细胞膜类固醇-麦角固醇合成，细胞膜通透性增加，导致胞内氨基酸、糖类等重要物质丢失，从而引起真菌死亡。用于治疗念珠菌病、芽生菌病、球孢子菌病、组织胞浆菌病、暗色真菌病和副球孢子菌病，因不易通过血脑屏障，不宜用于治疗真菌性脑炎。口服可引起恶心、呕吐、腹痛、头痛等不良反应。因有肝毒性，少数患者出现肝功能损伤、肝衰竭和死亡，近年来临床应用日趋减少，治疗过程中应监测肝功能，肝病患者有明确应用指征时，应权衡利弊后决定是否用药；目前以皮肤局部应用为主，但局部外用可引起烧灼感、瘙痒和刺激等症状。

氟康唑（典）（基）

氟康唑（fluconazole）为广谱、高效、低毒的口服和静脉给药的三唑类抗真菌药。抗菌谱类似酮康唑，体外抗真菌作用弱于酮康唑，但体内抗菌活性比酮康唑强 10～20 倍。对念珠菌（克柔念珠菌除外）、新型隐球菌、球孢子菌、芽生菌等均有抑制作用，可用于：①念珠菌病。治疗口咽部和食管感染；播散性念珠菌病，包括血流感染、腹膜炎、肺炎、尿路感染等；念珠菌外阴阴道炎；也用于预防免疫抑制患者念珠菌感染。②新型隐球菌病，以及隐球菌脑膜炎经两性霉素 B 联合氟胞嘧啶初治后的维持治疗用药。③球孢子菌病。④作为芽生菌病的可选用药。常见恶心、腹痛、腹泻、皮疹等不良反应，偶见肝、肾功能损害。

伊曲康唑（典）

伊曲康唑（itraconazole）为三唑类广谱抗真菌药。常用于治疗组织胞浆菌、念珠菌引起的深部真菌感染和皮肤癣菌浅部感染，如口咽部和食管念珠菌病；对曲霉属作用较强，不能耐受两性霉素 B 或两性霉素 B 治疗无效的曲霉病可选用。治疗深部真菌感染宜静脉注射；皮肤癣菌浅部感染可用胶囊剂；伊曲康唑注射及口服后，尿液和脑脊液中均无原型药，因此不宜用于尿路及中枢神经系统感染的治疗。不良反应有胃肠道反应、头痛、头晕、瘙痒等，伊曲康唑注射剂中的赋形剂主要经肾排泄，CHF 患者及有 CHF 病史者禁用。

二、局部应用的抗真菌药

咪康唑

咪康唑（miconazole，双氯苯咪唑，达克宁）为咪唑类广谱抗真菌药。

【体内过程】本品口服吸收差，血浆蛋白结合率为 90%，主要在肝内代谢灭活，$t_{1/2}$ 为 20～24h，不易通过血脑屏障。

【药理作用】抗菌机制为选择性抑制真菌细胞色素 P450 活性而阻止真菌细胞膜麦角固醇合成，使膜通透性增加，胞内重要物质外漏而抑制或杀灭真菌。对大多数皮肤癣菌、念珠菌、粗球孢子菌、荚膜组织胞浆菌等均有抑制作用，尚可抑制葡萄球菌、链球菌、炭疽杆菌。

【临床应用】主要局部应用治疗五官、皮肤、阴道念珠菌感染。两性霉素 B 无效或不能耐受时也可静脉滴注用于治疗多种深部真菌感染，但不良反应较多且严重。

【不良反应和应用注意】静脉给药可发生寒战、高热、血栓性静脉炎等，给药速度过快还可发生心律失常，甚至呼吸、心跳停止，与西沙必利、阿司咪唑、特非那定和三唑仑合用，可导致严重心律失常；有一定肝毒性。局部用药可见皮肤瘙痒、皮疹等。

克霉唑

克霉唑（clotrimazole）为咪唑类广谱抗真菌药。对皮肤癣菌的抗菌作用类似灰黄霉素，对深部真菌的作用不如两性霉素 B，因口服吸收差，不良反应多见，目前仅局部用于治疗浅部真菌病或皮肤、黏膜念珠菌感染。头癣、甲癣无效。

制霉菌素（基）

制霉菌素（nystatin，制霉素）为多烯类抗生素，口服在胃肠道不吸收，体内过程及作用机制类似两性霉素 B，对白念珠菌及隐球菌均有抑制作用，但毒性更大。不宜注射使用；多局部应用治疗皮肤、口腔及阴道念珠菌感染，口服可治疗肠道或食管念珠菌病。较大剂量口服可见恶心、呕吐、腹泻等胃肠道反应，局部应用刺激性较小。孕妇及哺乳期妇女慎用。

特比萘芬

特比萘芬（terbinafine，三并萘芬）为丙烯类广谱抗真菌药。口服易吸收，生物利用度约为 70%。主要局部应用治疗由皮肤癣菌引起的体癣、股癣、足癣及甲癣。不良反应相对较轻，偶尔出现肝功能损害，治疗过程中应定期检查肝功能，如出现异常应及时停药。肝硬化或活动性肝炎的患者不宜使用，肾功能受损者减量，儿童患者不推荐使用。

第二节　抗 病 毒 药

病毒主要包括 DNA 病毒和 RNA 病毒，是具有严格胞内寄生特性的核酸加蛋白质外壳（核衣壳）的非细胞微生物，依赖宿主细胞合成其核酸和蛋白质，装配成病毒颗粒而增殖，病毒可因其核酸复制过程中出错而产生变异。人类免疫缺陷病毒（human immunodeficiency virus，HIV）是一种特殊的 RNA 病毒，属逆转录病毒（retrovirus），可引起人类免疫缺陷，产生获得性免疫缺陷综合征（acquired immunodeficiency syndrome，AIDS，艾滋病），其治疗药物详见本章第三节。

病毒增殖过程中首先以病毒上的配体吸附于宿主细胞膜表面上的病毒受体，然后穿入细胞，脱去蛋白质外壳释放感染性核酸，对核酸进行复制、转录和蛋白质合成，合成的核酸与蛋白质装配成子代病毒颗粒，以细胞解体或出芽等形式释出，再感染新的细胞（图 39-2）。抗病毒药物可通过阻断病毒的增殖过程而发挥治疗作用，主要包括：①阻断宿主细胞上的病毒受体而抑制吸附，如带负电荷的多糖和肝素；②阻止病毒穿入或脱壳，如金刚烷胺能抑制流感病毒脱壳而预防流感；③抑制病毒核酸复制，如阿昔洛韦可抑制单纯疱疹病毒的 DNA 聚合酶而阻止病毒 DNA 合成；④增强宿主本身的抗病毒能力，抑制病毒转录、翻译和装配等过程。

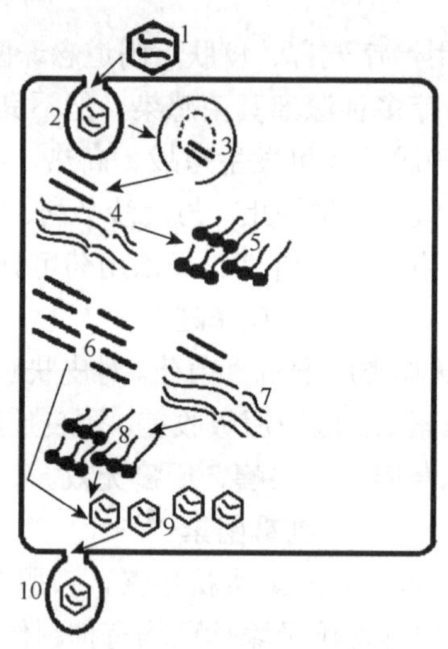

图 39-2　病毒复制示意图

1. 吸附；2. 穿入；3. 脱壳；4. 转录 mRNA；5. 早期蛋白的翻译；6. 复制病毒 DNA 或 RNA；7. 转录 mRNA；8. 晚期蛋白的翻译；9. 毒粒装配；10. 释放

病毒严格的胞内寄生特性及病毒复制时依赖于宿主细胞的许多功能，导致药物在抗病毒的同时，也可能杀伤宿主的正常细胞，由此导致抗病毒药的应用受到限制；此外，病毒核酸在复制过程中可产生错误而形成变异，使抗病毒药物的作用减弱或消失。现有的抗病毒药大多毒性较强，临床疗效也不甚满意。抗病毒药物根据其临床用途可大致分为广谱抗病毒药、抗疱疹病毒药、抗乙型肝炎病毒药、抗艾滋病病毒药、抗流感病毒药等几类。

一、广谱抗病毒药

目前临床上使用的广谱抗病毒药主要有核苷类，通过药物分子中类似的嘌呤或嘧啶，干扰各种病毒复制过程中所共需碱基的掺入而抗病毒；其次是干扰素等生物制剂，通过调节宿主对病毒的防御机制而抗病毒。广谱抗病毒药也同样会影响机体的正常生理功能，因此其引起的不良反应必须给予足够的重视。

利巴韦林[典][基]

利巴韦林（ribavirin，三氮唑核苷，病毒唑）为人工合成的鸟嘌呤类似物（图 39-3）。

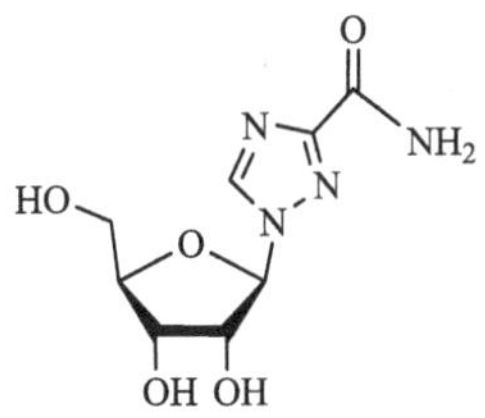

图 39-3 利巴韦林的化学结构

【体内过程】口服吸收良好，1～1.5h 血药浓度达峰值，生物利用度约为 45%，$t_{1/2}$ 为 27～36h，主要经肾排泄。

【药理作用】属广谱抗病毒药，对多种 DNA、RNA 病毒有效，如呼吸道合胞病毒、麻疹病毒、甲型和丙型肝炎病毒、流行性出血热病毒、甲型和乙型流感病毒等。

其抗病毒机制一般认为是利巴韦林在宿主细胞内磷酸化后干扰病毒的鸟苷三磷酸合成，抑制病毒 mRNA 合成，以及抑制某些病毒依赖 RNA 的聚合酶的活性而发挥作用。

【临床应用】主要用于治疗呼吸道合胞病毒引起的病毒性肺炎与支气管炎；对疱疹病毒性角膜炎、结膜炎和口腔炎，甲型肝炎等也有一定疗效。

【不良反应】口服或静脉给药时，部分患者出现头痛、腹泻、疲劳、胆红素升高等，长期应用可致贫血和白细胞减少。动物实验发现其有致畸胎作用。

干扰素[典]

干扰素（interferon，IFN）是一类由哺乳动物细胞合成的可诱导型蛋白质（主要为糖蛋白），通常在机体细胞受病毒感染或其他刺激后产生，已被证明有抗病毒作用的有 α、β 和 γ 三种。机体几乎所有细胞均可产生 α 干扰素和 β 干扰素，而 γ 干扰素由 T 淋巴细胞和自然杀伤细胞（NK 细胞）产生。干扰素对病毒的穿入、脱壳、复制、装配和释放过程均可产生抑制作用，但对不同病毒的主要作用环节也有所不同。干扰素可与细胞膜上的特异性受体结合，进而影响相关基因表达，通过抑制病毒复制和免疫调节作用来抵抗病毒的感染。

目前临床上已不再使用血源性干扰素而使用基因工程产品，主要用于治疗慢性病毒性乙型肝炎、丙型肝炎和丁型肝炎；也可治疗带状疱疹、疱疹性角膜炎、小儿病毒性肺炎及上呼吸道感染、病毒性脑膜炎、尖锐湿疣、慢性宫颈炎等病毒感染，此外还广泛用于抗肿瘤。注射干扰素 α 和口服利巴韦林联用，是目前治疗丙型肝炎的标准疗法。干扰素血浆 $t_{1/2}$ 较短，一般为 2～4h，聚乙二醇修饰干扰素后可使其半衰期延长。干扰素不良反应普遍，可见发热、疲乏、头痛和肌痛等，还可诱发自身免疫性疾病。

聚肌胞

聚肌胞（polyinosinic-polycytidylic acid）由多分子核苷酸组合而成，可在体内诱生干扰素、促进抗体形成和刺激巨噬细胞增强其吞噬作用，具有免疫增强和广谱抗病毒作用。主要用于治疗病毒性角膜炎、单纯疱疹等病毒感染，也用于辅助治疗慢性病毒性肝炎。少数患者用药后可见低热，停药后常自行消失，出现过敏反应者应立即停药。孕妇禁用。

胸腺素

胸腺素（thymosin）为胸腺肽第 5 组分，是人工合成的 28 肽化合物。可通过促进 T 细胞成熟，使 T 细胞及 NK 细胞在被各种抗原或丝裂原激活后产生白细胞介素-2（IL-2）及干扰素 α、γ 等多种淋巴因子而提高机体免疫力。主要用于慢性肝炎、艾滋病、其他病毒性感染和肿瘤的治疗或辅助治疗。

二、抗流感病毒药

金刚烷胺（典）（基）

金刚烷胺（amantadine，三环癸胺，三环葵胺，盐酸金刚烷胺）为饱和对称的三环癸烷氨基衍生物类抗 RNA 病毒药。

【体内过程】口服吸收完全，3～4h 血药浓度达到峰值，生物利用度为 75%。在体内不被代谢，约 90%的药物以原型自肾排泄，$t_{1/2}$ 为 12～18h。

【药理作用】仅对甲型流感病毒有效。通过抑制病毒的 M2 蛋白离子通道，干扰病毒穿入细胞，阻止脱壳和核酸释出，也可通过影响血凝素构型而干扰病毒组装。

【临床应用】主要用于预防和早期治疗甲型流感病毒所致的呼吸道感染，感染早期用药可缩短病程，减轻症状。对乙型流感病毒等其他病毒感染无效。

【不良反应】常见头痛、兴奋、失眠、震颤、共济失调、语言不清等中枢神经系统反应；此外还有恶心、呕吐、腹泻、厌食等胃肠道反应。

扎那米韦

扎那米韦（zanamivir）为治疗甲型、乙型流感病毒的新药，通过抑制病毒神经氨酸酶活性，使病毒难以从感染细胞释放而抗病毒，对金刚烷胺耐药病毒有效。常鼻内给药或干粉吸入给药，也可静脉注射给药。用于流感防治，早期治疗病程可缩短 1～3d。不良反应较少，多见头痛、腹泻、恶心、呕吐、眩晕、哮喘和痉挛等。

三、抗疱疹病毒药

阿昔洛韦（典）（基）

阿昔洛韦（acyclovir，ACV，无环鸟苷）为核苷类抗 DNA 病毒药物，是目前最有效的抗单纯疱疹病毒（HSV）药物之一。

【体内过程】口服生物利用度低，为 15%～30%，血浆蛋白结合率也较低，组织分布广，在肾内药物浓度比血药浓度高 10 倍，部分在肝内代谢，$t_{1/2}$ 为 2～4h。

【作用及机制】广谱抗疱疹病毒，其中对 HSV 的作用最强，抗 HSV 的活性比碘苷强 10 倍，比阿糖腺苷强 160 倍，对乙型肝炎病毒也有一定作用。

阿昔洛韦在被感染的细胞内，在病毒腺苷激酶和宿主细胞激酶的催化下，转化为三磷酸无环鸟苷，对病毒 DNA 聚合酶呈强大的抑制作用，并掺入病毒正在延长的 DNA 中，从而阻止病毒 DNA 合成。阿昔洛韦对 RNA 病毒无效。

【临床应用】治疗 HSV 感染可首选，也用于治疗带状疱疹病毒感染。对乙型肝炎有明显近期效果。

【不良反应】可见转氨酶升高、皮疹、荨麻疹。伴有脱水的患者在用药剂量过大时偶见肾功能损害。过敏体质及精神异常者忌用。

更昔洛韦[典]

更昔洛韦（ganciclovir）为鸟嘌呤核苷衍生物。对巨细胞病毒（CMV）的抑制作用比阿昔洛韦强 100 倍，主要用于防治巨细胞病毒感染，如免疫缺陷和免疫低下患者并发的 CMV 视网膜炎，接受器官移植患者和艾滋病患者的巨细胞病毒感染。不良反应有骨髓抑制，精神异常、紧张、震颤等。

喷昔洛韦

喷昔洛韦（penciclovir）为核苷类抗病毒药，选择性抑制单纯疱疹病毒 DNA 合成，对Ⅰ型和Ⅱ型单纯疱疹病毒均有抑制作用，主要用于口唇、面部单纯疱疹或生殖器疱疹。不良反应偶见用药局部灼热感、疼痛、瘙痒等。

碘苷

碘苷（idoxuridine，疱疹净）为嘧啶类抗 DNA 病毒药。可竞争性抑制胸苷酸合成酶，使 DNA 合成受阻，故能抑制 DNA 病毒。口服或注射给药后很快代谢而失效，仅局部外用治疗浅层单纯疱疹性角膜炎、眼带状疱疹及其他病毒感染性眼病。因眼内通透性差，故对深层单纯疱疹性角膜炎无效。不良反应有眼睛刺痛、痒感、水肿、畏光，长期用药能损伤角膜，出现变性、浑浊。

阿糖腺苷

阿糖腺苷（vidarabine）广谱抗病毒，对痘病毒、单纯疱疹病毒（Ⅰ、Ⅱ型）、带状疱疹、EB 病毒、巨细胞病毒均有抑制作用。可用于治疗疱疹病毒性脑炎，巨细胞病毒性脑炎、肺炎，疱疹性角膜炎，慢性乙型肝炎等。不良反应可见眩晕、恶心、呕吐、腹泻、腹痛。偶见骨髓抑制、白细胞减少等。有致畸作用，孕妇及婴儿禁用。

膦甲酸钠

膦甲酸钠（foscarnet sodium）可竞争性抑制疱疹病毒、巨细胞病毒、乙型肝炎病毒 DNA 聚合酶、流感病毒 RNA 聚合酶；非竞争性抑制 HIV 逆转录酶。主要用于治疗对阿昔洛韦耐药的皮肤黏膜单纯疱疹病毒感染或带状疱疹病毒感染，也可用于免疫缺陷者（如艾滋病患者）发生的巨细胞病毒性视网膜炎。不良反应较多，最严重者为肾功能损害，尚可引起中枢神经系统症状、血液系统障碍、代谢失调、心血管系统及消化系统功能损害等。

索利夫定

索利夫定（sorivudine，BVAU）为核苷类药物，高度选择性抗 HSV。本药属胸腺嘧啶核苷的类似物，能优先被病毒编码的胸苷激酶磷酸化，特异性抑制 HSV-Ⅰ和水痘-带状疱疹病毒（VZV），临床用于治疗 HSV-Ⅰ和 VZV 感染的患者。不良反应有消化道反应，偶有造血系统损害或肝、肾功能损害。禁止与氟尿嘧啶同用。

第三节　抗艾滋病药

人类免疫缺陷病毒（HIV）主要有 HIV-1 和 HIV-2 两型，为双股正链 RNA 病毒，属逆转录病毒（retrovirus），可致人类免疫缺陷，引起获得性免疫缺陷综合征（acquired immunodeficiency syndrome，AIDS，艾滋病）。AIDS 多由 HIV-1 引起。HIV 进入人体后，首先被巨噬细胞吞噬，但因 HIV 可迅速改变巨噬细胞内某些部位的酸性环境而创造适合其生存的条件，并随即进入 $CD4^+$ T 淋巴细胞内大量繁殖，最终使 $CD4^+$ T 淋巴细胞被完全破坏。HIV 感染也可刺激机体生产相应抗体，但抗体不能与单核巨噬细胞内存留的病毒接触；HIV 刺激宿主抗体产生的囊膜蛋白易发生变异而使原有抗体失去作用；在潜伏感染阶段，HIV 前病毒整合到宿主细胞基因组中而使 HIV 不被免疫系统所识别，所以机体自身免疫功能无法单独将其清除。

治疗 AIDS 可通过抗 HIV、抗感染及抗肿瘤或恢复与重建被破坏的细胞免疫系统而发挥疗效，本节介绍抗 HIV 的治疗药物。HIV 核衣壳内除包含病毒的 RNA 基因组外，尚有多种酶，如逆转录酶、蛋白酶和整合酶。HIV 逆转录酶是一种多功能酶，主要以 RNA 为模板合成 DNA；蛋白酶是含 99 个氨基酸残基的对称均二聚体多肽链，属于天冬氨酰基蛋白酶，主要水解 HIV 复制过程中合成的多聚蛋白（蛋白前体）为适宜的小蛋白（结构蛋白），促进 HIV 复制后期的组装和成熟，从而产生成熟的感染性病毒颗粒；整合酶则主要将病毒的 DNA 整合到宿主细胞的 DNA 中，是病毒复制周期中的关键步骤。目前临床上使用的抗 HIV 药物主要通过抑制上述三类酶而发挥作用；此外尚有通过阻止病毒吸附和融合宿主细胞膜而抗 HIV 的 HIV 进入抑制剂及 HIV 融合抑制剂。

一、逆转录酶抑制剂

逆转录酶抑制剂（reverse transcriptase inhibitor）包括核苷类（nucleoside）逆转录酶抑制剂和非核苷类（non-nucleoside）逆转录酶抑制剂。

（一）核苷类逆转录酶抑制剂

核苷类药物是最先应用的抗逆转录病毒药，结构与核酸类似，通过转化为有活性的核苷三磷酸衍生物，竞争性抑制 HIV 逆转录酶活性，阻止病毒 DNA 合成，从而抑制病毒复制。药物主要有齐多夫定（zidovudine，AZT）、司他夫定（stavudine，D4T）、拉米夫定（lamivudine，LDV）、去羟肌苷（didanosine，DDC）和阿巴卡韦（abacavir，ABC）等。

齐多夫定

齐多夫定（zidovudine，叠氮胸苷，azidothymidine，AZT）是第一个被批准用于 HIV 感染治疗的药物（图 39-4）。

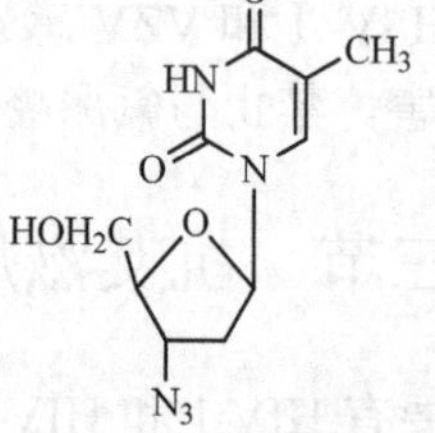

图 39-4　齐多夫定的化学结构

【体内过程】 口服易吸收，1h 后血药浓度达峰值，生物利用度为 52%～57%，迅速分布于全身各组织，脑脊液浓度为血浆药物浓度的 50%～60%，血浆蛋白结合率为 35%，$t_{1/2}$ 约为 1h，在肝内与葡萄糖醛酸结合后，主要经肾排出。

【药理作用】 齐多夫定经宿主细胞内胸苷激酶的作用转化为三磷酸齐多夫定，竞争性抑制 HIV 逆转录酶，阻止胸苷三磷酸插入正在合成的单链 DNA 中而终止 DNA 链延长，发挥抗病毒作用，对 HIV-1 和 HIV-2 均有效，在活化细胞内的抗 HIV 作用强于静止细胞。对人体细胞 DNA 聚合酶的影响小，不抑制机体细胞增殖。

【临床应用】 首选治疗 AIDS，降低 HIV 感染患者的发病率，延长患者的存活期；尚可降低 HIV 从感染孕妇到胎儿的转移率。

【不良反应】 有骨髓抑制作用，可见巨幼细胞贫血和粒细胞减少；头痛、恶心、呕吐、肌痛；剂量过大可引起焦虑、精神错乱和震颤。

去羟肌苷

去羟肌苷（didanosine，DDC，二脱氧肌苷，双去氧肌苷，DDI，videx）通过转化为双脱氧腺苷三磷酸（ddATP）而抑制逆转录酶，阻止病毒复制，使患者改善的 $CD4^+$ T 细胞数量增加，生存时间延长和机会致病菌感染发生率下降。常作为 HIV 感染的首选治疗药物，主要用于成人或 6 个月以上儿童较严重 HIV 感染、对齐多夫定不能耐受者及治疗期间有明显的临床或免疫学上恶化的艾滋病患者。有胰腺炎或酒精中毒病史者禁用。

扎西他宾

扎西他宾（zalcitabine，hivid）通过在宿主细胞内磷酸化为三磷酸化活性代谢物而抑制逆转录酶，阻止 HIV 复制而抗病毒。本品 0.5μmol/L 即能完全抑制人体 T 淋巴细胞内的 HIV 逆转录酶，与齐多夫定合用有协同作用。主要用于治疗艾滋病和艾滋病相关综合征。不良反应多见口炎、皮疹、周围神经炎，也可引起胰腺炎。

（二）非核苷类逆转录酶抑制剂

可不经磷酸化而直接与逆转录酶结合，非竞争性抑制逆转录酶活性，与核苷类药物不同，其不整合到病毒 DNA 中。药物主要有奈韦拉平（nevirapine）、地拉韦啶（delavirdine）和依非韦伦（efavirenz）。

奈韦拉平

【药理作用】 奈韦拉平（nevirapine）（图 39-5）为 HIV 逆转录酶的非竞争性抑制剂，主要通过抑制酶聚合，阻断病毒复制而抗病毒，对多种 HIV-1 型病毒株有抑制作用，对 HIV-2 型等其他逆转录病毒的逆转录酶及人体内源性 DNA 聚合酶没有抑制作用。

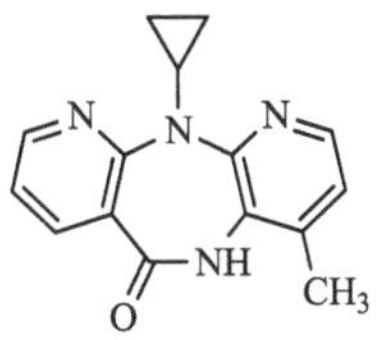

N
N
N
NH
O
CH_3

图 39-5　奈韦拉平的化学结构

【临床应用】主要用于治疗艾滋病和艾滋病相关综合征；也可单独使用预防母婴传播，只需孕妇于分娩时口服单剂量奈韦拉平，新生儿在出生后72h内口服单剂量奈韦拉平。对于分娩时未使用抗逆转录病毒药治疗的孕妇，奈韦拉平可预防HIV-1的母婴传播。

【不良反应】常见消化道反应、发热和肌痛。重者可出现肝功能衰竭和过敏反应。

二、蛋白酶抑制剂

蛋白酶抑制剂（protease inhibitor，PI）主要通过抑制HIV蛋白酶对其多聚蛋白（前体蛋白或蛋白前体）的裂解，从而阻止HIV病毒颗粒组装和成熟，产生抗病毒作用。目前临床在用的药物主要有茚地那韦（indinavir）、沙奎那韦（saquinavir）、利托那韦（ritonavir）、奈非那韦（nelfinavir）及安普那韦（amprenavir）等。

茚地那韦

【体内过程】茚地那韦（indinavir）（图39-6）口服生物利用度低，与血浆蛋白结合后不易进入细胞内抗HIV，$t_{1/2}$为2h。

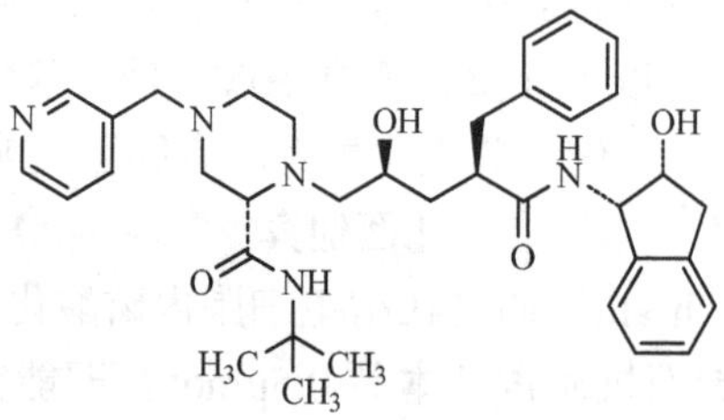

图39-6 茚地那韦的化学结构

【作用机制】使蛋白酶不能与底物结合而水解相应的肽键，从而抑制新病毒组装时所需的功能性酶和结构蛋白的合成，阻碍病毒的成熟。其作用后所产生的不成熟病毒颗粒不具有感染性，无法启动新一轮感染。对HIV-1的选择性大约是对HIV-2的10倍。

【临床应用】用于治疗成人及儿童HIV-1感染，与齐多夫定等合用能减缓艾滋病的发展进程。

【不良反应】可见溶血性贫血、肝炎、肾结石、排尿困难和胆红素升高等。

沙奎那韦

沙奎那韦（saquinavir）为HIV蛋白酶的特异性抑制剂，通过抑制底物前体蛋白的裂解而阻止HIV复制，对HIV-1和HIV-2均有作用，与抗逆转录病毒药物合用，可显著提高患者的生存率，延长艾滋病的非进展期。患者对沙奎那韦的耐受性强，不易引起提前撤药，机体对沙奎那韦的抗药性相对特异，出现交叉耐药的可能性小，适宜长期用药。沙奎那韦与其他蛋白酶抑制剂有协同作用。常见不良反应有腹泻、腹胀、头痛、高脂血症等。

三、整合酶抑制剂

雷特格韦（raltegravir）是2007年11月Merck上市的世界上第一个HIV整合酶抑制

剂（integrase inhibitor），通过抑制病毒复制所需的HIV整合酶，阻止感染早期HIV基因组以共价键形式插入或整合到宿主细胞基因组而阻止HIV复制，降低血液中HIV病毒载量。与其他药物联合用于2岁及以上HIV感染者的抗病毒治疗。

四、进入抑制剂

马拉维若（maraviroc）是辉瑞2007年8月上市的新型小分子进入抑制剂（entry inhibitor），可阻断宿主CD4细胞上的趋化因子受体CCR5蛋白（HIV进入靶细胞时需靶细胞上的趋化因子受体CCR5蛋白或CXCR4蛋白作为辅助受体，先吸附于该受体再进入靶细胞），从而阻止R5嗜性病毒HIV入胞而抗HIV感染，对以CXCR4作为辅助受体的病毒无效。马拉维若目前作为二线药物用于常规“鸡尾酒疗法”耐药患者的抗HIV治疗。

五、融合抑制剂

恩夫韦肽(enfuvirtide)为2003年上市的合成肽类HIV融合抑制剂(infusion inhibitor)，可与病毒包膜糖蛋白结合，阻止病毒包膜与靶细胞膜融合所必需的构象变化，防止病毒融合进入细胞内，从而抑制HIV-1复制，对HIV-2无效。本品皮下给药，与抗逆转录酶药物联合用于成人及6岁以上儿童的抗艾滋病治疗。恩夫韦肽作为第一代融合抑制剂已有耐药病毒株的产生，天津市扶素生物技术有限公司开发的西夫韦肽（sifuvirtide）属于第三代HIV-1融合抑制剂，效价比恩夫韦肽高20倍，对耐恩夫韦肽毒株也有很好的抑制效果，已进入Ⅱ期临床试验。

总结记忆模块

1. 知识要点

1）目前已知能引起人类疾病的真菌有270余种，引起人体浅部和深部感染。

2）两性霉素B、氟康唑和氟胞嘧啶等为抗深部真菌感染药；克霉唑、制霉菌素和特比萘芬等为抗浅部真菌感染药；酮康唑、咪康唑和伊曲康唑等是既用于抗浅部，也用于抗深部真菌感染的药物。

3）抗病毒药可根据其所抑制的病毒类型分类。

4）利巴韦林、干扰素、聚肌胞、胸腺素等为广谱抗病毒药；金刚烷胺、扎那米韦等为抗流感病毒药；阿昔洛韦、更昔洛韦、喷昔洛韦、碘苷、阿糖腺苷、膦甲酸钠、索利夫定等为抗疱疹病毒药。

5）抗艾滋病病毒药根据其作用环节又可分为5类，其中逆转录酶抑制剂、蛋白酶抑制剂最为常用。

2. 药物比较　　抗真菌药比较见表39-1。

表 39-1 抗真菌药比较

分类	代表药	作用特点	用途
抗浅部真菌感染药	灰黄霉素	干扰有丝分裂而抑制各种浅表癣菌，外用无效	头癣、体癣、股癣、甲癣等浅部真菌感染，头癣效佳
	制霉菌素	抑制白念珠菌及隐球菌，因毒性大多局部应用	敏感菌引起的皮肤、口腔及阴道、胃肠道感染
	克霉唑	广谱抗真菌，口服不易吸收	局部应用抗浅部真菌感染，但甲癣、头癣无效
	特比萘芬	干扰细胞膜麦角固醇合成而广谱抗真菌	甲癣、体癣、股癣、手足癣等皮肤癣菌感染
抗深部真菌感染药	两性霉素 B	影响菌体细胞膜固醇而抗白念珠菌等多种深部真菌	敏感菌引起的脑膜炎、败血症等深部真菌感染
	氟康唑	广谱、高效、低毒，作用较两性霉素 B、酮康唑强	主要用于敏感菌引起的深部感染，也用于皮肤、黏膜真菌感染
	氟胞嘧啶	主要对新型隐球菌、念珠菌有较强抑制作用	敏感菌引起的深部真菌感染
兼抗浅部和深部真菌感染药	酮康唑	广谱抗真菌，但不易透过血脑屏障	口服用于皮肤及深部真菌感染，局部应用于脂溢性皮炎等
	伊曲康唑	强效广谱抗真菌	敏感菌引起的浅部及深部真菌感染
	咪康唑	广谱抗真菌，对链球菌等细菌也有抑制作用	敏感菌引起的浅部及深部真菌感染

3. 复习记忆

（1）复习指南

1）抗真菌药的复习可先从总体上把握哪些药物属于全身应用的药物，哪些属于局部应用的药物。然后再分别掌握其中的重点代表药物，并以重点药物带动对其他药物的学习。如果再进一步了解为什么某一药物只能局部应用或全身应用，可加深对该药物特点的理解。

2）抗病毒药主要通过干扰病毒复制周期中的某些环节而发挥作用，因此可根据作用机制来掌握本节药物：阻止病毒吸附及穿入的药物有干扰素、马拉维若和恩夫韦肽等，干扰脱壳的药物有金刚烷胺等，抑制核酸合成的药物有齐多夫定等嘌呤或嘧啶核苷类药、逆转录酶抑制剂等，干扰蛋白质合成后修饰的药物有蛋白酶抑制剂等，抑制病毒释放的药物有神经酰胺酶抑制剂等。

（2）助记方法　归纳法。

唑类抗真菌药的共同点和不同点

共同点：抗菌谱广，对浅部和深部真菌感染均有效；抗菌机制相同；不易产生耐药性；在肝内代谢，可抑制细胞色素 P450 酶系统而干扰性激素等的生物合成；不良反应相似。

不同点：虽然广谱抗真菌，但有些药物全身应用毒性反应多，临床仅能作局部应用；三唑类比咪唑类代谢慢，对真菌细胞色素 P450 的选择性更高，对人的毒性作用更小，疗效更好；各药的药理学特征有所不同，临床用途和特征有所差异。

拓展提高模块

1. 研究史话

艾滋病的鸡尾酒疗法

鸡尾酒疗法是"高效抗逆转录病毒治疗"（highly active anti-retroviral therapy，HAART）较为形象的俗称，由美籍华裔科学家何大一教授最早提出，是指通过采用三种或三种以上的抗病毒药物联合使用来治疗艾滋病的方法。该疗法的应用可以减少单一用药产生的抗药性，最大限度地抑制病毒的复制，使受损的机体免疫功能部分甚至全部恢复，从而延缓病程进展，延长患者生命，提高生活质量。

1995 年，多种有效的抗 HIV 药物已经流行，它们大都能使病毒大量减少，但因病毒会很快发生耐药变异，所以虽然病毒载量治疗开始时下降，数周或数月后又恢复到治疗前的水平，治疗效果呈现出短效性。针对这种情况，受到抗生素治疗中常采用复合疗法，即同时用多种药物的启发，何大一教授领衔的研究团队用两种逆转录酶抑制剂和一种蛋白酶抑制剂的三联药疗法获得了巨大成功：数周内病毒大量减少，有的甚至降到测不出来的水平，且在整个疗程内保持这样的水平。这些工作 1995 年被发表于英国的 *Nature* 杂志上，治疗 HIV 的一个新时代从此开始，该疗法的创始人，美国纽约洛克菲勒大学艾伦·戴蒙德艾滋病研究中心的主任何大一教授被选为 1996 年《时代周刊》的封面人物。

鸡尾酒疗法的成功使人们对治疗甚至根除 HIV 寄予厚望。如果病毒的半衰期保持为 2d，则大约 3 年可消灭感染者体内的所有病毒。但进一步的临床观察和研究表明，病毒的半衰期呈现出多阶段性。第一阶段半衰期约为 2d；第二阶段半衰期约为 50d；随着时间的推移，病毒的衰减越来越慢，半衰期可长达 100d，此时很难消灭所有的病毒，因为所需疗程已经超过人的平均寿命。所以，目前对 HIV 感染者来说，最好的情况是控制病毒数量，提高 $CD4^+$细胞数量和增强免疫能力，争取不发病。很多临床结果表明这个时期可以长达 15～20 年。近年来，鸡尾酒疗法又有了新的进展，哈佛医学院丹·巴鲁克研究团队对由三种抗体组成的"鸡尾酒"进行了测试：将"鸡尾酒"注入 4 只感染了猿猴和人免疫缺陷病毒的恒河猴体内，结果 1 周内均未在猿猴体内检测到病毒的"蛛丝马迹"，而且这种情况至少持续了 84d。最后，科学家又在 18 只接受治疗的感染了病毒的猿猴上验证了"鸡尾酒"疗法的效果。

2. 知识拓展

疫苗在病毒性疾病控制中的应用

从历史上看，病毒疫苗在人类控制病毒性疾病过程中的作用远大于抗病毒药物，正是一些抗病毒疫苗的成功研制，使人类创造了在历史上消灭天花和控制脊髓灰质炎、麻疹等烈性及重症传染病的奇迹。但是疫苗的开发应用也存在一些不尽人意的地方，艾滋病虽然已经肆虐几十年，但迄今尚无疫苗开发成功，主要原因有：首先，对一些重要的病毒性疾病的病原研究不够深入，它们在宿主细胞内尤其在人体内的增殖及由此引起的病理学机制也不十分清楚，因而对其疫苗的设计无法在一种具有可预测性的理论基础上进行；其次，艾滋病病毒、冠状病毒、流感病毒等均有较强的抗原变异特性，因而难以弄清楚什么样的抗原能诱导相对有效的免疫应答。

3. 问题与思考

如何预防和控制真菌耐药性的发展？

随着真菌感染的增加和各种抗真菌药物的普遍使用，与细菌耐药性发展的情况相似，如果不采取合理有效的措施，将可能出现“超级真菌”，产生严重的后果。那么如何预防和控制真菌耐药性的发展呢？虽然目前尚未建立起防控真菌耐药性发展的有效方法，但可以参照细菌耐药性发展的防控策略，采取以下方法。

1）不断开发出结构新颖、能够克服真菌耐药性的新药。

2）建立真菌耐药性检测系统，了解和掌握真菌耐药性的发展趋势和频率。

3）谨慎使用抗真菌药物。

4）对病因学比较清楚的疾病，要选择某种合适的药物治疗。

5）使用合适的剂量进行治疗，避免长期使用低剂量治疗。

6）尽可能结合多种已有的药物进行治疗。

（何晓山）

第四十章　抗结核药及抗麻风药

基本知识模块

抗结核药种类很多，包括抗生素及合成药物。根据药物疗效、毒性及机体的耐受情况可分为“一线”和“二线”药物。目前的“一线”药包括异烟肼、利福平、乙胺丁醇、吡嗪酰胺和链霉素等，其余为“二线”药，仅用于细菌对“一线”药耐药时。

麻风分枝杆菌和结核分枝杆菌同属于抗酸性分枝杆菌，对药物的反应两者往往相似，故不少抗结核药物也常具有抗麻风作用。砜类化合物是目前临床最重要的抗麻风药。

第一节　抗 结 核 药

结核病是由结核分枝杆菌引起的慢性传染病，可侵及全身多个脏器，以肺部受累多见。链霉素是第一个成功用于临床的抗结核药，之后，1952 年异烟肼用于临床，使结核病的治疗又向前跨进了一大步。近几年又开发出一些疗效较好、毒副作用相对较小的新一代的抗结核药，如利福喷丁、利福定、左氧氟沙星、莫西沙星等，在耐多药结核病的治疗中发挥了重要作用。

抗结核药物的作用机制包括：利福平抑制 RNA 合成；对氨基水杨酸钠干扰结核分枝杆菌代谢；乙硫异烟胺阻碍细菌细胞壁合成；链霉素、卷曲霉素抑制结核分枝杆菌蛋白质合成。

异烟肼（典）（基）

异烟肼（isoniazid，INH）又名雷米封（rimifon）。性质稳定，易溶于水。具有抗结核分枝杆菌作用强、毒性小、口服方便、价格便宜等优点，对各型结核分枝杆菌都有高度选择性抗菌作用，是目前抗结核药物中具有最强杀菌作用的合成抗菌药物，对其他细菌无作用。

【体内过程】口服吸收快而完全，1～2h 血药浓度达高峰。吸收后分布广泛而均匀，穿透性强。能渗入关节腔、胸、腹水以及纤维化或干酪化的结核病灶中，能透入细胞内，作用于已被吞噬的结核分枝杆菌，也易通过血脑屏障。异烟肼大部分在肝内代谢为无效的乙酰异烟肼和异烟酸，代谢产物及少量原型药物由肾排出。异烟肼在肝内乙酰化受遗传基因影响，分为快代谢型（$t_{1/2}$ 平均为 70min）和慢代谢型（$t_{1/2}$ 约为 3h），前者尿中乙酰化异烟肼较多，后者由于肝中缺乏乙酰化酶，乙酰化过程受阻，异烟肼代谢减慢，尿中游离异烟肼较多，易致蓄积中毒。我国人群中快代谢型约占 50%，慢代谢型约占 26%，中间型约占 24%。

【抗菌作用】异烟肼对结核分枝杆菌有高度选择性，体外试验中，低浓度抑菌（0.025～0.05mg/L），高浓度对繁殖期结核分枝杆菌有杀菌作用。穿透力强，可渗入细胞内、纤维空洞、干酪病灶、关节腔等，对细胞内外结核分枝杆菌有同等杀灭作用，故称全效杀菌药。通过抑制结核分枝杆菌细胞壁特有的重要成分——分枝菌酸合成，因此对结核分枝杆菌具有高度选择性，而对其他细菌无作用。单独应用易产生耐药性，联合用药可延缓耐药性发生。与其他抗结核药之间无交叉耐药性，临床常联合用药。

【临床应用】

1. 结核病的治疗　异烟肼是治疗结核病的一线药物，适用于各种类型的结核病，但必须与其他抗结核药联合应用，以提高疗效，减少或延缓细菌耐药性的产生。对急性粟粒性结核、结核性脑膜炎宜增大剂量，延长疗程，必要时采用静脉给药。

2. 结核病的预防　对已感染结核分枝杆菌的人，用抗结核药预防结核病的发生是非常有效的，本药既可单用，也可与其他抗结核药联合使用。

3. 非结核分枝杆菌病的治疗　异烟肼对部分非结核分枝杆菌病（指结核分枝杆菌及麻风分枝杆菌以外的分枝杆菌引起的疾病）有一定的治疗效果，需联合用药。

【不良反应】发生率与剂量有关，治疗量时不良反应少而轻。

1. 神经毒性　表现为周围神经炎（一般剂量）和中枢神经系统毒性（过量），偶见中毒性脑病或中毒性精神病。其原因是异烟肼与维生素 B_6 结构类似，产生竞争性抑制，使维生素 B_6 利用受阻，排泄增加，从而致体内缺乏维生素 B_6。故同服维生素 B_6 可减少此不良反应的发生。周围神经病变或严重肾功能损害者应慎用。

2. 肝毒性　以 35 岁以上及快代谢型患者较多见，可有暂时性转氨酶升高。用药时应定期检查肝功能，肝病患者禁用。本药与丙硫异烟胺、吡嗪酰胺、利福平等其他抗结核药物合用时，可增加本药的肝毒性，用药期间应密切观察有无肝炎的前驱症状，并定期监测肝功能，避免饮用含酒精饮料。

3. 其他　皮疹、发热、粒细胞减少、血小板减少、口干、上消化道不适等。还有中枢神经系统反应，如头痛、兴奋、失眠，诱发癫痫、精神异常，故癫痫或精神病患者禁用该药。哺乳期患者用药期间应停止哺乳。

利福平（典）（基）

利福平（rifampicin）又名甲哌力复霉素（rifampin），简称 RFP，是人工半合成的利福霉素类衍生物，为砖红色结晶性粉末。具有高效、低毒、口服方便等优点，是目前最有效的抗结核药之一。

【体内过程】口服吸收好，食物可延缓吸收，宜空腹给药。因对氨基水杨酸（PAS）可减少其吸收，若必须与 PAS 联用，应间隔 8～12h。吸收后分布广而均匀，可进入细胞内、痰液内、胸腹水、结核空洞及脑脊液等。主要在肝内代谢为去乙酰基利福平，其抑菌作用为利福平的 1/10～1/8，同时毒性也降低。利福平为肝药酶诱导剂，连续治疗 14d，利福平血浆半衰期缩短 40%，同时可加速其他药物代谢（如糖皮质激素、双香豆素、甲苯磺丁脲），故可降低其他药物疗效。主要通过胆汁排泄，可形成肝肠循环，经粪便和尿排出，由于药物及代谢物呈橘红色，可使尿、粪便、唾液、痰、泪液呈橘红色；巩膜、皮肤可黄染。

【抗菌作用】抗菌谱广，对静止期和繁殖期细菌均有作用。抗结核分枝杆菌作用强。对结核分枝杆菌、麻风分枝杆菌、G^+菌特别是耐药金黄色葡萄球菌有强大抗菌作用，对G^-菌，如大肠埃希菌、变形杆菌、流感嗜血杆菌等和沙眼衣原体也有抑制作用。抗菌机制为选择性抑制细菌 DNA 依赖的 RNA 聚合酶，阻碍菌体 RNA 合成。对动物的 RNA 聚合酶无明显影响。结核分枝杆菌易产生耐药性，故不宜单用。与其他抗结核药之间无交叉耐药性。与异烟肼、乙胺丁醇合用有协同作用，并能延缓耐药性的产生。

【临床应用】

1. 结核病　利福平与异烟肼、吡嗪酰胺、乙胺丁醇联合是各型肺结核短程疗法的基石，但单独用药可迅速产生耐药性，必须与其他抗结核药联合应用。

2. 麻风病　利福平为麻风病联合化疗中的主要药物之一，作用强、显效快。

3. 其他敏感菌引起的感染　利福平可用于耐甲氧西林金黄色葡萄球菌（MRSA）、耐甲氧西林凝固酶阴性葡萄球菌（MRCNS）所致的严重感染，可以考虑采用万古霉素联合利福平治疗。也可用于脑膜炎球菌咽部慢性带菌者或与该菌所致脑膜炎患者密切接触者的预防用药，但不宜用于治疗脑膜炎球菌感染，因细菌可能迅速产生耐药性。

4. 沙眼衣原体感染　局部用药可用于沙眼衣原体感染及敏感菌感染。

【不良反应】

1. 胃肠道反应　常见恶心、呕吐、腹泻、腹痛等。

2. 过敏反应　皮疹、药热、血小板及白细胞减少（大剂量间歇疗法）。禁用于曾出现血小板减少性紫癜的患者。

3. 肝毒性　长期大剂量可出现黄疸、肝肿大。肝功能不全、胆管梗阻、慢性酒精中毒患者应用利福平时应适当减量。用药期间，应定期复查肝功能、血常规。

4. 致畸　对动物有致畸胎作用，妊娠 3 个月内患者应避免用利福平，妊娠 3 个月以上的患者有明确指征使用利福平时，应充分权衡利弊后决定是否采用。哺乳期患者用药期间应停止哺乳。

5. 神经系统　偶可有嗜睡、共济失调、精神紊乱等。

6. “流感样综合征”　偶见于大剂量间歇疗法，表现为畏寒、发热、头痛、嗜睡、肌肉酸痛等类似感冒样症状。

【药物相互作用】可诱导肝药酶，自身诱导，可产生耐受性；加速药物代谢，可使肾上腺皮质激素、雌激素、口服避孕药、双香豆素、普萘洛尔、地高辛、巴比妥类等代谢加快，疗效降低。

其同类药物还有利福喷丁，抗菌谱与利福平相同，在抗结核联合治疗方案中主要作间歇给药治疗用，应与其他抗结核药联合应用。

乙胺丁醇（典）（基）

乙胺丁醇（ethambutol）是人工合成的乙二胺衍生物，右旋体抗结核作用最强，左旋体无效，现作为一线药应用于结核病的治疗。

【体内过程】口服吸收良好，吸收分布较广，迅速分布于组织与体液，但不能透过血脑屏障；主要以原型经肾排泄，排泄缓慢，24h 内尿排出口服量的 50%，肾功能不全时可引起蓄积中毒，禁用。

【抗菌作用】对繁殖期结核分枝杆菌有较强抑制作用，对异烟肼、链霉素耐药的结核分枝杆菌仍有效，与其他抗结核药之间无交叉耐药性，单用可产生耐药性，但较缓慢。对其他细菌无效。

【临床应用】本药与其他抗结核药联合治疗结核分枝杆菌所致的各型肺结核和肺外结核，也可用于非结核分枝杆菌病的治疗。

【不良反应】

1. 球后视神经炎　表现为视力下降，红绿色盲，与剂量疗程有关，尤其在疗程长、每日剂量超过 15mg/kg 的患者中发生率较高。用药前和用药期间应每日检查视野、视力、红绿鉴别力等，一旦出现视力障碍或下降，应立即停药。

2. 其他　偶有胃肠道反应、过敏反应，肝损害，高尿酸血症，用药期间应定期监测血清尿酸，痛风患者慎用。哺乳期患者用药期间应停止哺乳。

吡嗪酰胺（典）（基）

吡嗪酰胺（pyrazinamide）是人工合成的烟酰胺的吡嗪衍生物，与其他抗结核药无交叉耐药性，单用易产生耐药性，需与其他抗结核药物联合应用。

【体内过程】口服易吸收，穿透性好，分布于各组织与体液，脑脊液中浓度与血药浓度接近，2h 血药浓度达峰值，$t_{1/2}$ 为 6h，经肝代谢为吡嗪酸，约 70%经尿排泄。

【抗菌作用】吡嗪酰胺经肝代谢为吡嗪酸而发挥抗人型结核分枝杆菌的作用，在酸性环境中抗菌作用强，故能在细胞内有效杀灭结核分枝杆菌，在中性、碱性环境中几乎无抑菌作用。

【临床应用】吡嗪酰胺仅对结核分枝杆菌有效，对其他分枝杆菌及其他微生物无效。对异烟肼耐药菌株仍有抗菌作用。与其他抗结核药联合用于各种类型的肺结核和肺外结核。本药通常在强化期应用（一般为 2 个月），是短程化疗的联合用药之一。

【不良反应和应用注意】

1. 肝毒性　肝功能减退患者不宜应用，原有肝病、显著营养不良者慎用，严重肝损害患者禁用。

2. 光敏反应　因可引起光敏反应或日光性皮炎，服药期间应避免日光暴晒。一旦发生光敏反应，应立即停药。

该药减少尿酸排泄，可诱发痛风，急性痛风的患者禁用；糖尿病患者服用本药后血糖较难控制，应注意监测血糖，及时调整降糖药用量；哺乳期患者用药期间应停止哺乳。

链霉素（典）（基）

链霉素（streptomycin）为氨基糖苷类抗生素，是治疗结核病的第一个药物，易产生耐药性，且长期使用耳毒性发生率高，与其他药物联合使用，可减少或延缓耐药性的产生。

因其为极性分子，只分布于细胞外液，不能透过血脑屏障，故只对胞外菌有效。抗结核作用较异烟肼和利福平弱，在体内仅呈现抑菌作用。主要与其他抗结核药联合用于结核分枝杆菌所致各种结核病的初治病例，或其他敏感分枝杆菌感染。尤其对浸润性、粟粒性结核疗效好（接近异烟肼）。因毒性大，临床应用时须严格控制疗程（不超过 3 个月）和疗程总量（不超过 30g）。

对氨基水杨酸(典)(基)

对氨基水杨酸（para-aminosalicylic acid，PAS）口服吸收良好。吸收后迅速分布于全身组织及体液，在干酪样组织中可达较高浓度。在肝中代谢，50%以上经乙酰化成为无活性代谢物。80%药物（包括代谢物）由尿排出。PAS 为对氨基苯甲酸（PABA）的同类物，通过对叶酸合成的竞争性抑制作用而抑制结核分枝杆菌的生长繁殖。PAS 仅对分枝杆菌有效，须与其他抗结核药联合应用，优点是产生耐药性较慢，与其他抗结核药合用可延缓耐药性的发生。本药为二线抗结核药物，静脉滴注可用于治疗结核性脑膜炎或急性播散性结核病。长期大剂量使用可致肝肾损伤，用药期间应定期作肝、肾功能检查。

3. 抗结核药的应用原则

（1）早期用药　早期病灶内结核分枝杆菌生长旺盛，对药物敏感，同时病灶部位血液供应丰富，药物易于渗入病灶内，达到高浓度，可获良好疗效。

（2）联合用药　联合用药可提高疗效、降低毒性、延缓耐药性，并可交叉消灭对其他药物耐药的菌株，使其不致成为优势菌造成治疗失败或复发。联合用药二联、三联或四联则取决于疾病的严重程度，参考以往用药情况以及结核分枝杆菌对药物的敏感性。

（3）适量用药　用药剂量应适当，剂量不足，组织内药物难以达到有效浓度，且易诱发细菌产生耐药性使治疗失败；剂量过大则易产生严重不良反应，而使治疗难以继续。目前结核病治疗多采用 6～9 个月的短程疗法，患者易接受，容易坚持，不良反应相对少而轻。对于初次患结核病的强化治疗，多选用利福平和异烟肼联合；如果病情严重（如结核性脑膜炎、肾结核等），则多采用包括利福平、异烟肼的三联、四联用药。目前，国际防痨和肺病联合会推荐标准 6 个月方案（2HRZ/4HR），即最初两个月强化治疗，每日给予异烟肼和利福平。对异烟肼耐药患者，在上述二联与三联的基础上分别增加链霉素和（或）乙胺丁醇（如 2HRZ/4HRE 方案）。另外，对营养不良、免疫功能低下的患者，也可将疗程延长至 12 个月。

（4）规律用药　结核分枝杆菌分裂周期长、增殖缓慢、易发生变异、较难抑制或杀灭。在治疗中必须强调全程规律服药，以避免病变的迁延、耐药菌株的出现及疾病的复发。

第二节　抗 麻 风 药

麻风病是由麻风分枝杆菌引起的慢性传染性疾病，其病变主要损害皮肤、黏膜和周围神经。中晚期病变可累及眼、耳、咽喉及肝、脾等。目前防治麻风病的药物主要为氨苯砜、利福平和氯法齐明等，多采用联合疗法。至今人们尚无法在体外条件下培养麻风分枝杆菌，药物筛选实验一般采用将麻风分枝杆菌注射到小鼠脚垫的模型。

氨苯砜(典)(基)

氨苯砜（dapsone）俗称二氨基二苯砜、双氨基双苯砜，属砜类化合物，是治疗各型麻风病的首选药。砜类抗麻风药还有苯丙砜（solasulfone）、醋氨苯砜（acedapsone），它们须在体内转化为氨苯砜或单乙酰胺苯砜而显效。

【体内过程】口服吸收快而完全，吸收率为 93%，t_{max} 为 2～8h，常规量的血药浓度一般为 10～15μg/ml。分布广泛，皮肤、肌肉，尤其肝和肾中药物浓度较高。病变皮肤部位的药物浓度远高于正常皮肤。在肝内乙酰化，可形成肝肠循环，70%～80%的药物以代谢物形式从尿排出。$t_{1/2}$为 20～30h。

【药理作用】对麻风分枝杆菌有较强的抑制作用，对其他微生物几乎无作用。抗菌机制与磺胺类药相似。抑制细菌的二氢叶酸合成酶，干扰叶酸合成，其抗菌作用为对氨基苯甲酸所拮抗。

【临床应用】治疗麻风病的首选药。

疗效：用药 3～6 个月后，患者的自觉症状好转，鼻、口、咽喉和皮肤病变逐渐恢复，麻风分枝杆菌逐渐消失。

疗程：1～3 年。神经病变的恢复和瘤型麻风病患者的麻风分枝杆菌的消失需要更长时间的治疗，甚至需服药 5 年。

联合用药：为防止耐药性的产生，氨苯砜常与利福平或氯法齐明合用。

【不良反应】

1）溶血和发绀，偶尔可出现溶血性贫血。

2）胃肠道反应、头痛、药热、药疹等。

3）剂量过大可致肝损伤和剥脱性皮炎。

4）“砜综合征”：治疗早期或增量过快可出现麻风病症状加重反应，表现为发热、周身不适、剥脱性皮炎、肝坏死和贫血等。此时应减量或改用其他抗麻风药。“砜综合征”也可用沙利度胺（thalidomide，反应停）或糖皮质激素类药物治疗。

氯法齐明（典）

氯法齐明（clofazimine）又名氯苯吩嗪，抑制麻风分枝杆菌作用较氨苯砜慢。具有抗炎作用，对治疗和预防Ⅱ型麻风反应结节性和多形性红斑等均有效。

【体内过程】口服微粒晶体后吸收率为 50%～70%，迅速分布于体内各组织中；组织药物浓度高于血药浓度；排泄极慢，其消除半衰期为 70d。

【药理作用】对麻风分枝杆菌有抑制作用，作用机制为干扰核酸代谢，抑制菌体蛋白质合成，作用较氨苯砜缓慢。本品还能抑制麻风结节性红斑反应。

【临床应用】常与氨苯砜或利福平合用于治疗各型麻风病。

【不良反应】皮肤及角膜色素沉着，使沉着部位呈红色。用药者尿、痰和汗液可呈红色。

总结记忆模块

1. 知识要点

1）目前用于临床的抗结核药种类很多，可分为“一线”药和“二线”药。“一线”药疗效较高，不良反应较少，是适用于常规应用的首选药，如异烟肼（INH）、利福平（RFP）、乙胺丁醇（EMB）、链霉素（SM）和吡嗪酰胺（PZA）等。其余毒性较大或疗效较低，主要用于对“一线”药产生耐药性或用于与其他抗结核药配伍使用的称为“二线”药，如对氨基水杨酸（PAS）、乙硫异烟胺、丙硫异烟胺、卡那霉素、卷曲霉素、阿米卡星等。异烟肼为预防、治疗各型结核病的首选药，利福平为治疗结核和麻风的常用药物；链霉素为最早用于抗结核病的药物，用于各型活动型结核病；链霉素、对氨基水杨酸、卡那霉素只能杀灭细胞外结核分枝杆菌；异烟肼、利福平、乙胺丁醇、吡嗪酰胺能杀灭细胞内外结核分枝杆菌；利福平有致畸作用，乙胺丁醇长期服用最主要的不良反应为视神经炎；肾功不全者可用利福平，慎用乙胺丁醇、对氨基水杨酸、卡那霉素。

2）麻风为慢性传染病，病变侵犯皮肤黏膜、神经组织，早期治疗效果好，最重要的药物是砜类，如氨苯砜。其他药物有利福平和氯法齐明等。目前多采用联合疗法。

2. 药物比较　常用抗结核药物的比较见表 40-1。

表 40-1　常用抗结核药物的比较

药物名称	机制	抗菌谱	抗菌活性	耐药性	主要不良反应
异烟肼	抑制细胞分枝菌酸合成	结核分枝杆菌	+++	易	神经系统毒性、肝毒性、过敏反应、抑制肝药酶
利福平	抑制依赖DNA的RNA聚合酶，阻碍mRNA合成	结核分枝杆菌、麻风分枝杆菌、G^+菌、G^-菌、某些病毒	+++	易	胃肠道反应、肝毒性、过敏反应、流感样综合征、诱导肝药酶
乙胺丁醇	抑制阿拉伯糖基转移酶，影响细胞壁合成	结核分枝杆菌	++	较慢	球后视神经炎、胃肠道反应、肝毒性、高尿酸血症
链霉素	与核糖体30S亚基结合，影响蛋白质合成	结核分枝杆菌、G^+菌、G^-菌	+	易	耳毒性、肾毒性、神经肌肉阻滞、过敏性休克
吡嗪酰胺	不明，在酸性环境中对缓慢繁殖菌有抑制作用	结核分枝杆菌	+	易	胃肠道反应、肝毒性、高尿酸血症
对氨基水杨酸	抑制叶酸合成	结核分枝杆菌	+	慢	胃肠道反应、结晶尿、肝毒性、过敏反应

注：+表示强；++表示较强；+++表示很强

3. 复习记忆

（1）复习指南　在熟悉抗结核药分类的基础上，以异烟肼和利福平为代表，掌握“一线”药物的作用特点、临床应用和不良反应，再通过对比的方法熟悉其他药物。注意理解“一线”药和“二线”药划分的依据，再掌握具体药物的特点，关注不良反应。对于抗麻风药，常用药物不多，砜类为重点，重点掌握氨苯砜。

（2）助记方法　歌诀法。

抗结核药的分类及用药原则

一线链霉异烟肼，乙胺吡嗪利福平；
其他药物为二线，用于耐药不耐受；
早期联合用足量，规律用药全督导。

拓展知识模块

1. 研究史话

异烟肼的发现

1952 年的纽约，一种能治愈肺结核的神奇新药的消息迅速地占领了各大报纸的头版，并且配以纽约斯塔滕岛上海景医院的患者兴高采烈跳舞的照片。《时代周刊》甚至欢呼：

“在人类和肺结核病斗争的漫长历史中还从来没有对一种药物如此兴奋过！”这种神奇的药物就是异烟肼，其问世之后没有多久，从19世纪后期到20世纪前半段曾经遍布欧洲和美国的结核病疗养院就纷纷关门了。

结核俗称“痨病”，它和人类的历史几乎一样长。它曾在全世界广泛流行，夺去了数亿人的生命，人们称之为“白色瘟疫”。在异烟肼等特效抗结核药发明之前，人类对付结核病几乎束手无策。在西方国家，大半个世纪里医生通常让患者待在疗养院里通过休息和呼吸新鲜空气来治疗。

虽然1944年，美国生物化学家瓦克斯曼（Selman A. Waksman）就发现了第一种有效治疗结核病的链霉素，但是几个月之后具有抗药性的结核分枝杆菌就被发现了。同年，瑞典药学家莱曼（Jorgen Lehman）合成了对氨基水杨酸。这两种药物的组合被证明能有效防止产生抗药性。然而最有效的武器还是在1952年发现的异烟肼，一种非常简单而且便宜的药物。“三合疗法”是当时对三种药物结合使用的叫法，获得了95%的治愈率。正是这种疗法导致了众多结核病疗养院的关闭，也成为抗结核药联合用药的典范。

2. 知识拓展

耐多药结核病的治疗

WHO《耐药结核病治疗指南》（2016年更新版）提出利奈唑胺和氯法齐明对耐多药结核病具有良好的治疗效果。首次将利奈唑胺和氯法齐明列入核心药物，确立了这两种药物在耐药结核病治疗中的地位和价值，值得在临床中推广应用。

利奈唑胺（linezolid）为噁唑烷酮类抗菌药物，是继磺胺类和喹诺酮类后上市的又一类全新合成抗菌药物，该药对耐药菌株显示了强大的抗菌活性，作用机制为与结核分枝杆菌核糖体50S亚基结合，抑制mRNA与核糖体连接，阻止70S起始复合物的形成，从而在翻译的早期阶段抑制细菌蛋白质合成。由于该药独特的作用特点，因此与其他的蛋白质合成抑制剂间无交叉耐药。该药与常用抗结核药物也无交叉耐药。在体外也不易诱导细菌耐药性的产生。

氯法齐明是一种可对鸟分枝杆菌和麻风分枝杆菌发挥抑制作用的药物，近年研究表明是治疗耐多药结核病的重要可选药物。半衰期约为70d，服药后2～3h峰浓度为0.5～2.0mg/ml。具有与利福平、异烟肼相似的抗菌活性，其对细菌核酸代谢有干扰作用。在体外有更为明显的抗多重耐药结核分枝杆菌的效果，推荐其与“二线”抗结核药联合治疗耐多药结核病。

3. 问题与思考

为什么异烟肼快代谢型患者易致肝毒性，慢代谢型患者易致神经系统毒性？

异烟肼在人体内代谢主要为肝乙酰化，代谢产物为乙酰异烟肼、异烟酸等。人体对异烟肼乙酰化的速度有明显的人种和个体差异。快代谢型者血中乙酰异烟肼较多，慢代谢型血中游离异烟肼原型较多。因乙酰异烟肼对肝毒性大，容易损伤肝细胞，故异烟肼快代谢型患者易致肝毒性；而异烟肼原型能与维生素B_6竞争同一酶或两者结合成腙类化合物后由尿排出，导致维生素B_6缺乏，故慢代谢型患者易致神经系统毒性。

（李松梅　夏　杰）

第四十一章　抗寄生虫药

基本知识模块

寄生虫感染常见于一些卫生条件、医疗状况和疾病控制不佳的热带和亚热带发展中国家。但随着世界旅游业的发展，寄生虫病，如疟疾、阿米巴病、利什曼病、锥虫病、滴虫病和贾第鞭毛虫病等已不再局限于这些地区。寄生虫是单细胞真核生物，它们的代谢过程比原核的细菌病原体更加接近人类。因此，寄生虫感染不如细菌感染易于治疗。本章药物主要分为抗疟药、抗阿米巴药、抗滴虫药、抗血吸虫药、抗丝虫药、抗蠕虫药。

第一节　抗　疟　药

疟疾是由疟原虫引起，由雌性按蚊叮咬而传播的寄生虫性传染病。依据疟原虫的不同，将疟疾分为间日疟、三日疟、恶性疟和卵形疟四种，卵形疟较罕见。间日疟、三日疟合称良性疟，恶性疟病情较重。抗疟药（antimalarial drug）是用来防治疟疾的药物。

一、疟原虫的生活史及抗疟药的作用环节

疟原虫生活史可分为有性生殖和无性生殖两个阶段，前者在雌性按蚊体内进行，后者在人体内进行。各种抗疟药通过影响疟原虫生活史的不同发育阶段而发挥其抗疟效果。

1. 人体内的无性生殖阶段

（1）原发性红细胞外期（原发性红外期）　人体被感染的雌性按蚊叮咬时，疟原虫子孢子随血液进入肝细胞，开始红细胞前期发育，并形成大量裂殖子。此期为疟疾的潜伏期，一般为10～14d，并不发生临床症状。

（2）继发性红细胞外期（继发性红外期）　良性疟原虫的子孢子分为速发型子孢子和迟发型子孢子，它们同时进入肝细胞。速发型子孢子完成原发性红细胞外期后，即全部由肝细胞释放，进入红细胞内期；迟发型子孢子则长时间处于休眠状态（称休眠子），然后缓慢发育完成红外期，这是良性疟复发的根源。

（3）红细胞内期（红内期）　裂殖子破坏肝细胞释出，侵入红细胞，经滋养体发育成裂殖体，并破坏红细胞，释放出大量裂殖子、疟色素及其他代谢产物，再加上红细胞被破坏产生大量变性蛋白，引起疟疾发作，机体出现寒战、高热等临床症状。释放出的裂殖子又可重新侵入正常红细胞，如此周而复始，每完成一个无性生殖周期，引起一次疟疾发作。恶性疟36～48h发作一次，间日疟48h发作一次，三日疟72h发作一次。

2. 雌按蚊体内的有性生殖阶段　红内期疟原虫在不断进行裂体增殖的同时也产生雌、雄配子体。当按蚊在吸取受感染患者的血时，雌、雄配子体随血液进入蚊体，二者结合成合子，进一步发育产生子孢子移行至唾液腺内，成为感染人的直接传染源。

二、疟原虫的耐药性

当前防治疟疾所遇到的最大困难是恶性疟原虫对抗疟药产生耐药性，而且耐氯喹的虫株常对乙胺嘧啶和周效磺胺等有交叉耐药性。因此亟须寻找新型抗疟药。

三、抗疟药的分类

目前抗疟药主要分为以下三类：①主要用于控制症状的抗疟药，如氯喹、奎宁、青蒿素及其衍生物。②主要用于控制复发和传播的抗疟药，如伯氨喹。③主要用于病因性预防的抗疟药，如乙胺嘧啶、磺胺类和砜类。

四、常用药物

主要用于控制症状的抗疟药有以下几种。

氯喹（基）

【体内过程】氯喹（chloroquine）口服吸收快而完全，血药浓度达峰时间为1～2h。分布广泛，在肝、脾、肺、肾组织中的浓度是血浆浓度的200～700倍，在红细胞内的浓度为血浆浓度的10～25倍，而在被疟原虫入侵的红细胞内的浓度又为正常红细胞内浓度的25倍。主要在肝中代谢，10%～25%以原型从肾排泄。

【药理作用】

1. 抗疟作用　氯喹对间日疟、三日疟原虫以及敏感的恶性疟原虫的红细胞内期的裂殖体有杀灭作用。由于此药在体内代谢和排泄都很缓慢，加之在内脏组织中的分布量大，停药后可逐渐释放入血，因此作用持久。但本药对红细胞外期无效，既不能作病因性预防，也不能根治间日疟。

2. 抗阿米巴作用　由于氯喹在肝组织内分布的浓度比血药浓度高数百倍，能杀灭阿米巴滋养体，对阿米巴性肝脓肿有效。但氯喹对阿米巴痢疾无效。

3. 免疫抑制作用　大剂量氯喹具有抑制免疫作用。

【临床应用】①疟疾；②阿米巴性肝脓肿；③类风湿性关节炎、系统性红斑狼疮及肾病综合征。

【不良反应】治疗剂量下不良反应较轻，仅有轻度头晕、头痛、胃肠不适和皮疹等，停药后症状消失。但大剂量、长期用药可引起视力障碍、肝肾损害及药物性精神病。

奎宁

【体内过程】奎宁（quinine）口服吸收迅速，3h达血药浓度高峰。$t_{1/2}$约为11h，主要在肝中被氧化分解而失效，其代谢物及原型药均经肾快速排泄，无蓄积性。

【药理作用】奎宁药理作用机制与氯喹相同，即对各种疟原虫的红细胞内期裂殖体有杀灭作用，但疗效不及氯喹而且毒性较大。

【临床应用】耐氯喹或耐多药的恶性疟，尤其是脑型疟。

【不良反应】①金鸡纳反应：表现为头痛、耳鸣、恶心、呕吐、腹痛、视力、听力减退等，多见于重复给药，停药可恢复。②特异质反应：患者出现急性溶血、血管神经性水肿、支气管哮喘，急性肾衰竭，甚至死亡。③心血管反应：用药过量可出现严重低血压、体温下降、心律失常等。

青蒿素（典）（基）

【体内过程】青蒿素（artemisinin）口服易吸收，易透过血脑屏障，分布广泛，以肝、肾等脏器内含量居多。半衰期短，代谢迅速，其代谢物主要经肾排泄，部分经胆汁排入肠道。

【药理作用】杀灭疟原虫红内期滋养体和裂殖体；对红细胞外期无效。作用机制可能与血红素或 Fe^{2+} 催化青蒿素形成自由基，破坏疟原虫表膜和线粒体结构，导致虫体死亡有关。

【临床应用】控制间日疟、恶性疟症状；特别适用于治疗耐氯喹虫株感染和脑型疟。

【不良反应】不良反应较少，偶见胃肠道反应、四肢麻木感和心动过速。动物实验发现有胚胎毒性，孕妇慎用。

蒿甲醚（典）（基）

蒿甲醚（artemether）为青蒿素的脂溶性衍生物。

【药理作用】

1. 抗疟　　作用机制与青蒿素相同，对红内期裂殖体有杀灭作用，抗疟作用较青蒿素强10～20倍。

2. 抗血吸虫　　对童虫期较敏感，对成虫有一定杀灭作用。

【临床应用】治疗各型疟疾，主要是抗氯喹恶性疟和凶险型疟疾；治疗血吸虫病。

【不良反应】不良反应轻，少数患者注射局部有暂时性胀痛。孕妇慎用。

本芴醇（典）

【药理作用】本芴醇（benflumetol）为甲氟喹类新药，对间日疟有性和无性生殖阶段疟原虫均有明显的杀灭作用。对恶性疟的红内、外期均有杀灭作用。杀虫彻底，作用持久，但控制症状较慢。

【临床应用】耐氯喹良性疟和对多种药物耐药的恶性疟，治愈率达95%以上。

【不良反应】不良反应较轻，可见头昏、恶心、呕吐、唾液分泌过多。

第二节　抗阿米巴药

抗阿米巴药（amebicide）主要治疗由溶组织内阿米巴原虫所感染的寄生虫病。经口感染阿米巴包囊后，在肠腔内脱囊，成为小滋养体，在结肠与肠道菌群共生。小滋养体可随宿主肠内容物下移，逐渐转变成包囊，是重要的传染源。小滋养体还可在一定条件下侵入肠壁，成为大滋养体，因破坏肠组织而引起阿米巴痢疾。大滋养体不能形成包囊，但可经血流至肝和其他器官，引起阿米巴炎症和脓肿，统称为肠外阿米巴病。常用抗阿米巴药见表41-1。

表 41-1 常用抗阿米巴药

药物	作用及特点	临床应用	不良反应
甲硝唑	直接杀灭大滋养体	肠内及肠外阿米巴病（首选）	胃肠道反应
二氯尼特	直接灭杀肠腔内小滋养体	无症状包囊携带者首选	不良反应轻微，偶尔出现呕吐和皮疹等
依米丁	直接杀灭组织中的阿米巴滋养体	急性阿米巴痢疾和严重肠外阿米巴病（次选）	毒性大，可出现中毒性心肌炎、胃肠道刺激等
双碘喹啉	直接杀灭阿米巴滋养体；抑制共生菌群的代谢，间接抑制肠道阿米巴原虫	轻型或无症状阿米巴痢疾。也可用于阴道毛滴虫病	毒性低，可致腹泻
巴龙霉素	直接杀灭阿米巴滋养体；抑制共生菌群的代谢，间接抑制肠道阿米巴原虫	肠阿米巴病、细菌性痢疾及细菌性肠道感染，可治疗绦虫病	胃肠道反应及肾毒性

第三节 抗滴虫药

对人类致病的滴虫主要是阴道毛滴虫。滴虫可导致女性阴道炎症，也可导致男性尿道炎症。甲硝唑是治疗滴虫病的首选药物，也可使用同类药物替硝唑、奥硝唑。对耐药虫株可选用乙酰胂胺局部给药。

乙酰胂胺

乙酰胂胺（acetarsol）为五价胂化物，其复方制剂称为滴维净，外用置于阴道穹隆部有直接杀灭滴虫的作用。对局部有刺激，可使阴道分泌物增多。

第四节 抗血吸虫药

血吸虫病是继疟疾之后的全球第二大寄生虫病，由日本血吸虫、曼氏血吸虫、埃及血吸虫、间插血吸虫和湄公血吸虫引起。我国仅有日本血吸虫病。防治血吸虫病首选吡喹酮，蒿甲醚也可选用。

吡喹酮（典）（基）

【体内过程】吡喹酮（praziquantel）为异喹啉吡嗪类衍生物，口服吸收迅速，2h 左右血药浓度达高峰，$t_{1/2}$ 为 0.8～1.5h。分布广，以肝、肾含量最高。在肝内迅速代谢为羟基化合物，代谢产物主要经肾排出。

【药理作用】具有广谱抗血吸虫和绦虫作用。对血吸虫成虫作用强，对童虫作用弱，对虫卵发育无明显影响，也不抑制成熟虫卵孵化为毛蚴。

【临床应用】临床治疗急、慢性血吸虫病，能迅速退热和改善全身症状。对其他吸虫，如华支睾吸虫、姜片虫、肺吸虫，以及各种绦虫感染和其幼虫引起的囊虫病、包虫病都有不同程度的疗效。

【不良反应】不良反应少而短暂，主要有腹部不适、腹痛、腹泻、恶心以及头昏、眩晕、嗜睡等。少数人出现心律失常、心电图改变。

第五节　抗丝虫药

丝虫病是由斑氏丝虫和马来丝虫寄生在淋巴系统引起的一种慢性寄生虫病，由蚊子传播。早期表现为淋巴管炎和淋巴结炎，晚期出现淋巴管阻塞性疾病，治疗丝虫病以乙胺嗪疗效最好，应用最广。

乙胺嗪

【体内过程】乙胺嗪（diethylcarbamazine）口服易吸收，2h左右血药浓度达高峰，$t_{1/2}$为8h。药物在体内分布均匀，给药48h后几乎全部以原药或代谢产物形式由肾排泄。

【药理作用】对斑氏丝虫和马来丝虫的微丝蚴均具有杀灭作用；对淋巴系统中的成虫也有杀灭作用，但需较大剂量或较长疗程。

【临床应用】首选治疗丝虫病。对马来丝虫病的疗效优于斑氏丝虫病。

【不良反应】不良反应较轻，表现为厌食、恶心、呕吐、头痛、无力等。可因成虫和微丝蚴死亡，释放出大量异体蛋白质引起过敏反应，如皮疹、淋巴结肿大、血管神经性水肿等。

伊维菌素

伊维菌素（ivermectin）是来自放线菌的半合成大环内酯化合物。

【药理作用】为广谱抗寄生虫药，其中对丝虫作用最强。可杀灭斑氏丝虫和马来丝虫的微丝蚴，对成虫无效；连续用药4～5年（成虫寿命）可彻底治愈丝虫病。

【临床应用】主要用于丝虫病，也用于类圆线虫病、蛔虫病、鞭虫病和蛲虫病。

【不良反应】毒性较低，在治疗丝虫病时，由微丝蚴死亡释放大量异体蛋白质引起的过敏反应则较明显。

第六节　抗蠕虫药

抗蠕虫药（intestinal anthelmintic）是一类能驱除或杀灭肠道蠕虫的药物。肠道蠕虫包括：①线虫类，如蛔虫、钩虫、蛲虫、鞭虫及类圆线虫等；②绦虫类，如猪肉绦虫、牛肉绦虫、短膜壳绦虫及阔节裂头绦虫等；③吸虫类，如姜片虫、华支睾吸虫等。不同肠蠕虫对不同药物的敏感性不同，因此合理选用高效、低毒的抗蠕虫药，特别是广谱抗蠕虫药，可达到治愈、杜绝传染，降低发病率的目的。常用抗蠕虫药见表41-2。

表41-2　常用抗蠕虫药

药物	蛔虫	蛲虫	绦虫	钩虫	鞭虫	不良反应
甲苯咪唑	+++	+++	+	+++	++	胃肠道反应、嗜睡、皮肤瘙痒，有致畸胎及胚胎毒作用
阿苯达唑	+++	+++	++	+++	++	胃肠道反应、头痛，有致畸胎及胚胎毒性作用
哌嗪	++	–	++	–	–	不良反应较轻，过量引起眩晕、共济失调

续表

药物	蛔虫	蛲虫	绦虫	钩虫	鞭虫	不良反应
氯硝柳胺	–	–	+++	–	–	轻度消化道反应
恩波吡维铵	–	+++	–	–	–	偶见胃肠道反应
奥克太尔	–	–	–	–	+++	胃肠道反应

注：–表示不明确；+表示有效；++表示较强；+++表示很强

总结记忆模块

1.知识要点

1）本章药物主要分为抗疟药、抗阿米巴药、抗滴虫药、抗血吸虫药、抗丝虫药和抗蠕虫药，抗疟药是重点学习的药物。

2）本章药物主要通过作用于寄生虫生长繁殖的不同阶段而发挥其抗寄生虫的作用，因此，了解寄生虫的生活史有助于掌握药物作用的环节。

3）消化道不良反应为本章药物最常见的不良反应，许多抗寄生虫药尚可引起严重的毒性反应，也应注意。

2. 药物比较　抗疟药分类比较见表41-3。

表41-3　抗疟药分类比较

分类	代表药	作用特点及用途
作用于蚊体有性生殖阶段药	乙胺嘧啶	为二氢叶酸还原酶抑制药，常用于病因性预防。乙胺嘧啶一般不单独使用，常与磺胺类或砜类药物合用。长期大剂量服用可能干扰人体叶酸代谢
作用于原发性红细胞外期药	乙胺嘧啶	同上
作用于继发性红细胞外期药	伯氨喹	对间日疟和卵形疟肝中的休眠子有较强的杀灭作用，是防治疟疾远期复发的主要药物。与红细胞内期抗疟药合用，能根治良性疟，减少耐药性的产生。能杀灭各种疟原虫的配子体，阻止疟疾传播
作用于红细胞内期药	青蒿素	对各种疟原虫红细胞内期裂殖体有快速的杀灭作用。主要用于治疗耐氯喹或多药耐药的恶性疟，包括脑型疟的抢救

3.复习记忆

（1）复习指南　了解疟原虫的生活史有助于理解药物的作用环节。例如，抗疟药的学习，要先了解疟原虫的生长繁殖可分为有性生殖和无性生殖，后者又分为原发性红细胞外期、继发性红细胞外期、红细胞内期，进而理解掌握影响疟原虫生长繁殖的不同阶段而发挥其抗疟作用的抗疟药。

（2）助记方法　歌诀法。

抗疟药的选用

控制疟疾用氯喹，根治须加伯氨喹；
进入疟区怎么办，乙胺嘧啶来防范；

伯氨喹啉毒性大，特异体质慎用它。

甲硝唑

甲硝唑即灭滴灵，杀灭滴虫厌氧菌；
肠内肠外阿米巴，效果良好首选它。

拓展知识模块

1. 研究史话

青蒿素的发现及意义

青蒿素是我国学者屠呦呦从中药青蒿中发现的有效治疗疟疾的药物。1965 年，越南战争爆发，美越双方许多士兵感染了疟疾，丧失了生命。在此大背景下，越南军队向中国求援，我国紧急启动抗疟药的研发。然而到了 1971 年，我国科研工作者试过了数千个药方，均未能找到疗效确切的抗疟药。此时，越南战争进入了最残酷阶段，同时我国南方地区也有抗疟的巨大需求。在此情况下，我国科学家屠呦呦重整研发思路，再读古籍经典。当读到东晋葛洪撰写的《肘后备急方》时，其中一句话猛然提醒了屠呦呦："青蒿一握。以水二升渍，绞取汁。尽服之。"为何不用水煎，是否是因为高温或酶会破坏青蒿的成分，影响疗效？于是，屠呦呦团队改用将温度控制在 60℃的乙醚冷浸法处理青蒿，然后将提取物注入染有鼠疟的小白鼠，发现对鼠疟的抑制率有了明显的提高。随后进一步改用低沸点溶剂处理青蒿，得到的提取物疗效更高更稳。1971 年 10 月，屠呦呦提取到 191 号（即 191 次试验）药物样品时，所做的动物实验惊人地显示出 100%的疟原虫抑制率。之后，屠呦呦团队又成功解决了青蒿的药用部位、采收、毒性等一系列棘手的问题。1973 年，屠呦呦研发出青蒿素第一个衍生物双氢青蒿素，抗疟的疗效提高了数十倍。屠呦呦团队的突破一方面解决了世界公认的疟原虫抗药性的问题，另一方面由于青蒿素疗法本身低廉的成本，为广大贫困落后的地区也带去了生的希望。据不完全统计，青蒿素自发现以来，拯救了全球 2 亿人的生命。21 世纪以来，青蒿素和它的衍生物成为全球抗疟的一线药物。2015 年，屠呦呦获得诺贝尔生理学或医学奖。

2. 知识拓展

抗疟药联合用药的必要性

疟疾在世界上分布广泛，无论过去还是现在都是危害人类最严重的虫媒传染病。目前全世界仍约有 24 亿人生活在疟疾流行区，每年 3 亿～5 亿人发病，其中 150 万～270 万人死亡。自 20 世纪 40 年代起，叶酸合成抑制剂、金鸡纳碱、喹啉类、四环素和青蒿素衍生物等系列抗疟药的相继问世，使疟疾一度得到有效控制。但好景不长，60 年代以来，恶性疟原虫对主要抗疟药氯喹产生了耐药性，耐药性已经遍及亚洲、美洲、大洋洲和广大非洲地区，并从单药耐药性向多药耐药性发展。目前同类药物的交叉耐药使这个问题变得更为严重。疟原虫对抗疟药产生抗性是当前全球防治疟疾面临的最大挑战。由于抗药性的出现，一些地区或国家的疟疾传播和流行更加严重，一些已经阻断传播的地区再度流行，发病率和死亡率大幅度上升，治愈疟疾更加困难和复杂，费用也明显增加。故在推荐疟疾治疗方案时，除考虑所用药物的有效性、安全性、可接受性等外，还必须充分考虑当地疟原虫对抗疟药的抗性状况，应避免选用已产生耐药性的药物及有交叉耐药性的药物或同类型药物，否则也会有抗性或很快产生抗性。

我国自 2000 年起，制订了抗疟药使用原则，并将我国应用的抗疟药分为第一线、第二线、第三线药物。氯喹和哌喹为第一线药物，供间日疟流行区和对氯喹、哌喹敏感的恶性疟流行区选用；青蒿素类药物和咯萘啶为第二线药物，供对氯喹、哌喹有中、高度抗性的恶性疟流行区选用；青蒿素类药物或咯萘啶与其他抗疟药伍用为第三线药物，供对第二线药物疗效不明显的地区选用。

针对疟原虫的抗药性问题，WHO 多次召开抗疟药发展和应用专家会议。由于抗性导致多数抗疟药效果下降，且发展新抗疟药又落后于抗性的产生，因此提出联合治疗，以期保持抗疟药效果和延长抗疟药的使用时间。要求今后任何国家在改变抗疟药使用原则时，均应改为以青蒿素衍生物为主与其他抗疟药伍用，以发挥其疗程短、高效、安全的优势，有利于延缓抗性的产生。

3.问题与思考

设计间日疟的治疗方案，并说明用药理由。

间日疟的治疗方案可选用氯喹联用伯氨喹用药。因为氯喹主要作用于红细胞内期疟原虫，故仅能有效、迅速地控制间日疟症状的发作，但对其他各期无效，故不能根治。伯氨喹对疟原虫继发性红外期和血中配子体均有较强杀灭作用，但对红内期疟原虫无效，故能控制间日疟的复发和传播。此二药合用，前者控制了临床症状发作，后者控制了复发，使间日疟得以根治。

（郭沛鑫）

第四十二章　抗恶性肿瘤药物

基本知识模块

第一节　概　　述

恶性肿瘤通常称为癌症（cancer），是严重威胁人类健康的常见多发疾病。目前，恶性肿瘤的治疗方法主要采用综合治疗，包括化学药物治疗（简称化疗）、手术治疗、放射治疗和中药治疗，其中化疗在临床综合治疗中占有重要地位。近年来，以分子靶向药物为代表的新型抗肿瘤药物研究取得了突破性进展，其在化疗中的作用不断提升。

传统的肿瘤化学治疗主要存在两大障碍：毒性反应和耐药性。由于肿瘤细胞是从人体正常组织转化而来，因此在传统治疗中缺乏对肿瘤细胞足够的选择性，在对肿瘤细胞造成杀伤的同时，往往对正常组织细胞也产生不同程度的损伤，毒性反应是化疗时药物用量受限的关键因素；而治疗过程中，肿瘤细胞容易对化疗药物产生不敏感现象，即耐药性，是化疗失败的重要原因，也是当前肿瘤化疗急需解决的重要难题。

随着肿瘤分子生物学、药理学的发展，对原癌基因、生长因子、癌促进因子等的研究不断深入，抗肿瘤药物已从传统的细胞毒性药物向针对不同分子靶点、机制和环节的新型抗肿瘤药物发展。靶向治疗是指在肿瘤分子生物学的基础上，将与恶性肿瘤相关的特异性分子作为靶点，使用单克隆抗体、小分子化合物等对肿瘤细胞进行特异性的干预、调节，从而抑制肿瘤发展。具有高选择性和高治疗指数，同时弥补传统化疗药物毒副作用大和易产生耐药性的缺点。近年来，肿瘤免疫疗法药物的研究取得了很大的进展，其主要通过提高肿瘤细胞的免疫原性和对效应细胞杀伤的敏感性，从而激发和增强机体抗肿瘤免疫应答，协同机体免疫系统高效杀伤肿瘤细胞。

一、抗恶性肿瘤药的分类

目前，临床常用的抗恶性肿瘤药物种类繁多且发展迅速，一般可分为细胞毒类抗肿瘤药物和非细胞毒类抗肿瘤药物两大类。绝大多数抗肿瘤药物属于直接杀伤肿瘤细胞的细胞毒类抗肿瘤药物，即传统的化疗药物。非细胞毒类抗肿瘤药是一类以肿瘤病理过程中关键调控分子为靶点的药物，如影响激素平衡药物、分子靶向药物和肿瘤免疫疗法药物等。

（一）根据抗肿瘤作用的机制分类

1. 细胞毒类抗肿瘤药物

（1）干扰核酸合成　甲氨蝶呤、氟尿嘧啶、希罗达、吉西他滨、巯基嘌呤、羟基脲、阿糖胞苷等。

（2）干扰蛋白质合成　三尖杉生物碱类、天冬酰胺酶等。

（3）破坏DNA结构和功能　烷化剂、铂类配合物、丝裂霉素、博来霉素、喜树碱类等。

（4）干扰转录过程而阻止RNA合成　蒽环类抗生素，如阿霉素、柔红霉素、表柔比星等。

2. 非细胞毒类抗肿瘤药物

（1）影响激素平衡而抑制肿瘤　肾上腺皮质激素、甲羟孕酮、弗隆等。

（2）分子靶向药物　单克隆抗体类（利妥昔单抗）、小分子化合物类（伊马替尼）、其他（重组人血管内皮抑制素）等。

（3）肿瘤免疫疗法药物　伊匹单抗、重组人白介素-2等。

（二）根据作用周期或时相特异性分类

1. 细胞周期非特异性药物（cell cycle nonspecific agent，CCNSA）　如烷化剂、抗肿瘤抗生素等。

2. 细胞周期（时相）特异性药物（cell cycle specific agent，CCSA）　如作用于DNA合成期（S期）细胞的抗代谢药物，作用于有丝分裂期（M期）的长春新碱类药物，作用于DNA合成后期（G_2期）和M期的紫杉醇。

二、抗恶性肿瘤药的作用机制

（一）肿瘤药物的细胞生物学机制

几乎所有的肿瘤细胞都有一个共同点，即细胞增殖相关基因被开启或激活，细胞分化相关基因被关闭或抑制，从而表现出不受约束的无限增殖。因此，从细胞生物学角度来看，能够诱导肿瘤细胞分化，抑制其增殖或导致其死亡的药物均可以发挥抗肿瘤作用。

根据细胞生长繁殖特点，可将肿瘤细胞分为增殖细胞群和非增殖细胞群，其中非增殖细胞群包括静止细胞群（G_0期）和无增殖能力细胞群。增殖细胞群与全部肿瘤细胞群的比称为生长比率（growth fraction，GF）。增长迅速的肿瘤（如急性白血病），其GF较大（接近1），对药物敏感性较高，药物治疗效果较好；增长慢的肿瘤（如大多数实体瘤），其GF较小（0.01～0.5），对药物敏感性较低，疗效也较差。而对于同一种肿瘤，其早期GF一般较大，药物治疗效果较好。

增殖细胞的生长繁殖分为四个时期：DNA合成前期（G_1期）、DNA合成期（S期）、

DNA 合成后期（G_2 期）和有丝分裂期（M 期）。G_0 期又称静止期，该时期细胞虽具有增殖能力，但不进行分裂；当处于分裂周期中的细胞被大量杀灭时，G_0 期即可进入增殖期，这往往也是造成肿瘤复发的根源。抗肿瘤药物即通过影响细胞周期中的关键事件或影响细胞周期调控，从而对不同周期或时相的肿瘤细胞产生细胞毒作用、延缓细胞周期的过渡，进而杀灭肿瘤细胞（图 42-1）。

1）细胞周期非特异性药物（CCNSA）能通过直接破坏 DNA 结构、影响其复制或转录等手段，杀灭增殖期甚至包括 G_0 期细胞。此类药物通常能迅速杀灭肿瘤细胞，作用较强并呈剂量依赖性。在机体耐受的毒性限度内，作用随剂量增加而增强。

2）细胞周期（时相）特异性药物（CCSA）则是仅对增殖周期某些时相敏感、对 G_0 期细胞不敏感的药物，其作用往往较弱，通常需要一段时间才能发挥疗效，并且在达到一定剂量后，即使增加剂量其作用也不再增强。

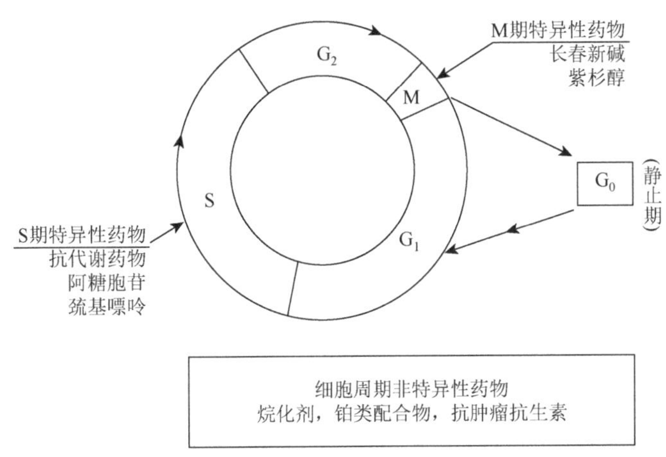

图 42-1　细胞增殖周期和药物作用示意图

（二）细胞毒类抗肿瘤药物的作用机制

细胞毒类抗肿瘤药物的作用机制有以下几个方面（图 42-2）。

1. 干扰核酸合成　　药物的化学结构与核酸代谢所必需的物质相似，可以在不同环节干扰核酸的合成、代谢，阻止细胞的增殖，又称抗代谢药。此类药物多作用于 S 期，属于细胞周期特异性药物，其根据干扰的生化步骤或所抑制的靶酶不同，可进一步分为：①二氢叶酸还原酶抑制剂（抗叶酸药），如甲氨蝶呤；②胸苷酸合成酶抑制剂（抗嘧啶药），如氟尿嘧啶；③嘌呤核苷酸互变抑制剂（抗嘌呤药），如巯基嘌呤；④核苷酸还原酶抑制剂，如羟基脲；⑤DNA 聚合酶抑制剂，如阿糖胞苷。

2. 干扰蛋白质合成　　药物通过干扰微管蛋白聚合功能、干扰核糖体功能或影响氨基酸供应，从而抑制蛋白质合成及功能，发挥抗肿瘤作用。包括：①微管蛋白活性抑制剂，如紫杉醇类和长春新碱类；②干扰核糖体功能，如三尖杉生物碱类；③影响氨基酸供应，如 L-天冬酰胺酶。

3. 破坏 DNA 结构和功能　　药物通过破坏 DNA 结构或抑制拓扑异构酶（topoisomerase）

活性，影响DNA结构和功能。包括：①DNA交联剂，如环磷酰胺；②破坏DNA的铂类配合物，如顺铂等；③破坏DNA的抗生素，如博来霉素；④拓扑异构酶抑制剂，如喜树碱类。

4. 干扰转录过程而阻止RNA合成 药物通过嵌入DNA碱基对，干扰转录过程，阻止mRNA合成，发挥抗肿瘤作用，如蒽环类抗生素等。

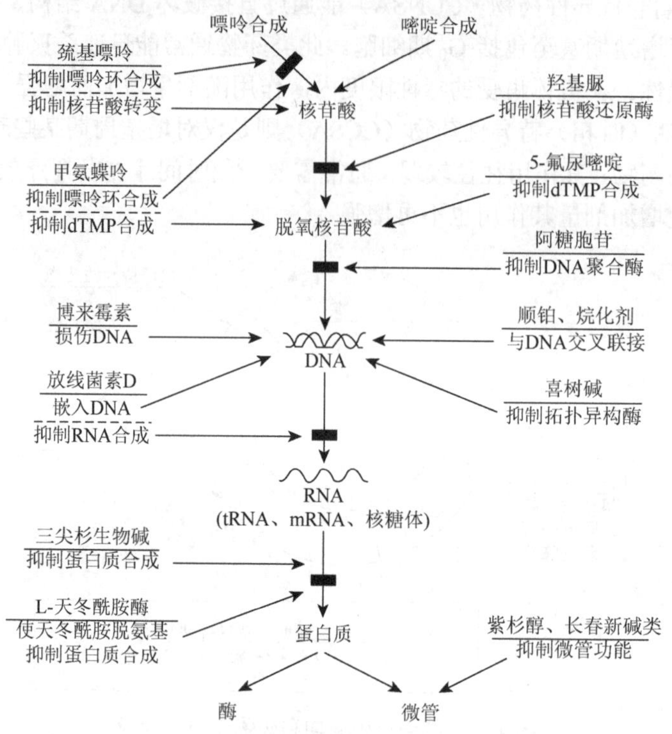

图42-2 细胞毒类抗肿瘤药的作用机制示意图

（三）非细胞毒类抗肿瘤药物的作用机制

随着对于肿瘤发病机制和细胞分化增殖及凋亡调控研究的不断深入，以肿瘤病理过程中关键调控分子为靶点的药物应用于临床，这些药物区别于传统的细胞毒类抗肿瘤药物。

1）影响体内激素平衡药物：通过影响激素平衡，而抑制某些激素依赖性肿瘤，如糖皮质激素、雌激素、雄激素等激素类或其拮抗药。

2）分子靶向药物：主要针对恶性肿瘤病理发生、发展关键靶点进行治疗干预，特异性地杀伤肿瘤细胞，如利妥昔单抗、曲妥珠单抗、伊马替尼、重组人血管内皮抑制素等。

3）肿瘤免疫疗法药物：利用免疫系统原有的能力，重启并维持肿瘤-免疫循环，从而控制、杀伤肿瘤细胞，如伊匹单抗、重组人白介素-2等。

三、抗恶性肿瘤药的不良反应

肿瘤细胞源于人体正常细胞，因此抗肿瘤药物存在对肿瘤细胞和正常细胞选择性差的问题，在治疗过程中容易对某些正常组织产生一定程度的毒性作用。抗肿瘤药物的毒性反应可分为近期毒性和远期毒性，其中近期毒性又分为共有毒性反应和特有毒性反应。

（一）近期毒性

1. 共有毒性反应

（1）骨髓抑制　除激素类、博来霉素及 L-天冬酰胺酶外，多数抗肿瘤药物均具有不同程度的骨髓抑制作用。外周血细胞容易减少，通常先见白细胞减少，后表现血小板减少症状。

（2）消化道反应　常见恶心、呕吐等毒性反应，主要是药物直接刺激胃肠道，作用于延髓呕吐中枢及催吐化学感受区所致。

（3）脱发　正常人的生发细胞大部分处于活跃生长阶段，因此大多数抗肿瘤药物均会引起不同程度的脱发。

2. 特有毒性反应

（1）心脏毒性　心脏毒性以蒽环类抗肿瘤药物最常见，代表药物是阿霉素及柔红霉素，可引起心肌退行性病变和心肌间质水肿。

（2）呼吸系统毒性　大剂量长期应用博来霉素和白消安可引起肺纤维化。

（3）肝毒性　部分抗肿瘤药物，如环磷酰胺、甲氨蝶呤、鬼臼毒素类可引起肝损伤。

（4）肾及膀胱毒性　大剂量环磷酰胺可引起出血性膀胱炎；顺铂可损害肾小管。

（5）神经毒性　长春新碱类、顺铂、甲氨蝶呤、紫杉醇、氟尿嘧啶等有神经毒性。

（6）过敏反应　虽然过敏反应在抗肿瘤药物中少见，但一些多肽类化合物或蛋白质类的抗肿瘤药物，如天冬酰胺酶、博来霉素、紫杉醇等易发生，其过敏反应与赋形剂有关。

（二）远期毒性

1. 诱发第二原发性恶性肿瘤　烷化剂等抗肿瘤药物具有致癌性、致突变性及免疫抑制作用，可能产生与化疗相关的第二原发性恶性肿瘤。

2. 不育及致畸　多数抗肿瘤药物可影响生殖细胞的产生和内分泌功能，产生不育和致畸作用。男性患者睾丸生殖细胞的数量明显减少，导致男性不育，女性患者可产生永久性卵巢功能障碍和闭经，孕妇则可引起流产或畸胎。

第二节　常用抗恶性肿瘤药

一、细胞毒类抗肿瘤药物

（一）干扰核酸合成药物

本类药物结构多与细胞必需的代谢产物（如叶酸、嘌呤、嘧啶等）相似，可以和相关代谢物质发生特异性拮抗作用，阻止肿瘤细胞增殖。

氟尿嘧啶（典）（基）

【体内过程】氟尿嘧啶（fluorouracil，5-FU）因口服吸收不规则，5-FU一般为静脉给药。吸收后分布全身体液，于肝及肿瘤组织中浓度较高，易进入脑脊液。主要由肝代谢灭活，转变为尿素和CO_2，经尿液和呼吸排出，$t_{1/2}$为10～20min。

【药理作用】5-FU在细胞内转化为5-氟尿嘧啶脱氧核苷酸（5F-dUMP），抑制脱氧胸苷酸合成酶，阻止脱氧尿苷酸（dUMP）转变为脱氧胸苷酸（dTMP），从而影响DNA的合成，主要作用于S期。此外，5-FU还可以在体内转化为5-氟尿嘧啶核苷（5-FUR），掺入RNA干扰蛋白质合成，对其他各期也有一定作用。

【临床应用】对消化系统肿瘤（胃癌、肠癌、食管癌、胰腺癌、肝癌）及乳腺癌疗效较好，对宫颈癌、卵巢癌、膀胱癌、绒毛膜上皮癌及头颈部肿瘤也有效。

【不良反应】对骨髓及消化系统毒性较大，严重者可见血性腹泻。也可引起脱发、色素沉着，偶见肝、肾损伤。

甲氨蝶呤（典）（基）

【体内过程】甲氨蝶呤（methotrexate，MTX）口服吸收好，血浆蛋白结合率达50%，不易通过血脑屏障，原型经由尿液排出，$t_{1/2}$为2h。

【药理作用】化学结构与叶酸类似，可抑制二氢叶酸还原酶，使二氢叶酸（FH_2）不能变为四氢叶酸（FH_4），导致5, 10-甲酰四氢叶酸生成不足，脱氧胸苷酸（dTMP）合成受阻，阻止DNA合成，主要作用于S期。也可阻止嘌呤核苷酸合成，干扰蛋白质合成。

【临床应用】用于儿童急性淋巴细胞白血病及绒毛膜上皮癌，鞘内注射可用于中枢神经系统白血病的预防及症状缓解，大剂量用药对骨肉瘤等有效。

【不良反应】消化系统反应，如口腔炎、胃炎、腹泻、便血；骨髓抑制可见白细胞、血小板甚至全血细胞减少等；长期大剂量用药可导致肝、肾损伤，妊娠早期应用可致畸胎、死胎。

巯嘌呤（典）（基）

【体内过程】巯嘌呤（6-mercaptopurine，6-MP）口服吸收好。静脉注射后迅速分布到全身各组织，在肝内代谢为6-硫尿酸（6-TU），与原型经由尿液排出。静注$t_{1/2}$约为90min。由于别嘌呤醇（抗痛风药）可干扰6-MP的代谢，因此增加了6-MP的药效与毒性，合用时应注意减量。

【药理作用】腺嘌呤6位—NH_2被—SH取代的衍生物。在体内经酶催化变为硫代肌苷酸，阻止肌苷酸转化为腺苷酸及鸟苷酸，干扰嘌呤代谢，阻碍核酸合成，对S期作用最显著，对G_1期有延缓作用，对其他期也有效。

【临床应用】对儿童急性淋巴细胞白血病疗效较好，对绒毛膜上皮癌也有较好疗效。

【不良反应】常见有骨髓抑制及胃肠道不良反应，少数病例出现黄疸和肝功能障碍，偶见高尿酸血症。

羟基脲（典）（基）

羟基脲（hydroxycarbamide，HU）口服易吸收，能透过血脑屏障，主要经肾排出。2h血药浓度达峰值，6h消失。通过抑制核苷酸还原酶，阻碍胞苷酸转变为脱氧胞苷酸，从而抑制 DNA 合成。对 S 期细胞有选择杀伤作用。羟基脲对慢性粒细胞白血病疗效显著，对黑色素瘤有缓解作用。主要毒性为骨髓抑制及轻度消化道反应。肾功能不良者慎用；因可致畸胎，孕妇忌用。

阿糖胞苷（典）（基）

阿糖胞苷（cytarabine，Ara-C）口服易破坏，在肝内被代谢为无活性的阿糖尿苷，$t_{1/2}$ 为 5～15min，故须静脉滴注或皮下注射。其在体内经脱氧胞苷激酶催化生成胞苷二磷酸或胞苷三磷酸（Ara-CDP 或 Ara-CTP），抑制 DNA 聚合酶活性，从而阻碍 DNA 合成；也可掺入 DNA 中，干扰其复制，造成细胞死亡。属于 S 期特异性药物，与常用抗肿瘤药物无交叉耐药性。通常用于成人急性粒细胞白血病或单核细胞白血病。主要毒性有严重骨髓抑制及消化道反应，静注可导致静脉炎、肝功能受损。

（二）干扰蛋白质合成药物

本类药物主要是抗癌生物碱类，包括微管蛋白活性抑制剂、干扰核糖体功能药物以及影响氨基酸供应药物。

长春新碱（典）（基）

【药理作用】长春新碱（vincristine，VCR）与微管蛋白结合，抑制微管聚合，导致纺锤丝不能形成，使细胞有丝分裂停止于分裂中期，属于 M 期特异性药物。此外，还可干扰蛋白质合成及 RNA 聚合酶，对 G_1 期也有作用。

【临床应用】对儿童急性淋巴细胞白血病疗效较好，起效迅速，常与泼尼松合用，作诱导缓解药物。

【不良反应】主要有骨髓抑制、神经毒性、消化道反应、脱发及注射局部刺激等，其中，对周围神经系统毒性较大。

紫杉醇（典）（基）

紫杉醇（paclitaxel，taxol）可以促进微管聚合，同时抑制微管解聚，使纺锤体失去功能，阻止细胞有丝分裂。对卵巢癌、乳腺癌有独特疗效，对肺癌、食管癌、大肠癌、黑色素瘤、头颈部癌、淋巴癌、脑瘤也有一定疗效。主要毒性为骨髓抑制、过敏反应、神经毒性及心脏毒性。

高三尖杉酯碱（典）（基）

高三尖杉酯碱（homoharringtonine）能够抑制蛋白质合成的起始阶段，使核糖体分解，释放新生肽链，但对 mRNA 或 tRNA 与核糖体的结合没有抑制作用。属于细胞周期非特异性药物，对 S 期作用明显。对急性粒细胞白血病有较好的疗效，也可用于急性单核细胞白血病及慢性粒细胞白血病、恶性淋巴瘤等治疗。主要毒性为骨髓抑制、消化道反应及脱发等症状，偶见心脏毒性。

天冬酰胺酶（典）（基）

天冬酰胺酶（asparaginase）通过水解血清天冬酰胺，使肿瘤细胞缺少天冬酰胺供应，导致生长受到抑制。主要用于急性淋巴细胞白血病。常见不良反应有消化道反应，偶见过敏反应。

（三）破坏DNA结构和功能药物

本类药物通过破坏DNA结构或抑制拓扑异构酶活性，影响DNA结构和功能。包括DNA交联剂，破坏DNA的铂类配合物、抗生素，以及拓扑异构酶抑制剂。

环磷酰胺（典）（基）

【体内过程】环磷酰胺（cyclophosphamide，CTX）口服吸收好，在肝及肝癌组织中分布较多。服药1h血药浓度达峰值，17%～31%的药物以原型经粪便排出，30%以活性型经尿液排出，对肾、膀胱有一定刺激性。静注6～8mg/kg，$t_{1/2}$约为6.5h，血浆蛋白结合率为56%。

【药理作用】于体外无活性，经肝细胞色素P450代谢后生成中间产物醛磷酰胺，在肿瘤细胞中分解为磷酰胺氮芥，与DNA发生烷化，形成交叉联结，从而抑制肿瘤生长增殖。

【临床应用】抗瘤谱广，为广泛应用的烷化剂。对恶性淋巴瘤效果显著，对多发性骨髓瘤、急性淋巴细胞白血病、乳腺癌、卵巢癌、睾丸瘤、肺癌及神经母细胞瘤等均有一定疗效。

【不良反应】常见有骨髓抑制，恶心、呕吐等消化道反应，以及脱发等。膀胱刺激可引起血尿、蛋白尿，严重者可引起出血性膀胱炎。

白消安（典）（基）

白消安（busulfan）口服吸收好，组织分部迅速，$t_{1/2}$为2～3h，绝大部分代谢为甲烷磺酸，经由尿液排出。属于甲烷磺酸酯类，在体内解离后发挥烷化作用。对慢性粒细胞白血病疗效显著，对慢性粒细胞白血病急性病变无效。主要毒性为骨髓抑制及消化道反应，久用可能导致闭经或睾丸萎缩。

顺铂（典）（基）

顺铂（cisplatin，DDP）为铂类配合物，其进入体内后，将所含氯解离，与DNA链上的碱基结构形成交叉联结，破坏DNA结构和功能。属于细胞周期非特异性药物。抗瘤谱广，对乏氧肿瘤细胞有效。对睾丸非精原细胞瘤最有效，对头颈部鳞状细胞癌、卵巢癌、膀胱癌、肺癌、前列腺癌及淋巴肉瘤疗效较好。主要毒性为骨髓抑制、消化道反应、周围神经炎、耳毒性。大剂量或连续用药可导致严重而持久的肾毒性。

卡铂（典）（基）

卡铂（carboplatin，CBP）为第二代铂类配合物，作用机制与顺铂类似。抗肿瘤活性较强，毒性较低。主要用于小细胞肺癌、卵巢癌、头颈部鳞癌及睾丸瘤等。主要毒性为骨髓抑制。

奥沙利铂（基）

奥沙利铂（oxaliplatin）为新型铂类配合物，作用与顺铂类似，可以抑制DNA的合成及复制，对部分顺铂耐药的肿瘤细胞有效。用于经5-FU治疗后的结肠、直肠癌转移。主要毒性为骨髓抑制及消化道反应，与5-FU联用会增加毒性。此外，还可见末梢神经炎。

丝裂霉素（典）（基）

丝裂霉素（mitomycin，MMC）属于抗生素类抗肿瘤药物，其结构中的乙撑亚胺及氨甲酰酯基团具有烷化作用。属于细胞周期非特异性药物。其抗瘤谱广，用于胃癌、肺癌、乳腺癌、慢性粒细胞白血病及恶性淋巴瘤等。主要毒性为明显而持久的骨髓抑制，其次为消化道反应，偶见心、肝、肾毒性及间质性肺炎。局部刺激性较大。

依托泊苷（典）（基）

依托泊苷（etoposide，VP-16）通过作用于 DNA 拓扑异构酶Ⅱ，导致 DNA 结构破坏。常用于小细胞肺癌、淋巴癌、急性粒细胞白血病及睾丸瘤。主要毒性为骨髓抑制，还有消化道反应、脱发及体位性低血压。

博来霉素

博来霉素（bleomycin，BLM）为多种糖肽类复合抗生素。能与铜、铁离子络合，使氧分子转化为氧自由基，使 DNA 单键断裂，阻止 DNA 复制，干扰细胞增殖。对 G_2 期细胞作用较强。可用于头、颈、口腔、食管、阴茎、外阴及宫颈鳞状上皮癌。也可用于淋巴瘤的联合治疗。不良反应严重者可见间质性肺炎或肺纤维化等；也可见发热、脱发等。

（四）干扰转录过程而阻止 RNA 合成药物

本类药主要指大多数的抗癌抗生素，属于 DNA 嵌入剂。

柔红霉素（典）（基）

柔红霉素（daunorubicin，DNR）通过嵌入 DNA 碱基对，形成复合物，阻止转录过程，抑制 DNA、RNA 合成，特别是 mRNA 的合成。主要用于对常用抗肿瘤药物耐药的急性淋巴细胞白血病或粒细胞白血病，但缓解期短。主要毒性为骨髓抑制、消化道反应及心脏毒性等。

多柔比星（典）（基）

多柔比星（doxorubicin，ADM）属于蒽环类抗生素，可以嵌入 DNA 碱基对，与 DNA 紧密结合，阻止 RNA 转录，抑制 RNA、DNA 的合成。属于细胞周期非特异性药物，S 期细胞对其更为敏感。其抗瘤谱广，疗效高，主要用于对常用抗肿瘤药物耐药的急性淋巴细胞白血病或粒细胞白血病、乳腺癌、卵巢癌、小细胞肺癌、胃癌、肝癌、膀胱癌及恶性淋巴肉瘤等。严重毒性反应有骨髓抑制及心脏毒性，此外还可见消化道反应、皮肤色素沉着和脱发等。

二、非细胞毒类抗肿瘤药物

（一）影响激素平衡而抑制肿瘤药物

此类药物通过改变激素平衡、失调状态，从而抑制某些激素依赖性肿瘤的生长，且无骨髓抑制等不良反应。但由于激素作用广泛，使用不当也会对机体造成不良影响。

他莫昔芬（典）（基）

他莫昔芬（tamoxifen，TAM）为合成的抗雌激素药物，是雌激素受体的部分激动剂，具有雌激素样作用，但作用较雌二醇弱，也具有抗雌激素作用，可以抑制雌激素依赖性肿瘤生长。主要用于乳腺癌，雌激素受体阳性患者治疗效果较好。主要毒性为消化道反应、骨髓抑制及继发性抗雌激素作用，大剂量长期应用可导致视力障碍。此外，还可见皮疹、脱发、体重增加、肝功能异常等。

（二）分子靶向药物

本类药物针对肿瘤病理发生、发展关键靶点进行干预，从而特异性杀伤肿瘤细胞。对某些肿瘤疗效明显，且耐受性好、毒性反应轻。

利妥昔单抗（基）

利妥昔单抗（rituximab，rituxan）是针对 B 细胞分化抗原（CD20）的人鼠嵌合型单克隆抗体。可与位于前 B 细胞和成熟 B 淋巴细胞的 CD20 特异性结合，导致 B 细胞溶解，从而抑制 B 细胞增殖，诱导成熟 B 细胞凋亡。主要用于治疗非霍奇金淋巴瘤。主要不良反应为发热、畏寒和寒战等输液相关反应。

（三）肿瘤免疫疗法药物

本类药物通过提高肿瘤细胞的免疫原性和对效应细胞杀伤的敏感性，从而激发和增强机体抗肿瘤免疫应答，协同机体免疫系统高效杀伤肿瘤细胞。

重组人白介素-2（典）

重组人白介素-2（recombinant human interleukin-2，rhIL-2）是基因重组产品，为非糖基化蛋白，生物活性与天然 IL-2 相同，是 T 细胞生长因子。其药理作用为增强免疫应答。用于肾细胞癌、黑色素瘤、乳腺癌、膀胱癌、肝癌、直肠癌、肺癌的治疗。常见不良反应为发热、寒战、肌肉酸痛，与用药剂量有关。个别患者可出现恶心、呕吐、皮疹、类感冒症状。皮下注射者局部可出现红肿、硬结、疼痛，所有不良反应停药后均可自行恢复。

第三节　抗恶性肿瘤药的应用原则

近半个世纪以来，肿瘤的治疗向综合治疗或多手段治疗（multimodality therapy）发展，即根据患者的机体状况、肿瘤的病理类型、侵犯范围（分期）和发展趋向，合理、有计划地将多种化疗药物与其他治疗手段（如免疫治疗）联合应用，以期提高疗效、降低毒性，同时延缓耐药性的产生，从而大幅度提高肿瘤治愈率和改善患者的生活质量。

抗肿瘤药物能否发挥疗效，受到肿瘤、宿主及药物三个方面因素的影响，他们之间相互作用又相互制约。联合用药有先后使用的序贯法，也有同时应用的联合疗法。一般原则如下。

一、根据细胞增殖动力学规律

1. 招募（recruitment）作用　即设计细胞周期非特异性药物和细胞周期特异性药物的序贯应用方法，招募更多 G_0 期细胞进入增殖周期，以增加肿瘤细胞杀灭数量。其策略是：①对增长缓慢（GF 低）的实体瘤，可先用细胞周期非特异性药物杀灭增殖期和部分

G_0期细胞，使瘤体缩小而招募G_0期细胞进入增殖周期，继而用细胞周期特异性药物杀灭之；②对增长快（GF 高）的肿瘤，如急性白血病等，宜先用细胞周期特异性药物（作用于 S 期或 M 期）杀灭大量处于增殖周期的恶性肿瘤细胞，再用细胞周期非特异性药物杀伤其他各时相的细胞，待G_0期细胞进入细胞周期时，再重复上述疗法。

2. 同步化（synchronization）作用　即先用细胞周期特异性药物，将肿瘤细胞阻滞于某时相，待药物作用消失后，肿瘤细胞即同步进入下一时相，再应用作用于后一时相的药物。

二、根据药物作用机制

联合应用作用于不同生化环节的抗恶性肿瘤药物，用两种或以上药物同时作用于一个线性代谢过程前后不同靶点的序贯抑制，可使疗效提高。

三、根据药物毒性

1. 减少毒性重叠　大多数抗恶性肿瘤药有骨髓抑制作用，而博来霉素、泼尼松和长春新碱等无明显骨髓抑制作用，可将他们与其他药物合用，以提高疗效并减少骨髓抑制的发生。

2. 降低药物毒性　可用一些特异性药物，对抗抗肿瘤药引起的不良反应，如用巯基磺酸钠预防环磷酰胺引起的出血性膀胱炎；用四氢叶酸钙减轻甲氨蝶呤的骨髓抑制毒性。

四、根据抗瘤谱

联合应用对同一种肿瘤有效的药物可以增强抗瘤作用。胃肠道腺癌宜用氟尿嘧啶、塞替派、环磷酰胺、丝裂霉素、羟基脲等；鳞状细胞癌宜用博来霉素、甲氨蝶呤等；肉瘤可用环磷酰胺、顺铂、阿霉素等。

五、根据药动学特点

抗肿瘤药物对肿瘤细胞的杀灭作用均遵循一级动力学原则，即一定量的药物只能杀灭一定数量的肿瘤细胞。考虑到机体耐受等方面的原因，一般在病情早期、健康状况较好时采用机体能耐受的最大剂量，大剂量一次用药，往往比小剂量连续用药的效果好，因为前者杀灭肿瘤细胞数更多，而且大剂量用药后的间歇期也有利于造血系统、消化道等组织的修复，所以选择合适剂量并采用间歇给药，能保护宿主的免疫功能，同时减少耐药性的产生。常见肿瘤的联合用药方案见表 42-1。

表 42-1　常见肿瘤的联合用药方案

肿瘤	药物选择及联合用药方案
急性淋巴细胞白血病	VCR+泼尼松诱导；MTX+6-MP 维持；MTX 鞘内注射
霍奇金淋巴瘤	ADM+BLM+VCR+氮烯咪胺；氮芥（HN_2）+VCR+丙卡巴肼+泼尼松

续表

肿瘤	药物选择及联合用药方案
非霍奇金淋巴瘤	CTX+ADM+VCR+泼尼松+BLM
睾丸恶性肿瘤	DDP+BLM+VP-16
乳腺癌	5-FU+MTX+CTX；5-FU+ADM+CTX
卵巢癌	DDP+紫杉醇；DDP+BLM+VP-16
小细胞肺癌	CTX+ADM+VCR+VP-16
非小细胞肺癌	DDP+VP-16
胃癌	5-FU+ADM+MMC；5-FU+ADM+DDP
结肠、直肠癌	5-FU+亚叶酸
肝癌	足量 ADM；5-FU+ADM+MMC
膀胱癌	5-FU+ADM+DDP
脑瘤	司莫司汀+丙卡巴肼+VCR

总结记忆模块

1. 知识要点

1）抗恶性肿瘤药按作用机制分类可分为两类：细胞毒类抗肿瘤药物（干扰核酸合成、干扰蛋白质合成、破坏 DNA 结构和功能、干扰转录过程而阻止 RNA 合成抗肿瘤药物）；非细胞毒类抗肿瘤药物（影响体内激素平衡抑制肿瘤药物、分子靶向药物、肿瘤免疫疗法药物）。熟悉每类的代表药物。

2）抗肿瘤药物的毒性反应可分为近期毒性和远期毒性，其中近期毒性又分为共有毒性反应和特有毒性反应：骨髓抑制、消化道反应及脱发为共有毒性；心脏毒性、呼吸系统毒性、肝毒性、肾及膀胱毒性、神经毒性、过敏反应为特有毒性。远期毒性包括诱发第二原发性恶性肿瘤、不育及致畸。

3）抗恶性肿瘤药的应用原则：应根据细胞增殖动力学规律、药物的作用机制、抗瘤谱及药物毒性选择药物，制订联合用药方案。

2. 药物比较　抗恶性肿瘤药物比较见表 42-2。

表 42-2　抗恶性肿瘤药物比较

分类	代表药	作用特点及用途
干扰核酸合成	5-氟尿嘧啶	5-FU 在细胞内转化为 5F-dUMP，抑制脱氧胸苷酸合成酶，阻止 dUMP 转变为 dTMP，从而影响 DNA 的合成，对消化系统肿瘤及乳腺癌疗效较好
干扰蛋白质合成	紫杉醇	可以促进微管聚合，同时抑制微管解聚，使纺锤体失去功能，阻止细胞有丝分裂。对卵巢癌、乳腺癌有独特疗效
破坏 DNA 结构和功能	环磷酰胺	于体外无活性，经肝细胞色素 P450 代谢后生成中间产物醛磷酰胺，在肿瘤细胞中分解为磷酰胺氮芥，与 DNA 发生烷化，形成交叉联结，从而抑制肿瘤生长增殖。抗瘤谱广，为广泛应用的烷化剂

续表

分类	代表药	作用特点及用途
干扰转录过程而阻止 RNA 合成药物	多柔比星	蒽环类抗生素，可以嵌入 DNA 碱基对，与 DNA 紧密结合，阻止 RNA 转录，抑制 RNA、DNA 的合成。抗瘤谱广，疗效高
影响激素平衡而抑制肿瘤药物	他莫昔芬	该药为合成的抗雌激素药物，是雌激素受体的部分激动剂，具有雌激素样作用，可以抑制雌激素依赖性肿瘤生长。主要用于乳腺癌，雌激素受体阳性患者治疗效果较好
分子靶向药物	利妥昔单抗	是针对 CD20 的人鼠嵌合型单克隆抗体。可与位于前 B 细胞和成熟 B 淋巴细胞的 CD20 特异性结合，导致 B 细胞溶解，从而抑制 B 细胞增殖，诱导成熟 B 细胞凋亡。主要用于治疗非霍奇金淋巴瘤
肿瘤免疫疗法药物	重组人白介素-2	为基因重组产品，非糖基化蛋白，生物活性与天然 IL-2 相同，是 T 细胞生长因子。药理作用为增强免疫应答

3. 复习记忆

（1）复习指南　在熟悉细胞增殖动力学的基础上，按照药物的作用机制理解两类抗恶性肿瘤药的药理作用特点、临床应用及主要不良反应。

（2）助记方法　除按作用机制掌握抗恶性肿瘤药外，还可按常见肿瘤的药物选择进行总结（表 42-3）。

表 42-3　常见肿瘤的药物选择

肿瘤	常用药物
急性淋巴细胞白血病	长春新碱；甲氨蝶呤；巯嘌呤；环磷酰胺；多柔比星；天冬酰胺酶
霍奇金淋巴瘤	环磷酰胺；氮芥；长春新碱；依托泊苷；多柔比星
非霍奇金淋巴瘤	烷化剂；长春新碱；依托泊苷；多柔比星；阿糖胞苷；利妥昔单抗
乳腺癌	氟尿嘧啶；甲氨蝶呤；环磷酰胺；多柔比星；顺铂；卡铂；紫杉醇
卵巢癌	烷化剂；顺铂；卡铂；多柔比星；紫杉醇
小细胞肺癌	多柔比星；环磷酰胺；甲氨蝶呤；依托泊苷；顺铂；卡铂

拓展提高模块

1. 研究史话

氮芥的发现开启了肿瘤的化疗时代

最早用于治疗恶性肿瘤的药物氮芥是从化学毒气——芥子气演变而来，用它作为化疗药是一个有趣而又偶然的发现。1886 年，德国的迈尔（Meyer）首次人工合成了纯净的芥子气，因其具有芥末味而得名。芥子气对皮肤、眼睛和呼吸道有发疱作用。德军在第一次世界大战中首先使用，造成了英法联军大量伤亡。对因芥子气丧生的士兵进行尸检后发现，其血液中的白细胞数量下降明显，淋巴组织溶解，造血系统受到抑制。在第二次世界大战期间，芥子气仍是一种威力强大的化学武器。1943 年 12 月 2 日夜，一艘携带 100t 芥子气的美国军用货船被德国空军击沉，芥子气喷到亚得里亚海的巴里港和巴里镇，酿成一次毒气泄漏事件，史称“巴里灾难”。事后，美国海军陆战队中校亚历山大——一位化学战药物顾问，被派去调查。他对617名受害者进行尸检，结果发现芥子气破坏了大部分白细胞，这说明芥子气“喜欢”进攻骨髓。亚历山大猜想，如果芥子气能影响白细胞分裂，同样可能减慢肿瘤细胞分裂。

美国耶鲁大学一直从事氮芥化合物的相关研究的两位著名药理学家——古德曼（Louis Goodman）和吉尔曼（Alfred Gilman），通过对荷淋巴瘤小鼠使用氮芥（应用电子等排原理合成的芥子气衍生物），证实了氮芥确实可以杀死快速增长的非正常细胞，而不会杀死正常细胞，并发现氮芥对于霍奇金淋巴瘤、其他淋巴瘤和白血病都有治疗作用。1942年12月，氮芥被应用于临床试验。但因为战争的原因，上述研究结果直到1946年才予以发表。研究团队找到了HN_2这种氮芥药物，并把它推向了市场。经研究发现，氮芥通过与DNA鸟嘌呤N_7位结合，交联DNA双链，阻止其正常复制，从而终止细胞正常周期。

直到今天，氮芥仍然是进行化疗的一个强有力的武器，它被用于治疗恶性淋巴瘤。氮芥的发现拉开了攻克肿瘤的第三大法宝——化疗的序幕，从此化疗开始登上历史舞台。

2. 知识拓展

获得诺贝尔奖的“肿瘤免疫疗法”

2018年10月1日，瑞典卡罗林斯卡医学院宣布将2018年诺贝尔生理学或医学奖授予美国免疫学家詹姆斯·艾利森（James Allison）和日本免疫学家本庶佑（Tasuku Honjo），以表彰两位科学家在肿瘤免疫学的贡献。两位科学家提出了免疫细胞刹车的新概念，利用免疫系统原有的能力来攻击癌症细胞，为肿瘤治疗开辟了新天地。

100多年来，科学家一直试图通过免疫系统来对抗肿瘤。1893年，美国医生威廉·科利通过翻阅15年来医院病例档案，发现一名骨肉瘤患者因术后皮肤感染丹毒（由链球菌引起），癌症自发痊愈了，他受到启发并发明了“科利毒素”，利用可诱导发热的细菌治疗癌症患者，其中一些患者经治疗后痊愈，这是历史上最早应用免疫疗法治疗癌症的报道。

免疫治疗是指通过诱导、增强或抑制免疫反应的疾病治疗方法。可用于刺激机体的免疫系统来对抗癌症。免疫系统可以识别并杀死异物，如病毒、细菌、寄生虫、污染物以及其他非自身的物质，这是由免疫细胞通过识别异物表面上特定的标志物来完成的。癌细胞表现异常，所以免疫系统很可能识别它们为异物并杀死它们。

免疫疗法的药物，可以称为检查点抑制剂，目前适合免疫治疗的肿瘤有恶性黑色素瘤、非小细胞肺癌及小细胞肺癌、胃癌、肾细胞癌、淋巴瘤、肝细胞癌、宫颈癌、乳腺癌、头颈部鳞癌、尿路上皮癌，都是由于这些肿瘤细胞缺乏一种基因修复蛋白质。

目前免疫疗法仅能帮助少数具有特定癌症类型的患者，并且在某些类型的癌症中，它的成效极低，甚至没有成效。为什么免疫疗法有效或失败，以及如何改进它以达到预期潜力，从而作为癌症广泛变革性的治疗已成为当今研究的焦点。

3. 问题与思考

目前全球已有200多种抗肿瘤药物获准上市，但为什么仍不能满足临床治疗的需求？目前抗肿瘤药物治疗的难点主要有哪些？

应用抗肿瘤药物进行化疗在肿瘤的综合治疗中占有极为重要的地位，然而尽管目前全球已有 200 多种抗肿瘤药物获准上市，但在临床治疗上仍然未能达到满意的疗效。这是由于肿瘤化疗存在两大主要障碍：药物毒性反应和耐药性的产生。

随着肿瘤分子生物学和肿瘤药理学理论及生物技术的不断发展，抗肿瘤药物正从传统的细胞毒作用，向针对机制的多环节作用的方向发展。靶向抗肿瘤药与生物标志物已经开始开辟新天地。可以说"No biomarker-no drug"，生物标志物研究加速新药的产生。但是，目前面临三个方面的挑战：①临床有效率低；②易产生耐药；③毒副反应难预测。

主要是由于细胞株、细胞株来源的移植瘤模型与临床患者相差甚远，具体为：①肿瘤高度异质性。②分子分型的多样性（同类肿瘤有不同的亚型，同一亚型又有不同的分子分型）。③基质微环境的差异。④免疫系统的差异（免疫系统毒性成为耐药产生、治疗失败的重要原因）。⑤肿瘤生长速度的差异。⑥给药时程的差异。

面对这些困难，应对策略是：①临床前研究，高度重视肿瘤的异质性，寻找指证敏感患者的分子标志物。②临床研究，重点贯彻基于分子分型的个体化治疗原则。③全程，提供实时监控、克服耐药的研发策略。

（田　园）

主要参考文献

陈灏珠，林果为，王吉耀. 2013. 实用内科学[M]. 14 版. 北京：人民卫生出版社

陈新谦，金有豫，汤光. 2018. 新编药物学[M]. 18 版. 北京：人民卫生出版社

渡边康裕. 2009. 药理学[M]. 东京：Medical View Co. ，Ltd

国家卫生计生委办公厅，国家中医药管理局办公室，解放军总后勤部卫生部药品器材局. 2015. 抗菌药物临床应用指导原则（2015 年版）（国卫办医发〔2015〕43 号）[S]. http://www.nhc.gov.cn/yzygj/s3593/201508/c18e1014de6c45ed9f6f9d592b43db42.shtml

国家药典委员会. 2020. 中华人民共和国药典（2020 年版）[M]. 北京：中国科学技术出版社

鹿取信，今井正，宫本英七. 2011. 标准药理学[M]. 6 版. 东京：医学书院

石井邦雄. 2013. 图解药理学[M]. 东京：羊土社

田中千贺子，加藤隆一. 2007. 药理学[M]. 5 版. 东京：南江堂

卫生部. 2011. 糖皮质激素类药物临床应用指导原则（卫办医政发〔2011〕 23 号）[S]. http://www.nhc.gov.cn/yzygj/s3585u/201102/91566d6e98df4916b8aa018e37605603.shtml

卫生部合理用药专家委员会. 2009. 中国医师药师临床用药指南[M]. 重庆：重庆出版社

吴铁，冯冰虹. 2011. 药理学案例版[M]. 北京：科学出版社

杨宝峰，陈建国. 2020. 药理学[M]. 9 版. 北京：人民卫生出版社

杨俊卿，凌保东. 2013. 药理学[M]. 北京：科学出版社

杨世杰. 2010. 药理学（8 年制）[M]. 2 版. 北京：人民卫生出版社

中国高血压防治指南修订委员会，高血压联盟（中国），中华医学会心血管病学分会，等. 2019. 中国高血压防治指南（2018 年修订版）[J]. 中国心血管杂志，24（1）：24-56

中华医学会糖尿病学分会. 2014. 中国 2 型糖尿病防治指南（2013 年版）[J]. 中华糖尿病杂志，（7）：447-498

朱依谆，殷明. 2016. 药理学[M]. 8 版. 北京：人民卫生出版社

Brunton LL. 2018. Goodman and Gilman’s the Pharmacological Basis of Therapeutics[M]. 13th ed. New York：McGraw-Hill

Katzung BG. 2012. Basic and clinical Pharmacology [M]. 12th ed. New York：McGraw-Hill